2009
DOBUNSHOIN
Printed in Japan

よくわかる栄養教諭
―食育の基礎知識― 第二版

編著 藤澤良知・芦川修貳・古畑 公・田中弘之・田中延子

著 土谷政代・太田裕美子・白尾美佳・亀田明美・守田真里子・登坂三紀夫
山口蒼生子・梅垣敬三・小河原佳子・堤ちはる・原 ゆみ・安倍ちか

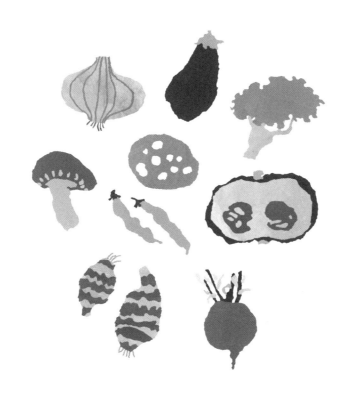

同文書院

■ 執筆者紹介

● 編著者

藤澤 良知（第11章／第12章1，2，4節）
実践女子大学名誉教授
＊公益社団法人日本栄養士会参与，前名誉会長／
武蔵丘短期大学学長

芦川 修貮（第8章）
北海道文教大学教授
＊実践女子短期大学教授

古畑 公（第5章／第9章）
和洋女子大学教授
＊厚生労働省健康局栄養・食育指導官
（食育推進室長併任）

田中 弘之（第4章）
東京家政学院大学教授
＊内閣府食育推進室参事官補佐／厚生労働省健康局栄養・食育指導官（食育推進室長併任）

田中 延子（第1章／第12章6節）
京都府立大学京都和食文化研究センター客員教授／淑徳大学看護栄養学部客員教授／株式会社オフィス田中代表
＊文部科学省スポーツ・青少年局　学校給食調査官

● 著　者　　　　　　※執筆順

土谷 政代（第2章1，2節）
東筑紫短期大学准教授
＊豊後高田市立真玉中学校栄養教諭

太田裕美子（第2章3節／第12章5節）
富山市立堀川小学校栄養教諭

白尾 美佳（第3章1-4節）
実践女子大学教授

亀田 明美（第3章5節）
郡山女子大学准教授
＊福島県西郷村学校給食センター（西郷第一中学校）栄養教諭

守田真里子（第3章6節）
学校法人尚絅学園尚絅大学准教授
＊熊本市学校給食託麻共同調理場（熊本市立託麻中学校）栄養教諭

登坂三紀夫（第6章）
和洋女子大学教授
＊江東区深川保健所予防課：栄養指導員（保健所）／
東京都衛生局公衆衛生部保健栄養課：公衆栄養活動（広域地方行政）／東京都教育庁体育部保健給食課：学校給食指導・健康づくり指導（教育委員会）

山口蒼生子（第7章）
NPO管理栄養士の夢

梅垣 敬三（第10章1-3節）
国立研究開発法人医薬基盤・健康・栄養研究所
国立健康・栄養研究所情報センター長

小河原佳子（第10章4節）
武蔵丘短期大学准教授

堤 ちはる（第11章：コラム）
相模女子大学教授
＊日本子ども家庭総合研究所　母子保健研究部栄養担当部長

原 ゆみ（第11章：実践事例フードリサイクル）
株式会社オフィス田中　食育アドバイザー
＊元栄養教諭

安倍 ちか（第12章3節）
九州栄養福祉大学准教授
＊糸田町立糸田小学校栄養教諭

● 協力者

高橋 和子（第2章個別指導スポーツ事例）
須坂市立小山小学校栄養教諭

※（　）内は，担当した章を示す
※＊付きは，執筆に大きく影響した前職名

はじめに

　近年，食生活の乱れが深刻化し，子どもたちの偏食傾向，朝食欠食率の増加，いきすぎたダイエット志向などが子どもの健康に悪影響を与えています。
　2004（平成16）年1月の中教審答申「食に関する指導体制の整備について」を受けて，「学校教育法の一部を改正する法律」が公布され，2005（平成17）年4月1日から栄養教諭制度がスタートしました。
　栄養教諭は，教育に関する資質と栄養に関する専門性をあわせもつ者として，食に関する指導と学校給食の管理を一体として行うことを職務とし，児童生徒に対する直接的な食の指導を担う教育職員として位置づけられました。
　このように，栄養教諭は学校において児童生徒に対し食の指導や学校給食の管理を行い，正しい食習慣を身につけさせる，とくに肥満・過度のやせ，食物アレルギーの子どもに対する個別指導，給食の時間には給食を生きた教材とする指導，総合学習の時間を中心に，学級担任や教科担任と連携して食に関する指導を行う。また，保護者からの食に関する相談，親子料理教室の開催，給食便りなどを活用して，家庭・地域との連携を図ることが役割です。学校教育法第37条では，栄養教諭の職務について〔栄養教諭は，児童の栄養の指導及び管理をつかさどる〕と規定しています。
　一方，2005（平成17）年6月には食育基本法が成立，7月には施行されましたが，その第20条には学校等における食育の推進がうたわれるなど，食育に占める学校給食の役割が特筆されています。これは，小児期における食育の重要性が社会的に認知された証拠だと思います。そして食育推進基本計画の中では，学校等における食育の推進として，栄養教諭の中核的な役割が重視されています。
　本書は，このような時代的・社会的背景を受けて，栄養教諭の教育養成にあたってどのような養成教育を行ったらよいかに視点を置いて，本書の執筆者が集まって協議し，分担執筆したものです。とくに，栄養教諭の業務の明確化と，栄養教諭はもっと地域に進出して公衆栄養活動に積極的にかかわってほしいとの願いを込めて編纂してあります。したがって，管理栄養士・栄養士教育の教科課程における公衆栄養学のカリキュラムとの整合性にも配慮して，学習していただくと効果的ではないかと思います。

＊　　＊　　＊

　本書は11章から構成されています。各章の学習上の要点をあげますと，次のとおりです。

　第1章では，栄養教諭とは何かについて，栄養教諭制度の概要，養成教育，栄養教諭の職務，食に関する指導と栄養管理など，栄養教諭制度や職務の全体像について学ぶ。
　第2章では，2005（平成17）年に制定された食育基本法と栄養教諭のかかわりを中心に，食育基本法の基本理念，食育推進基本計画，また，内閣府から毎年出されている食育白書について，その概要の要点について学ぶ。
　第3章では，国民健康づくり運動について，その重要性，沿革，現在全国的に展開されている健康日本21や健康フロンティア戦略の概要と，栄養教諭としてかかわるべき課題などについて学ぶ。
　第4章では，現代の公衆栄養活動の最大課題である生活習慣病と栄養教諭とのかかわりを中心に，生活習慣病の一次予防の重要性，肥満予防，メタボリックシンドローム，2006（平成18）年度に策定された健康づくりの運動指針など，現代社会が抱える健康づくりの課題に栄養教諭はどうかかわり，

地域活動，社会活動を進め，社会に貢献するかなどのポイントを学ぶ。

　第5章では，栄養教諭が栄養・食事指導を行うにあたって必要なガイドラインとなる食生活指針や食事バランスガイド，エネルギーや栄養素摂取の学問的・科学的基礎である食事摂取基準（2005年版）の概要を学ぶ。

　第6章では，栄養教諭の活動の拠点となる学校給食を中心に，学校給食の変遷，学校給食法，学校給食の現状と問題点，小中学校における食に関する指導，栄養教諭の食に関する指導法など，また生きる力を育む食育とは何かについて学ぶ。

　第7章では，子どもの健全育成のための食育のあり方はどうあったらよいか，子どもの健全育成と食育，心を育てる食育，最近とくに増加傾向にあり，問題視されている欠食に対する対応の仕方などについて学ぶ。

　第8章では，食環境の悪化が問題視される現代ですが，食料自給率40％の日本における食料政策はいかにあったらよいか，循環型社会の構築，食品ロスの削減，食べ物を大切にする心，エコクッキング運動など地球環境に優しい食のあり方について学ぶ。

　第9章では，地域社会や家庭に対する栄養教諭のアプローチのあり方について述べています。栄養教諭に求められる地域・家庭への公衆栄養活動のあり方，行政にける公衆栄養活動，地域や家庭に対する食育活動の進め方などについて学ぶ。

　第10章では，日本が世界に誇る食文化，日本の食料問題，食料自給率の問題など，日本の抱える食料・栄養問題について学ぶ。

　第11章では，最近とくに問題となっている食の安全と安心についてです。そのため食品安全基本法，食品の安全性とリスク分析，食品の表示制度，給食における安全・衛生管理，喫食者に対する安全衛生教育などについて学ぶ。

　以上が各章で学習していただきたい内容です。

　食は人間が生きていくうえでの基本的な営みであり，健全な生活のためには健全な食生活が欠かせません。将来に向けた健康的な食習慣の形成・確立のために，今の子どもたちに求められるものとして，食の自立力，自律性をいかに高めるかが，大きな課題だと思います。未来を担う児童生徒が食の大切さと実践力を身につけるために，自分自身で気づき，考え，そして行動に移せるような対応が求められていると思います。その大切な役割を担うのが栄養教諭です。

　さらに，栄養教諭の活動，管理栄養士・栄養士の活動している姿が，社会映像として映しだされる時代を期待したいものです。本書がその役割の一端を担うことができればと念願しています。

2009年4月

編者一同

改訂のことば

　よく「環境が人をつくる」といわれますが，近年の食環境の変化は，子ども達の健全な心や身体の発育，発達のために望ましいものでしょうか。また，最近の食環境は豊かな食物，色とりどりの多彩な加工食品に囲まれ，感覚的には豊かさと満足感を与えてくれますが，その中にあって子ども達は果たして幸せでしょうか。心と体はすくすく伸びているかと考えますと，いささか危惧の念を禁じ得ないものがあります。このような状況の中で栄養の専門家である栄養教諭の重要性は，ますます高まっているといえるでしょう。

　本書は2009（平成21）年4月に創刊しましたが，今回（2016〔平成28〕年）の改訂では，執筆者も栄養教諭の養成に造詣の深い学識経験者，栄養教諭として活動し，成果を上げておられる方々にも参画いただき，さらなる内容の充実を図りました。

1．改訂の主なポイント

　変化の激しい時代となり，初版以来，日本人の食事摂取基準の改訂をはじめ，健康日本21（第二次）計画の策定，健やか親子21第2次計画の策定，健康づくりの身体活動基準の策定，食品表示法の制定・施行，消費者庁による食品表示制度の改正，国民健康・栄養調査成績や食料需給状況の変化等，大きな変化がみられます。また，平成19年には学校給食に関する指導の目標の例示，平成25年には学校給食摂取基準，食品構成，食事内容の充実等についての通知，平成26年には学校給食の食物アレルギーの対応等について文部科学省からスポーツ・青少年局長通知が出されています。栄養教諭が食育を進めるにあたっては，このような時代の変化にしっかり対応することが大切です。

　本書は12章に亘りますが，各章ごと冒頭に「ここで何を学ぶのか」という学習のねらいと要点をリード文としてあげています。学習にあたっては，このリード文により「要点は何か」を把握し，効果的な学習に繋げていただきたいと考えます。

　また，栄養教諭の職務として，「食に関する指導」と「学校給食の管理」があげられますが，特に「食に関する指導」は栄養教諭の業務の基本です。教職としての栄養教諭の業務のあり方を理解し，また栄養教諭として，家庭や地域の人びとに食育の大切さへの理解を促し，協力を得られるような啓発活動とともに，公衆栄養的な視点や知識に基づいて多様な栄養・食生活指導をどう展開するかなどは，栄養教諭の力量にかかっているといえます。今回の改訂では，現場や実践をイメージしながら学べるよう，現場経験のある栄養教諭の方々の参加を得て編纂しています。また，さまざまな実践事例や報告なども掲載していますので，その意図を理解し，学習していただきたいと思います。

2．各章の要点

　本書は12章から構成していますが，各章の要点をあげますと次の通りです。

　第1章では，「栄養教諭とは」何かとして，栄養教諭の意義と役割，免許状，養成制度，配置状況，食に関する指導の評価等について学びます。

　第2章では，「食に関する指導の実際」について，指導の進め方，指導の展開，個別的な相談指導，検証と改善，学校給食における衛生管理について学びます。

　第3章では，「学校給食と栄養教諭」について，学校給食の現状，学校給食法，学校給食の変遷，児童・生徒への学校給食の実態，栄養管理等について学びます。

　第4章では，「食育基本法と食育白書」として，食育基本法と栄養教諭，食育基本法の基本理念と概要，第3次食育推進基本計画，食育推進の現状と課題について学びます。

第5章では「国民健康づくり運動と栄養教諭」として，健康とは，公衆衛生とは，健康増進の重要性，健康づくりの3要素，健康日本21（21世紀の国民健康づくり運動），健康フロンティア戦略，健康日本21（第二次）の考え方，特定健診・特定保健指導，健康づくりのための身体活動基準2013，平均寿命から健康寿命へ，について学びます。

第6章では「地域における公衆栄養活動」として，地域における公衆栄養活動，家庭に対する栄養教諭の食育支援について学びます。

第7章では，「子どもの健全育成と食育」として，食の重要性，心を育てる食育，朝食の欠食と食育について学びます。

第8章では，「食生活のガイドラインと栄養教諭」として，食生活指針，食事バランスガイド，日本人の食事摂取基準（2015年版），日本人の長寿を支える「健康な食事」について学びます。

第9章では「生活習慣病予防と栄養教諭」として，日本における3大死因，生活習慣病，メタボリックシンドローム，特定健診・特定保健指導，肥満予防の食べ方，身体活動・運動，及び国際的な動向について学びます。

第10章では，「食の安全・安心と食育」として，食品安全基本法，食の安全性とリスク分析，食品表示制度，児童・生徒に対する食の安全教育につい学びます。

第11章では，「食環境の変化と食育」として，地球環境と食料・栄養問題，日本の人口と食料・栄養問題，食環境と平均寿命・健康寿命，食料自給率・食料自給力，飽食時代の食料ロス・食品廃棄物，エコ・クッキング運動，世界の人口増加と栄養不足，子どもの貧困率について学びます。

第12章では，「日本の食文化と栄養教諭」として，世界に誇る日本の食文化，和食はユネスコの無形文化遺産に，学校給食で伝えたい食文化，健康な食事とは（和食の高塩分摂取の問題点），子どもの体験活動の重要性，栄養教諭の展望について学びます。

3．小児期の食育の重要性

食育基本法に基づく食育推進基本計画は，平成28年度から第3次食育推進基本計画（平成28年度から平成32年度まで）がスタートしました。この第3次計画は，生涯にわたって健全な心身を培い，豊かな人間性を養い育むこと，経験を通じて「食」に関す知識と「食」を選択する力を習得し，健全な食生活を実践することをねらいとしています。そのねらいを達成するためには，健全な食習慣づくりが大切であり，小児期からの習慣化が決め手となります。

食育基本法の前文では，子ども達が豊かな人間性を育み生きる力を身につけていくためには，何よりも食が重要であると明記し，食育を「生きる上での基本であって知育，徳育，体育の基礎となるべきもの」と位置づけています。また，「さまざまな経験を通じて食に関する知識と食を選択することの出来る人間を育てる食育を推進することが求められている」と謳われています。このように食育は，子どもの健全育成のまさに基本であり，積極的な推進が期待されます。

食育を推進するにあたっては，地域活動を通じた健全な社会環境づくりが大切です。最近の食の洋風化傾向と簡便化傾向，生活習慣の乱れによる欠食，孤食，偏食，栄養素の偏りなどは，生活習慣病の増加などのひずみ現象を生み出しているといってよいでしょう。

未来を担う子ども達の小児期からの健全な食習慣づくりに向けて，学校，家庭，地域が連携し，協力しながら，よりよい食環境を作りあげたいものです。この要となる栄養教諭に課せられた役割の重さを実感します。

編者一同

『よくわかる栄養教諭―食育の基礎知識』

目　次

第1章　栄養教諭とは　　1

1. 栄養教諭の意義と役割 …………………………………………………………… 1
   1）栄養教諭の職務　2
   2）栄養教諭制度創設までの経緯　5
2. 栄養教諭の免許状および養成について ………………………………………… 6
   1）栄養教諭免許状の種類　7
   2）上位の免許状取得　7
   3）現職の学校栄養職員が栄養教諭免許を取得する措置　7
3. 栄養教諭の配置 ………………………………………………………………… 10
4. 学校における食育を推進する文部科学省の施策 …………………………… 11
   1）学校給食法の改正　11
   2）学習指導要領に食育の推進を明記　14
5. 食に関する指導の評価（PDCAサイクル）…………………………………… 15

第2章　食に関する指導の実際　　19

1. 食に関する指導の進め方 ……………………………………………………… 19
   1）食に関する指導における全体計画作成の必要性　19
   2）全体計画に掲げることが望まれる内容と作成手順　20
   3）全体計画の作成および食に関する指導において栄養教諭に期待される役割　22
   4）食育推進の指導体制の整備　24
2. 食に関する指導の展開 ………………………………………………………… 25
   1）教科における食に関する指導　25
   2）家庭科における「食に関する指導」　26
   3）中学校技術・家庭科における「食に関する指導」　27
   4）小学校の体育科（保健領域）における「食に関する指導」　29
   5）中学校の保健体育科（保健分野）における「食に関する指導」　30
   6）特別活動における「食に関する指導」　31
   7）学級活動における「食に関する指導」　32
   8）給食の時間における「食に関する指導」　34
3. 個別的な相談指導 ……………………………………………………………… 37
   1）個別的な相談指導の基本的な考え方　37
   2）具体的な指導方法　38

第3章　学校給食と栄養教諭　　　　　　　　　　　　　　　45

1. 学校給食の変遷 …………………………………………………………………………… 45
2. 学校給食法 ………………………………………………………………………………… 46
3. 学校給食の現状 …………………………………………………………………………… 49
　1）学校給食の実施状況　49
　2）学校給食の実施形式　50
　3）学校給食に使用される食器　50
　4）学校給食衛生管理基準　50
　5）学校給食における地場産食材の利用　51
4. 児童・生徒の学校給食に関する実態 …………………………………………………… 51
5. 学校給食における栄養管理 ……………………………………………………………… 54
　1）日本人の食事摂取基準と学校給食摂取基準　54
　2）児童・生徒の食事状況（アセスメント）　56
　3）児童・生徒の食事計画（PLAN）　60
　4）児童・生徒の献立作成基準の作成　66
　5）給食の提供（DO）　68
　6）給食の事後の検証と改善（Check & Act）　70
　7）疾病・アレルギーなどを有する児童・生徒への対応　73
6. 学校給食における衛生管理 ……………………………………………………………… 74
　1）学校給食における食中毒の発生状況　74
　2）学校給食衛生管理基準の法的位置づけ　76
　3）「学校給食衛生管理基準」の概要　76
　4）衛生管理のポイント　77
　5）栄養教諭の役割　89
　6）まとめ　90

第4章　食育基本法と食育白書　　　　　　　　　　　　　　　93

1. 食育基本法と栄養教諭 …………………………………………………………………… 93
　1）食育基本法の制定　93
　2）食育とは　95
　3）国民の「食」をめぐる現状と課題　95
2. 食育基本法の基本理念と概要 …………………………………………………………… 99
　1）食育基本法の概要　99
3. 食育推進基本計画 ………………………………………………………………………… 100
　1）第1次食育推進基本計画の目標値と達成状況　100
　2）第2次食育推進基本計画の目標値と現状　101
　3）学校における食育の推進　103
4. 食育推進の現状と課題 …………………………………………………………………… 105

1）国民の食育に関する意識　　105
　　2）若い世代の食育の実態　　107
　　3）若い世代の課題と取り組みの推進　　107
　　4）第3次食育推進基本計画の方向性　　108

第5章　国民健康づくり運動と栄養教諭　　109

1. 健康とは　　109
　　1）健康の定義　　109
　　2）健康に対する考え方　　110
2. 公衆衛生とは　　110
　　1）公栄衛生の定義　　111
　　2）公衆衛生活動とは　　111
　　3）公衆衛生の目標　　111
　　4）公衆衛生と予防医学（一次・二次・三次予防）　　111
　　5）プレシード-プロシードモデル　　112
3. 健康増進の重要性　　112
　　1）健康増進とは　　112
　　2）国民健康づくり運動の変遷　　113
4. 健康づくりの3要素　　114
　　1）栄養と健康　　114
　　2）運動と健康　　115
　　3）休養と健康　　117
5. 健康日本21（21世紀の国民健康づくり運動）　　119
　　1）策定の背景と目的　　119
　　2）「健康日本21」の基本方針　　120
　　3）「栄養・食生活分野」の今後取り組むべき課題　　120
6. 健康フロンティア戦略　　120
　　1）健康フロンティア戦略　　120
　　2）新健康フロンティア戦略　　121
7. 21世紀における国民健康づくり運動「健康日本21（第二次）」へ　　121
　　1）「健康日本21（第二次）」の考え方　　121
　　2）第2期特定健診・特定保健指導と「健康日本21（第二次）」　　123
8. 健康づくりのための身体活動基準2013　　124
　　1）身体活動・運動分野における国民の健康づくりへの取り組みの変遷　　125
　　2）基準改定の趣旨と目的　　125
　　3）健康づくりにおける身体活動・運動の意義　　125
　　4）身体活動・運動に関連した目標項目　　126
　　5）「健康づくりのための身体活動基準2013」のポイント　　127
　　6）個人の健康づくりのための身体活動基準　　129

7）「健康づくりのための身体活動基準2013」の主な利用者　130

9. 平均寿命から健康寿命へ……………………………………………………………130

第6章　地域における公衆栄養活動　133

1. 地域における公衆栄養活動………………………………………………………133
   1）保健・医療・福祉・介護システムと公衆栄養活動　134
   2）地域における公衆栄養活動　141
2. 地域における栄養教諭の食育活動………………………………………………149
3. 家庭での食育に対する栄養教諭のかかわり……………………………………154

第7章　子どもの健全育成と食育　159

1. 子どもの健全育成に果たす食育の重要性………………………………………159
   1）子どもの心とからだの発育・発達と生きる力　159
   2）今，子どもにどんなことがおきているのか　162
   3）変わる社会と価値観の多様化　163
   4）「楽しく食べる」ことと子どもの健全育成　165
2. 心を育てる食育……………………………………………………………………166
   1）食の乱れは心の乱れに　166
   2）食の乱れが子どもにどのような影響をもたらすか　166
   3）子どもの心を育てるための食育…昔も，今も，これからも活かせる昔の教え　167
3. 朝食の欠食と食育…………………………………………………………………173
   1）各種調査にみた子どもの朝食の欠食状況　173
   2）朝食欠食が習慣化したと思う時期　173
   3）子どもの朝食欠食が健全育成に与える影響　174
   4）朝食を欠食させない対策　175
   5）早寝，早起き，朝ごはん運動　176
   6）内閣府や農林水産省など関係省庁との取り組み　177

第8章　食生活のガイドラインと栄養教諭　179

1. 食生活指針…………………………………………………………………………179
   1）食生活指針を普及・定着するための4分野の取り組み　180
   2）食生活指針の内容　180
   3）妊産婦のための食生活指針　180
2. 食事バランスガイド………………………………………………………………184
   1）「食事バランスガイド」の区分と配置　185
   2）各料理区分の量的な基準　186
   3）使用上の留意事項　187
   4）妊産婦のための食事バランスガイド　188
3. 日本人の食事摂取基準（2015年版）……………………………………………189

1）「日本人の食事摂取基準（2015年版）」策定の考え方　190
2）指標の理解　191
3）「日本人の食事摂取基準（2015年版）」の活用　193
4）ライフステージ別「日本人の食事摂取基準（2015年版）」　195
4. 日本人の長寿を支える「健康な食事」　197
1）「健康な食事」検討の背景　197
2）「健康な食事」検討の方向性　197
3）「健康な食事」食事パターンに関する基準　198

第9章　生活習慣病予防と栄養教諭　205

1. 日本における三大死因　205
1）三大死因の変遷　205
2）三大死因疾患と成人病（生活習慣病）　206
2. 生活習慣病　206
1）生活習慣病とは　206
2）生活習慣病の早期発見対策　207
3. メタボリックシンドローム（内臓脂肪症候群）　207
1）メタボリックシンドロームの概念と改善　207
2）メタボリックシンドロームの割合と傾向　208
4. 生活習慣病予防と特定健診・特定保健指導　208
1）段階をふまえた病気予防対策の種類　208
2）健康増進法等に基づく健診・保健指導と特定健診・特定保健指導との関係　208
3）特定健診・特定保健指導　209
5. 肥満を予防するための食べ方　210
1）現代の食生活における課題　210
2）摂取エネルギーにみる課題　210
3）食に関する課題　211
6. 生活習慣病と身体活動・運動　211
1）生活習慣病に対する身体活動・運動の有益性　211
2）生活習慣病患者の身体活動・運動にともなう危険性　211
3）生活習慣病患者等に推奨される運動量　212
4）保健指導の一環としての運動指導の可否を判断する際の留意事項　213
5）体力（うち全身持久力）の基準　213
7. 身体活動・運動に関する国際的な動向　213
1）WHO健康のための身体活動に関する国際勧告　214
2）身体活動のトロント憲章2010　214
3）「The Lancet」の身体活動特集号　214

第10章　食の安全・安心と食育　　215

1. 食品安全基本法　　215
2. 食品の安全性とリスク分析　　217
　column　牛海綿状脳症（BSE：Bovine Spongiform Encephalopathy）　218
　column　食経験と安全性　219
3. 食育と関連する「食品表示法」　　219
　column　食品の安全性と二次機能　223
4. 児童・生徒に対する食の安全教育　　224
　1）食中毒予防　226
　2）有害物質・残留農薬・汚染物質・食品添加物　227
　3）輸入食品　228
　4）遺伝子組換え食品　229
　5）器具や容器包装などの安全　229

第11章　食環境の変化と食育　　231

1. 地球環境と食料・栄養問題　　231
　1）食料・栄養問題を地球的規模で考える必要性　231
　2）地球温暖化による影響　231
　3）地球温暖化の原因　232
　4）生物からの地球環境に対する警告　233
　5）地球温暖化による生態系・人類への影響　233
2. 日本の人口と食料・栄養問題　　234
　1）人口減少型社会　234
　2）大切な食料の安全保障　234
　3）日本の主な農産物の輸入状況　235
　4）フード・マイレージ　235
　5）食環境の変化と食育　235
　6）近年の食生活環境変化のキーワード　236
3. 食環境と平均寿命，健康寿命　　237
　1）平均寿命の地域差（食環境で変わる寿命）　237
　2）食習慣と寿命　238
　3）長野県のACE（Action・Check・Eat）・佐久市の健康長寿宣言　238
4. 食料自給率・食料自給力　　238
　1）2014（平成26）年度の食料自給率は，熱量ベースで39％，生産額ベースで64％　238
　2）食料自給力　240
　3）食料の品目別自給率（低い大豆，小麦，肉類）　240
　4）主要先進国の食料自給率　241
5. 飽食時代の食料ロス・食品廃棄物　　241

1）食料の6割（供給エネルギー比）を輸入する食料輸入大国日本　241
column　給食の残食率の低減化のとらえ方　242
2）食品ロスの発生要因　244
3）供給熱量と消費熱量のギャップ　245
4）フードバンク　245
5）食品ロス削減国民運動　245
実践報告　環境に働きかけ，生きる力を育む食に関する指導～フードリサイクル活動の実践～　246

6. 地球環境を考えた，これからの食生活 ……………………………………………………… 253
1）エコ・クッキングのためのチェックポイント　253
2）グリーンコンシューマー10原則　254
3）食品リサイクル法　254
4）3R運動とリ・スタイル（Re-Style）　254
5）エコロジカル・フットプリント　255

7. 世界の人口増加と栄養不足 …………………………………………………………………… 256
1）世界の人口増加と食料需要　256
2）世界の栄養不足人口は8億500万人　256
3）1日1.25ドル未満で暮らす「極度の貧困」は，世界で12億人　257
4）「2014年世界栄養報告」からみる世界状況　258

8. 子どもの貧困率 ………………………………………………………………………………… 258
1）子どもの貧困率の現状　258
2）相対的貧困率の国際比較　259
3）国の子どもの貧困対策に関する大綱　259

第12章　日本の食文化と栄養教諭　261

1. 世界に誇る日本の食文化 ……………………………………………………………………… 261
1）食育基本法と食文化　261
2）食育推進計画における食文化とその継承　262
3）郷土料理，行事食を学校給食にいかに生かすか　263
4）米を中心とした和食文化の勧め　263
5）食の日本ブランド戦略　263

2. 和食がユネスコの無形文化遺産に（和食の保護・継承と学校給食） ……………………… 264
1）注目される和食　264
2）和食のもつ4つの特徴　264
3）和食に対する消費者の意識―和食の魅力は何か―　265
4）和食で保護し，大切にしたい点は何か（複数回答）　265
5）海外の日本食レストラン　266
6）訪日外国人の期待の第1位は「日本食を食べること」　266
7）日本の食文化の維持・継承と学校給食　266

3. 学校給食で伝えたい食文化 …………………………………………………………………… 267

1）「いただきます」「ごちそうさま」のあいさつ　267
　　2）食器の置き方　268
　　3）箸の持ち方　269
　4. 健康な食事とは（和食の高塩分摂取の問題点）……………………………………………270
　　1）日本人の健康を支える健康な食事　270
　　2）学齢児期のナトリウムの食事摂取基準（食塩相当量）　270
　　3）加工食品の食塩相当量表示　271
　　4）生活習慣病の予防は小児期から　271
　　5）塩分を抑えてカルシウムも補える「乳和食」　271
　　6）食品や食文化の大切さを考える記念日（11月24日）　271
　5. 子どもの体験学習の重要性……………………………………………………………………272
　　1）自然体験活動の実践事例　272
　　2）農業体験活動の実践事例　273
　　3）食事づくり体験活動の実践事例　275
　6. 栄養教諭の展望………………………………………………………………………………280
　　1）栄養教諭に期待される具体的な指導　280
　　2）栄養教諭の職務の魅力について　281
　　3）今後の栄養教諭制度　282

補遺：指導案例　283

付録：栄養教諭関係法令　305
　1. 栄養教諭制度について…………………………………………………………………………305
　　学校教育法等の一部を改正する法律の概要　306
　　食に関する指導体制の整備について（答申）　306
　　栄養教諭制度の創設に係る学校教育法等の一部を改正する法律等の施行について（通知）　310
　　栄養教諭の配置促進について（依頼）　312
　2. 日本国憲法（抄）………………………………………………………………………………313
　3. 教育基本法（抄）………………………………………………………………………………314
　4. 学校教育法（抄）………………………………………………………………………………314
　5. 小学校学習指導要領（抄）……………………………………………………………………314
　6. 中学校学習指導要領（抄）……………………………………………………………………315
　7. 食育基本法……………………………………………………………………………………315
　8. 学校給食法……………………………………………………………………………………318
　9. 学校保健法等の一部を改正する法律（抄）…………………………………………………319
　10. 日本人の食事摂取基準（2015年版）（概要）（抄）………………………………………320
　11. 学校給食における食事内容について（抄）…………………………………………………320
　12. 学校給食衛生管理基準（抄）…………………………………………………………………322
　13. 大量調理施設衛生管理マニュアル（抄）……………………………………………………327

索　引　329

第1章

栄養教諭とは

　心身ともに健康的によりよく生きるためには，食や栄養が重要なポイントとなる。その鍵を握るのが，幼少期からの健康的な食習慣や栄養等に関する知識の蓄積である。栄養教諭は，食や栄養の専門的知識を用いて，この生涯の健康に大きく影響する食習慣に対する指導や栄養・健康に関する知識，食に関する選択を正しくできる能力の育成などを担う。

　また，ライフスタイル等の変化にともない，人びとの食習慣や食傾向なども大きく変わってきた。その影響を受け，個々人が抱える食や栄養，健康に関する問題も，肥満，痩身，高塩分摂取，食に関わるアレルギーなど多様化している。これらの問題には，学校と家庭とが連携して対応にあたる必要があり，この要となるのも「栄養教諭」の重要な役割のひとつである。

　このように，食や栄養に関する専門家として活躍が期待される栄養教諭とは，そもそもどのような職務を担い，どのような位置づけにあるのだろうか。また，どのような資格・免許であり，どのような法的根拠に基づいているのだろうか。

　この章では，まず，栄養教諭に関わる基本的事項について学ぶ。

1. 栄養教諭の意義と役割

　わが国は，1954（昭和29）年に学校給食法を制定し，学校給食を学校教育に位置づけ，児童生徒の食に関する指導に取り組んできた。

　しかし，近年では，食生活を取り巻く社会環境の急速な変化に伴い，児童・生徒の肥満や痩身など，食に起因する健康問題が懸念されるようになってきた。これまでも学校においては，学校栄養職員を活用した食に関する指導が行われていたが，学校栄養職員の職務に食に関する指導が明確に位置づけられておらず，学校によって指導が単発に終わるなど，取り組みがまちまちであった。

　そこで，文部科学省は，学校における食に関する指導を充実させるため，2004（平成16）年5月に学校教育法等の一部を改正し，「教育に関する資質と栄養に関

する専門性を併せ持つ教員」としての栄養教諭制度を創設し，2005（平成17）年4月から全国の学校に栄養教諭の配置を開始した。

栄養教諭が配置された学校においては，栄養教諭を中心に「児童生徒が健全な食生活を実践し，健康で豊かな人間性を育んでいけるよう，栄養や食事のとり方などについて，正しい知識に基づいて自ら判断し，実践していく能力などを身に付ける」ことを目的に，食に関する指導の目標を掲げ，食に関する指導に取り組んでいる（表1-1）。

なお，現在，栄養教諭制度をもっている国は，世界中で日本と日本に倣って栄養教師制度を創設した韓国のみである。

表1-1 食に関する指導の目標

- 食事の重要性…食事の重要性，食事の喜び，楽しさを理解する。
- 心身の健康…心身の成長や健康の保持増進の上で望ましい栄養や食事のとり方を理解し，自ら管理していく能力を身に付ける。
- 食品を選択する力…正しい知識・情報に基づいて，食物の品質及び安全性等について自ら判断できる能力を身に付ける。
- 感謝の心…食物を大事にし，食物の生産等にかかわる人々へ感謝する心をもつ。
- 社会性…食事のマナーや食事を通じた人間関係形成能力を身に付ける。
- 食文化…各地域の産物，食文化や食にかかわる歴史等を理解し，尊重する心をもつ。

資料）文部科学省「食に関する指導の手引第一次改訂版」2010

1）栄養教諭の職務

> 栄養教諭は，「食に関する指導」と「給食管理」を職務とし，学校給食を教材として活用した食に関する指導を展開する教員である。

栄養教諭の職務は，学校教育法第37条に「栄養教諭は，児童の栄養の指導及び管理をつかさどる」（小学校以外の学校については準用規定）と規定されている。

また，栄養教諭が行う指導と管理については，都道府県教育委員会などに対し，「栄養教諭制度の創設に係る学校教育法等の一部を改正する法律等の施行について（平成16年文科ス142）」において，次のような内容で通知された。

> （1）指導
> ①児童生徒に対する栄養に関する個別的な相談指導を行うこと。
> ②学級担任，教科担任等と連携して，関連教科や特別活動等において食に関する指導を行うこと。
> ③食に関する指導に係る全体的な計画の策定等に参画すること。
> （2）管理
> ①学校給食を教材として活用することを前提とした給食管理を行うこと。
> ②児童生徒の栄養状態等の把握を行うこと。
> ③食に関する社会的問題等に関する情報の把握などを行うこと。

給食管理に関する職務については，学校給食法第7条において「学校給食栄養管理者」として「義務教育諸学校又は共同調理場において，学校給食の栄養に関する専門的事項をつかさどる職員は，栄養教諭の免許状を有する者又は栄養士の免許を有する者で，学校給食の実施に必要な知識若しくは経験を有するものでな

ければならない」と示されている。

また，食に関する指導に関する職務については，2008（平成20）年に改正された学校給食法第10条に新たに，「栄養教諭は，児童又は生徒が健全な食生活を自ら営むことができる知識及び態度を養うため，学校給食において摂取する食品と健康の保持増進との関連性についての指導，食に関して特別の配慮を必要とする児童又は生徒に対する個別的な指導，その他の学校給食を活用した食に関する実践的な指導を行うものとする」と示された。

職務の具体的内容については，2004（平成16）年1月の中央教育審議会答申「食に関する指導体制の整備について」において，「栄養教諭は，教育に関する資質と栄養に関する専門性を併せ持つ職員として，学校給食を生きた教材として活用した効果的な指導を行うことが期待される。このため，（1）食に関する指導と，（2）学校給食の管理を一体のものとしてその職務とすることが適当である」とされた。

その概要は，次のとおりである。

（1）食に関する指導

> 栄養教諭が行う食に関する指導の職務は，児童・生徒への個別的な相談指導，児童・生徒への教科・特別活動等における教育指導，校内外における食に関する教育指導の連携・調整である。

栄養教諭に期待される食に関する指導は，主に次のとおりである。

①児童・生徒への個別的な相談指導（カウンセラーとしての役割）

偏食傾向や肥満・瘦身傾向，食物アレルギーを有する児童生徒およびスポーツを行う児童生徒に対し，本人はもとより保護者に対する個別的な相談や指導・助言を行う[*1]。

*1 2章（p.19〜）参照

1）想定される個別的な相談指導

> （a）偏食傾向のある児童生徒に対し，偏食が及ぼす健康への影響や，無理なく苦手なものが食べられるような調理方法の工夫等について指導・助言すること
> （b）瘦身願望の強い児童生徒に対し，ダイエットの健康への影響を理解させ，無理なダイエットをしないよう指導を行うこと
> （c）肥満傾向のある児童生徒に対し，適度の運動とバランスのとれた栄養摂取の必要性について認識させ，肥満解消に向けた指導を行うこと
> （d）食物アレルギーのある児童生徒に対し，原因物質を除いた学校給食の提供や，献立作成についての助言を行うこと
> （e）運動部活動などでスポーツをする児童生徒に対し，必要なエネルギーや栄養素の摂取等について指導すること

資料）文部科学省「中央教育審議会答申：食に関する指導体制の整備について（平成16年1月）」

②児童・生徒への教科・特別活動等における教育指導

　食に関する指導は，給食の時間や学級活動，教科など，学校教育活動全体の中で広く行われるものであり，栄養教諭は学級担任等の指導計画に基づき，担任教諭などと連携して食に関する指導を行う。

　特に給食の時間は，学校給食を活用した指導を行うことができるだけでなく，食事の準備から後片付けまで（給食指導）を通じて，食事の衛生，マナーや食文化などを指導することができる。学校給食は，食に関する指導の中核的な役割を果たすものであり，栄養教諭は，学校給食の献立作成を担うことから，学校給食を最も有効に活用した指導が可能である。

　しかし，給食の時間は，全校一斉にとられるため，栄養教諭がすべての学級において指導を行うことは，物理的に困難である。給食の時間や学級活動の時間における指導は，学級担任などと十分に連携することによって，継続性に配慮しつつ，計画的に行うことが大切である。特に，複数の学校を担当する栄養教諭については，この点がより重要となる。

　また，家庭科，技術・家庭科や体育科，保健体育科などの食と関連する教科において，食に関する領域や内容について学級担任や教科担任と連携しつつ，栄養教諭がその専門性を生かした指導を行うことも重要である。

③食に関する教育指導の連携・調整（コーディネーターとしての役割）

　食に関する指導を行うためには，校内の教職員はもちろんのこと，食生活の実践の場である家庭や，食に関する指導を行う際の支援者である地域の方々との連携が極めて重要である。そのため，栄養教諭には，食に関する連携・調整を行う要としての役割を担うことが求められている。

　中でも重要なことが，「食に関する全体計画」の作成である。食に関する指導には，特定の教科がない。しかし，毎日1単位時間程度ある給食の時間を中心として，食と関連する教科などを系統立ててつなぎ，計画的・継続的に児童・生徒の発達段階に応じた指導を展開することが効果的である。また，作成した全体計画を校内の教職員や保護者と共有することで，共通理解に立った食に関する指導を推進することが可能となる。このため栄養教諭には，他の教職員と連携・協力し，食に関する指導の全体計画の作成を中心となって行うことが求められている。

　なお，学校給食法10条には，学校長の役割として，リーダーシップを発揮し，当該学校の食に関する指導の全体計画作成に積極的に取り組むことが規定されている。

（2）学校給食の管理

> 　学校給食の管理に関する職務は，献立作成（栄養管理），衛生管理，物資管理等である。

　栄養管理や衛生管理，検食，物資管理などの学校給食の管理は，管理栄養士・栄養士の専門性が発揮される高度で，重要な職務である。

特に栄養教諭が作成する献立は，児童・生徒が「見て」，「食べて」，「学ぶ」ことができる極めて有効な教材である。献立作成にあたっては，教科などの指導内容と関連させたり，地場産物を積極的に活用することで，児童・生徒の郷土への関心を高めさせたりするなど，教育的な視点が大切である。

学校給食法の改正により，栄養管理については第8条に「学校給食実施基準」が，衛生管理については第9条に「学校給食衛生管理基準」が位置づけられた。

①**想定される学校給食の管理**

> ①学校給食に関する基本計画の策定への参画
> ②学校給食における栄養量及び食品構成に配慮した献立の作成
> ③学校給食の調理，配食及び施設設備の使用方法等に関する指導・助言
> ④調理従事員の衛生，施設設備の衛生及び食品衛生の適正を期すための日常の点検及び指導
> ⑤学校給食の安全と食事内容の向上を期すための検食の実施及び検査用保存食の管理
> ⑥学校給食用物資の選定，購入及び保管への参画

資料）文部科学省「中央教育審議会答申：食に関する指導体制の整備について（平成16年1月）」

2）栄養教諭制度創設までの経緯

> 栄養教諭制度は，国の審議会において「新たな免許制度の導入」の検討（1997年），「栄養教諭（仮称）制度」の検討（2001年），「栄養教諭の必要性，職務，免許制度」の検討（2004年）を経て導入された。

1997（平成9）年に「生涯にわたる心身の保持増進のための今後の健康に関する教育及びスポーツの振興の在り方について（保健体育審議会答申）」がだされた。その中で，わが国が世界に類のない「超高齢社会」を迎えることにふれ，児童・生徒の体位は向上しているものの，体力・運動能力については低下する傾向の継続が，指摘された。また，これらの原因として，社会環境の変化とともに，生活習慣を顧みない親の増加など，家庭の教育力低下傾向があげられ，食生活をはじめとする基本的な生活習慣を身につけていない子どもが増えていることが指摘された。そして，バランスのとれた食生活，適度な運動，十分な休養や睡眠という，健康のために最も重要な柱から成る基本的な生活習慣について，子どもの頃から適切に身につけることが大切であると答申された。そのため，学校において，食の専門家である学校栄養職員を活用した食に関する指導の充実が求められた。

しかし，食に関する指導については，学校栄養職員の職務に明確な位置づけがなく，学校によって取り組みがまちまちであったり，担任教諭などとの連携が難しく，単発の指導に終わっていたりしていた。そのようなことから，児童・生徒の変容につながりにくい状況があった。

学校栄養職員は，栄養学などの専門的な知識や技術は確保されているものの，食に関する指導を行うために求められる資質として，
　①児童生徒の成長発達，特に日常生活の行動についての理解
　②教育の意義や今日的な課題に関する理解
　③児童生徒の心理を理解しつつ教育的配慮を持った接し方
とされた。このことから，同答申では，「新たな免許制度の導入を含め，学校栄養職員の資質向上策を検討する必要がある」と提言された。

　2001（平成13）年の「子どもの体力向上のための総合的な方策について（中央教育審議会答申）」においては，近年の社会環境の変化に伴う食に関する健康課題に対応するため，学校における食に関する指導の重要性が指摘された。そして，「栄養教諭（仮称）制度など学校栄養職員に係る新たな制度の創設を検討し，学校栄養職員が栄養及び教育の専門家として，児童生徒の食に関する教育指導を担うことができるよう，食に関する指導体制の整備を行うことが必要である」と提言された。

　これらを踏まえ，「食に関する指導体制の整備について（中央教育審議会）」（以下，「中教審答申」という。）において，栄養教諭の必要性，職務，免許制度などについて審議され，2004（平成16）年1月に答申された。それを踏まえ，2004年5月21日には，学校教育法，市町村立学校職員給与負担法，教育公務員特例法，教育職員免許法などを改正する「学校教育法等の一部を改正する法律」が公布され，栄養教諭制度が創設された。このうち，教育職員免許法は2004（平成16）年7月1日，その他の法律は2005（平成17）年4月1日に施行された。

2．栄養教諭の免許状および養成について

> 栄養教諭の免許状は，国家資格である管理栄養士の資質が求められる極めて高度な免許状である。

　栄養教諭の免許状および養成については，中教審答申を踏まえて定められた。
　単位数については，教員養成と管理栄養士・栄養士養成のための単位数をすべて課した場合，修得単位数が他の教員の免許状と比較して膨大になる。そのため，管理栄養士養成のための教育課程，栄養士養成のための教育課程のうち，教職に関する科目との類似等があるものについては，重複して課すことのないよう配慮された（表1-2）。
　また，栄養教育実習については，臨地実習との重複を考慮して1週間となった。

表1-2 一種免許状の修得が必要とされる単位数（教育職員免許法）

免許状の種類	所要資格	基礎資格	教科に関する科目	教職に関する科目	教科または教職に関する科目	合計
栄養教諭	一種免許状	学士の学位を有すること，かつ，栄養士法第二条第三項の規定により管理栄養士の免許を受けていること又は同法第五条の三第四号の規定により指定された管理栄養士養成施設の課程を修了し，同法第二条第一項の規定により栄養士の免許を受けていること。 82	栄養に係る教育に関する科目 4		栄養に係る教育又は教職に関する科目 18	104
養護教諭		学士の学位を有すること	養護に関する科目 28	教職に関する科目 21	養護又は教職に関する科目 7	56
小学校教諭			教科に関する科目 8	教職に関する科目 41	教科または教職に関する科目 10	67
中学校教諭			20	31	8	67

1）栄養教諭免許状の種類

　栄養教諭の免許は，教育職員免許法により，専修（修士相当），一種（学士相当），二種（準学士相当）の3種類が定められている（表1-3）。

　栄養教諭免許状の基礎資格としては，管理栄養士・栄養士の免許が求められており，専修には管理栄養士免許の取得，一種には管理栄養士養成相当の単位数の修得，二種は栄養士免許の取得が求められている。

　標準とされる免許状は，他の教員と同様に一種免許状である。二種免許状所持者は，今後一種免許状の取得が求められることが想定される。

2）上位の免許状取得

　教育職員は，常に資質の向上を図る必要がある。栄養教諭についても二種免許状取得者は一種免許状の，一種免許状取得者は専修免許状の取得に努める必要があり，取得単位等については教育職員免許法第6条（表1-4）に示されている。

3）現職の学校栄養職員が栄養教諭免許を取得する措置

　現職の学校栄養職員については，経験年数や他の教員免許状を有している場合を考慮し，免許法認定講習における一定の単位の修得により，教育職員検定を経て，取得できることとされた。

（1）教員免許状を有しない学校栄養職員

　栄養教諭免許は，学校栄養職員としての在職年数と，免許法認定講習などによる単位修得により，教育職員検定を経て取得できる（表1-5）。

表1-3　栄養教諭免許を取得する場合の単位数の規定（教育職員免許法第5条）

別表第二の二（第五条関係）

第一欄		第二欄	第三欄		
免許状の種類	所要資格	基礎資格	大学において修得することを必要とする最低単位数		
			栄養に係る教育に関する科目	教職に関する科目	栄養に係る教育又は教職に関する科目
栄養教諭	専修免許状	修士の学位を有すること及び栄養士法第二条第三項の規定により管理栄養士の免許を受けていること。	4	18	24
	一種免許状	学士の学位を有すること，かつ，栄養士法第二条第三項の規定により管理栄養士の免許を受けていること又は同法第五条の三第四号の規定により指定された管理栄養士養成施設の課程を修了し，同法第二条第一項の規定により栄養士の免許を受けていること。	4	18	
	二種免許状	短期大学士の学位を有すること及び栄養士法第二条第一項の規定により栄養士の免許を受けていること。	2	12	

備考
一　第二欄の「学士の学位を有すること」には，文部科学大臣がこれと同等以上の資格を有すると認めた場合を含むものとする。
二　第三欄の「大学」には，文部科学大臣の指定する教員養成機関を含むものとする。

表1-4　栄養教諭の上位の免許状を取得する場合の単位数の規定（教育職員免許法第6条）

別表第6の2（第6条関係）

第1欄		第2欄	第3欄	第4欄
受けようとする免許状の種類＼所要資格		有することを必要とする栄養教諭の免許状の種類	第2欄に定める各免許状を取得した後，栄養教諭として良好な勤務成績で勤務した旨の実務証明責任者の証明を有することを必要とする最低在職年数	第2欄に定める各免許状を取得した後，栄養の指導及び管理をつかさどる主幹教諭又は大学において修得することを必要とする最低単位数
栄養教諭	専修免許状	一種免許状	3	15
	一種免許状	二種免許状	3	40

備考　この表の規定により一種免許状を受けようとする者が，栄養士法第2条第3項の規定により管理栄養士の免許を受けている場合においては，一種免許状の項第3欄に定める最低在職年数に満たない在職期間（1年未満の期間を含む。）があるときも，当該在職年数を満たすものとみなし，同項第4欄中「40」とあるのは，「8」と読み替えるものとする。

（2）他の教員免許を有する学校栄養職員

　他の教諭や養護教諭の免許状を既に取得している学校栄養職員は，教職に関する科目は修得していることから，免許法認定講習などにおいて，栄養教諭の使命や職務内容についての単位を修得することにより，教育職員検定を経て，管理栄養士免許を有する者は一種免許状を，栄養士免許を有する者は二種免許状が取得できる。

表1-5 現職の学校栄養職員が栄養教諭免許を取得する場合の規定(教育職員免許法附則)

18 次の表の第二欄に掲げる基礎資格を有する者(学校給食法(昭和二十九年法律第百六十号)第七条に規定する職員その他の学校給食の栄養に関する専門的事項をつかさどる職員のうち栄養の指導及び管理をつかさどる主幹教諭並びに栄養教諭以外の者並びに教育委員会の事務局において学校給食の適切な実施に係る指導を担当する者に限る。)に対して教育職員検定により次の表の第一欄に掲げる栄養教諭の一種免許状又は二種免許状を授与する場合における学力及び実務の検定は、当分の間、第六条第二項の規定にかかわらず、次の表の第三欄及び第四欄の定めるところによる。この場合において、第六条第四項及び第九条第四項の規定の適用については、第六条第四項中「別表第八まで」とあるのは「別表第八まで又は附則第十八項の表」と、第九条第四項中「別表第八まで」とあるのは「別表第八まで若しくは附則第十八項の表」とする。

第一欄		第二欄	第三欄	第四欄
受けようとする免許状の種類	所要資格	基礎資格	第二欄に規定する基礎資格を取得した後、学校給食法第七条に規定する職員その他の学校給食の栄養に関する専門的事項をつかさどる職員として良好な成績で勤務した旨の実務証明責任者の証明を有することを必要とする最低在職年数	第二欄に規定する基礎資格を取得した後、大学において修得することを必要とする最低単位数
栄養教諭	一種免許状	栄養士法(昭和二十二年法律第二百四十五号)第二条第三項の規定により管理栄養士の免許を受けていること又は同法第五条の三第四号の規定により指定された管理栄養士養成施設の課程を修了し、同法第二条第一項の規定により栄養士の免許を受けていること。	三	一〇
	二種免許状	栄養士法第二条第一項の規定により栄養士の免許を受けていること。	三	八

備考
一 別表第一備考第一号及び別表第三備考第六号の規定は、この表の場合について準用する。
二 この表の規定により栄養教諭の免許状を受けようとする者が、この法律の規定により教諭又は養護教諭の普通免許状を有するときは、第三欄に定める最低在職年数に満たない在職期間(一年未満の期間を含む。)があるときも、当該在職年数を満たすものとみなし、第四欄中「一〇」とあり、及び「八」とあるのは、「二」と読み替えるものとする。

①一種免許状:他の教諭又は養護教諭の免許状を既に所持,かつ管理栄養士の免許所持あるいは管理栄養士養成課程を修了し、栄養士の免許状を有する者は「栄養に係る教育に関する科目」(2単位)修得
②二種免許状:他の教諭又は養護教諭の免許状を既に所持し、「栄養に係る教育に関する科目」(2単位)修得

なお，標準となる一種免許状については，管理栄養士国家試験や教員採用試験および他の教育職員免許の取得単位とのバランスから管理栄養士養成相当の単位となっているが，限りなく管理栄養士の資質が求められることから，管理栄養士免許の取得が望まれる。

> ① 一種免許状：在職年数3年以上，管理栄養士の免許所持あるいは管理栄養士養成課程を修了し，栄養士の免許状を有する者は，「栄養に係る教育に関する科目」（2単位），「教職に関する科目」（8単位）修得
> ② 二種免許状：学校栄養職員としての在職年数3年以上，「栄養に係る教育に関する科目」（2単位），「教職に関する科目」（6単位）修得
> ※教職に関する科目とは，教職の意義等，教育の基礎理論，教育課程，生徒指導及び教育相談に関する科目，栄養教育実習（各1単位以上）

3．栄養教諭の配置

　学校給食法第4条では，義務教育諸学校設置者の任務として「義務教育諸学校の設置者は，当該義務教育諸学校において学校給食が実施されるように努めなければならない」とされており，学校給食の実施は義務ではない。そのため，学校給食が実施されていない学校もあることや，地方分権に配慮して，栄養教諭の配置は義務的なものとはされず，教育委員会などの設置者の判断に委ねられている。

表1-6　公立義務教育諸学校の学級編制及び教職員定数の標準に関する法律

> 第八条の二　栄養の指導及び管理をつかさどる主幹教諭，栄養教諭並びに学校栄養職員（以下「栄養教諭等」という。）の数は，次に定めるところにより算定した数を合計した数とする。
> 　一　学校給食（給食内容がミルクのみである給食を除く。第十三条の二において同じ。）を実施する小学校若しくは中学校又は中等教育学校の前期課程で専ら当該学校又は当該課程の学校給食を実施するために必要な施設を置くもの（以下この号において「単独実施校」という。）のうち児童又は生徒の数が五百五十人以上のもの（次号において「五百五十人以上単独実施校」という。）の数の合計数に一を乗じて得た数と単独実施校のうち児童又は生徒の数が五百四十九人以下のもの（以下この号及び次号において「五百四十九人以下単独実施校」という。）の数の合計数から同号に該当する市町村の設置する五百四十九人以下単独実施校の数の合計数を減じて得た数に四分の一を乗じて得た数との合計数
> 　二　五百五十人以上単独実施校又は共同調理場（学校給食法第六条に規定する施設をいう。以下同じ。）を設置する市町村以外の市町村で当該市町村の設置する五百四十九人以下単独実施校の数の合計数が一以上三以下の市町村の数に一を乗じて得た数
> 　三　次の表の上欄に掲げる共同調理場に係る小学校及び中学校並びに中等教育学校の前期課程の児童及び生徒（給食内容がミルクのみである給食を受ける者を除く。以下この号において同じ。）の数の区分ごとの共同調理場の数に当該区分に応ずる同表の下欄に掲げる数を乗じて得た数の合計数
>
> | 共同調理場に係る小学校及び中学校並びに中等教育学校の前期課程の児童及び生徒の数 | 乗ずる数 |
> |---|---|
> | 千五百人以下 | 一 |
> | 千五百一人から六千人まで | 二 |
> | 六千一人以上 | 三 |

このため，栄養教諭の配置が始まった2005（平成17）年4月の公立学校栄養教諭数は，4道府県34名であり，47都道府県すべてに栄養教諭制度が導入されたのは，2008（平成20）年であった。

栄養教諭の配置定数は，「公立義務教育諸学校の学級編制及び教職員定数の標準に関する法律」（表1-6）において，「栄養教諭及び学校栄養職員の標準定数」として両者を包含した形で示されており，この定数によって全国で約9,500名の栄養教諭・学校栄養職員が配置されている。2015（平成27）年4月1日現在では，約5,400名が栄養教諭として配置されており，配置率は約55％となっている（表1-7）。

その他，市町村などが独自で雇用している学校栄養職員は，約2,500名であるが，栄養教諭の任用は進んでいない。

表1-7 平成17～27年度の栄養教諭の配置状況
（平成27年4月1日現在）

年度	配置都道府県数	人数（単位：人）
平成17	4	34
平成18	25	359
平成19	45	986
平成20	47	1,897
平成21	47	2,663
平成22	47	3,379
平成23	47	3,853
平成24	47	4,262
平成25	47	4,624
平成26	47	5,023
平成27	47	5,356

※各年度4月1日現在
※休職・休業中の者は含まない。

4．学校における食育を推進する文部科学省の施策

文部科学省においては，栄養教諭制度の創設以外にも，学校給食法や学習指導要領に食育の推進を明記するなどの改正により，学校における食育の推進のための法的な整備を行った。このことで，食育を行う人，場所，方法などの明確化が図られた。

1）学校給食法の改正

> 学校における食育を推進するため，法の目的，学校給食の目標を変更・充実するとともに，栄養教諭が行う食に関する指導について規定された。また，給食管理については，新たに安全で安心な学校給食を提供するため「学校給食衛生管理基準」および提供される学校給食の質を確保する目的で「学校給食実施基準」が法に位置づけられた。

中央教育審議会答申「子どもの心身の健康を守り，安全・安心を確保するために学校全体としての取組を進めるための方策について」（2008〔平成20〕年1月）において，学校給食がもつ食育推進上の教育的意義の明確化，学校給食を「生きた教材」として活用した食に関する指導の全体計画の作成，栄養教諭の役割・職務の明確化などを図るための法の整備が求められた。このことを受け，学校給食法が2008（平成20）年6月に改正され，2009（平成21）年4月に施行された。

食育の充実に関する主な改正点は、次の通りである。

（１）学校給食法の目的

法の目的が、従来の「食生活の改善」から「学校における食育の推進」に変更された（表1-8）。食生活の改善は、食育に包含されるものであり、この改正によって学校給食の役割が、一層拡大されることになった。

（２）学校給食法の目標

学校給食の目標は、従来の４つの目標に「自然の恩恵、生命及び自然を尊重する精神」「環境の保全に寄与する態度」「勤労を重んずる態度及び食文化への理解」などが加えられ、７つの目標に整理された（表1-8）。

しかし、第２条において最も重要な部分は、「義務教育諸学校における教育の目的を実現するため」という規定であり、学校給食が学校教育として行われている根拠となるものである。このことが、わが国の学校給食制度が、世界において最も優れていると称賛される理由である。

表1-8 学校給食法（平成20年6月18日改正）

（この法律の目的）
第一条　この法律は、学校給食が児童及び生徒の心身の健全な発達に資するものであり、かつ、児童及び生徒の食に関する正しい理解と適切な判断力を養う上で重要な役割を果たすものであることにかんがみ、学校給食及び学校給食を活用した食に関する指導の実施に関し必要な事項を定め、もつて学校給食の普及充実及び学校における食育の推進を図ることを目的とする。

（学校給食の目標）
第二条　学校給食を実施するに当たっては、義務教育諸学校における教育の目的を実現するために、次に掲げる目標が達成されるよう努めなければならない。
　一　適切な栄養の摂取による健康の保持増進を図ること。
　二　日常生活における食事について正しい理解を深め、健全な食生活を営むことができる判断力を培い、及び望ましい食習慣を養うこと。
　三　学校生活を豊かにし、明るい社交性及び協同の精神を養うこと。
　四　食生活が自然の恩恵の上に成り立つものであることについての理解を深め、生命及び自然を尊重する精神並びに環境の保全に寄与する態度を養うこと。
　五　食生活が食にかかわる人々の様々な活動に支えられていることについての理解を深め、勤労を重んずる態度を養うこと。
　六　わが国や各地域の優れた伝統的な食文化についての理解を深めること。
　七　食料の生産、流通及び消費について、正しい理解に導くこと

表1-9 学校給食法（平成20年6月18日改正）

第十条　栄養教諭は、児童又は生徒が健全な食生活を自ら営むことができる知識及び態度を養うため、学校給食において摂取する食品と健康の保持増進との関連性についての指導、食に関して特別の配慮を必要とする児童又は生徒に対する個別的な指導その他の学校給食を活用した食に関する実践的な指導を行うものとする。この場合において、校長は、当該指導が効果的に行われるよう、学校給食と関連付けつつ当該義務教育諸学校における食に関する指導の全体的な計画を作成することその他の必要な措置を講ずるものとする。

２　栄養教諭が前項前段の指導を行うに当たっては、当該義務教育諸学校が所在する地域の産物を学校給食に活用することその他の創意工夫を地域の実情に応じて行い、当該地域の食文化、食に係る産業又は自然環境の恵沢に対する児童又は生徒の理解の増進を図るよう努めるものとする。

３　栄養教諭以外の学校給食栄養管理者は、栄養教諭に準じて、第一項前段の指導を行うよう努めるものとする。この場合においては、同項後段及び前項の規定を準用する。

（3）栄養教諭が行う食に関する指導

　栄養教諭の職務については，学校教育法37条に規定され，詳細な規定については，学校給食法第10条に示されている（表1-9）。

　栄養教諭が行う食に関する指導の目的は，「児童又は生徒が健全な食生活を自ら営むことができる知識及び態度を養うこと」である。また，指導の内容は，「学校給食において摂取する食品と健康の保持増進との関連性についての指導，食に関して特別の配慮を必要とする児童又は生徒に対する個別的な指導，その他の学校給食を活用した食に関する実践的な指導を行う」とされた。そして，その指導を効果的なものにするため，校長の責任において「全体計画」を作成するよう求めている。

　また，指導を行う際の配慮事項として，地域の産物を使用することを通し，地域の食文化，食にかかわる産業，自然の恩恵などに対する児童生徒の理解を図るよう求めている。さらに，学校栄養職員については，栄養教諭に準じて職務を行うことが求められている。このことは，学校における食育を定着させるためには，担い手の人数が多いほど効果的であることや，学校栄養職員が栄養教諭に任用された場合に，即，栄養教諭として効果的な食に関する指導を行うことができることをねらいとして示されたものである。

（4）学校給食の管理の充実

　学校給食の管理の充実を図るため，従来は通知であった学校給食実施基準と学校給食衛生管理基準を，文部科学大臣が定める「基準」として学校給食法に位置づけた（表1-10）。

①学校給食実施基準

　学校給食が食に関する指導の教材としての役割を担うためには，一定の水準の確保が必要なことから，「学校給食実施基準」を維持されることが望ましい基準と

表1-10　学校給食法（平成20年6月18日改正）

（学校給食実施基準）
第八条　文部科学大臣は，児童又は生徒に必要な栄養量その他の学校給食の内容及び学校給食を適切に実施するために必要な事項（次条第一項に規定する事項を除く。）について維持されることが望ましい基準（次項において「学校給食実施基準」という。）を定めるものとする。

2　学校給食を実施する義務教育諸学校の設置者は，学校給食実施基準に照らして適切な学校給食の実施に努めるものとする。

（学校給食衛生管理基準）
第九条　文部科学大臣は，学校給食の実施に必要な施設及び設備の整備及び管理，調理の過程における衛生管理その他の学校給食の適切な衛生管理を図る上で必要な事項について維持されることが望ましい基準（以下この条において「学校給食衛生管理基準」という。）を定めるものとする。

2　学校給食を実施する義務教育諸学校の設置者は，学校給食衛生管理基準に照らして適切な衛生管理に努めるものとする。

3　義務教育諸学校の校長又は共同調理場の長は，学校給食衛生管理基準に照らし，衛生管理上適正を欠く事項があると認めた場合には，遅滞なく，その改善のために必要な措置を講じ，又は当該措置を講ずることができないときは，当該義務教育諸学校若しくは共同調理場の設置者に対し，その旨を申し出るものとする。

して法に位置づけた。概要は，次の通りである。
1．学校給食は，在学するすべての児童・生徒に対して実施されるものとすること（第1条関係）
2．学校給食は，年間を通じ，原則として毎週5回，授業日の昼食時に実施されるものとすること（第2条関係）
3．学校給食の実施に当たって，児童・生徒の個々の健康および生活活動等ならびに地域の実情等に配慮すべきものとすること（第3条関係）
4．学校給食に供する食物の栄養内容の基準（「学校給食摂取基準」）について定めたこと（第4条関係）

②学校給食衛生管理基準

　学校給食の衛生管理に関しては，1996（平成8）年の腸管出血性大腸菌O-157による食中毒発生の教訓を踏まえ，1997（平成9）年に学校給食衛生管理の基準を策定し，衛生管理の充実に努めた。その結果，食中毒の発生件数は激減している。しかし，この基準は，法的根拠が明らかでなく，一部の自治体においては，十分な改善が進んでいない状況がみられた。そのため，新たに設置者や校長・共同調理場長の役割を規定するとともに，従来の「学校給食衛生管理の基準」を改訂し，「学校給食衛生管理基準」として法に位置づけた。

2）学習指導要領に食育の推進を明記

　中央教育審議会答申「幼稚園，小学校，中学校，高等学校及び特別支援学校の学習指導要領等の改善について（平成20年1月）」において，「食育という概念を明確に位置付け，発達の段階を踏まえつつ，各学年を通して一貫した取組を推進するとともに，給食の時間や家庭科，技術・家庭科などの関連する教科等において，食に関する指導の内容の充実を図り，学校の教育活動全体で取り組むことが重要である。その際，各教科等の指導に当たっては，子どもたちが実際に食する学校給食を教材として積極的に活用することが重要である」と提言された。

　これを受け，2008（平成20）年3月に告示された学習指導要領では，教育内容の主な改善事項の重要事項として，「環境，家族と家庭，消費者，食育，安全に関する学習の充実」があげられ，食育に関する記述が幼稚園教育要領および小学校，中学校，高等学校の学習指導要領に加えられた。

　小学校，中学校，高等学校については，「体育・健康に関する指導」において同様の記述がされているため，表1-11に小学校のみを示した。食育が学習指導要領総則に記述された意義は大きく，「学校の教育活動全体を通じて適切に行うものとする」と規定されているとおり，食育はひとつの教科において指導するものではなく，あらゆる教育活動を通じて横断的に取り組むことが重要視されている。なお，教科などでは，小学校は体育，家庭，特別活動に，中学校では，保健体育，技術・家庭，特別活動に，高等学校では保健体育，家庭科，特別活動において，食育に関する記述が行われている。

表1-11　幼稚園教育要領（平成20年2月告示）および小学校学習指導要領（平成20年3月告示）

幼稚園教育要領及び小学校学習指導要領
幼稚園 2章　ねらい及び内容　健康3　内容の取扱い （4）健康な心と体を育てるためには食育を通じた望ましい食習慣の形成が大切であることを踏まえ，幼児の食生活の実情に配慮し，和やかな雰囲気の中で教師や他の幼児と食べる喜びや楽しさを味わったり，様々な食べ物への興味や関心をもったりするなどし，進んで食べようとする気持ちが育つようにすること。 小学校 第1章　総則第1　教育課程編成の一般方針 3　学校における体育・健康に関する指導は，児童の発達の段階を考慮して，学校の教育活動全体を通じて適切に行うものとする。特に，学校における食育の推進並びに体力の向上に関する指導，安全に関する指導及び心身の健康の保持増進に関する指導については，体育科の時間はもとより，家庭科，特別活動などにおいてもそれぞれの特質に応じて適切に行うよう努めることとする。また，それらの指導を通して，家庭や地域社会との連携を図りながら，日常生活において適切な体育・健康に関する活動の実践を促し，生涯を通じて健康・安全で活力ある生活を送るための基礎が培われるよう配慮しなければならない。

　学習指導要領に「食育の推進」が明記されたことは，学校において担うべきものとして明確になったことであり，その意義は極めて大きい。今後，着実に推進されることが期待される。

5. 食に関する指導の評価（PDCAサイクル）

　各教科などにおける食に関する指導の評価は，教科のねらいに基づいた教科等の評価規準によって行われるが，食に関する指導のねらい（表1-1）が達成されたかどうかについても評価する必要がある。食に関しては，1回の指導によって身につくものではなく，学校の教育活動全体を通し，計画的・継続的に繰り返し指導することが求められる。まずは，全体計画の食に関する目標が達成できているかどうかを栄養教諭が定期的に評価し，必要に応じて修正を加える（PDCAサイクルの活用）。評価は，客観的な数値で行うことが望まれるが，教育においては数値で表せないものもあるため，評価指標を定めておく必要がある。

　食に関する指導の手引第一次改訂版（文部科学省）では，食育の評価指標として，次の3つを例示している。

> ①朝食欠食率の改善状況…朝食摂取は，朝食の重要性の理解のみならず，早寝早起きなどの生活習慣の改善状況等を評価できる（図1-3）。
> ②学校給食残食率の改善状況…生産者や調理員に対する感謝の気持の変容を評価できるとともに，給食内容の改善状況についても評価できる（図1-4）。
> ③地場産物活用率の向上…地域食材の活用率の向上のみならず，生産者との連携や献立内容の改善状況についても評価できる（図1-5）。

　地場産物を学校給食に活用することで，児童・生徒が郷土で生産される産物を通して，流通・消費，気候風土，伝播の歴史などを学び，地域を愛する心を育む

ことができる。そのため,単に使用するのみではなく,教育に生かすことが大切である。現在では,食品数ベースでの評価が行われており,食育推進基本計画においては30％を数値目標としている。また,児童・生徒の肥満や瘦身傾向についても評価する必要がある(図1-1,1-2)。

教職員や保護者の食に関する意識は,直接的・間接的に児童生徒に影響を与えることから,定期的に食に関する調査を行い,食育に対する理解や食生活の実態把握などに努め,必要に応じて啓発することが大切である。

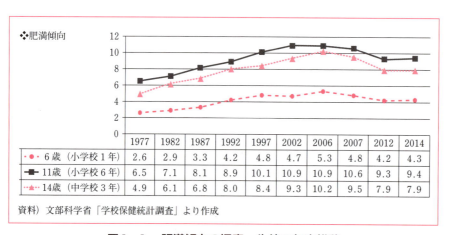

図1-1　肥満傾向の児童・生徒の年次推移

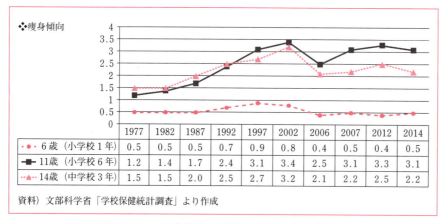

図1-2　瘦身傾向の児童・生徒の年次推移

第1章 栄養教諭とは

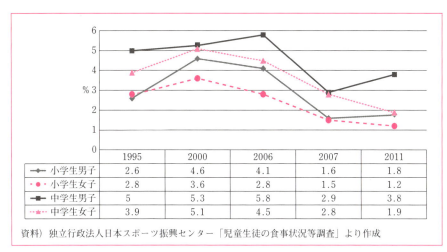

図1-3 朝食を欠食している児童・生徒の年次推移

資料）独立行政法人日本スポーツ振興センター「児童生徒の食事状況等調査」より作成

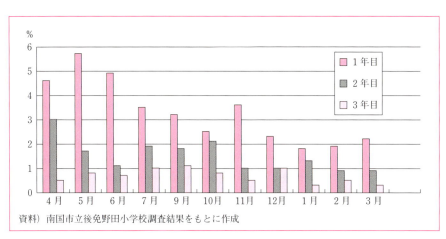

資料）南国市立後免野田小学校調査結果をもとに作成

図1-4 栄養教諭が配置されたことによる残食率の減少

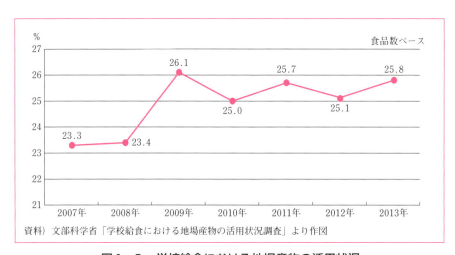

資料）文部科学省「学校給食における地場産物の活用状況調査」より作図

図1-5 学校給食における地場産物の活用状況

参考文献・資料

第1章

1）文部科学省「食に関する指導の手引―第1次改訂版―（平成22年3月）」
2）文部科学省「小学校学習指導要領（平成20年3月告示）」
3）文部科学省「中学校学習指導要領（平成20年3月告示）」
4）文部科学省「食に関する指導体制の整備について（中央教育審議会答申／平成16年01月20日）」

第 2 章

食に関する指導の実際

　近年,生活習慣病の予防や健康寿命などに「食(栄養)」が大きく影響することが社会的にも認識され,年少時から正しい知識と食習慣を身につけることの重要性が増している。その要となるのが,栄養教諭である。栄養教諭には,栄養の専門家として,専門性を活かした学校内外への指導やアプローチが期待されている。

　では,栄養教諭の職務のひとつである「食に関する指導」は,どのように計画し,どのように進めていけばよいか。本章では,計画の立て方に関わるポイントや手順,さらにさまざまな教科と絡めた指導の進め方や指導案例まで詳しく学んでいく。

　加えて,集団への指導だけでなく,個別指導の考え方や相談指導事例を通して具体的に指導の流れや指導のポイントを学ぶ。

　巻末には,ワークシート例も掲載しているので,自分自身で指導教材を作成する際にはこちらも参考にしてほしい。

1. 食に関する指導の進め方

1) 食に関する指導における全体計画作成の必要性

　学校において食育を推進するためには,各学校において食に関する指導にかかわる「全体計画」を作成する必要がある。それは,主に次の理由による。
○**学校教育活動全体の中で,体系的な食に関する指導を計画的,かつ組織的に行う**
　学校における食に関する指導は,給食の時間,特別活動および各教科等のさまざまな教育内容に密接にかかわっている。したがって,食に関する指導は,給食の時間をはじめ,家庭科,体育科,総合的な学習の時間などの教科や特別活動の領域の中で,横断的に指導することが必要となる。

○食育の目標や具体的な取り組みについて，学校の教職員全体で共通理解を図る

　食に関する指導を効果的に進めるためには，学校長のリーダーシップの下に，学級担任，教科担任，養護教諭，栄養教諭，学校栄養職員など，全教職員で共通理解を図りながら，連携・協力して取り組むことが大切である。また，個々の教職員が，それぞれの立場で児童・生徒への指導を行う際においても，学校としての食に関する基本的な考え方を踏まえることが求められる。

○学校での指導を家庭や地域と連携しながら，一体化した取り組みにする

　児童・生徒が食について理解を深め，日常の生活への実践化を図るためには，保護者や地域の関係者との連携が欠かせない。特に，児童・生徒が望ましい食習慣を身につけ，食生活の改善・向上を図るためには，学校での指導の充実とともに，児童・生徒の食事の実態を情報提供したり，家庭への働きかけや啓発を行ったりして，学校と家庭が同じ考え方で取り組むことが重要である。

　また，総合的な学習の時間や教科等において，食に関する指導を行う場合には，地域の生産者や食に関する知識や経験を有する人材の協力を得ることも考えられる。その際，全体計画は，保護者等に学校の取り組みなどを説明し，理解と協力を得るためにも必要な基礎資料となる。

2）全体計画に掲げることが望まれる内容と作成手順

　全体計画に掲げることが望まれる内容としては，次のようなものがある。

（1）学校としての食に関する指導の目標を設定する

　各学校の学校教育目標を実現する観点から，食育基本法，食育推進基本計画，前述の文部科学省が示す食に関する指導の目標や基本的な考え方，および学習指導要領の趣旨，各教育委員会の指導方針を踏まえ，学校としての食に関する指導目標を設定する。その際には，児童・生徒の実態や発達上の課題，保護者の願いや意向，連携する幼稚園，小・中学校の方針，地域の実態などを十分に考慮する必要がある。

（2）学年ごとの食に関する指導の目標を設定する

　各学校で設定した食に関する指導目標を実現させるために，児童・生徒の発達段階を考慮し，各学年の具体的な目標を設定する。その際，目標を構成している基本要素は，学年を通じて一貫性をもたせ，段階的，系統的にバランスのある指導が行われるようにすることが大切である。

（3）給食の時間における食に関する指導の内容を，年間を通した一覧表として整理する

　学校給食は，学習指導要領の中で特別活動の学級活動に位置づけられており，学校生活の中でほぼ毎日行われている。よって，この時間における指導を充実させることが，食育の推進において極めて重要である。そのためには，給食の時間における食に関する指導の目標を設定し，それに基づいて学年ごとの目標や指導の重点を定める必要がある。

給食の時間に行う指導内容は，給食の準備や後片付け，食事の基本的なマナーなど技能や態度に関わることと，献立内容，食材などに対する興味・関心や基礎的な知識に関することなどが考えられる。

（4）学年ごとに関連する教科等における食に関する指導の内容などを抽出し，一覧表に整理する

　食に関する指導は，学校の教育活動全体を通して行われるため，指導場面は各教科等に位置づけられる。学習指導要領の記述内容や使用している教科書の内容をもとに，具体的な指導事項を抽出・整理し，年間を通しての一覧表にまとめる必要がある。

　食に関する指導は，社会，理科，生活，体育，保健体育，家庭，技術・家庭などの教科において，関連する指導内容が多くみられる。これらの教科では，食に関する指導内容や教材等を学習指導要領や教科書などから抽出する。

　また道徳では，小学校低学年において「健康や安全に気を付け，物や金銭を大切にし，（中略）規則正しい生活をする」ことについて，また特別活動では，学級活動の時間に「食育の観点を踏まえた学校給食と望ましい食習慣の形成」について指導することになっている。

　創意を生かして探求的な学習活動を行う総合的な学習の時間においては，食育に関わる課題や学習活動を取り上げることが考えられる。

（5）個別的な相談指導の在り方を示す

　児童・生徒の食生活の実態をもとに，生活習慣病の予防や食物アレルギーへの対応の観点から，個々に応じた相談指導を行う。その際には，家庭への支援や働きかけを含めた個別的な相談指導に関する方針を全体計画に示す必要がある。

（6）地場産物の活用の在り方について示す

　学校給食に地域の産物を活用して食に関する指導を行うことは，児童・生徒が地域の産業や食文化に関心をもち，食材や食材の生産者に対する感謝の気持ちを育む等の教育的効果がある。給食を生きた教材として活用する観点からも，全体計画に地場産物の活用の在り方を示すことが必要である。

（7）保護者や地域，隣接する学校（園）との連携の在り方について示す

　食に関する指導は，家庭や地域の連携・協力を得ながら，幼稚園や保育所，小学校，中学校等での各取り組みの関連を図ることが重要である。なぜなら，小学校低学年は幼稚園や保育所と，高学年は中学校と，中学校は小学校と，食に関する指導の内容や方法などについて情報等を共有し，密接な連携・協力体制を確立することにより，一貫性のある継続した指導を行うことが可能となるからである。

　このような全体計画には決まった形式はないが，参考までに図2-1に食に関する指導の全体計画・年間指導計画（例）を示す。

3）全体計画の作成および食に関する指導において栄養教諭に期待される役割

　栄養教諭は，「食に関する指導」と「学校給食の管理」を職務とし，学校における食育の推進に中心的な役割を果たすことが求められている。

　しかし，指導のすべてを栄養教諭が行うということではない。栄養教諭に求められているのは，学校長のリーダーシップのもと，全教職員が十分に連携・協力して食に関する指導にかかわり，継続して効果的な指導が行われるよう図ることである。

　具体的には，栄養教諭の専門性を生かした，次のような取り組みが期待されている。

（1）全体計画の作成の検討や原案作成，決定などの進行管理を行う。

　栄養教諭は，各教科の目標やねらい，教科等における「食に関する指導」に関する領域・内容等について理解し，専門性を生かして原案を作成することが求められている。その際，食に関する指導内容や進め方について，関係職員に検討の内容を積極的に提示することが大切である。

（2）教職員の連携・調整の要としての役割を果たす。

　全体計画の作成・決定，および計画に基づく指導を効果的に行うには，各教員が全体計画の目標や指導内容について理解することが不可欠となる。その上で，教職員間の連携・調整を図ることが大切である。栄養教諭はその要として，学級担任や教科担任等と連携しやすい関係を普段から築いておくことも大切である。

（3）家庭や地域との連携・調整の要としての役割を果たす。

　学校での指導を実生活で実践に結びつけるには，家庭や地域との連携が欠かせない。特に，学校での指導内容や時期等と合わせて，家庭や地域で関連した取り組みが行われることは，児童・生徒の食に関する理解の深まりや興味・関心の向上，発展的な学習のために重要である。栄養教諭は，食育通信等を通じて家庭・地域への啓発活動や情報提供を行うなどして，学校と家庭・地域をつなぐ要としての役割を果たすことが求められる。

（4）給食献立計画と給食の時間や各教科等における食に関する指導の計画との関連づけを行う。

　栄養教諭は，各教科等における「食に関する指導」において，学校給食が生きた教材として活用されるよう，各教科等における指導場面や指導内容と学校給食の献立のねらいとの関連を明確にすることが必要である。

（5）児童・生徒の食生活に関する実態や課題などの情報提供を行う。

　各学校において「食に関する指導」を推進していくには，児童・生徒の食生活等の実態を踏まえた上で，指導内容・方法などを決定し，実施していくことが必要である。

　栄養教諭は，児童・生徒の食生活等の実態を適切に収集・把握し，課題を明確にした資料を教職員に提示し，学級担任や養護教諭等と連携を密に図りながら指

子ども・保護者・地域の実態
地域にお年寄りが多く，同居している家庭が多い。しかし，食卓には子どもに合わせた洋食系が並ぶことが多く，偏食等の食に課題をもつ子どもが多い。保護者は教育熱心で学校に協力的である。

学校教育目標
夢と希望を持ち，心豊かに自ら学ぶ子の育成

目指す子ども像
心豊かな子　よく考える　たくましい子

教育委員会の基本理念
心身の成長や健康の保持増進を目指して，学校給食を「生きた教材」とした食に関する指導を推進し，望ましい食習慣を養う。さらに，安心・安全な食品を選択する力や食に関わる人々・食材への感謝の心を育てるとともに，家庭・地域や学識経験者，専門家等と連携した伝統的食文化の継承等，食育の充実を図る。

食に関する指導の目標
① 食事の大切さや楽しさ，喜びを理解する。
② 心や体の成長，健康の保持増進の上で望ましい栄養や食事のとり方を理解し，よりよい食習慣を自ら形成する能力を身に付ける。
③ 正しい知識や情報に基づいて，食物の品質や安全性などについて，自ら判断できる能力を身に付ける。
④ 食物を大事にし，栽培活動や調理活動を通して，食物の生産に関わる人々や調理する方へ感謝する心をもつ。
⑤ 食事のマナーや食事を通じた人間関係を形成する能力を身に付ける。
⑥ ○○野菜や○○料理をはじめ，全国各地域の産物や食文化や食に関わる歴史や風土を理解し，尊重する心をもつ。

幼稚園・保育所
給食交流会を通して給食への興味関心を高め，意欲をもって小学校生活を過ごそうとする心情を育てる。

各学年の食に関する指導の目標

低学年	中学年	高学年
いろいろな食品があることが分かり，好き嫌いせず，バランスよく食べていこうとする態度を養う。	食べ物が健康や成長のために大切なはたらきをしていることが分かり，自分の食生活を振り返って見直していこうとする態度を養う。	社会や人との関わりの中で，よりよい食生活を目指そうとする態度を養う。
全学年　栽培活動を通して食べ物への感謝と生命を尊重する態度を養う。また，生産者の気持ちや，調理する方々への感謝の気持ちをもつとともに勤労の大切さを体感する。		

中学校
小学校で培った食に関する学びを中学校生活の中でも生かそうとする態度を育む。特に栄養バランスのとれた弁当を作るようにする。

			4月	5月	6月	7月	8月	9月	10月	11月	12月	1月	2月	3月
特別活動	学級活動及び給食時間 ○学級活動 ◎食に関する指導 ●給食指導	低学年	○きゅうしょくのやくそく ○おはし名人になろう ◎きゅうしょくをしろう ●みんなでなかよくたのしくたべよう			○からだによい水分のとり方 ○やさい大すき ◎たべもののなまえをしろう ●よくかんでたべよう			○からだによいおやつのとり方 ○さかな大すき ◎たべものにかんしんをもとう ●何でもたべてじょうぶな体をつくろう			○行事食や郷土料理について ○冬野菜の『パワー』をもらおう ◎きゅうしょくをふりかえろう ●きゅうしょくのはんせいをしよう		
		中学年	○きゅう食でのやくそく ◎食品について知ろう ●みんなでなかよく楽しくたべよう			○からだによい水分のとり方 ◎食べ物の働きを知ろう ●よくかんで食べよう			○からだによいおやつのとり方 ◎食べ物の３つの働きを知ろう ●何でもたべてじょうぶな体をつくろう			○行事食やきょう土料理について知る ◎食生活を見直そう ●かんしゃして食べよう		
		高学年	○朝食をしっかり食べよう ◎食べ物の働きについて知ろう ●みんなでなかよく楽しくたべよう			○からだによい水分のとり方 ◎季節の食べ物について知ろう ●よくかんで食べよう			○からだによいおやつのとり方 ◎食べ物と健康について知ろう ●何でもたべてじょうぶな体をつくろう			○行事食や郷土料理について知ろう ◎食生活について考えよう ●給食についてふり返る		
	全校一斉指導等		連休明けの個人の「健康の記録」で実態把握 清潔に過ごす			夏休み前「夏休みのくらし」で指導 夏バテ予防			冬休み前「冬休みのくらし」で指導 食欲の秋			春休み前「春休みのくらし」で指導 かぜの予防		
	学校行事		食育月間『しっかり味わおう』（6月） 野外活動『岬の家』（5月5年）			野外活動『山の家』（9月4年）			給食週間『感謝して食べよう』（12月） 修学旅行			交流給食会（1年）		
	児童会活動		給食委員会『豆つかみ大会』（4月） たて割りふれあい給食			保健委員会発表（健康な体づくり）			給食委員会発表（栄養バランス）			お別れたて割り給食（3月全校）		

		1　年	2　年	3　年	4　年	5　年	6　年
教科との関連	国　語	なぞなぞあそび あつまれふゆのことば	ふきのとう たのしい冬（春の七草）	せつめいのしかたを考えよう「すがたをかえる大豆」	一つの花		カレーライス
	社　会			商店のはたらき　農家でつくられるもの	ごみはどこへ	わたしたちの生活と食料生産	日本とつながりの深い国々
	理　科			植物の育ち方（２）	季節と生きもの わたしたちの体と運動	生命のつながり	人のからだのはたらき
	生　活	わたしのやさいをおいしくたべよう	ぐんぐんのびろ				
	家　庭					作っておいしく食べよう	生活を見直そう
	体　育 （保健領域）			毎日の生活とけんこう	育ちゆく体とわたし		病気の予防
道　　徳		もったいない　もったいない	感謝のきもち　大切な命「いわしくん」	できることさがしゲーム	日本のお弁当	失われゆく緑	わたしたちのために「食べ残されたえびになみだ」
総合的な学習				大豆博士になろう 大豆の『？（はてな）』をさぐろう）	秘密の県民フード 給食世界旅行	手作り大豆，米，大根で定食を作ろう！ 世界一のカレーをつくろう 地球を守れ！　わたしたちにできる食エコライフ	６の１おせちをつくろう 食の歴史を探ろう

家庭・地域との連携の取組	きゅうしょくだより（毎月発行）　学級通信　学校だより（毎月発行） 給食試食会（５月）　家庭教育学級（10月）　親子料理教室（11月）
地場産物活用の方針	給食指導での給食カレンダーや地産地消教材等を使用した指導　の実施。
個別相談指導の方針及び取り組み方	アレルギーを持つ児童への連絡と家庭との連携（管理職，養護教諭，栄養教諭，担任との連携を実施する）を実施。 「○○教室」での養護教諭と連携した肥満児指導の実施。

資料）文部科学省「食に関する指導の手引－第一次改訂版－（平成22年３月）」2010

図２－１　食に関する指導の全体計画・年間指導計画（例）

導方針などを決定することが大切である。

4）食育推進の指導体制の整備

（1）単独校を担当する栄養教諭（単校の給食を受けもつ場合）

　学校における食育は，栄養教諭が中心となって，教育活動全体を通して組織的に行われる。そのため，校内において指導を進めるための体制の整備が必須であり，食育を担当する委員会を校務分掌に明確に位置づけることが大切となる。また，各組織が十分に機能するよう推進体制を整え，その役割を明確にすることも考慮する必要がある。

　その際には，当該校の実情を踏まえ，「学校保健委員会等の既存の組織を活用する場合」と「食育推進委員会等の専門委員会を新しく立ち上げる場合」とが考えられる。

〈校内食育推進委員会（例）〉

（構成メンバー）

校長，教頭（主幹教諭），教務主任，保健主事，関連する教科主任食育担当者，給食主任，養護教諭，栄養教諭（学校栄養職員）など

　　　　　　　　　※保護者代表，地域の食育関係者などの参加等も考えられる。

（活動内容）

○食に関する指導の全体計画等の検討

○食に関する実態等の把握と結果の検討

○食に関する指導実践の成果と課題の検討

○個別指導が必要な児童・生徒の把握と対応等の検討

○保護者や地域への啓発や連携方法の検討……など

（2）共同調理場を担当する栄養教諭（複数校の給食を受けもつ場合）

　共同調理場方式の学校の場合は，単独調理場がある学校と違って，給食を提供するすべての学校（市町村にひとつの調理場であれば，その地域にある学校）の食育の推進を担うこととなる。

　そのためには，各学校との連携方策や食育推進の体制づくりが必要である。たとえば，その地域にある「学校給食研究協議会」等の既存の組織を活用するなどし，市（町）村教育委員会の指導方針に基づいて，学校長のリーダーシップのもと，各校との連携の窓口となる食育担当者等と連携を図ることが必要となる。

　また，全体計画などの検討や「食に関する指導」における時期，場面，内容，時間などの調整を行いながら，すべての児童・生徒が同じように教育を受けられるよう，各校の教育課程の中に「食に関する指導」を位置づけることが重要である。

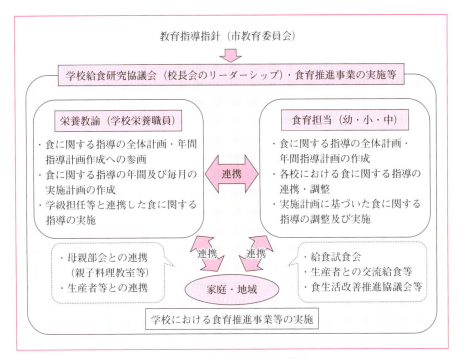

図2-2　食育推進体制（例）

2．食に関する指導の展開

　学校における「食に関する指導」は，基本的な考え方や指導方針などを明確に示し，給食の時間をはじめ，各教科や総合的な学習の時間，特別活動など，学校の教育活動全体を通して行われるようにする必要がある。

　そのため，栄養教諭は，食に関する指導の全体計画・年間指導計画などをもとに，教科等の目標や特質，その単元のねらいなどを踏まえ，学校給食を生きた教材として活用しつつ，教職員の共通理解を図りながら食に関する指導を進めることが重要である。

1）教科における食に関する指導

　各教科における「食に関する指導」には，教科のねらいと関連づけて指導できるもの，工夫次第で教材として活用できるものがある。

（1）教科等の指導内容そのものが，食に関する指導内容と重なるもの

　たとえば，小学6年家庭科「見直そう毎日の食事」「1食分の食事について考えよう」や中学3年保健体育「食生活と健康」は，教科等の授業の中で食育のねらいも達成することができる内容である。

（2）教科等の指導内容の一部が，食に関する指導内容と関連するもの

　たとえば，小学4年体育「健康な生活」や小学5年社会「食料生産を支える人々」などでは，教科等で習得した知識などを，給食の時間や家庭での実践に生

かすことにより，食育のねらいが達成される。

（3）教科等の教材，素材として食に関連する内容が活用できるもの

たとえば，小学4年国語「すがたを変える大豆」や小学4年社会「ごみの処理と利用」などでは，教科等に関連する指導の内容との重なりはないが，授業等に食に関連する内容を活用することにより，食への関心を高め，日常指導や給食指導などを通して食育のねらいが達成される。

いずれにしても，栄養教諭が教科において食に関する指導を行う際には，以下のことを考慮して，担任・教科担任と事前打合せをするなどの連携を図りながら，児童・生徒にとって効果的な指導となるよう配慮することが重要である。

① 栄養教諭の専門性を生かすことで効果的な指導となる場面を明確にする。
② 担任及び教科担任とティームティーチング（TT[*1]）により指導を行う。
③ 指導場面における役割分担を明確にする。
④ 栄養教諭の専門性を生かした教材・資料の提供を行う。

[*1] Team Teachingの略称。複数の教員が協力し，授業を行うこと。

2）家庭科における「食に関する指導」

家庭科は，食に関する指導を行う中核的な教科である。食生活を家庭生活の中で総合的にとらえるという家庭科の特質を生かし，家庭や地域との連携を図りながら取り組むようにしたい。

（1）小学校学習指導要領「家庭」の目標

> 衣食住などに関する実践的・体験的な活動を通して，日常生活に必要な基礎的・基本的な知識及び技能を身に付けるとともに，家庭生活を大切にする心情をはぐくみ，家族の一員として生活をよりよくしようとする実践的な態度を育てる。
>
> 資料）文部科学省「小学校学習指導要領（平成20年3月告示）」

（2）教科の特質

家庭科では，家庭生活における衣食住などに関する内容について，実習や観察，調査などを通して学習する。この学習を通し，日常生活に必要な基礎的・基本的な知識や技能を身につけ，生活における自立の基礎を培う中で，家庭生活を大切にする心情や豊かな人間性を育成する教科である。そのため，1人ひとりの児童が自分を生かし，各自に応じた題材構成や使用する教材を工夫したり，問題解決的な学習により課題を選択したり，追及したりするなど，弾力的な学習ができるようにすることが重要である。

食に関する指導にあたっては，「日常の食事を大切にする心」「心身の成長や健康の保持増進の上で望ましい栄養や食事のとり方」「食品の品質および安全性などに関する基礎的な知識」「調理の基礎的・基本的な知識および技能」などを総合的に育む観点から推進していく。

（3）内容構成

　家庭科の教育内容は，「A：家庭生活と家族」「B：日常の食事と調理の基礎」「C：快適な衣服と住まい」「D：身近な消費生活と環境」の4つで構成されている。

　この中で，食に関する指導と関連が深い内容は，「B：日常の食事と調理の基礎」であり，「（1）食事の役割」「（2）栄養を考えた食事」「（3）調理の基礎」の3項目で構成されている。

B：日常の食事と調理の基礎
　(1)　食事の役割
　　ア　食事の役割と日常の食事の大切さ
　　イ　楽しく食事をするための工夫
　(2)　栄養を考えた食事
　　ア　体に必要な栄養素の種類と働き
　　イ　食品の栄養的な特徴と組合せ
　　ウ　1食分の献立
　(3)　調理の基礎
　　ア　調理への関心と調理計画
　　イ　材料の洗い方，切り方，味の付け方，盛り付け，配膳及び後片付け
　　ウ　ゆでたり，いためたりする調理
　　エ　米飯及びみそ汁の調理
　　オ　用具や食器の安全で衛生的な取扱い，コンロの安全な取扱い

資料）文部科学省「小学校学習指導要領解説　家庭科編」

　ここでは，日常の食事と調理の学習を通して，日常の食事への関心を高め，食事の大切さに気づくことを重要視している。かつ，調和のよい食事と調理に関する基礎的・基本的な知識や技能を身につけ，食生活をよりよく工夫する能力と実践的な態度を育てることもねらいとしている。

　また，学校給食の献立と関連を図ったり，給食や日常の献立を見つめ直したりして，日常生活に即して具体的に学習できるように配慮することも示されている。

　なお，指導案例はp.283に掲載しているので，指導案を作成する際に参考にしてほしい。

3）中学校技術・家庭科における「食に関する指導」

　技術・家庭科は，食に関する指導を行う中核的な教科であり，食生活を家庭生活の中で総合的にとらえるという特質をもつ。この特性を生かし，家庭や地域との連携を図りながら，健康で安全な食生活を実践する基礎を培うことが重要である。

（1）中学校学習指導要領「技術・家庭」分野の目標

> 衣食住などに関する実践的・体験的な学習活動を通して，生活の自立に必要な基礎的・基本的な知識及び技術を習得するとともに，家庭の機能について理解を深め，これからの生活を展望して，課題をもって生活をよりよくしようとする能力と態度を育てる。
>
> 資料）文部科学省「中学校学習指導要領（平成20年3月告示）」

（2）教科の特質

　技術・家庭科（家庭分野）では，生活基盤となる家庭や家族の機能を理解し，衣食住などの生活にかかわる基礎的・基本的な知識および技能を習得する。この学習によって，生活の自立を目指し，家庭生活をよりよく豊かに創造しようとする能力と態度を育成する。

　そのためには，生徒が家族・家庭や衣食住，消費・環境などの内容について個別にとらえるだけでなく，生活全体を見通し，総合的にとらえる必要がある。その観点をもって課題を解決する方法を見いだすなど，よりよい生活の実践に向けて学習を進めていくことが重要である。家庭分野の学習は，小学校家庭科の学習を基盤として発展させるものである。そのため，連続性と系統性を重視しながら指導する必要がある。

　食に関する指導にあたっては，食生活の自立を目指し，中学生の栄養と調理についての基礎的・基本的な知識や技術，中学生の1日分の献立作成，日常食の調理，地域の食文化についての関心と理解の深化などを総合的に育むことができるよう推進していく。

（3）内容構成

　技術・家庭科の教育内容は，「A：家族・家庭と子どもの成長」「B：食生活と自立」「C：衣生活・住生活と自立」「D：身近な消費生活と環境」の4つで構成されている。

　この中で食に関する指導と関連が深い内容は「B：食生活と自立」であり，すべての生徒に履修させる「（1）中学生の食生活と栄養」「（2）日常食の献立と食品の選び方」「（3）日常食の調理と地域の食文化」の3項目で構成されている。

　また，（3）のウについては，生徒の興味・関心などに応じて選択して履修させる「生活の課題と実践」に関する指導事項としている。

> B：食生活と自立
> 　(1) 中学生の食生活と栄養
> 　　ア　食事が果たす役割，健康によい食習慣
> 　　イ　栄養素の種類と働き，中学生の栄養の特徴
> 　(2) 日常食の献立と食品の選び方
> 　　ア　食品の栄養的特質，中学生の1日に必要な食品の種類と概量

イ　中学生の1日分の献立
　　ウ　食品の選択
　(3)　日常食の調理と地域の食文化
　　ア　基礎的な日常食の調理，食品や調理用具等の適切な管理
　　イ　地域の食材を生かした調理，地域の食文化
　　ウ　食生活についての課題と実践

　ここでは，日常食の献立作成や調理などに関する実践的・体験的な学習活動を通して，中学生の栄養と調理についての基礎的・基本的な知識および技術を習得することをねらいとしている。また，地域の食文化について関心と理解を深め，これからの生活を展望して，課題をもって食生活をよりよくしようとする能力と態度を育てることもねらいとしている。

　これらのねらいを踏まえ，学習内容を構成していく。たとえば「中学生に必要な1日分の献立を生徒自身が立ててみる」授業においては，学校給食の献立を活用することも考えられる。また，学校給食を活用し，食品の衛生的な取り扱いや調理を，安全で衛生的に行う方法などを学ぶことも考えられる。さらに，栄養教諭がコーディネーターとなって，地域の生産者等を招き，郷土食を扱った調理実習も考えられるであろう。このように，創意工夫しながら授業内容を考えられるようにしたい。

4）小学校の体育科（保健領域）における「食に関する指導」

　体育科における食に関する指導では，健康にかかわる食に関する基礎的な内容について実践的に理解するとともに，健康的な生活習慣の形成に結びつくように配慮することが大切である。

（1）小学校学習指導要領「体育」の目標

> 　心と体を一体としてとらえ，適切な運動の経験と健康・安全についての理解を通して，生涯にわたって運動に親しむ資質や能力の基礎を育てるとともに健康の保持増進と体力の向上を図り，楽しく明るい生活を営む態度を育てる。
>
> 資料）文部科学省「小学校学習指導要領（平成20年3月告示）」

（2）教科の特質

　体育科は，生涯にわたって運動やスポーツを豊かに実践するための資質や能力，健康で安全な生活を営む実践力，たくましい心身を育てることによって，現在および将来とも楽しく明るい生活を営むための基礎作りを目指す教科である。

　特に保健領域では，健康安全についての基礎的・基本的な内容を，グループ活動や実習などを取り入れながら，実践的に理解することが大切である。この実践的学習を通して，自らの生活行動や身近な生活環境における課題を把握し，改善

できる資質や能力を培っていくのである。

小学校の体育は、運動領域と保健領域から構成されており、保健領域における食に関する内容は下記のとおりである。

> 「毎日の生活と健康」（小学校3学年）
> (1)健康の大切さを認識するとともに、健康によい生活の仕方が理解できるようにする。
>   イ　毎日を健康に過ごすには、食事、運動、休養及び睡眠の調和のとれた生活を続けること、また、体の清潔を保つことなどが必要であること。
>
> 「育ちゆく体とわたし」（小学校4学年）
> (2)体の発育・発達について理解できるようにする。
>   ウ　体をよりよく発育・発達させるには、調和のとれた食事、適切な運動、休養及び睡眠が必要であること。
>
> 「病気の予防」（小学校6学年）
> (3)病気の予防について理解できるようにする。
>   ウ　生活習慣病など生活行動が主な要因となって起こる病気の予防には、栄養の偏りのない食事をとること、口腔の衛生を保つことなど、望ましい生活習慣を身に付ける必要があること。

なお、指導案例はp.288に掲載しているので、指導案を作成する際に参考にしてほしい。

5）中学校の保健体育科（保健分野）における「食に関する指導」

保健体育科（保健分野）における食に関する指導については、健康にかかわる食に関する内容について、科学的に理解するとともに、健康的な生活習慣の形成に結びつけられるように配慮することが大切である。

（1）中学校学習指導要領「体育」の目標

> 心と体を一体としてとらえ、運動や健康・安全についての理解と運動の合理的な実践を通して、生涯にわたって運動に親しむ資質や能力を育てるとともに健康の保持増進のための実践力の育成と体力の向上を図り、明るく豊かな生活を営む態度を育てる。
> 資料）文部科学省「中学校学習指導要領（平成20年3月告示）」

（2）教科の特質

保健体育科は、生涯にわたる豊かなスポーツライフを実現するための資質や能力、健康で安全な生活を営む実践力およびたくましい心身を育てることをねらいとしている。この学びによって、現在および将来を健康で活力に満ちたものとし、明るく豊かな生活をおくることができることを目指す教科である。

特に保健分野では、現在および将来の生活において、生徒が健康や安全に関する課題に直面した場合に、的確な思考・判断を行えることを目指している。そのためにも、健康や安全についての科学的理解を通して、自らの健康を適切に管理する能力や、改善していく思考力・判断力などを育成することが重要となる。

また、中学校の保健体育は、体育分野と保健分野から構成されている。

〈保健分野〉の目標

> 個人生活における健康・安全に関する理解を通して、生涯を通じて自らの健康を適切に管理し、改善していく資質や能力を育てる。

保健分野における食に関する内容は、次のとおりである。

> 「健康な生活と疾病の予防」(第3学年)
> (4) 健康な生活と疾病の予防について理解を深めることができるようにする。
> 　イ　健康の保持増進には、年齢、生活環境等に応じた食事、運動、休養及び睡眠の調和のとれた生活を続ける必要があること。また、食事の量や質の偏り、運動不足、休養や睡眠の不足などの生活習慣の乱れは、生活習慣病などの要因となること。

6）特別活動における「食に関する指導」

（1）小学校特別活動の目標

小学校特別活動の目標は、「小学校学習指導要領」において、次のように示されている。

> 望ましい集団活動を通して、心身の調和のとれた発達と個性の伸長を図り集団の一員としてよりよい生活や人間関係を築こうとする自主的、実践的な態度を育てるとともに、自己の生き方についての考えを深め、自己を生かす能力を養う。
>
> 資料）文部科学省「小学校学習指導要領（平成20年3月告示）」

（参考）中学校特別活動の目標

> 望ましい集団活動を通して、心身の調和のとれた発達と個性の伸長を図り、集団や社会の一員としてよりよい生活や人間関係を築こうとする自主的、実践的な態度を育てるとともに、人間としての生き方についての自覚を深め、自己を生かす能力を養う。
>
> 資料）文部科学省「中学校学習指導要領（平成20年3月告示）」

（2）教科の特質

教科の特質には、次のようなものがある。

● 特徴①：望ましい集団活動を通した教育活動である。

「望ましい集団活動」との表現は、他の教育活動の目標にはみられない。よっ

て，実践的な望ましい集団活動として展開される教育活動であることが，特別活動の特質といえる。

指導にあたっては，個々の児童が互いのよさや可能性を認め，活かし，伸ばし合うことができるような集団活動を行ったり，望ましい集団を育てながら個々の資質や能力を育成したりすることが必要である。そして，話し合い活動や体験活動，異年齢集団活動などの多様な集団活動を一層充実させ，豊かな人間性や社会性，自律性を育成できるように図っていくことが大切である。

●**特徴②：諸問題の解決に向けた自主的，実践的な活動を重視する。**

特別活動の目標にある「自主的，実践的な態度を育てる」の部分は，集団活動が児童による「自主的，実践的な活動」であることを示している。そして，児童が学級や学校生活の充実・向上を目指し，自分たちの力で諸問題の解決に向けて具体的に活動することを意味している。

指導にあたっては，児童の実践を前提とし，その実践を助長するような働きかけをすることが大切である。また，諸問題の解決に向けて，児童の発意・発想を重視し，啓発しながら「なすことによって学ぶ」を方法原理とし，児童1人ひとりに自主的な態度が身につくように創意工夫していきたい。

7）学級活動における「食に関する指導」

小学校の特別活動には，「学級活動」「児童会活動」「クラブ活動」「学校行事」がある。また，中学校では，「学級活動」「生徒会活動」「学校行事」がある。ここでは，学級活動について具体的にみていこう。

（1）学級活動の目標

「学級活動」の目標は，「小学校学習指導要領」および「中学校学習指導要領」において，下記のように示されている。なお，この目標は，小学校，中学校とも同じである。

> 学級活動を通して，望ましい人間関係を形成し，集団の一員として学級や学校におけるよりよい生活づくりに参画し，諸問題を解決しようとする自主的，実践的な態度や健全な生活態度を育てる。
> 資料）文部科学省「小学校学習指導要領（平成20年3月告示）」

学級活動は，ともに生活や学習に取り組む同年齢者によって構成された学級を単位とした集団活動である。その中で望ましい人間関係を形成するとともに，自分や自分たちにとってよりよい生活づくりを目指し，学校生活に関する諸問題について，友だちと協力しながら解決しようとする自主的，実践的な態度を育成することを目標としている。

（2）学級活動における食に関する指導と関連する内容

小学校の学級活動の内容は，低・中・高学年のそれぞれに合わせた内容と，2つの共通事項とで構成されている。また，中学校では，学年を通して3つの内容

で構成されている（表2-1）。

　学級活動の内容には，「食育の観点を踏まえた学校給食と望ましい食習慣の形成」が位置づけられている。そして，その指導に当たっては，栄養教諭や学校栄養職員の専門性を活用することが示されている（表2-2）。

表2-1　学級活動内容

小学校	中学校
［低・中・高学年の内容］ ［共通事項］ (1) 学級や学校の生活づくり (2) 日常の生活や学習への適応及び健康安全 　ア　希望や目標をもって生きる態度の形成 　イ　基本的な生活習慣の形成 　ウ　望ましい人間関係の形成 　エ　清掃などの当番活動の等の役割と働くことの意義の理解 　オ　学校図書館の利用 　カ　心身ともに健康で安全な生活態度の形成 　キ　食育の観点を踏まえた学校給食と望ましい食習慣の形成	(1) 学級や学校の生活づくり (2) 適応と成長及び健康安全 　ア　思春期の不安や悩みとその解決 　イ　自己及び他者の個性の理解と尊重 　ウ　社会の一員としての自覚と責任 　エ　男女相互の理解と協力 　オ　望ましい人間関係の確立 　カ　ボランティア活動の意義の理解と参加 　キ　心身ともに健康で安全な生活態度や習慣の形成 　ク　性的な発達への適応 　ケ　食育の観点を踏まえた学校給食と望ましい食習慣の形成 (3) 学業と進路

資料）文部科学省「小学校学習指導要領解説　特別活動編」p.35および「中学校学習指導要領解説　特別活動編」p.26　より抜粋して作成

表2-2　食育の観点を踏まえた学校給食と望ましい食習慣の形成

小学校学習指導要領解説「特別活動」	中学校学習指導要領解説「特別活動」
食育の観点を踏まえた学校給食と望ましい食習慣の形成とは，児童が食に関する知識や能力等を発達の段階に応じて総合的に身に付けることができるように学校教育全体で指導することであり，<u>給食の時間はその中心的な指導の場となる</u>。 　給食の時間は，楽しく食事をすること，健康によい食事のとり方，給食時の清潔，食事環境の整備などに関する指導により，望ましい食習慣の形成を図るとともに，食事を通して望ましい人間関係の形成を図ることをねらいとし，給食の準備から後片付けを通して，計画的・継続的に指導する必要がある。 　また，心身の健康に関する内容にとどまらず，自然への恩恵などへの感謝，食文化，食料事情などについても教科等の指導と関連を図りつつ指導を行うことが重要である。<u>これらの指導に当たっては，内容によって，栄養教諭や学校栄養職員などの協力を得ることが必要である。</u> 　また，これらの学校給食に関する内容については，学級活動の授業時数には充てない給食の時間を中心に指導することになるが，学級活動の時間でも取り上げ，その指導の特質を踏まえて計画的に指導する必要がある。 　その際，<u>学校給食を教材として活用するなど多様な指導方法を工夫することが大切である。</u>	規則正しく調和のとれた食生活は，健康の保持増進の基本であり，（中略）。 　学校における食育は，関連教科等における食に関する指導を相互に関連付け，学校の教育活動全体を通じて総合的に推進するものであり，<u>昼の給食の時間は，その取組において中心的な指導の場となるものである。</u> 　給食の時間においては，楽しく食事をすること，栄養の偏りのない食事のとり方，食中毒の予防にかかわる衛生管理の在り方，共同作業を通して奉仕や協力・協調の精神を養うことなどに関する指導により望ましい食習慣の形成を図るとともに，食事を通しての好ましい人間関係の育成を図ることをねらいとし，給食の準備から後片付けを通して，計画的・継続的に指導する必要がある。 　また，心身の健康に関する内容にとどまらず，自然の恩恵などへの感謝，食文化，食料事情などについても教科等の指導と関連を図りつつ指導を行うことが重要である。 　<u>これらの指導に当たっては，学校給食を教材として活用した多様な指導方法を工夫するとともに，栄養教諭の専門性を生かしつつ，場合によっては，学校栄養職員や養護教諭などの協力を得て指導に当たることが必要である。</u>

※下線は執筆者による記入

資料）文部科学省「小学校学習指導要領解説　特別活動編」p.40および「中学校学習指導要領解説　特別活動編」p.38　より抜粋して作成

栄養教諭は，学級活動を通じて児童・生徒の健全な生活態度や諸問題を解決しようとする自主的，実践的な態度の育成を目指し，よりよい自己決定ができるように，適切な指導を心がけることが大切である。

　学級活動は，通常学級担任が指導を担っている。しかし，食に関する指導を行う場合には，栄養教諭とチームを組んで指導を行うことにより，その効果を高めることができる。その際には，事前の打ち合わせや連絡とともに，事後の継続的な実践につながるような指導を工夫することが大切である。

　さらに栄養教諭には，食に関する実態の的確な把握はもとより，児童・生徒が改善策を考え，自己決定ができるような授業展開となるよう，食に関わるさまざまな情報や効果的な教材・資料の作成に努めることが求められる。その学習手段・教材として，有効的に学校給食を活用することも視野に入れて検討することが大切である。

　なお，指導案例はp.297に掲載しているので，指導案を作成する際に参考にしてほしい。

8）給食の時間における「食に関する指導」
（1）学習指導要領における給食の時間の位置づけ
　学校給食は，小・中学校の学習指導要領「特別活動」の「学級活動」に位置づけられた教育活動[*2]である。

[*2 　前述,「特別活動」［学級活動の内容］(p.33)参照]

　学校給食は，学級活動内容の共通事項において，「食育の観点を踏まえた学校給食と望ましい食習慣の形成」として明記されている。その中で，指導について，内容によっては栄養教諭等の協力を得ることが必要とされており，給食の時間を活用しての栄養教諭による指導の推進，および指導内容の工夫・充実が求められている。

（2）給食の時間における指導の特質
　給食の時間における指導は，給食の準備，会食，後片付けといった一連の指導を，実際の活動を通して繰り返し行うことで，大きな効果が期待できる。また，実際に「食事をする」という体験を通して，給食を「食の実践場面」「生きた教材」として活用できるだけでなく，献立を工夫することにより，教科と関連づけた指導も可能となる。

　栄養教諭は，下記の給食の時間における指導の特徴を十分踏まえて，学級担任と連携し，学校給食を活用しながら，専門性を生かした指導に努めることが大切である。

●**特徴①：実践活動を通して行われる。**
　給食の時間には，食事という実践活動を通して，具体的な指導が可能である。
　栄養教諭が直接指導に当るだけでなく，献立や使用している食品に含まれる栄養素や食品，料理の由来などを示す資料を学級担任等に提供するなど，連携して効果的な指導を行うことが大切である。

●**特徴②：習慣化を図ることができる。**

　給食の時間は，年間約190日程度実施されている。この給食の時間に，繰り返し指導を行うことで，望ましい食事のとり方の習慣化を図り，定着させることができる。

　栄養教諭は，食に関する指導の年間指導計画に基づき，学級担任と連携して，計画的に継続した指導を行うことが大切である。

●**特徴③：教科の学習との関連を図ることができる。**

　教科等で学習した内容に関する食材を，給食の献立にとり入れることで，児童・生徒が学習内容をより身近にとらえることができる。たとえば，小学校3年国語科で「すがたをかえる大豆」を学習する際に，給食の献立に「おから煮」をとり入れたり，小学校4社会科「私たちの住んでいる県」を学習する際に，その県で採れた食材を給食の献立に使用したりすることで，食材を身近に感ずることができ，学習意欲を高め，食への理解も深まることが考えられる。

●**特徴④：個に応じた指導が求められる。**

　児童・生徒の体格や活動量，健康状態はさまざまであるため，給食時の集団指導とともに個に応じた指導も必要となる。栄養教諭は，食事の量，食べる速度，偏食傾向など，学級担任と情報の共有を図り，改善の必要がある場合には，連携した取り組みを行うことが求められる。

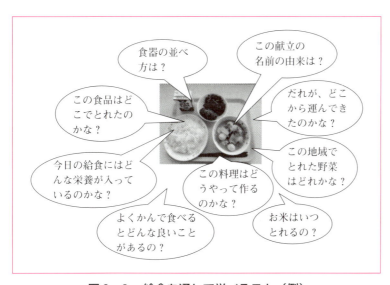

図2-3　給食を通して学べること（例）

（3）給食の時間における食に関する指導内容

給食の時間における食に関する指導内容は，表2-3の通りである。

表2-3　給食の時間における食に関する指導内容

		食に関する指導の目標					
		食事の重要性	心身の健康	食品を選択する能力	感謝の心	社会性	食文化
給食の時間における食に関する指導の内容	①楽しく会食すること (ア)食事のマナーを身に付け，楽しく会食することができる。	◎			◎	◎	◎
	(イ)様々な人々との会食を通して人間関係を深める。					◎	
	②健康によい食事のとり方 (ア)食品の種類や働きが分かり，栄養のバランスのとれた食事のとりかたが分かる。	○	◎	◎			
	(イ)日常の食事の大切さが分かり，健康に良い食事のとり方が分かる。	○	◎	○			
	③食事と安全 (ア)安全・衛生（手洗いなど）に留意した食事の準備や後片付けができる。		◎				
	(イ)協力した運搬や配膳が安全にできる。					◎	
	④食事環境の整備 (ア)食事にふさわしい環境を整え，ゆとりある落ち着いた雰囲気で食事ができる。					◎	
	(イ)適切な食器具を利用して，献立にふさわしい盛り付けができる。					◎	◎
	(ウ)環境や資源に配慮することができる。					◎	
	⑤食事と文化 (ア)郷土食，行事食を通して食文化についての関心を深める。						◎
	(イ)地場産物を通して，地域の食材の生産，流通，消費について理解を深める。			○	○		○
	⑥勤労と感謝 (ア)みんなで協力して自主的に活動する。					◎	
	(イ)感謝の気持ちをもって食べることができる。				◎		

○…食に関する指導の目標と関連する項目
◎…食に関する指導の目標と関連し，給食指導を通して身に付けることができる項目
資料）文部科学省「食に関する指導の手引－第1次改訂版－」2010

（4）給食の時間における年間指導計画の作成

　給食の時間は，児童・生徒が，食に関する知識や能力などを発達の段階に応じて，総合的に身につけることができる中心的な指導の場でもある。この時間における指導が，学校における食に関する指導の基盤となる。

　指導に当たっては，栄養教諭の専門性を生かしながら，学級担任等と連携・協力して行う。そのためには，「給食の時間における食に関する指導の年間指導計

画」を作成し，計画的に取り組むことが必要となる。この計画作成に際し，給食の時間における特質を踏まえること，および献立のねらいを明確にした「献立計画」を組み込むことが重要となる。

（5）学校給食を生きた教材として活用するための工夫

学校給食を活用することで，教科等における食に関する指導においても，児童・生徒は，栄養バランスのとれた食事内容や衛生管理などを，体験を通して学ぶことができる。また，見る・食べるといった行為を通じて，楽しみながら興味・関心を引き出すなど，多様な教育効果が得られる。

また，学校給食に地場産物を活用したり，地域の郷土食や行事食を提供したりすることを通じ，地域の食文化や伝統に関する理解を深め，食への関心を高めることができる。

そのために，栄養教諭には，次の事項に留意して学校給食の献立の充実を図り，地域の実情に応じた創意工夫を行うことが求められる。

① 栄養バランスのとれた魅力あるおいしい給食であること。
② 十分な衛生管理のもと，安全・安心な給食であること。
③ 教科等と関連した献立作成とすること。
④ 選択できる献立の工夫を行うこと。
⑤ 個別指導を必要とする児童・生徒に対する献立の工夫を行うこと。
⑥ 地場産物や郷土食を活用した献立の工夫を行うこと。
⑦ 国際理解のための献立の工夫を行うこと。

なお，指導案例はp.300に掲載しているので，指導案を作成する際に参考にしてほしい。

3．個別的な相談指導

1）個別的な相談指導の基本的な考え方

食に関する指導は，教科や給食時間等における指導など，クラス単位での児童・生徒への集団指導とともに，児童・生徒が個々に抱える健康や栄養の課題に対応する個別的な相談指導が大切である。そこで学校では，食物アレルギーがある児童・生徒への対応や肥満傾向の児童・生徒，運動部活動などでスポーツを行う児童・生徒に対する個別的な相談指導を実施している。

個別的な相談指導にあたっては，「対象となる個人の身体状況，栄養状態や食生活などを総合的に評価・判定し，家庭や地域の背景，児童・生徒の食に関する知識・理解度等を考慮し，児童・生徒に適した指導に当たること」[*3]が大切であるとされている。保護者と十分に連携を取りながら，ゆっくりと時間をかけて，1人ひとりにふさわしい指導内容を検討し，1つひとつの課題を解決していくことが大切である。

*3 文部科学省「食に関する指導の手引き」より

2）具体的な指導方法

個別指導について，代表的な事項の事例を通して具体的にみていこう。

（1）食物アレルギーの児童・生徒への相談指導事例

食物アレルギーとは，一般的には「特定の食物を摂取することによって，皮膚・呼吸器・消化器あるいは全身性に生じるアレルギー反応のこと」をいい，原因食品は多岐にわたる。学童期では，鶏卵，牛乳・乳製品，小麦，そば，大豆，甲殻類，魚類，果物類および種実類が，原因食品の上位を占めている。また，ひとりの児童・生徒が，複数のアレルゲンを有しているケースも多く，このため症状が多岐にわたっている。

これらのことを踏まえ，食物アレルギーがある児童・生徒が，健康被害の心配をせず，安心して楽しく学校生活を送ることができるよう，適切な対応や配慮と指導を行うことが大切である。

①指導の流れ

指導の際には，実施時期や内容を把握し，項目ごとに実際の指導や対応を行う（表2-4）。

②指導の実際

指導の実際は，指導の流れ（表2-4）を念頭におき，項目ごとに指導方法や対策等を検討し，実施する。ここでは，具体的に栄養教諭の働きかけや指導を項目ごとにみていこう。

表2-4　食物アレルギー児童・生徒への指導の流れ

年度当初	A	アレルギー疾患をもち，特別な配慮や管理の必要な児童・生徒の把握
		・「食物アレルギー調査」の実施
	B	保護者および医療機関との連携
		・「学校生活管理指導表」，「アレルギー検査結果」などの提出
	C	個別的な相談指導の実施
		・児童・生徒と保護者から詳細な情報取得のための個別面談の実施
	D	学校での検討・決定
		・校内個別相談指導委員会で対応の検討
		・全教職員に周知のため「食物アレルギー該当児童・生徒一覧表」の作成
毎月	E	学校での対応
		・個別の相談や指導
		・学級担任，児童と保護者への周知
	F	学校給食での特別な対応
		・保護者へ事前に献立表等資料の配布
		・個別の相談や指導
		・除去食の対応日と献立変更内容の相談・決定
		・学校給食での除去食の調理作業指示
	G	食物を扱う授業や活動への配慮
	H	対応の見直し等の検討

A：アレルギー疾患をもち，特別な配慮や管理の必要な児童・生徒の把握
○就学時健診での対応

　入学時の「就学時健診のお知らせ」とともに，「食物アレルギー調査票」を送付し，就学時健診の際に学校へ提出していただく。学校では，保護者説明会で，「学校給食で個別の対応を希望される場合は，栄養教諭にご連絡ください」と案内している。

○進級時・転入生への対応

　在校生については，1学期始業式の日に「食物アレルギー調査票」を配布し，実態を把握している。その際，調査票回収までの数日間は，昨年度の対応を継続することにしている。

　また，調査票の中に，「食事のことで心配なことや家庭で配慮していること，学校への要望など」を記入する欄を設け，少食や偏食，肥満など，児童自身の健康に関することや，食材の安全性への配慮など，保護者の思いや願いを受け止めている。

B：保護者および医療機関との連携

　Aの「食物アレルギー調査票」で，学校給食での特別な対応を希望すると回答した保護者には，個別に相談指導を行い，その内容を記録している。基本的に学校では，保護者と医師との連絡に基づいて，家庭で行っているアレルギー対応に協力するという立場で相談指導を実施している。個別的な対応を行う基準として，「医師の診断により，食物アレルギーの原因食品が明確であり，医師からの原因食品の除去の指示があること」や「家庭でも原因食品を除いた食事等を摂取していること」，「学校と家庭が緊密な連携をとり，相互理解が図られること」などの条件を設け，学校はこれに準拠しながら，給食施設・設備も勘案し，対応を決めている。

○「学校生活管理指導表」提出の依頼

　学校給食での特別な対応を希望する保護者には，主治医やアレルギー専門医を受診し，「学校生活管理指導表」と「アレルゲン（IgE抗体等）検査結果」の提出を求めている。主治医を決めて治療をしていないケースでは，アレルギー専門医を紹介し，適切な検査と診断，治療を勧めている。中には，乳幼児期に食物アレルギーの症状があり，医師から除去の指示を受けて以来，原因食品の除去を続けていたが，現在では児童の成長に伴って治癒しているという事例も多くある。そのため，専門医の受診は，保護者の安心にもつながっている。

C：個別的な相談指導の実施…詳細な状態の把握

　Bの検査結果で，アレルゲン検査の値が明らかに高く，医師から原因食品・診断根拠が示され，特別な対応について「保護者と相談し決定」と診断を受けた児童については，家庭における食事について聞きとり調査を行っている。たとえば，原因食品が鶏卵の場合，「卵料理を食べているか」「生卵を使ったマヨネーズやアイスクリームはどうしているか」「魚卵は食べている」「加熱した卵が含まれる料

理や加工食品，デザート類，微量混入食品はどうしているか」など，丁寧に家庭での食事のようすを聞き取り，状態の把握に努めている。

D：学校での検討・決定

学校では，医師の診断や個別面談の結果から，1人ひとりにふさわしい対応や指導を検討し，決定している。

E：学校での対応

「食物アレルギー調査」の結果を一覧表にまとめ，教職員の共通理解を図っている。また，エピペン®（アドレナリン自己注射薬）[*4]を所持している児童については，4月当初の職員会で児童のようす，原因食品，アナフィラキシー[*5]の症状と対応の概要，注射薬のある場所などを説明し，職員全員で対応の内容を共有している。

F：学校給食での特別な対応

前月に保護者に詳細な献立表や加工食品の内容分析表などを渡し，「食べられるもの」「給食室で別に調理した除去食や代替食を作るもの」「食べないで代わりを持ってくるもの」を相談の上で決定している。学校では担当者（栄養教諭等）が，その一覧を学級担任と給食室に配布し，関係者が確認できるようにしている。そして，担任や該当の児童・生徒は，給食時にその一覧を確認し，配膳後に対応食が該当児童に届いているかを見届けるようにしている。

調理従事者には，毎日の給食日誌・作業指示書に連絡欄を設け，除去食などの対応が必要な日に，「学年・組」「氏名」「対応する献立名」「調理の指示」を記入するとともに，当日は食器にシールを貼付している。また，週単位の調理従事者との打ち合わせ時にも，再度確認を行っている。

特別な対応を要する児童・生徒とその原因食品，調理する献立が複数ある場合には，整理して作業が煩雑にならないように工夫している。また，献立作成時には，週単位で繰り返し同じ原因食品を使用しないように献立を精査している。

調理場では，除去食を複数の人で声をかけ合いながら確認して調理し，提供前に再度，確認している。除去食は，該当児童の自覚を促すために，他の児童と明らかに違うことの明確化が大切であると考え，違いが分かるような調理法を工夫している。

[*4] アナフィラキシーの症状が現れた時の補助治療を目的に，児童・生徒に病院等から処方されている自己注射薬。本人もしくは保護者，緊急の場合居合わせた関係者が注射することができる。

[*5] 食物や薬物，ハチ毒などが原因で起こる即時型アレルギー反応のひとつで，皮膚，呼吸器，消化器など全身に症状が現れる。その中でも血圧低下や意識喪失など生命をおびやかす危険な状態を「アナフィラキシーショック」と呼ぶ。

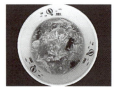
例：かきたま汁

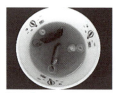
除去食：
卵など原因食材を除去して調理したもの

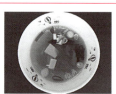
代替食：
卵の代わりになる食材を使用して調理したもの

図2-4　学校給食での特別な対応〜調理例

第2章　食に関する指導の実際

G：食物を扱う授業や活動への配慮

　家庭科の調理実習や宿泊学習での食事や野外炊飯など，学年が進むにつれて食物を扱う活動が増える。その際にも該当児童が心配せず，活動に参加できるような支援が大切である。

　たとえば，家庭科などの調理実習や野外炊飯では，エプロン・三角巾・マスクとともに薄手のビニール手袋を保護者に準備してもらい，原因食品に直接触れずに活動へ参加できるようにしている。また，手袋の着脱時には，調理をしているシンク以外の場所で手洗いをするように指導し，手袋を介して原因食品が，本人の口に入らないように注意している。

　宿泊学習の宿泊施設には，児童のアレルギーの状況や食事のようすを伝えたり，使用できる調味料などを紹介したりして，児童が宿泊中施設で楽しく過ごせるように配慮をお願いしている。また，野外炊飯活動で食べられないものがある場合には，代替食品を持参してもらえるよう保護者にお願いしている。

（２）肥満傾向の児童・生徒への相談指導事例

　小児期の発育は，個人差が大きい。児童・生徒の肥満傾向の把握には，成長曲線から変化を捉え，身長別標準体重表[*6]を活用して肥満度を算出し，判定する。

　また，肥満傾向の児童・生徒の相談指導では，個人の身体状況や食生活，栄養摂取状況，運動習慣などを全体的に評価・判定することが大切である。また，短期間の行き過ぎた減量や偏った食品摂取をしないような指導が必要である。そして，目標体重まで減量したら，その体重が維持できるような生活習慣や食事内容の指導も大切である。

*6 「児童生徒等の健康診断マニュアル平成27年度改訂版」財団法人日本学校保健会

①指導の流れ

　指導の際には，実施時期や内容を把握し，項目ごとに実際の指導や対応を行う（表2-5）。

②指導の実際

　指導の実際は，指導の流れ（表2-5）を念頭におき，項目ごとに指導方法や対策等を検討し，実施する。では，具体的に各項目をみていこう。

A：健康診断結果等から，特別な配慮や管理の必要な児童・生徒の把握

　学期ごとの身体測定の結果から，身長別標準体重表[*6]を活用して，肥満度を算出し，肥満の有無を判定する。肥満度は，標準体重と測定した体重の差で肥満を判定する方法である。そのため，その差がすべて体脂肪とは限らず，運動をしていて筋肉質の児童・生徒でも過体重と算出されることがある。初めて肥満と分類された児童・生徒については，これまでの発育の状況を成長曲線にプロットしながら長期的な発育の状況を把握する必要がある。また，すこやか健診（小児生活習慣病健診）の結果や内科検診時に校医等とも相談し，該当する1人ひとりの肥満を判断している。

B：肥満の発症要因の検討

　Aで肥満と判定された児童・生徒の中で，病気や障がいが原因である症候性肥

表2-5 肥満傾向の児童・生徒への指導の流れ

年度当初	A	健康診断結果等から，特別な配慮や管理が必要な児童・生徒の把握
	B	肥満の発症要因の検討
		・病気が原因である症候性肥満が疑われる場合や，高度の肥満で治療が必要と考えられる場合には，早期に校医や専門医，主治医に相談
随時	C	集団での指導の実施
		・運動や睡眠，早寝・早起きなどの規則正しい生活習慣の指導
		・望ましい食習慣を身につけるための指導援助
	D	個別的な相談指導の実施
		・日常の生活習慣の把握
		・食事記録や体重記録の実践支援
		・規則正しい食生活やバランスのとれた食事内容の指導と実践支援
		・家庭での運動習慣の指導
		・夏期休業，冬期休業中の生活の指導
	E	対応の見直しなどの検討
		・望ましい生活習慣が継続できるように励ましながら実践支援を行い，障がいなどに直面したら対応を見直し，新たな対応を進めていくことが大切である。

満が疑われる場合や，高度の肥満で医療機関での治療が必要と考えられる場合には，早期に保護者と連絡を取り，校医や専門医，主治医へ相談するようにすすめる。その後，医療機関からの指導や連絡に従い，運動や食事など，学校でできることには，積極的に取り組んでいる。

C：集団での指導の実施

肥満指導の内容は，すなわち望ましい生活習慣を励行する指導である。児童・生徒の発達段階に応じて，保健体育や学級活動の時間などで運動や睡眠，早寝・早起きなどの規則正しい生活習慣，望ましい食習慣を身につけられるように指導を行っている。

D：個別的な相談指導の実施

肥満度が中等度以上の児童・生徒には，保護者と連携した個別的な相談指導が有効である。毎週体重を測定し，意識の継続を図りながら，日常の生活習慣や食生活調査を適宜行っている。その結果を踏まえ，1人ひとりの課題や目標を定め，規則正しい食生活やバランスのとれた食事の実践，学校や家庭での運動習慣等について相談指導を行っている。

また，医療機関からの食事指導がある場合には，主食の量を量り，摂取エネルギーを調整したり，ゆっくり，よくかんで食べるなどの食べ方の留意点について，給食の時間にも声かけを行ったりしている。

本人も保護者も当初は，「やせたい」と願っていただけだったが，個別指導で1人ひとりの目標をみつけていくことで，「グランドを3周走れるようになったよ」とか「今以上に元気になりたい」「みんなと一緒に登山ができた」など，「や

せる」のみではない達成感や自己肯定感を得ることができた。

(3) スポーツを行う児童・生徒への相談指導事例

スポーツを行う児童・生徒の個別的な相談指導では、スポーツを行うことで多く使われたエネルギーや栄養素を適切に補給し、1人ひとりが健康に発育・発達できるように支援している。また、スポーツを行うことで引き起こされる貧血やけがなど、健康障がいの予防や対応、疲労回復の手立て、水分補給対策などを行っている。

競技力向上も大切ではあるが、成長期にある児童・生徒の健全な心身の発育・発達を基本にするとともに、児童・生徒自身が自己管理能力をもてるよう、具体的な指導や支援に努めている。

①指導の流れ

指導の際には、実施内容を把握し、項目ごとに実際の指導や対応を行う（表2−6）。

②指導の実際

指導の実際は、指導の流れ（表2−6）を念頭におき、項目ごとに指導方法や対策等を検討し、実施する。では、具体的に各項目をみていこう。

A：対象者・対象集団の実態把握

食事実態調査の実施（児童・生徒および保護者）や保健調査票の確認（身長・体重の変化、既往症、血液検査結果など）、保健所などから機器を借りて身体組成の測定（身長・体重・除脂肪量等）、その他 生活リズムの確認、疲労度、故障歴、学校給食摂取状況などの調査により、実態を把握し、部活動やスポーツを行う上での自己目標を決める。

実態調査やアセスメントからは、生活リズムの乱れ、夜更かし、朝食の欠食などの実態や、本人・保護者の悩みや不安がわかった。また、スポーツをするための体調管理には、「食」や「生活習慣」が大きくかかわっていることに意識がつながっていない姿が明らかになった。

B：集団での指導の実施

競技に必要な基礎体力・持久力をつけるためのバランスのとれた食事内容や、疲労回復のための補食（栄養）のとり方についてなど、指導を行った。食事のと

表2−6　スポーツをする児童・生徒への指導の流れ

随時	A	対象者・対象集団の実態把握
		・食事調査や身体組成測定などのアセスメントによる実態把握
	B	集団での指導の実施
		・適切な栄養摂取やけがや病気の予防、対応についての指導
	C	個別的な相談指導の実施
		・食事のとり方や自己目標の決定などについての相談指導
	D	対応の見直しなどの検討

り方についての指導を重ねるうちに，試合時には補食となる小さなおにぎりを持たせる家庭が増え，購入して持参する場合も惣菜パンの袋に記してある脂質量を確認したり，おにぎりの具を考えたりするようになった。

C：個別的な相談指導の実施

個別データをもとに１人ひとりの栄養指導票（個々の身体組成・血色素量・必要エネルギー量・栄養教諭の所見）を作成し，食事内容や水分摂取の確認をしたり，それぞれの競技での自己目標の確認を行ったりしている。また，けがや病気の予防や対応についての相談指導も実施している。

個別での相談指導の結果，日々の食事内容や練習後の補食の摂取，生活リズムの改善などの自己管理ができるようになったり，血色素量の値が改善されていくにしたがって疲れにくくなり，持久力が向上してきたりしている。

参考文献・資料

第2章

1）文部科学省「食に関する指導の手引－第１次改訂版－（平成22年３月）」2010
2）文部科学省「小学校学習指導要領（平成20年３月告示）」
3）文部科学省「中学校学習指導要領（平成20年３月告示）」
4）文部科学省「小学校学習指導要領解説　総則編」2008
5）文部科学省「小学校学習指導要領解説　特別活動編」2008
6）文部科学省「中学校学習指導要領解説　特別活動編」2008
7）学習指導案引用：「子どもたちがイキイキとかがやく楽しい食に関する指導（デジタル資料集）」　ジャパンライム

第 3 章

学校給食と栄養教諭

　栄養教諭のおもな職務は,「食に関する指導」と「学校給食の管理」であり,これらの職務に大きく関わっているのが学校給食である。学校給食は,年間平均で170～190回程度提供され,全食事の約1/6となることから,児童・生徒に対する食生活ならびに食に関する意識形成への影響力は大きい。
　ここでは,学校給食および学校給食における栄養管理・衛生管理について学ぶ。

1. 学校給食の変遷

　わが国の学校給食は,明治時代に開始された当初に比べると,内容,目的ともに大きな変化を遂げた。日本で最初の学校給食は,1889（明治22）年に山形県で貧困児童救済のために食事が供与されたのが始まりとされている。1907（明治40）年には,広島県や秋田県にて給食が実施され,1932（昭和7）年には,国の補助による学校給食が全国で実施された。
　しかし,第二次世界大戦中には,学校給食は中断され,食料不足,栄養不足の状態に陥った。戦後,1947（昭和22）年にアジア救済委員会のララ物資による給食が提供され,1949（昭和24）年に入ると,ユニセフのガリオア資金による,脱脂粉乳やおかずのみの無償の給食が実施された。そして,1950（昭和25）年には,アメリカ合衆国からの余剰小麦の援助により,パン・脱脂粉乳・おかずによる給食が全国に普及した。
　1951（昭和26）年9月,サンフランシスコ講和条約の調印に伴いガリオア資金が打ち切られたため,給食の実施校が減少したが,政府が1954（昭和29）年に学校給食法を制定したことにより,国庫補助による学校給食が全国で展開されることとなった。当初はパン,脱脂粉乳,主菜,副菜の給食であり,動物性たんぱく質としては,牛肉や豚肉が高価であったことから,昭和50年代まで主として鯨肉が使用されていた。

昭和40年代になると脱脂粉乳から牛乳に代わり，ソフトスパゲティ麺が導入された。一方，家庭においては，高度経済成長の中，食の外部化の進展，米の消費の減少，肉類，油脂，乳製品の摂取量が増加してきた。

　昭和50年代になり，米飯給食が開始され，おかずの種類も多くなり，和食等の導入も増加してきた。

　昭和60年代以降においては，各地の郷土料理，バイキング給食などが行われるようになり，学校給食の幅が広がってきた（図3-1）。

　1996年（平成8）年に，大阪府などで学校給食による腸管出血性大腸菌O157食中毒事件が発生した。この大規模食中毒の発生を契機として，食中毒予防のために加熱調理が原則となり，野菜なども加熱調理して提供するようになった。

　また，近年になって，児童・生徒の肥満およびやせの増加，脂肪摂取率の増加，野菜不足などから，学校給食をさらに見直す必要性が高まってきた。このように，子どもの食生活の乱れへの対応や，子どもが将来にわたって健康に生活していけるよう，「食の自己管理能力」や「望ましい食習慣」を身につけさせることが必要となってきたことから，2005（平成17）年に栄養教諭制度が開始された。さらに，2008（平成20）年には，学校給食法の大幅な改正が行われ，2009（平成21）年4月より施行された。

2．学校給食法

　1954（昭和29）年に制定された学校給食法に基づいて，国庫補助による給食が実施されることになった。法の目的は「児童の心身の健全な発達」と「国民の食生活の改善」であり，学校給食の目標として「義務教育諸学校における教育の目標を実現するため」が明記されたことで，学校給食の教育としての位置づけが明確にされた。しかし，50年以上の年月が経ち，学校給食の目的も大きく変わった。

　そこで，2009（平成21）年4月1日より改正された学校給食法が施行され，学校給食の目的を，「学校給食が児童及び生徒の心身の健全な発達に資するものであり，かつ，児童及び生徒の食に関する正しい理解と適切な判断力を養う上で重要な役割を果たすものであることにかんがみ，学校給食及び学校給食を活用した食に関する指導の実施に関し必要な事項を定め，もって学校給食の普及充実及び学校における食育の推進を図ること」とし，食育の重要性を掲げている。

　近年，食生活の変化に伴う子どもの朝食欠食や肥満などの増加，食に関する感謝の念の喪失，食料自給率の低下などが問題となっている。そこで，現行法では，学校給食を活用した食に関する指導の充実，栄養教諭による指導の推進，学校における学校給食の水準および衛生管理を確保するための全国基準の法制化が盛り込まれている。

　学校給食の目標については，義務教育諸学校における教育の目的を実現するた

年号	献立内容例	年号	献立内容例
明治22年(1889)	おにぎり，塩鮭，菜の漬物	49年	ぶどうパン，牛乳，ハンバーグ，せんキャベツ，粉ふきいも，果汁
大正12年(1923)	五色ごはん，栄養みそ汁	52年	カレーライス，牛乳，塩もみ，くだもの（バナナ），スープ
昭和2年(1927)	ごはん，ほうれん草のホワイト煮，さわらのつけ焼き	54年	ごはん，牛乳，がめ煮（郷土食），ヨーグルトサラダ，チーズ
17年	すいとんのみそ汁	58年	ツイストパン，牛乳，卵とほうれん草のグラタン，えびのサラダ，くだもの（みかん）
20年	ミルク（脱脂粉乳），みそ汁	60年	ビビンバ，牛乳，スープ，キムチ風漬けもの，ヨーグルトゼリー
27年	コッペパン，ミルク（脱脂粉乳），鯨肉の竜田揚げ，せんキャベツ，ジャム	62年	麦ごはん，牛乳，巻き蒸し，高野豆腐のあえもの，みそ汁，せんキャベツ
38年	コッペパン，ミルク（委託乳），魚のすり身フライ，マカロニサラダ，マーガリン	平成元年(1989)	バイキング（5組を1セット） 1．おにぎり，小型パン 2．鶏の香味焼き，ゆで卵，えびのから揚げ 3．にんじんのグラッセ，ほうれん草のピーナッツ和え，昆布とこんにゃくの煮物，プチトマト 4．粉ふきいも，さつまいものから揚げ 5．くだもの（メロン，パイナップル），ゼリー，牛乳
40年	ソフトめんのカレーあんかけ，牛乳，甘酢あえ，くだもの（黄桃），チーズ		

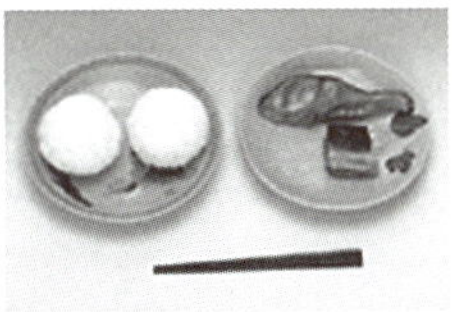

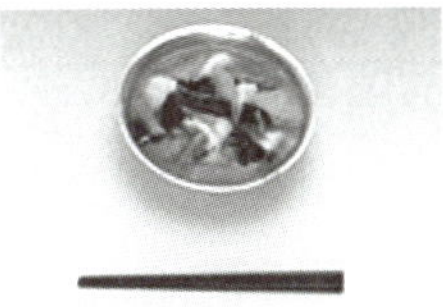

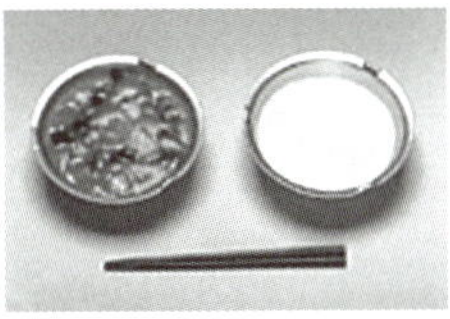

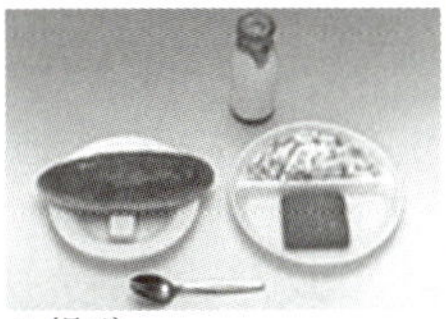

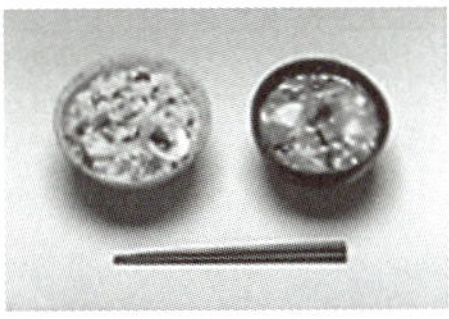

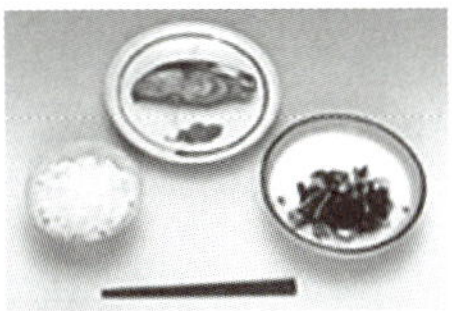

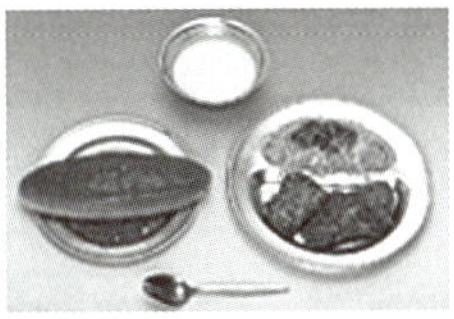

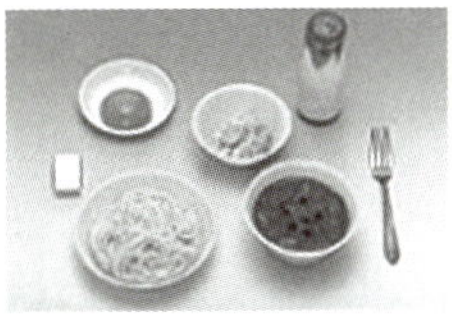

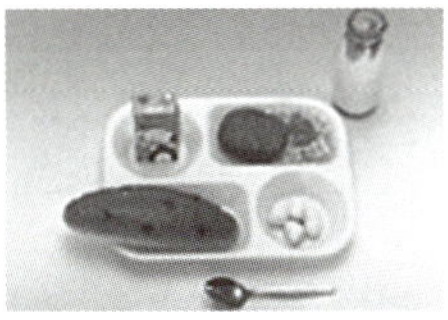

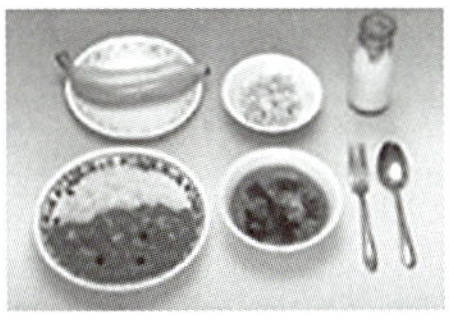

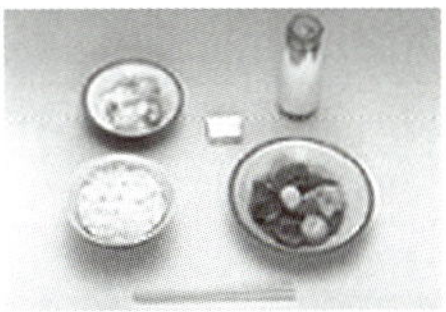

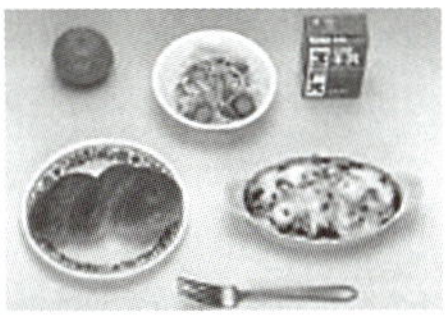

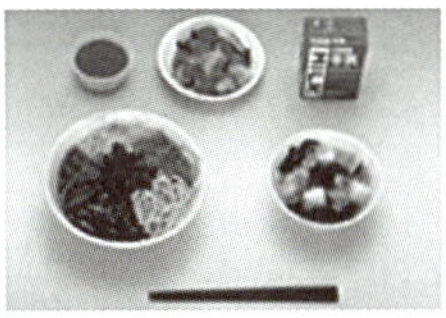

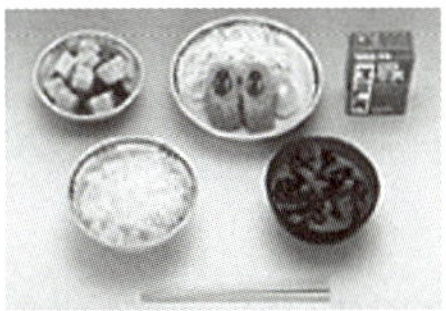

資料）（独）日本スポーツ振興センター「年代別モデル献立資料」一部改変

図3-1　各年度による学校給食献立内容例

表3-1 学校給食の変遷

年（年号）	学校給食での出来事
1889（明治22）	山形県で最初の学校給食実施
1907（明治40）	広島県・秋田県で学校給食実施
1911（明治44）	岩手県・静岡県・岡山県で学校給食実施
1914（大正3）	東京・私立栄養研究所が付近の児童に学校給食実施
1919（大正8）	東京府直轄の小学校でパンによる学校給食実施
1923（大正12）	文部次官通牒で学校給食が奨励される
1932（昭和7）	国庫補助による貧困児童救済のための学校給食実施
1940（昭和15）	文部省訓令で，対象がさらに広がる
1944（昭和19）	六大都市で，特別配物資による学校給食実施
1946（昭和21）	戦後の学校給食の方針が打ち出される
1947（昭和22）	ララ物資による学校給食実施
1949（昭和24）	ユニセフ給食開始
1950（昭和25）	八大都市で完全給食が実施
1951（昭和26）	ガリオア資金打ち切りによる学校給食の危機
1954（昭和29）	「学校給食法」が制定される
1956（昭和31）	中学校・夜間高校についても法律による給食の対象になる
1957（昭和32）	養護学校などについても法律による給食の対象になる
1961（昭和36）	へき地などに対する補助制度ができる
1964（昭和39）	学校給食への牛乳の本格供給
1966（昭和41）	高度へき地学校に対してパン・ミルクの無償給食実施
1976（昭和51）	米飯給食がはじまる
1988（昭和63）	余剰教室のランチルーム使用が国の予算化
1995（平成7）	阪神大震災で学校給食施設を使用した炊き出し
1996（平成8）	腸管出血性大腸菌O157食中毒事件が起きる
1997（平成9）	「学校給食衛生管理の基準」の制定
1998（平成10）	学校栄養職員による「食に関する指導」の推進
2000（平成12）	食生活指針等の決定
2004（平成16）	「食に関する指導体制の整備について」の答申が出される 栄養教諭制度の創設
2005（平成17）	栄養教諭制度の実施
2008（平成20）	学校給食法の改正
2009（平成21）	改正された学校給食法の施行

資料）（独）日本スポーツ振興センター「学校給食の歴史」一部改変

めに，以下に掲げる目標が達成されるよう努めなければならないとされている。

> 学校給食法第2条
> （学校給食の目標）
> 1．適切な栄養の摂取による健康の保持増進を図ること。
> 2．日常生活における食事について，正しい理解を深め，健全な食生活を営むことができる判断力を培い，望ましい食習慣を養うこと。
> 3．学校生活を豊かにし，明るい社交性及び協同の精神を養うこと。

4．食生活が自然の恩恵の上に成り立つものであることについての理解を深め，生命及び自然を尊重する精神並びに環境の保全に寄与する態度を養うこと。
5．食生活が食にかかわる人々の様々な活動に支えられていることについての理解を深め，勤労を重んずる態度を養うこと。
6．我が国や各地域の優れた伝統的な食文化についての理解を深めること。
7．食料の生産，流通及び消費について，正しい理解に導くこと。

3．学校給食の現状

1）学校給食の実施状況

現代の学校給食は，「完全給食」「補食給食」または「ミルク給食」に区分されている。「完全給食」とは，給食内容がパンまたは米飯（これらに準ずる小麦粉食品，米加工食品その他の食品を含む），ミルクおよびおかずの給食のことをいう。また「補食給食」とは，完全給食以外の給食でミルクとおかずなどの給食をいい，「ミルク給食」とは，ミルクのみの給食をいう。

2014（平成26）年度の「学校給食実施状況等調査」によると，完全給食は，小学校で20,458校，中学校で8,456校にて実施され，約660万人の児童，約260万人の生徒に提供されている（表3-2）。

なお，第3次食育推進基本計画によると，学校給食を通じた，より効果的な食育を推進することを目指し，公立中学校における学校給食の実施率を上げること

表3-2 学校給食実施状況

（国 公 私 立）
平成26年5月1日現在

区分		全国総数	完全給食		補食給食		ミルク給食		計	
			実施数	百分比	実施数	百分比	実施数	百分比	実施数	百分比
小学校	学校数	20,789	20,458	98.4	89	0.4	82	0.4	20,629	99.2
	児童数	6,676,920	6,602,449	98.9	13,150	0.2	12,055	0.2	6,627,654	99.3
中学校	学校数	10,553	8,456	80.1	53	0.5	658	6.2	9,167	86.9
	生徒数	3,552,455	2,621,474	73.8	10,151	0.3	240,330	6.8	2,871,955	80.8
特別支援学校	学校数	1,077	939	87.2	2	0.2	14	1.3	955	88.7
	幼児・児童・生徒数	132,570	116,497	87.9	70	0.1	954	0.7	117,521	88.6
夜間定時制高等学校	学校数	595	350	58.8	114	19.2	3	0.5	467	78.5
	生徒数	96,722	26,398	27.3	5,794	6.0	436	0.5	32,628	33.7
計	学校数	33,014	30,203	91.5	258	0.8	757	2.3	31,218	94.6
	幼児・児童・生徒数	10,458,667	9,366,818	89.6	29,165	0.3	253,775	2.4	9,649,758	92.3

※中学校には中等教育学校前期課程を含む。
資料）文部科学省「学校給食実施状況等調査」（平成25年5月1日現在）より一部抜粋

を目指している。

　また，日本における主食の基本は米であり，伝統的な日本の食生活を理解する上でも米飯給食を中心としながら，パンや麺類なども取り入れ，さまざまな食を経験することが望まれる[*1]。なお，平成25年5月1日現在では，米飯給食の平均実施回数は週3.36回である。

2) 学校給食の実施形式

　学校給食における調理方式は，「共同調理方式」と「単独調理場方式」に分けられる。

　2012 (平成24) 年度公立の小・中学校における調理方式別完全給食実施状況は，学校数の比率でみると，共同調理場方式が55.0%，単独調理場方式が42.6%，その他民間の調理場等が2.3%となっている。調理業務の外部委託状況は35.8%であり，経費削減などにより増加傾向である。

　小中学校における食事の場所は，各教室の場合が多いが，学校によっては食堂を保有し，規模によって，学校全体，学年単位，学級単位で使用している。

3) 学校給食に使用される食器

　給食に使用される食器の材質については，戦後の給食からアルマイトの食器が使用されてきた。そして1970年代後半からは，ポリプロピレン，メラミン，ポリカーボネート製の食器が使用されるようになってきた。しかし，ポリカーボネート樹脂中に含有されるビスフェノールAが，内分泌かく乱化学物質であり，危険性が疑われるということから使用されなくなってきた。なお，現在の公立小・中学校では，ポリプロピレン，陶磁器，ポリエチレンナフタレート，メラミン，アルマイトの順で使用されている。また，地域によっては，木製や漆の器等が使用されるなど，それぞれの地域の特色を出す試みも増えてきている。

　食器具については，以前は先割れスプーンの利用が多かったが，近年ではフォークが使用されるようになった。また，1976 (昭和51) 年の米飯給食の導入に伴い，箸も使用されるようになってきた。なお，箸を正しくもてない児童・生徒が多いことから学校給食においても，低学年より箸の使用方法が指導されている[*2] (箸の使用は，料理の形態に応じて使用されている)。

4) 学校給食衛生管理基準

　学校給食における衛生管理の徹底を図り，食中毒の発生防止に努めるため，「学校給食衛生管理基準」が2009 (平成21) 年に制定され，学校給食法に位置づけられた。この基準は，「学校給食衛生管理の基準」(平成9年文部省体育局長通知。以下「旧基準」という) の内容を踏まえて策定された[*3]。また，学校給食施設および設備の整備・管理，調理の過程などにかかわる衛生管理，衛生管理体制における衛生管理基準ならびに日常・臨時の衛生検査を行うべき項目が定められ

[*1] 第12章1節「4) 米を中心とした和食文化の勧め」(p.263) も参照。

[*2] 第12章3節「3) 箸の持ち方」(p.269)，補遺「学級活動における指導事例『おはし名人になろう』」(p.297) も参照。

[*3] 参考文献：「学校給食衛生管理基準の施行について (通知)」(http://www.mext.go.jp/b_menu/hakusho/nc/1283821.htm)

た。旧基準からの主な変更点は、学校給食の衛生管理において、「HACCPの考え方」に基づくとともに、調理等の委託を行う場合も本基準の対象となることが明記された。

5）学校給食における地場産食材の利用

近年，食品の偽装，異物混入などさまざまな問題により，児童・生徒が食している食品の安全性が問われている。さらに，輸入食品を使用することで，運搬の際に排出される二酸化炭素（CO_2）量の増加も問題となっている。フード・マイレージ[*4]の削減の観点からも，地場産農作物の利用推進が有効といえる。

第3次食育推進基本計画においては、学校給食の地場産農作物利用率を2020（平成32）年に向けて「30％以上（食材数ベース）」という数値目標が設定されている。さらに、「学校給食における国産食材を使用する割合を80％以上」といった数値目標が示されている。

平成26年度の地場産食材の活用率は、全国平均で26.9％（食材数ベース）であり、学校給食における国産食材を使用する割合は、77.3％であった。特に地場産物を学校給食で活用することは、児童・生徒の地域における食文化への理解を促し、郷土への愛着心を育む。また、地場産食材を提供している生産者を、給食試食会や食に関する授業などのゲストティーチャーとして招くことにより、児童・生徒は、生産者への感謝の念を抱くようになるとともに、生産者は、児童・生徒や学校への理解が深まるものと考えられる。

*4 第11章2節「（4）フード・マイレージ」（p.235）も参照。

4．児童・生徒の学校給食に関する実態

学校給食は、生きた教材としての期待も大きく、学校給食法の改正により、益々学校給食の充実が図られ、食育も推進されてきた。

表3-3「学校給食の好き嫌いについて」をみると、小学校においては学校給食を「大好き」「好き」と回答した児童が、2000（平成12）年の63.9％から2010（平成22）年度では75.5％に、中学校では平成12年度の55.6％から平成22年度では64.3％に上昇した。また、好きな理由は、「おいしい給食が食べられるから」「みんなと一緒に食べられるから」と回答した児童・生徒が多かった（表3-4）。

なお、学校給食に出される料理で好きなものは、小学校では、カレーライス、パン、めん、デザートであり、嫌いな料理は、野菜類、サラダ、魚介類、炒め物の順であった。また、中学校では好きな料理はパン、カレーライス、めん、デザートであり、嫌いな料理は、サラダ、野菜類、魚介類、スープ・汁物であった。

近年では、野菜嫌いの児童・生徒が多く、残菜も野菜を使用した料理が多い。しかし、学校給食を「いつも全部食べる」と答えた児童・生徒は、小学生で56.9％、中学生で52.4％であった（表3-5）。一方、学校給食を残す児童・生徒があ

げた理由は,小・中学生とも「嫌いなものがあるから」が最も多く,小・中学生の女子では「量が多すぎるから」「給食時間が短いから」との回答も多かった(表3-6)。

学校給食の好き嫌いと朝食を食べる頻度の関係をみると,朝食を必ず毎日食べる児童・生徒は,ほとんど食べない児童・生徒より学校給食を「大好き」「いつ

表3-3 学校給食の好き嫌いについて

(%)

項　　目	小　学　校			中　学　校		
	男子	女子	計	男子	女子	計
大好き	34.8	25.4	30.2	20.0	14.4	17.2
好き	41.5	49.3	45.3	45.4	48.8	47.1
どちらとも言えない	21.1	22.2	21.7	29.3	31.9	30.6
きらい	1.9	2.5	2.2	3.2	4.4	3.8
大きらい	0.7	0.6	0.6	2.1	0.6	1.3

回答数　10,361人　　無回答・無効回答　54人
資料）（独）日本スポーツ振興センター「平成22年度児童生徒の食事状況等調査報告書【食生活実態調査編】」,「Ⅵ 集計表：4. クロス集計集計表」より抜粋・一部改変

表3-4 学校給食の好きな理由（3つまで回答）

(%)

項　　目	小　学　校			中　学　校		
	男子	女子	計	男子	女子	計
おいしい給食が食べられるから	69.0	63.4	66.3	70.1	63.6	66.9
好きなものが食べられるから	26.3	16.7	21.7	24.1	17.5	20.9
みんなと一緒に食べられるから	65.0	70.4	67.6	58.7	61.0	59.8
みんなと同じものを食べられるから	8.5	7.1	7.8	3.7	2.8	3.3
先生と一緒に食べられるから	4.2	4.4	4.3	2.9	1.1	2.0
家で食べられない料理が食べられるから	33.8	38.1	35.9	27.4	37.3	32.2
栄養のバランスがとれた食事が食べられるから	47.7	53.8	50.7	48.1	52.7	50.3
その他	2.5	1.4	2.0	2.7	2.7	2.7

回答数　7,235人　　無回答・無効回答　33人
資料）（独）日本スポーツ振興センター「平成22年度児童生徒の食事状況等調査報告書【食生活実態調査編】」,「Ⅵ 集計表：4. クロス集計集計表」より抜粋・一部改変

表3-5 学校給食を全部食べるか

(%)

項　　目	小　学　校			中　学　校		
	男子	女子	計	男子	女子	計
いつも全部食べる	61.2	52.3	56.9	66.4	37.9	52.4
時々残すことがある	34.8	41.3	38.0	28.3	48.1	38.0
いつも残す	4.0	6.4	5.2	5.3	14.0	9.6

回答数　10,361人　無回答・無効回答　138人
資料）（独）日本スポーツ振興センター「平成22年度児童生徒の食事状況等調査報告書【食生活実態調査編】」,「Ⅵ 集計表：4. クロス集計集計表」より抜粋・一部改変

も全部食べる」割合が高い（表3-7）。また，食べる量と就寝時刻との関係では，学校給食を「いつも全部食べる」と回答した小・中学生の方が早く就寝している割合が高かった（表3-8，表3-9）。これらのことから，児童・生徒の学校給食の好き嫌いや食べる量は，生活習慣と大きな関連性があり，規則正しい生活のリズムをつくることが重要であると考えられる。

表3-6　学校給食を残す理由（3つまで回答）

(%)

項目	小学校			中学校		
	男子	女子	計	男子	女子	計
量が多すぎるから	30.6	50.8	41.5	15.1	47.1	35.6
食欲がないから	23.0	18.8	20.7	19.5	16.1	17.3
太りたくないから	2.7	4.2	3.5	1.7	6.3	4.6
たくさん食べると恥ずかしいから	0.8	1.4	1.1	0.7	0.9	0.8
給食時間が短いから	27.6	34.7	31.4	21.3	37.9	32.0
おいしくないから	14.1	12.2	13.1	30.8	22.7	25.6
きらいなものがあるから	68.9	65.1	66.8	67.5	61.8	63.8
体調がすぐれないから	7.5	7.3	7.4	6.5	8.8	8.0
その他	5.3	5.3	5.3	4.9	2.4	3.3

回答数　4,627人　　無回答・無効回答　54人
資料）（独）日本スポーツ振興センター「平成22年度児童生徒の食事状況等調査報告書【食生活実態調査編】」，「Ⅵ 集計表：4．クロス集計集計表」より抜粋・一部改変

表3-7　学校給食の好き嫌いと朝食を食べる頻度の関係

(%)

	大好き	好き	どちらとも言えない	きらい	大きらい
必ず毎日食べる	25.0	47.0	24.6	2.6	0.9
1週間に2～3日食べないことがある	16.1	41.8	35.0	5.9	1.2
1週間に4～5日食べないことがある	21.4	38.8	34.0	5.8	0.0
ほとんど食べない	17.6	31.2	40.7	5.4	5.0

資料）（独）日本スポーツ振興センター「平成22年度児童生徒の食事状況等調査報告書【食生活実態調査編】」，「Ⅵ 集計表：4．クロス集計集計表」

表3-8　学校給食を食べる量と平日の夜寝る時刻の関係（小学校）

(%)

	～21：00	21：01～22：00	22：01～23：00	23：01～0：00	0：01～
いつも全部食べる	13.4	48.4	29.8	6.9	1.4
時々残すことがある	11.3	44.5	33.4	9.0	1.9
いつも残す	10.3	35.4	39.5	11.4	3.3

資料）（独）日本スポーツ振興センター「平成22年度児童生徒の食事状況等調査報告書【食生活実態調査編】」，「Ⅵ 集計表：4．クロス集計集計表」

表3-9　学校給食を食べる量と平日の夜寝る時刻の関係（中学校）

(％)

	～21：00	21：01～22：00	22：01～23：00	23：01～0：00	0：01～
いつも全部食べる	1.9	13.2	41.3	32.5	11.1
時々残すことがある	1.5	9.9	38.3	35.8	14.6
いつも残す	2.2	8.9	33.7	32.0	23.3

資料）（独）日本スポーツ振興センター「平成22年度児童生徒の食事状況等調査報告書【食生活実態調査編】」，「Ⅵ 集計表：4．クロス集計集計表」

5．学校給食における栄養管理

　学校給食における栄養管理は，「日本人の食事摂取基準（以下，「食事摂取基準」）」の考え方を参考とし，文部科学省が示した「学校給食摂取基準」（表3-10）を適用しつつ，各児童・生徒の健康状態や生活活動の実態，地域の実情などに配慮しながら，適切に行う必要がある。また，栄養教諭等には，学校給食において摂取する食品と健康の保持増進との関連性についての指導や，食に関して特別の配慮を必要とする児童・生徒に対する個別的な指導などを，学校給食を通して実践的に行うことも求められている。

1）日本人の食事摂取基準と学校給食摂取基準

　文部科学省から示されている「学校給食摂取基準（平成25年1月30日付）」は，厚生労働省が定める「食事摂取基準（2010年版）」を参考とし，その考え方を踏まえるとともに，文部科学省が2007（平成19年）度に行った「児童生徒の食生活等実態調査（以下，「食生活等実態調査」）」や独立行政法人日本スポーツ振興センターが行った「平成19年度児童生徒の食事状況等調査（以下，平成19年度食事状況調査」）」などの結果を考え合わせて，策定された。この基準には，児童・生徒の健康増進および食育推進を図るために，1人1回当たりの給食として摂取する望ましい栄養量が示されている。

　各学校給食施設においては，この学校給食摂取基準に示されている値をただ当てはめるのではなく，食事摂取基準の考え方を踏まえた上で，給食を提供する児童・生徒の身体状況，生活活動などを定期的に把握しながら，それに基づいた栄養管理を行っていく必要がある。

　2014（平成26）年に「食事摂取基準（2015年版）（以下，「食事摂取基準（2015）」）」が示された。これを活用する場合は，PDCAサイクルに基づく活用を基本としている（図3-2）。具体的には，「食事計画（Plan）」「給食の提供（Do）」「事後の評価（Check）」「評価に基づく改善（Action）」の段階を踏みながら，これらを繰り返し実行していく。栄養教諭等には，これら食事摂取基準の基本的な考え方を理解し，適切な学校給食の栄養管理を行っていくことが求められる。

表3-10　児童又は生徒1人1回当たりの学校給食摂取基準

区　　分	基　　準　　値			
	児童（6歳～7歳）の場合	児童（8歳～9歳）の場合	児童（10歳～11歳）の場合	生徒（12歳～14歳）の場合
エネルギー（kcal）	530	640	750	820
たんぱく質（g） 範　囲　※1	20 16～26	24 18～32	28 22～38	30 25～40
脂　　質（％）	学校給食による摂取エネルギー全体の25％～30％			
ナトリウム（食塩相当量）（g）	2未満	2.5未満	2.5未満	3未満
カルシウム（mg）	300	350	400	450
鉄（mg）	2	3	4	4
ビタミンA（μgRE）	150	170	200	300
ビタミンB1（mg）	0.3	0.4	0.5	0.5
ビタミンB2（mg）	0.4	0.4	0.5	0.6
ビタミンC（mg）	20	20	25	35
食物繊維（g）	4.0	5.0	6.0	6.5

注）1　表に掲げるもののほか，次に掲げるものについてもそれぞれ示した摂取について配慮すること。
　　　マグネシウム…児童（6歳～7歳）　70mg，児童（8歳～9歳）　80mg，
　　　　　　　　　　児童（10歳～11歳）110mg，生徒（12歳～14歳）140mg
　　　亜　　　　鉛…児童（6歳～7歳）　2mg，児童（8歳～9歳）　2mg，
　　　　　　　　　　児童（10歳～11歳）　3mg，生徒（12歳～14歳）　3mg
　　2　この摂取基準は，全国的な平均値を示したものであるから，適用に当たっては，個々の健康及び生活活動等の実態並びに地域の実情等に十分配慮し，弾力的に運用すること。
※1　範囲…示した値の内に納めることが望ましい範囲
資料）文部科学省「学校給食実施基準の一部改正について（平成25年1月30日）：別表」2013

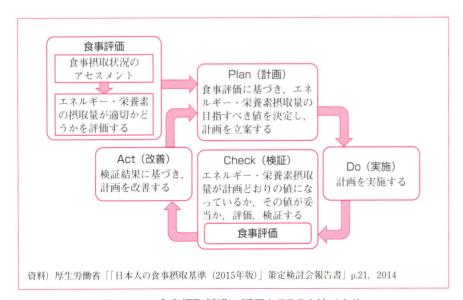

資料）厚生労働省「「日本人の食事摂取基準（2015年版）」策定検討会報告書」p.21，2014

図3-2　食事摂取基準の活用とPDCAサイクル

そのためには、初めに給食を提供する児童・生徒の身体状況や食事摂取状況などのアセスメントを行う必要がある。アセスメントとは、「調査する」ことであり、食事摂取基準では重要視されている。

2）児童・生徒の食事状況（アセスメント）

アセスメントでは、給食を提供する児童・生徒個々の年齢、性、身長・体重などの身体状況と、給食やその他の食事からどのくらい栄養素を摂取しているのかについて調査を行う。アセスメントは、基本的には給食を提供する全員の児童・生徒を対象に、1人ひとり行うことが望ましい。しかし、もしそれが難しい場合には、該当集団の中の一部の集団について調査したり、他の類似集団で得られた情報をもって代用したりするなどの方法も考えられる。

（1）身体状況等のアセスメント

①年齢、性別人員構成

年齢および性別人員構成を把握する。学校給食では、各学年、学級ごとの人員把握が必須である。またその際、男女比にも留意する必要がある。学校給食摂取基準では、男女比が1：1の割合で算定されているが、各学校で実態に合わせて男女の比率を考慮することが望ましい。

②身長・体重

児童・生徒個々の身長と体重を調査し、肥満度を算出する[*5]。その分布から標準範囲にある者、標準範囲外[*7]の者の割合を把握し、標準の範囲から外れた児童・生徒は、個別指導の対象とする（図3-3）。

児童・生徒の身体状況は、新たに調査を行うのではなく、発育測定の結果など既存のデータを活用し、定期的に把握することが望ましい。その際、表計算ソフトを用いると、身長・体重のデータより、肥満度等を効率的に算出することができる（表3-11）。成長期にある児童・生徒は、対象者が同じであっても身体状況は変化していくため、それに合わせて定期的に食事計画を見直す必要がある。

③成長曲線

肥満度が±20％の範囲から外れた者や、±20％の範囲内であっても急激な体重の変化がみられた者については、成長曲線を用いて経年的な身体状況の推移を観察しながら、個別指導を行っていく必要がある。

[*5] 肥満度は下記の計算式を用いて求める。
肥満度の算定式

肥満度＝〔実測体重(kg)－身長別標準体重[*6](kg)〕／身長別標準体重(kg)×100（％）

[*6] 身長別標準体重の算出方法は、p.60を参照

[*7] 肥満度20％以下の痩身傾向および肥満度20％以上の肥満傾向の者を標準範囲外とみなす。

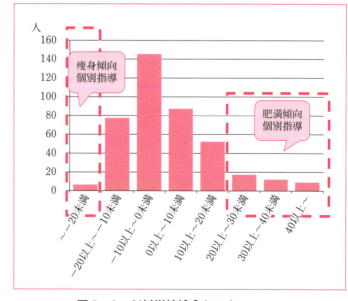

図3-3　N村学校給食センター3・4年生の肥満度の分布

表3-11　A小学校3年生の身体状況

ID	性別 1:男 2:女	A 身長 (cm)	B 体重 (kg)	年齢 (歳)	C 肥満度	D 標準体重 (kg)	※肥満度 判定
3101	1	128.6	31.5	8	15.3	27.3	ふつう
3102	1	123.9	23.1	8	−5.9	24.5	ふつう
3103	1	125.8	27.0	8	5.2	25.7	ふつう
3104	1	126.9	25.9	8	−1.6	26.3	ふつう
3105	1	123.0	19.1	8	−20.5	24.0	軽度やせ
3106	1	131.3	26.8	8	−7.3	28.9	ふつう
3107	1	137.5	32.3	8	−0.9	32.6	ふつう
3108	1	133.1	28.1	8	−6.3	30.0	ふつう
3109	1	122.5	24.6	8	3.7	23.7	ふつう
3110	1	133.5	47.5	8	57.1	30.2	高度肥満
3111	1	126.1	25.0	8	−3.3	25.8	ふつう
3112	1	124.5	27.2	8	9.2	24.9	ふつう
3113	2	136.7	38.0	8	19.9	31.7	ふつう
3114	2	132.9	32.2	8	9.0	29.6	ふつう
3115	2	128.4	31.0	8	14.7	27.0	ふつう
3116	2	131.4	39.2	8	36.5	28.7	中等度肥満
3117	2	120.1	21.1	8	−5.7	22.4	ふつう
3118	2	132.6	26.4	8	−10.2	29.4	ふつう

　この成長曲線は，体重や身長の計測結果をその曲線に当てはめ，カーブに沿っているか，大きく外れるような体重の増減はないかなどを見て，成長の経過を観察する際に有効である。

④身体活動レベル

　「食事摂取基準（2015年版）」では，身体活動レベルは，レベル別に代表値が示されている（表3-12）。一方「学校給食摂取基準」では，「食生活等実態調査」などの結果に基づき，身体活動レベルを児童（6歳から7歳）では1.65，児童

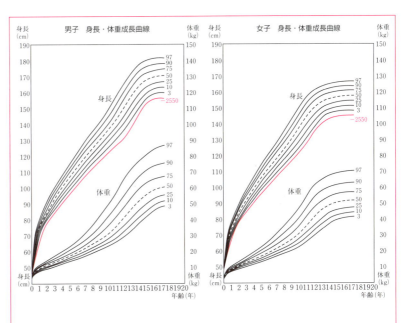

資料）文部科学省スポーツ・青少年局学校健康教育課監修『児童生徒の健康診断マニュアル（平成27年度改訂）』p.68, 69, 日本学校保健会, 2015

図3-4　成長曲線図

表3-12　年齢階級別に見た身体活動レベルの群分け（男女共通）

身体活動レベル	レベルⅠ（低い）	レベルⅡ（ふつう）	レベルⅢ（高い）
3～5歳	―	1.45	―
6～7歳	1.35	1.55	1.75
8～9歳	1.40	1.60	1.80
10～11歳	1.45	1.65	1.85
12～14歳	1.50	1.70	1.90
15～17歳	1.55	1.75	1.95

資料）厚生労働省日本人の食事摂取基準（2015年版）より抜粋

（8歳～11歳）および生徒（12歳～14歳）では1.70を用いている。

　実際の身体活動レベルは，児童・生徒個々の通学方法，部活動など，学校や学校以外の活動内容によって異なる。そのため，学校給食の栄養管理においては，学校給食摂取基準に準拠することが適切である。

（2）食事摂取状況（栄養素摂取量）のアセスメント

　食事摂取状況（栄養摂取量）のアセスメントにより，習慣的なエネルギーおよび栄養素の摂取量が適切かどうかを評価する。

　エネルギー摂取量の過不足評価には，肥満度や成長曲線を用いる。また，栄養素摂取量は，基本的には食事調査の結果から得られた摂取量と，食事摂取基準の各指標に示されている値とを比較することによって，評価することができる。

①学校給食の摂取量の調査

　学校給食の摂取量の調査は，主食・主菜・副菜など料理区分別に実際の摂取量を把握し，そこからエネルギーおよび栄養素などの摂取量を推定する方法が考えられる[*8]。

　学校給食の摂取量が極端に少ない，または，多い者[*9]は，残食または食べ過ぎなど食育の視点から指導する必要がある。残食や食べ過ぎの指導対象者が痩身または肥満の場合には，個別に指導するなどの配慮が求められる。

②学校給食以外からの食事摂取状況（栄養摂取量）

　食事摂取状況（栄養摂取量）のアセスメントには，給食からの摂取量だけでなく，家庭の食事を含めたすべての食事からの摂取量を把握する。そして，1日の摂取量に対し，給食からどのくらいの割合で摂取しているのかを検討する。また，給食のある日とない日の摂取量を比較することで，「給食のある日に給食からどのくらいの割合を摂取しているのか」「給食の有無で栄養摂取量がどのように変化するか」などを確認することもできる。このような情報に基づき，児童・生徒の栄養摂取状況において，不足や過剰傾向にある栄養素を把握し，給食でどのように対応すべきかを検討することが望まれる。

　または当面，他の類似集団のデータ[*10]を参考にするなどの方法も考えられる

*8　学校給食の摂取量調査の方法は，p.70を参照

*9　たとえば，基準提供量の50％未満，あるいは150％以上を習慣的に摂取している者のこと。

*10　活用できる類似集団のデータとしては，（独）日本スポーツ振興センターが実施した「平成22年度児童生徒の食事状況等調査結果」などがある。

（図3-5）。たとえば，独立行政法人日本スポーツ振興センターがまとめている「平成22年度児童生徒の食事状況等調査報告書【食事状況調査編】」（以下，「22年度食事状況等調査」）」の結果より「カルシウム摂取量」をみてみよう（図3-5）。この摂取量の中央値は，給食のない日484mg給食のある日710mgであり，給食のない日の摂

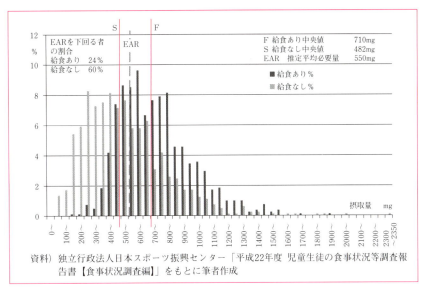

図3-5　カルシウム摂取量分布（小学校3年　男子）

取量の中央値は，推定平均必要量よりも低い。学校給食の有無で摂取量が変化することが確認できる。また，カルシウムの摂取量が，推定平均必要量を下回る者の割合は，給食のない日60％，給食のある日24％であり，給食のある日でも不足者が相当数いると評価する。

　このことにより，学校給食で不足分をどの程度補うことができるかを，検討する必要があることがわかる。

③食生活の実態（食生活の傾向や意識）の把握

　食事摂取量の他にも児童生徒の食生活の傾向や，食に関する意識を把握し，栄養管理に反映させることが大切である。たとえば，朝食や夕食をとる時間帯，朝食を欠食する者の割合，間食で摂取する食品の傾向などを補助的な情報として，活用することが考えられる。また，児童・生徒個々の食生活の実態と肥満度の関連について検討することで，肥満度が標準範囲外の者の食生活傾向を把握し，個別指導に生かすことが可能となる。

　このような調査には，質問紙を用いることが一般的である。その際には，質問内容やそのデータの集計方法について，十分に検討した上で実施することが望まれる。なお，集計については，マークシート方式の質問紙を用いることにより効率的に作業を行うことができる（図3-6）。

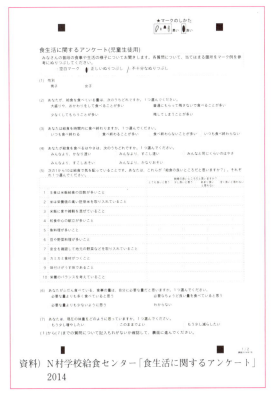

図3-6　マークシート方式による質問紙例

3）児童・生徒の食事計画（PLAN）

児童・生徒個々の身体状況や，食事摂取状況のアセスメントなどで得られた情報に基づいて，食事計画を行う。

食事計画では，給食として提供するエネルギーおよび栄養素摂取量の目指すべき値（以下，給与栄養目標量）を決定し，計画を立案する。

（1）給与栄養目標量の設定

学校給食のように1日3回の食事のうち，昼食のみを提供する場合には，児童・生徒の習慣的な食事の摂取状況を観察しながら，食事摂取基準に示されたエネルギーおよび栄養素の配分割合を決定し，給与栄養目標量を設定する必要がある。

現行の学校給食摂取基準に示されている基準値は，以下ように設定されている。

①エネルギー

エネルギーの量は，給食の全体量に影響するため，不足や過剰が生じないよう，慎重に検討する必要がある。エネルギーの給与目標量は，肥満度が目標とする範囲内に留まっている人の割合を増やすことを目的として，計画を立てる。

現行の学校給食摂取基準では，1日当たりの推定エネルギー必要量を以下の方法で求め，その33％を給食で給与するよう，基準値が設定されている。

１］身長別標準体重を求める

2011（平成23）年度学校保健統計調査結果の平均身長（表3-13）から標準体重を求める。標準体重は，身長の実測値と身長別標準体重を求める係数（表3-14）を用いて算出する。算定式は次の通りである。

$$身長別標準体重 = a \times 実測身長（cm）- b$$

例：（8歳）小学校3年生の場合　男子　$0.592 \times 128.2 (cm) - 48.804 = 27.09$ (kg)
　　　　　　　　　　　　　　　女子　$0.561 \times 127.4 (cm) - 45.006 = 26.47$ (kg)
　　（9歳）小学校4年生の場合　男子　$0.687 \times 133.5 (cm) - 61.390 = 30.32$ (kg)
　　　　　　　　　　　　　　　女子　$0.652 \times 133.5 (cm) - 56.992 = 30.05$ (kg)

表3-13　児童生徒の平均身長

年齢	身長 (cm) 男子	身長 (cm) 女子
6歳（小学校1年生）	116.6	115.6
7歳（小学校2年生）	122.6	121.6
8歳（小学校3年生）	128.2	127.4
9歳（小学校4年生）	133.5	133.5
10歳（小学校5年生）	138.8	140.2
11歳（小学校6年生）	145.0	146.7
12歳（中学校1年生）	152.3	151.9
13歳（中学校2年生）	159.6	155.0
14歳（中学校3年生）	165.1	156.6

資料）文部科学省「平成23年度学校保健統計調査結果（確定値）」2012　より抜粋

表3-14　身長別標準体重を求める係数

年齢	男子 a	男子 b	女子 a	女子 b
6	0.461	32.382	0.458	32.079
7	0.513	38.878	0.508	38.367
8	0.592	48.804	0.561	45.006
9	0.687	61.390	0.652	56.992
10	0.752	70.461	0.730	68.091
11	0.782	75.106	0.803	78.846
12	0.783	75.642	0.796	76.934
13	0.815	81.348	0.655	54.234
14	0.832	83.695	0.594	43.264

資料）学校保健会『児童生徒の健康診断マニュアル（平成27年度改訂）』p.22，2015より抜粋

2］1日当たりの推定エネルギー必要量を求める

1］より求めた標準体重を用いて，下記の計算式により1日当たりの推定エネルギー必要量を求める。

> 1日当たりの推定エネルギー必要量（Kcal/日）[*11]
> ＝ 基礎代謝量 ×身体活動レベル[*12]＋エネルギー蓄積量
> 　　(Kcal/日)　　　　　　　　　　　　　(Kcal/日)
>
> 基礎代謝量＝基礎代謝基準値×体重（標準体重）
> 　　　　　　(kcal/kg体重/日)

[*11] 表3-15を活用のこと

[*12] 身体活動レベルの詳細は，「学校給食摂取基準に準拠」(p.57)を参照

例：(8歳) 小学校3年生の場合

　男子 (40.8kcal/kg体重/日×27.09 (kg))×1.7＋25 (kcal/日)≒1,904kcal
　女子 (38.3kcal/kg体重/日×26.47 (kg))×1.7＋25 (kcal/日)≒1,748kcal

(9歳) 小学校4年生の場合

　男子 (40.8kcal/kg体重/日×30.32 (kg))×1.7＋25 (kcal/日)≒2,128kcal
　女子 (38.3kcal/kg体重/日×30.05 (kg))×1.7＋25 (kcal/日)≒1,982kcal

3］学校給食のエネルギー量を求める

2］より求めた1日当たりの推定エネルギー必要量の33％を学校給食のエネルギー量とする。

例：(8歳) 小学校3年生の場合

　男子（1日当たりの推定エネルギー必要量）1,904kcal×33％≒628kcal
　女子（1日当たりの推定エネルギー必要量）1,748kcal×33％≒577kcal

(9歳) 小学校4年生の場合

　男子（1日当たりの推定エネルギー必要量）2,128kcal×33％≒702kcal
　女子（1日当たりの推定エネルギー必要量）1,982kcal×33％≒654kcal

4］年齢区分別のエネルギー量を求める

1］〜3］で求めた各年齢のエネルギー量について，年齢区分ごとに目指す

表3-15　基礎代謝基準値，エネルギー蓄積

年齢	基礎代謝基準値 (kcal/kg体重/日)		エネルギー蓄積量 (kcal/日)	
	男性	女性	男性	女性
3〜5歳	54.8	52.2	10	10
6〜7歳	44.3	41.9	15	20
8〜9歳	40.8	38.3	25	25
10〜11歳	37.4	34.8	35	30
12〜14歳	31.0	29.6	20	25
15〜17歳	27.0	25.3	10	10

資料）厚生労働省「日本人の食事摂取基準（2010年版）」より抜粋

べき値を検討目指すべき値を検討する。

例：8歳〜9歳の場合　　8歳男子：628kcal ⎫
　　　　　　　　　　　8歳女子：577kcal ⎬ 平均640kcal
　　　　　　　　　　　9歳男子：702kcal ⎬
　　　　　　　　　　　9歳女子：654kcal ⎭

②エネルギー生産栄養素バランス

エネルギー生産栄養素バランスは，「エネルギーを生産する栄養素（たんぱく質，脂質，炭水化物）が総エネルギー摂取量に占めるべき割合（％エネルギー）」を表した指標である。エネルギー生産栄養素バランスを設定するには，初めにたんぱく質の量を定め，次に脂質の量を定め，その残余を炭水化物とするのが適切であると考えられている。

現行の学校給食摂取基準では，たんぱく質および脂質について，推定エネルギー必要量に占める望ましい比率が示されており，以下のような方法で基準値が設定されている。

1］たんぱく質

たんぱく質の基準値を推定エネルギー必要量に占める望ましい比率として，総エネルギー摂取量の15％（範囲の下限を12％，上限を20％）としている。①で設定したエネルギーの給与目標量を基に，下記の算定式を用いたんぱく質の給与目標量を算出する場合の例を示す。

> 年齢区分8〜9歳（小学校中学年）
> エネルギー給与目標量が640kcal，たんぱく質のエネルギー生産栄養素バランスを15％とする場合
>
> $$たんぱく質量 = \frac{640\text{kcal} \times 15\%}{4\text{ kcal}^{*13}} = 24\text{g}$$

*13　エネルギー換算係数（たんぱく質 4 kcal/g）

2］脂質

脂質の基準値を，推定エネルギー必要量に占める望ましい比率として，総エネルギー摂取量の25〜30％としている。

①で設定したエネルギーの給与目標量を基に，下記の算定式を用い脂質の給与目標量を算出する場合の例を示す。

> 年齢区分8〜9歳（小学校中学年）
> エネルギーの給与目標量が640kcal，脂質のエネルギー生産栄養素バランスを27％エネルギーとする場合
>
> $$脂質量 = \frac{640\text{kcal} \times 27\%}{9\text{ kcal}^{*14}} ≒ 19\text{g}$$

*14　エネルギー換算係数（脂質 9 kcal/g）

③摂取不足・過剰摂取を回避したい栄養素

摂取不足を回避したい栄養素は，推定平均必要量を下回る者の割合をできるだけ少なくするように給与目標量を設定する。また，栄養素には，摂取過剰による

健康障がいのリスクを高めるものもあり、それらには「耐容上限量」が示されている。対象となる栄養素の過剰摂取を回避するため、目標とする摂取量の設定値が、耐容上限量を超えたり、接近したりしないかを確認する必要がある。

１］カルシウム

カルシウムは、推奨量のおおよそ50％を給食で給与するよう基準値が示されている。

２］鉄

鉄は、給食で男女の推奨量の平均値の33％を給与するように基準値が示されている。しかし、鉄の摂取は容易でなく、不足量を学校給食で補うには限界がある。学校給食においては、献立を創意工夫して鉄の確保に努めることが望まれる。

３］ビタミン類

ビタミン類は１日の推奨量をもとに、以下の割合を給食で給与するよう基準値が示されている。

- ビタミンA[*15]：児童33％／生徒40％
- ビタミンB_1　：40％
- ビタミンB_2　：40％
- ビタミンC　：33％

４］マグネシウム・亜鉛

マグネシウムおよび亜鉛は、摂取に配慮することとされており、マグネシウムは１日の推奨量の50％、亜鉛は33％を給食で給与するよう基準値が示されている。

[*15] ビタミンAについては、食事摂取基準において、耐容上限量が策定されている。これは、１日の摂取量が継続的に耐容上限量を超えた場合に過剰障がいが起こる可能性があることを示すものであるが、学校給食ではほとんど問題にならないと考えられている。

④ **目標量が示されている栄養素**

目標量が示されている栄養素については、摂取量が目標の範囲内に入る者・近づく者の割合を増やすよう考慮し、給与栄養目標量を設定する。

１］ナトリウム（食塩相当量）

「食事摂取基準」では、ナトリウムは食塩相当量として数値が示されている。ナトリウム（食塩相当量）の基準値を年齢ごとの目標量の33％未満としている。

２］食物繊維

食物繊維は、当面エネルギー1,000kcal当たり８ｇ以上を摂取基準とすることが望ましいと考えられ、基準値が設定された。

（２）給与栄養目標量の設定の実際：N学校給食センターにおける実践事例

N学校給食センターにおける、給与栄養目標量の設定について例を示す。

① **児童生徒の身体状況の入手**

N学校給食センターでは、教育委員会の承認を得て、各受配校長宛に文書とともに、表３-16のような様式を整えたファイルを送付し、性別、身長、体重、年齢のデータを入力するよう依頼した。

表3-16　推定エネルギー必要量の算出表

各学校で入力。学年・組・出席番号には，ID番号を割り当て，個人名が特定されないように配慮した。

自動計算結果

名前	生年月日	性別 1:男 2:女	A 身長 (cm)	B 体重 (kg)	年齢 (歳)	係数a a	係数b b	C 肥満度	※肥満やせ	D 標準体重 (kg)	E 基礎代謝基準	F 基礎代謝量 (kal)	G 身体活動レベル(Ⅱ)	H エネルギー蓄積量	I 推定エネルギー必要量 (kal)	I×33% (kal)
3101	**/**/**	1	128.6	31.5	8	0.592	48.804	15.3	ふつう	27.3	40.8	1,115	1.70	25	1,920	634
3102	**/**/**	1	123.9	23.1	8	0.592	48.804	-5.9	ふつう	24.5	40.8	1,001	1.70	25	1,727	570
3103	**/**/**	1	125.8	27.0	8	0.592	48.804	5.2	ふつう	25.7	40.8	1,047	1.70	25	1,805	596
3104	**/**/**	1	126.9	25.9	8	0.592	48.804	-1.6	ふつう	26.3	40.8	1,074	1.70	25	1,851	611
3105	**/**/**	1	123.0	19.1	8	0.592	48.804	-20.5	軽度やせ	24.0	40.8	980	1.70	25	1,690	558
3106	**/**/**	1	131.3	26.8	8	0.592	48.804	-7.3	ふつう	28.9	40.8	1,180	1.70	25	2,031	670
3107	**/**/**	1	137.5	32.3	8	0.592	48.804	-0.9	ふつう	32.6	40.8	1,330	1.70	25	2,286	754
3108	**/**/**	1	133.1	28.1	8	0.592	48.804	-6.3	ふつう	30.0	40.8	1,224	1.70	25	2,105	695
3109	**/**/**	1	122.5	24.6	8	0.592	48.804	3.7	ふつう	23.7	40.8	968	1.70	25	1,670	551
3110	**/**/**	1	133.5	47.5	8	0.592	48.804	57.1	高度肥満	30.2	40.8	1,233	1.70	25	2,122	700
3111	**/**/**	1	126.1	25.0	8	0.592	48.804	-3.3	ふつう	25.8	40.8	1,055	1.70	25	1,818	600
3112	**/**/**	1	124.5	27.2	8	0.592	48.804	9.2	ふつう	24.9	40.8	1,016	1.70	25	1,752	578
3113	**/**/**	2	136.7	38.0	8	0.561	45.006	19.9	ふつう	31.7	38.3	1,213	1.70	25	2,088	689
3114	**/**/**	2	132.9	32.2	8	0.561	45.006	9.0	ふつう	29.6	38.3	1,132	1.70	25	1,949	643
3115	**/**/**	2	128.4	31.0	8	0.561	45.006	14.7	ふつう	27.0	38.3	1,035	1.70	25	1,785	589
3116	**/**/**	2	131.4	39.2	8	0.561	45.006	36.5	中等度肥満	28.7	38.3	1,100	1.70	25	1,894	625
3117	**/**/**	2	120.1	21.1	8	0.561	45.006	-5.7	ふつう	22.4	38.3	857	1.70	25	1,482	489
3118	**/**/**	2	132.6	26.4	8	0.561	45.006	-10.2	ふつう	29.4	38.3	1,125	1.70	25	1,938	640
3119	**/**/**	2	130.9	28.9	8	0.561	45.006	1.7	ふつう	28.4	38.3	1,089	1.70	25	1,876	619
3120	**/**/**	2	130.9	31.5	8	0.561	45.006	10.8	ふつう	28.4	38.3	1,089	1.70	25	1,876	619
3121	**/**/**	2	133.0	27.2	8	0.561	45.006	-8.1	ふつう	29.6	38.3	1,134	1.70	25	1,953	644
3122	**/**/**	2	120.0	20.0	8	0.561	45.006	-10.4	ふつう	22.3	38.3	855	1.70	25	1,478	488
3123	**/**/**	2	128.6	25.0	8	0.561	45.006	-7.9	ふつう	27.1	38.3	1,039	1.70	25	1,792	591
3124	**/**/**	2	125.1	25.7	8	0.561	45.006	2.1	ふつう	25.2	38.3	964	1.70	25	1,664	549
3125	**/**/**	2	120.5	22.2	8	0.561	45.006	-1.7	ふつう	22.6	38.3	865	1.70	25	1,496	494
3126	**/**/**	2	141.5	47.4	8	0.592	48.804	35.6	中等度肥満	35.0	40.8	1,427	1.70	25	2,450	809
3127	**/**/**	2	129.3	31.9	8	0.561	45.006	15.9	ふつう	27.5	38.3	1,054	1.70	25	1,818	600
3128	**/**/**	2	125.6	24.4	8	0.592	48.804	-4.5	ふつう	25.6	40.8	1,042	1.70	25	1,797	593
3129	**/**/**	2	125.5	22.5	8	0.561	45.006	-11.4	ふつう	25.4	38.3	973	1.70	25	1,679	554

資料）2011（平成23）年に筆者作成

②児童・生徒個々の推定エネルギー必要量を算出

①に基づき，児童・生徒個々の推定エネルギー必要量をp.60①の方法で求めた。

［推定エネルギー必要量×33%］値の学年別平均値を図3-7に，年齢区分別平均値を表3-17に示した。これらをみると，学年が上がる程，値が増加する傾向や，男女では男子の値が高いことが確認された。

③エネルギーの給与目標量の設定

②より算出された値をもとに，年齢区分別にエネルギーの給与目標量を検討した。たとえば，図3-8に示した小学校中学年（3・4年生）では，平均値が642kcal，中央値は638kcalであった。これより，最も多くの者に対応できると考えられる範囲を中央値±10％程度（570kcal～700kcal未満）とし，エネルギーの給与目標量を640kcalと設定した。設定した給与量の範囲から外れる児童・生徒については，配食量で対応することとした。

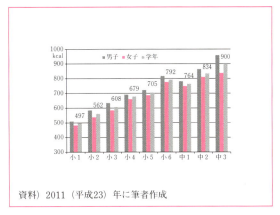

図3-7　N学校給食センター　学年別・男女別推定エネルギー必要量33%値

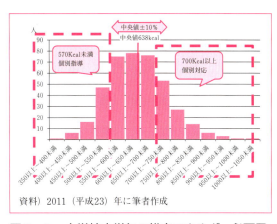

図3-8　小学校中学年の推定エネルギー必要量×33%値の分布

表3-17　N学校給食センター推定エネルギー必要量×33%の平均値・中央値

年齢区分 EER	平均値Kcal	中央値Kcal
低学年（児童・6～7歳）	528	517
中学年（児童・8～9歳）	642	638
高学年（児童・10～11歳）	748	738
中学生（生徒・12～14歳）	831	822

資料）2011（平成23）年に筆者作成

④給与栄養目標量の設定

　エネルギーの給与目標量に基づき，たんぱく質，脂質の給与目標量をエネルギー比率から求めるとともに，「食事摂取基準（2015年版）」および「学校給食摂取基準」の値を参考に給与栄養目標量を検討した。

　表3-18には，「3）食事計画（PLAN）（1）給与栄養目標量の設定」の①～④までの流れを踏まえ，実際に「食事摂取基準（2015年版）」の数値を用いて，給与栄養目標量を設定するための例を示した。結果的に，学校給食摂取基準と大きく異なる部分はなかったが，ただ数値を当てはめるのではなく，児童・生徒の状況等を踏まえて給与栄養目標量を検討することが重要なのである。

⑤個別対応が必要な児童・生徒の特定

　給食を実施するにあたっては，エネルギーの給与目標量の±10％程度の範囲（570kcal以上700kcal未満）で献立計画を行うよう心がけた。なお，この範囲に留めることが難しい者に対しては，可能な限り個別対応を行った。

　また，実際の体重が標準体重から大きく外れている者には，成長曲線を用い経年的な身体状況の推移を確認しながら，個別指導を行うこととした。

表 3-18 小学校中学年（児童・8～9歳）の給与栄養目標量設定例（4月時点）

栄養素等	食事摂取基準 (2015)	給与栄養目標量算定の根拠	給与栄養量 (4月)	学校給食摂取基準
エネルギー (kcal)	推定エネルギー必要量＊PALⅡ 男子1850 女子1700	4月健康診断の結果より算出した推定エネルギー必要量の33％中央値	640	640
たんぱく質 (g)	摂取エネルギー全体の13～20％	学校給食摂取基準よりエネルギー比率，15％で算出（範囲12～20％）	24 (18～32)	24 (18～32)
脂質 (g)	摂取エネルギー全体の20～30％	学校給食摂取基準よりエネルギー比率，27％で算出（範囲25～30％）	19 (17.8～21.3)	摂取エネルギー全体25～30％
ナトリウム (食塩相当量・g)	目標量 男子5.5未満 女子6.0未満	目標量（男子：5.5未満/日）の33％は1.8g未満。現実的に実施が難しいため，現行の学校給食摂取基準の値を採用	2.5g未満	2.5g未満
カルシウム (mg)	推奨量 男子650 女子750	推奨量の男女値を比較，大きい値（女子：750mg/日）の50％は375mg。現行の学校給食摂取基準の値を採用	350	350
鉄 (mg)	推奨量 男子8.0 女子8.5	推奨量の男女値を比較，大きい値（女子：8.5mg/日）の33％は2.8mg。現行の学校給食摂取基準の値を採用	3	3
ビタミンA (μgRAE)	推奨量 男子500 女子500	推奨量の男女値の33％は，165μgRAE。現行の学校給食摂取基準の値を採用	170μgRAE※	170μgRE※
ビタミンB$_1$ (mg)	推奨量 男子1.0 女子0.9	推奨量の男女値を比較，大きい値（男子：1.0mg/日）の40％の0.4mg。現行の学校給食摂取基準と同じ値	0.4	0.4
ビタミンB$_2$ (mg)	推奨量 男子1.1 女子1.0	推奨量の男女値を比較，大きい値（男子：1.1mg/日）の40％は0.44mg。現行の学校給食摂取基準の値を採用	0.4	0.4
ビタミンC (mg)	推奨量 男子60 女子60	推奨量の男女値（60mg/日）の33％，20mg。現行の学校給食摂取基準の値と同じ値	20	20
食物繊維 (g)	目標量 男子12以上 女子12以上	目標量の男女値（12g）の33％，4.0以上。現行の学校給食摂取基準の値を採用	5g以上	5g以上
マグネシウム (mg)	推奨量 男子170 女子160	推奨量の男女値を比較，大きい値の（男子：170mg/日）50％，85mg。現行の学校給食摂取基準の値と同じ値	85	85
亜鉛 (mg)	推奨量 男子6 女子5	推奨量の男女値を比較，大きい値（男子：6mg/日）の33％の2mg。現行の学校給食摂取基準の値と同じ値	2	2

＊「食事摂取基準（2015年版）」推定エネルギー必要量は，身体活動レベルⅡの参考値を用いた。
※現行の学校給食摂取基準では，単位の名称はレチノール当量（μgRE）として示されている。本章では，食事摂取基準（2015）に示されているレチノール活性当量（μgRAE）を用いた。
資料）厚生労働省「日本人の食事摂取基準（2015年版）」および「学校給食摂取基準」より筆者作成，2016

4）児童・生徒の献立作成基準の作成

施設ごとに献立作成のサイクルや提供する料理の種類などの条件が異なるため，下記のような留意点を踏まえて献立作成基準を作成する必要がある。

献立作成基準例

○献立作成の期間やサイクル（米飯週3回，パン・麺週各1回など）
○提供する料理の種類

○基本献立となる対象学年の設定とそれ以外の学年の展開方法
　　○年齢区分別の食品構成
　　○1食あたりの単価等

（1）食品構成表の作成

　学校給食で使用する食品の構成については，「学校給食実施基準の一部改正について」[*16]（以下，「実施基準の通知」）の「二　学校給食における食品構成について」において，次の点に留意することとされている。「標準食品構成表」については，学校給食における児童・生徒の食事摂取基準策定に関する調査研究協力者会議[*17]において参考資料として示された。

○学校給食摂取基準を踏まえつつ，多様な食品を適切に組み合わせて，食に関する指導や食事内容の充実を図ること。

*16　文部科学省スポーツ・青少年局長通知（平成25年1月30日）

*17　文部科学省において，2011（平成23）年3月に行われた。

表3-19　学校給食の標準食品構成表（幼児，児童，生徒1人1回当たり）

（単位：g）

区分		幼児の場合	児童（6歳～7歳）の場合	児童（8歳～9歳）の場合	児童（10歳～11歳）の場合	生徒（12歳～14歳）の場合	夜間課程を置く高等学校及び特別支援学校の生徒の場合
主食	米飯の場合　米	50	50	70	90	100	100
	強化米	0.15	0.15	0.21	0.27	0.3	0.3
	パンの場合　小麦	40	40	50	70	80	80
	イースト	1	1	1.25	1.75	2	2
	食塩	1	1	1.25	1.75	2	2
	ショートニング	1.4	1.4	1.75	2.45	2.8	2.8
	砂糖類	1.4	1.4	1.75	2.45	2.8	2.8
	脱脂粉乳	1.4	1.4	1.75	2.45	2.8	2.8
ミルク	牛乳	155	206	206	206	206	206
おかず	小麦粉及びその製品	4	4	5	7	9	9
	芋及び澱粉	20	26	30	34	35	35
	砂糖類	3	3	3	3	4	4
	豆類	4	4.5	5	5.5	6	6
	豆製品類	12	14	16	18	18	18
	種実類	1.5	2	3	3.5	3.5	3.5
	緑黄色野菜類	18	19	23	27	35	35
	その他の野菜類	50	60	70	75	82	82
	果物類	30	30	32	35	40	40
	きのこ類	3	3	4	4	4	4
	藻類	2	2	2	3	4	4
	魚介類	13	13	16	19	21	21
	小魚類	2.5	3	3	3.5	3.5	4
	肉類	12	13	15	17	19	19
	卵類	5	5	6	8	12	12
	乳類	3	3	4	5	6	6
	油脂類	2	2	3	3	4	4

（備考）
（1）1か月間の摂取目標量を1回当たりの数値に換算したものである。
（2）適用に当たっては，個々の児童生徒等の健康及び生活活動等の実態並びに地域の実情等に十分配慮し，弾力的に運用すること。
資料）文部科学省「学校給食における児童生徒の食事摂取基準策定に関する調査研究協力者会議」2011

○各地域の実情や家庭における食生活の実態把握の上，日本型食生活の実践，わが国の伝統的な食文化の継承について十分配慮すること。
○「平成19年度食事状況調査」の結果より，学校給食のない日はカルシウム不足が顕著であるため，カルシウム摂取に効果的である牛乳等についての使用に配慮すること。
○家庭の食事においてカルシウムの摂取が不足している地域にあっては，積極的に牛乳，調理用牛乳，乳製品，小魚等についての使用に配慮すること。

なお，この表は，あくまでも全国平均であり，地域の食生活の実態を十分に把握する必要がある。その上で，各地域で提供している食品群の構成に基づいた食品構成表を作成し，各地域の実態や食文化などに配慮して給食を提供することが望ましい。

（2）献立作成

学校給食の献立は，基準値や栄養比率に配慮しつつ，食に関する指導の「生きた教材」となるよう幅広く食品を使用し，多様な調理法を組み合わせて作成しなければならない。また，文部科学省から示されている実施基準の通知[*18]「3　学校給食の食事内容の充実等について」も考慮する必要がある。

献立の作成にあたっては，設定した給与栄養目標量にできる限り近づけることが望ましいが，ある一定の適正な範囲内であれば，1週間程度で設定した栄養量に近い摂取量となるよう柔軟に対応し，嗜好などにも配慮する必要がある。

5）給食の提供（DO）

計画において作成した献立に基づき，給食を実施する。実施に当たっては，(1)～(5)に配慮する。

（1）個別の摂取量や食べ方の観察

給食時間に食事の状況を観察し，個々の児童・生徒の食事の摂取量や食べ方（食べるは速さなど）の傾向や，特性を把握する。その観察をとおして，習慣的な摂取量が極端に少ない者・多い者を特定し，個別に対応する。

（2）個に応じた配食の実施

同じ学年・学級においても性，体格，活動量などにより，児童・生徒ごとに栄養素などの必要量が異なる。そのため配食にあたっては，推定エネルギー必要量に基づいて児童・生徒をいくつかのグループに分け，主食量を調節するなどの対応が必要である。

たとえば，図3-9は，身長を基に児童を5つのグループに分けた例である。表3-20は，図3-9で設定した各グループに属する対象者の身長および性ごとの，エネルギー，たんぱく質，脂質の給与量の範囲を示したものである。各グループのたんぱく質，脂質はエネルギー比率で求めるため，範囲内[*19]であれば主食量のみの調節で対応できると考えられる。しかし，範囲から外れる場合は，主菜などの副食量の調節も必要な場合がある。

[*18] 文部科学省通知「学校給食実施基準の一部改正について（文部科学省スポーツ・青少年局長通知[平成25年1月30日]）」のこと。詳細はホームページで確認ができる。（http://www.mext.go.jp/b_menu/hakusho/nc/1332086.htm）

[*19] たんぱく質：12～20％／脂質：25％～30％

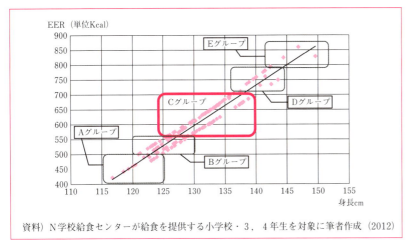

図3-9 身長別推定エネルギー必要量のグループ分け

表3-20 身長別グループ分けと配食量の目安

グループ	身長 (cm) 男子 (人数)	身長 (cm) 女子 (人数)	エネルギーの範囲(基準値) kcal	たんぱく質エネルギー比率（%）	脂質エネルギー比率（%）	配食量の目安
A	120cm以下 (4人)	125cm以下 (43人)	500kcal以下 (480Kcal)	24g (20%)	*19g (36%)	主食・副食を減量
B	120〜125程度 (33人)	125〜130程度 (53人)	500〜570kcal (570Kcal)	24g (18%)	19g (30%)	主食を減量
C	125〜135程度 (122人)	130〜140程度 (76人)	570〜700kcal (640Kcal)	24g (15%)	19g (27%)	標準
D	135〜145程度 (50人)	140〜145程度 (14人)	700〜800kcal (700Kcal)	24g (13%)	19g (24%)	主食を増量
E	145以上 (6人)	145以上 (4人)	800Kcal以上 (830Kcal)	*24g (11.6%)	*19g (21%)	主食・副食を増量

＊（基準値）たんぱく質，脂質のエネルギー比を算定するための基準値
＊目標とする範囲から外れた場合は，副食の量も調整する。

資料）公益財団法人　学校給食研究改善協会「情報便　すこやか」第15号，p.11の表4「エネルギーの増減によりエネルギー比率が増減する例」をもとに筆者作成（2015）

（3）痩身・肥満等個別対応者への配慮

　身体測定の結果から，痩身や肥満あるいは成長曲線から大きく外れている，習慣的な給食の摂取量が極端に少ない，または多いなどの，児童・生徒や保護者に対し，改善に向けた指導を行う。なお，個別対応者が，他の児童・生徒から，からかわれたり，いじめの対象となったりしないよう，配慮する必要がある。

（4）指導体制の整備（教職員間の共通理解）

　個別対応が必要な児童・生徒に対する配食量や「おかわり」の方法などについては，教職員間での情報共有が不可欠である。そのため，組織的に指導を行える体制を整備することが必要である。その際，栄養教諭は，配食量の目安などの資料を作成し，学級担任が個々に応じた配食ができるよう支援することも必要である（図3-10）。

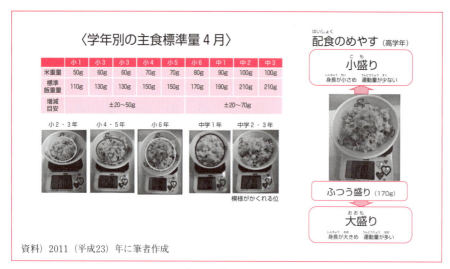

図3-10 主食の配食に関する指導資料例

(5) 学校給食を活用した食に関する実践的な指導

学校給食において,個々の児童・生徒の状況に応じた栄養管理を行うことは,健全な食生活を営むための判断力を養う上でも有効である。そのためにも,身体状況や身体活動量に応じて,食事の量を調節することの重要性を,給食の時間や特別活動,および教科などにおいても,学校給食を積極的に活用して実践的な指導を行っていくことが求められる。

6) 給食の事後の検証と改善（Check & Act）

提供した給食については,一定期間（1週間程度）ごとに,給与栄養量や残食量などから,適切な範囲で提供できたか検証する必要がある。また,定期的に身体状況を把握し,推定エネルギー必要量を算出するとともに,児童・生徒の成長に合わせて給与栄養目標量の見直しを図っていくことが重要である。

そして,これらの一連の検証に基づき,改善すべき点を明らかにし,それを踏まえて新たな目標を設定するなど,PDCAサイクルに沿って栄養管理を行っていくことが求められる。

(1) 学校給食の摂取量調査

提供した給食が,個々の児童・生徒にどの程度摂取されているのかを検証するためには,学校給食の摂取量調査を行う必要がある。実際の学校給食の現場で,1人ひとりの摂取量を調査した報告は,まだ少ないのが現状である。以下,「平成22年度食事状況等調査」を参考に,筆者らが行った学校給食の摂取量調査の実施例を示す。

①各料理の100g当たりの栄養成分含量を求める

給食は,1人あたりの可食部重量を基に献立を計画し,その重量に食数を乗じて食材料を調達して,大量調理を行う。調理後の料理は,廃棄部分の量や調理中

の水分変化量などの影響を受ける。そのため，給食から摂取した栄養量をできるだけ正確に求めるには，食材料の配合割合や調理加工などを考慮した，調理後の栄養成分含量を求める必要がある[*20]。

　ア　使用材料の調理加工前（肉，魚，下処理後の野菜，水，調味料など）の重量を計量する。たとえば，廃棄部分がある食材については，食品成分表の廃棄率を基に算出した重量ではなく，釜などに入れる前の重量を計量する。その値を用いて料理ごとに栄養成分含量を計算する（表3－21）。

　イ　アの材料をすべて釜などに入れ調理加工する。調理加工後，料理ごとのでき上がり量を計量する。

　ウ　アで求めた料理ごとの栄養成分含量の合計値と，イのでき上がり量の値を用いて，100g当たりの栄養成分含量を求める。計算式を次に示す[*21]。

$$100\text{g当たりの栄養成分含量} = \frac{\text{ア・食品全重量に対する栄養成分含量} \times 100\text{g}}{\text{でき上がり量 (g)}}$$

たとえば，表3－21の「芋金平」は，エネルギーの合計値が46,826kcal。でき上がり重量は25,800g。この料理の100g当たりのエネルギーは，（食品全重量に対するエネルギー量）46,826kcal×100g/（でき上がり量）25,800g≒181kcalと算出する。

　エ　提供したすべての料理について，100g当たりの栄養成分含量を求める（表3－21）。

②各児童・生徒の摂取量を，料理別に算出する

　学校給食の配食は，給食当番が食缶から個々の食器に盛りつける方法で行われる。また，一部の料理について大盛りや少なく盛りつける者，おかわりや食べ残しをする者もいる。そのため，1人ひとりが実際に食べた量（摂取量）を料理別に計量する必要がある。

　　摂取量＝摂取前重量（盛り付け量）－残食量

[*20] 調理後の栄養成分含量の算定方法は，「食品表示法に基づく栄養成分表示のためのガイドライン」を参照。(http://www.caa.go.jp/foods/pdf/150331_GL-nutrition.pdf)

[*21] 食品表示法に基づく栄養成分表示のためのガイドライン (http://www.caa.go.jp/foods/pdf/150331_GL-nutrition.pdf)

表3－21　金平芋100g当たりの栄養成分含量の算出例

使用材料	重量 (g)	エネルギー (Kcal)
さつまいも	15,390	20,315
ベーコン	4,050	16,403
にんじん	3,375	1,249
青ピーマン	1,768	389
米ぬか油	400	3,684
こいくちしょうゆ	1,200	852
合成清酒	800	872
三温糖	800	3,056
トウバンジャン	10	6
合計	27,793	46,826

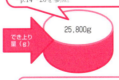

※調理加工による影響の考え方
調理加工による，水分の蒸発や調理に用いた油の吸着等により重量が変動する。これらに関しては，補正を行う必要がある。詳細は，食品表示法に基づく栄養成分表示のためのガイドライン[*21]p.14～20を参照。

でき上がり量(g)　25,800g

100g当たりのエネルギー量
(46,826Kcal×100g)/25,800g
≒181Kcal

※摂取量調査実施：土屋久美（福島県三春町立三春中学校栄養教諭）
資料）2015（平成27）年に筆者作成

表3-22 料理別栄養成分含量表

料理名／栄養価	エネルギー kcal	たんぱく質 g	脂質 g	ナトリウム mg	カルシウム mg	マグネシウム mg	鉄 mg
ごはん	168	2.5	0.3	1	3.0	7.0	0.1
鶏肉	271	16.2	17.9	446	10	24.0	0.5
芋金平	181	3.2	7.8	399	30.8	22.9	0.6
みそ汁	18	0.9	0.6	152	15.1	6.9	0.2
牛乳	67	3.3	3.8	41	110	10	0

資料）2015（平成27）年に筆者作成

(76g/100)×181kcal≒138kcal

表3-23 摂取量一覧表

ID番号	摂取量 (g) ごはん	牛乳	鶏肉	芋金平	みそ汁	エネルギー (kcal) ごはん	牛乳	鶏肉	芋金平	みそ汁	1食計	EER ×33%
3101	202	206	117	76	215	339	138	317	138	39	971	931
3102	160	206	55	0	194	269	138	149	0	35	591	858
3103	306	206	75	54	194	514	138	203	98	35	988	890
3104	227	206	73	60	187	381	138	198	109	34	859	956
3105	250	206	118	78	307	420	138	320	141	55	1074	933
3106	283	412	78	98	554	475	276	211	177	100	1240	1033
3107	328	206	116	85	212	551	138	314	154	38	1195	877
3108	122	412	59	64	184	205	276	160	116	33	790	750
3109	228	0	61	67	192	383	0	165	121	35	704	1044
3110	217	206	66	76	176	365	138	179	138	32	851	854
3112	227	206	68	68	168	381	138	184	123	30	857	866
3113	305	206	57	69	57	512	138	154	125	10	940	1015
3114	344	412	62	61	165	578	276	168	110	30	1162	940

資料）2015（平成27）年に筆者作成

③個々の児童・生徒の栄養摂取量を求める

　①と②の値を用いて，各料理の栄養摂取量を算出する。計算式を次に示す。

> 栄養摂取量＝(摂取量/100)×100g当たりの栄養成分含量

　たとえば，表3-23のID番号3101の「芋金平」の摂取量は，76g。芋金平100g当たりのエネルギーは181kcal（表3-22）。「芋金平」76gを食べた場合のエネルギー量は，栄養価計算と同様の方法で，(摂取量)76g/100×(100g当たりの栄養成分含量)181kcal≒138kcalと算出することができる。

　このように，すべての料理について栄養摂取量を算出し，その合計を個々の児童・生徒の栄養摂取量とする。（表3-23）

④個々の児童・生徒に対して，適切な範囲で提供できたかを評価する

（2）エネルギーの給与目標量の見直し

　成長期にある児童・生徒の身体状況は変化していくため，それに合わせてエネルギーの給与目標量を定期に見直していく必要がある。

　たとえば，表3-24は，N学校給食センターの各受配校で行われる，身体測定の結果を基に算出した4月と9月の［推定エネルギー必要量×33％］の中央値

表3-24 4月と9月年齢区分別推定エネルギー必要量×33%平均値・中央値

(単位：kcal)

	人数	4月		9月	
		平均	中央値	平均	中央値
低学年 （児童・6～7歳）	381	528	517	556	546
中学年 （児童・8～9歳）	405	642	638	671	662
高学年 （児童・10～11歳）	411	748	738	789	782
中学生 （生徒・12～14歳）	339	831	822	853	845

資料）N学校給食センター「児童生徒の身体状況（H23年度）」より算出したデータに基づき、筆者作成（2015）

と平均値を示したものである。小学校中学年（8～9歳）の中央値をみると、4月時点の値は638kcalであったが、9月には662kcal、に変化していることが確認できる。

また、図3-11は［推定エネルギー必要量×33％］の値の分布を示したものである。9月の分布は、4月と比較して高い値へ移動していることが確認できる。

N給食センターでは、これらのデータを参考に、エネルギーの給与目標量の見直しや、主食量の検討を学期ごとに行っている。

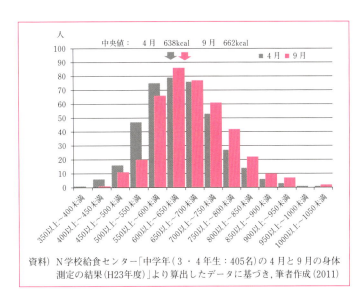

資料）N学校給食センター「中学年（3・4年生：405名）の4月と9月の身体測定の結果（H23年度）」より算出したデータに基づき、筆者作成（2011）

図3-11 推定エネルギー必要量×33％の分布・4月と9月（中学年）

7）疾病・アレルギーなどを有する児童・生徒への対応

給食を提供する児童・生徒の中には、何らかの疾患を有していたり、疾患に関する高いリスクを有していたりする者がいる。そのような児童・生徒に対して、治療を目的とする対応をする場合は、食事摂取基準におけるエネルギーおよび栄養素の摂取に関する基本的な考え方を理解した上で、その疾患に関連する治療ガイドラインなどの栄養管理指針を用いる。

特に、食物アレルギーを有する児童・生徒については、文部科学省より示された、「今後の学校給食における食物アレルギー対応について（通知）」に基づいて対応することが必要である。さらに、各施設での具体的な取り組みついては「学校における食物アレルギー対応方針」なども示されている。各学校給食施設にお

いては，これらを参考に，学校給食が原因となるアレルギー症状を発症させないことを前提として，調理施設の能力に応じて，アレルギー対応給食を提供することが求められている。

6．学校給食における衛生管理

学校給食は，大量調理であるため，万一事故が発生したときには，大規模な被害となる。また，抵抗力の弱い児童・生徒を対象としており，成人よりも重症化しやすい特徴がある。さらに教育の観点から児童・生徒には，食事の選択権がない。そのため，食に関する指導の教材として活用されている学校給食の衛生管理については，常に最大限の注意を払うことが求められている。

1）学校給食における食中毒の発生状況

（1）年次別発生状況と衛生管理対策

学校給食の歴史を振り返ると，関係者の日常の努力にもかかわらず，数々の食中毒事故が発生してきた。特に1996（平成8）年，全国を襲った腸管出血性大腸菌O157をはじめとした集団食中毒は，学校給食によるものが全国で事件数18件，患者数11,651人，死者数5人にのぼった。

文部科学省は，この惨禍を再び繰り返さないため，これまでの衛生管理のあり方を見直し，1997（平成9）年に「学校給食衛生管理の基準」を策定した。そして，この基準を全国の学校給食施設に周知し，食中毒を防止する取り組みを進めてきた。

また，2007（平成19）年度には「学校給食における衛生管理の改善・充実に

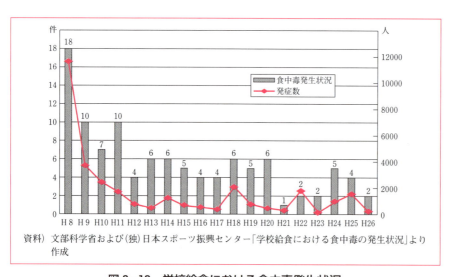

資料）文部科学省および（独）日本スポーツ振興センター「学校給食における食中毒の発生状況」より作成

図3-12　学校給食における食中毒発生状況

関する協力者会議」を立ち上げ，衛生管理の改善・充実を図るとともに，科学的根拠を基に標準的手法で示した衛生管理に関するマニュアル（6冊）を作成し，科学的根拠に基づいた衛生管理の考え方と手法の普及を図ってきた。

学校給食調理施設においては，これらのマニュアルに基づいて，具体的な衛生管理の徹底が図られ，食中毒の事件数，患者数が共に激減してきている。

従来，食中毒といえば，腸管出血性大腸菌O157やサルモネラ属菌をはじめとする細菌性食中毒が中心であった。しかし，厚生省（現：厚生労働省）は，1997（平成9）年5月31日づけで食品衛生法の一部改正を行い，小型球形ウイルス（現：ノロウイルス）とその他のウイルスを，新たに食中毒原因物質として追加した。

近年では，食中毒の原因の多くがノロウイルスによるもので，その対策が重要になっている。

〈食中毒の基礎知識〉

食品や水に起因する急性胃腸炎あるいは神経障害などの中毒症を総称して食中毒という。食品衛生法では，食中毒の原因として細菌またはその産物（毒素），ウイルス，動植物の自然毒，化学物質などが挙げられている。下記は，学校給食による食中毒の原因となる病原体の特徴である。

1）ノロウイルス

冬季に集団発生という形で起こることが多いが，夏場にも発生している。原因食品が明らかでない食中毒事例が多く，人を介した二次汚染によるものが多く発生している。潜伏期間は24～28時間で，下痢，嘔吐，吐き気，腹痛，発熱などが主な症状である。二枚貝（カキ等）が原因食品となっている。またウイルス性食中毒の原因になるばかりでなく，ウイルス性急性胃腸炎（感染症）の原因にもなる。

2）サルモネラ属菌

生肉，特に鶏肉と卵が原因食品となることが多く，潜伏期間は6～72時間で，腹痛，下痢，発熱，嘔吐などが主な症状である。

3）カンピロバクター

家畜や家禽の腸管内に生息しており，食肉（特に鶏肉），飲料水，生野菜などが原因食品となっている。潜伏期間は1～7日と長く，発熱，倦怠感，頭痛，吐き気，腹痛，下痢，血便などが主な症状である。

4）腸管出血性大腸菌

牛など反芻類の腸管内に生息し，糞尿を介して様々な食材や水を汚染する。牛肉，野菜，果物，ジュースなど多様な食品が原因食品となっている。潜伏期間は，1～10日と長く，激しい腹痛，血便などが主な症状である。重症では，溶血性尿毒症症候群や脳症を併発し，致命的になることがある。

5）ヒスタミン

ヒスチジン含有量の多い赤身魚（カジキ，マグロなど）で，ある種の細菌が増殖するとヒスタミンが産生・蓄積され，これを摂取することで，ヒスタミン食中毒を

発生する。喫食後30分〜1時間で発症し，顔面紅潮，じんま疹，頭痛，発熱などアレルギー様の症状が出るが，6〜10時間で回復する。

資料）文部科学省『校給食調理従事者研修マニュアル』p.13, 14, 2012より引用

表3-25　学校給食における原因菌等別食中毒発生状況（平成20〜26年度）

原因菌等	H20年度	H21年度	H22年度	H23年度	H24年度	H25年度	H26年度	計
ノロウイルス	2	1		1	5	3	2	14
サルモネラSE			2					2
カンピロバクター	1							1
ヒスタミン	3			1		1		5
計	6	1	2	2	5	4	2	22

（文部科学省資料改変）

資料）（独）日本スポーツ振興センター「学校給食における原因菌等別食中毒発生状況（平成16〜26年度）」（http://www.jpnsport.go.jp/anzen/Tabid/1006/Default.aspx）より作成

2）学校給食衛生管理基準の法的位置づけ

　学校給食の衛生管理は，1997（平成9）年に策定された「学校給食衛生管理の基準」に基づいて行われていた。しかし，法的な裏づけがなく，衛生管理の取り組み状況は，自治体によってまちまちであった。

　そこで，2009（平成21）年に行われた「学校給食法」の大幅改正に伴い，第9条に「学校給食衛生管理基準」として位置づけられた。第9条2項には，設置者（教育委員会），管理者（校長および共同調理場長）などの役割が明記されている[*22]。

*22　付録「8. 学校給食法」（p.318）参照

3）「学校給食衛生管理基準」の概要

　現行の学校給食衛生管理基準は，HACCPの考え方に基づき，単独調理場，共同調理場ならびに共同調理場の受配校の施設・設備，食品の取り扱い，調理作業，衛生管理体制などについて定められている。調理業務の委託等の場合にも，本基準を遵守することとされている。

> ＊HACCP（Hazard Analysis and Critical Control Point）
> 　食品の安全性を保証する衛生管理の手法のひとつである。原材料の生産から調理されて喫食者の口に入るまでの各段階で発生すると考えられる危害（ハザード）を科学的に分析し，その危害発生を防止できるポイントを定め，これを重点的に管理することで安全性を確保するという手法である。
> 　また，コーデックス委員会（国連食糧農業機関および世界保健機関合同食品規格委員会総会）で採択された「危害分析・重要管理点方式とその適用に関するガイドライン」に規定されている。

【学校衛生管理基準の概要】
第1　総則
　　法の趣旨を踏まえた学校給食を実施する教育委員会等の責務を定めたこと。
第2　学校給食施設及び設備の整備及び管理に係る衛生管理基準
　　学校給食施設，学校給食設備並びに学校給食施設及び設備の衛生管理に関する基準を定めたこと。また，当該基準について定期的に検査を行うこと。
第3　調理の過程等における衛生管理に係る衛生管理基準
　　献立作成，学校給食用食品の購入，食品の検収・保管等，調理過程，配送及び配食並びに検食及び保存食等に関する基準を定めたこと。また，当該基準について定期的に検査を行うこととしたこと。
第4　衛生管理体制に係る衛生管理基準
　　衛生管理体制，学校給食従事者の衛生管理，学校給食従事者の健康管理及び食中毒の集団発生の際の措置に関する基準を定めたこと。また，食中毒の集団発生の際の措置を除き当該基準について定期的に検査を行うこととしたこと。
第5　日常及び臨時の衛生検査
　　日常及び臨時の衛生検査を行うべき項目等を定めたこと。
第6　雑則
　　記録の保存期間等を定めたこと。

資料）文部科学省「学校給食衛生管理基準の施行について（21文科ス第6010号平成21年4月1日付）」より引用

4）衛生管理のポイント

　衛生管理の徹底を図るためには，「科学的根拠」に基づいた理論による指導や取り組みが極めて重要である。衛生管理をこれまでの経験や個人の考えのみで行っていると，間違った方法で作業をしたり，個人によりやり方が違ったりすることで，衛生管理の取り組みの定着も「食中毒ゼロ」の目的達成もできない。「なぜ，靴を履き替えなければならないのか」「なぜドライ運用をしなければならないのか」などを，その根拠を正しく示した上で，調理従事者の意識向上を図ることが大切である。
　そのため，文部科学省では，科学的根拠を基に「なぜ？」を追求した，衛生管理に関するマニュアル（6回シリーズ）を作成した。
　特に「学校給食調理従事者研修マニュアル」は，研修を担当する指導者（栄養教諭など）用として，その科学的根拠と標準的手法を示したものである。このマニュアルの中で，施設・設備の整備であるハード面については，その手順として衛生管理を充実するための重要度順にStep 1～6で示されている（図3-13）。栄養教諭は，これらを考慮し，必ず整備すべきハード面，学校給食従事者が守るべきソフト面，そして洗浄・消毒等について，その科学的根拠を理解した上で，衛生管理の徹底を図る必要がある。

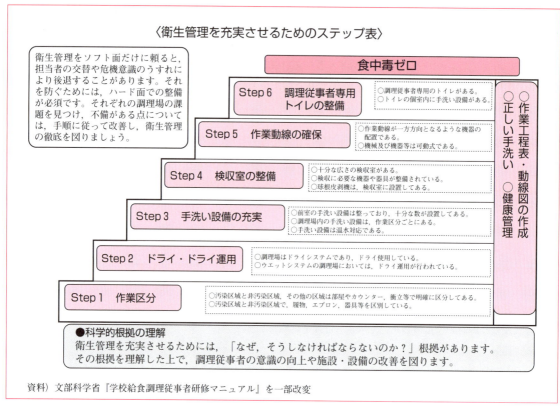

図3-13　衛生管理を充実させるためのステップ表

（1）ハード面

①Step 1　作業区分の明確化

> 汚染作業区域と非汚染作業区域を明確に区分し，人や台車の往来をなくし，食品のみの移動とすること。

　汚染作業区域には，食品が搬入される検収室，食品の保管室，野菜などの洗浄を行う下処理室，食器・食缶などの洗浄を行う洗浄室が含まれる。また，非汚染作業区域は，野菜などを裁断したり，加熱したりする調理室，配膳室などである。

表3-26　学校給食施設の区分

区　分	作　業　区　域
汚染作業区域	検収室，食品の保管室，下処理室，返却された食器・食缶の搬入場，洗浄室（返却された食器具類の洗浄中・消毒前）
非汚染作業区域	調理室，配膳室，食品・食缶の搬出場，洗浄室（機械，食器具類の洗浄・消毒後）
その他	更衣室，休憩室，調理員専用トイレ，前室，事務室　等

＊詳細については，「学校給食衛生管理基準」参照
資料）文部科学省「学校給食衛生管理基準：別添資料」2009 を改変

汚染作業区域と非汚染作業区域を人や台車が行き来すると，台車の車輪や調理従事者の靴底を介して，汚染作業区域の汚染を非汚染作業区域にもち込むことになる。このことにより，器具や食品が汚染され，食中毒を起こす原因となる。そのため，学校給食衛生管理基準では，汚染作業区域と非汚染作業区域を部屋単位で区分することとしている。部屋単位での区分ができない場合は，カウンターや衝立などを設置し，食品のみの移動とする。

このような作業の流れは，食品の納入から配食に至る調理過程の中で起こりうる危害を極力少なくするHACCP[*23]の考え方に基づくものである。

*23　HACCP：p.76参照

② Step 2　ドライ使用およびドライ運用

> 細菌の繁殖や床からの水跳ねを防止するために，ドライ使用・ドライ運用を行い，湿度をできるだけ低く保つこと。

「ドライシステム」とは，床に水が落ちない構造の施設・設備，機械・器具を使用し，床が乾いた状態で調理作業を行うことができるシステムのことである。また，「ドライ運用」とは，ウエットシステムの施設においてもドライシステムと同様，床を乾かした状態で使うことである。

細菌の増殖は，栄養分（有機物）の存在，および水分と温度によって起こる。そのため，ドライ使用およびドライ運用を行うことで，調理場内の湿度を低く保つことになり，細菌の増殖を抑えることができる。また床は，水を落とさず乾いた状態であるため，床からの跳ね水による汚染を防止することができる。

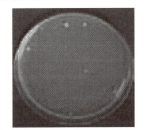
〈ドライ使用〉
一般生菌数＜3000個/100cm^2

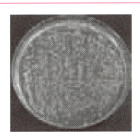
〈ウエット使用〉
一般生菌数10^{5}個/100cm^2

資料）（独）日本スポーツ振興センター『学校給食衛生管理基準の解説―学校給食における食中毒防止の手引―：第2　学校給食施設及び設備の整備及び管理に係る衛生管理基準』p.17より

図3-14　ドライ使用とウエット使用の床の細菌数の違い

③ Step 3　手洗い設備の充実

> 正しい手洗い方法を身につけること。また，給水栓に手指で直接触れなくてもよい設備や肘まで洗える大きさの洗面台で，温水の給水が可能な設備を設置すること。

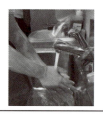
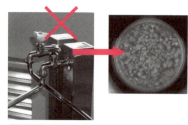

一般細菌数
$10^6/100cm^2$

①冷水による手洗いは，温水に比べ汚れ落ちが悪くなる。
②特に冬季は，水が冷たくなり，手洗いが不十分になる可能性が高い。

①手洗いの給水栓に直接手指で触れると，給水栓に細菌やウイルスが付着し，次に使用する人の手指が汚染される。

資料）文部科学省「学校給食調理従事者研修マニュアル」

図3-15　手洗い

　手に付着した汚れや病原菌を調理場にもち込まないためには，前室において正しい手洗いを行うことが必須である。そのため，調理従事者が正しい手洗い方法を身につけるだけでなく，手洗い設備の充実も重要である。特に，「給水栓に手指で直接触れなくてもよい設備や肘まで洗える大きさの洗面台を設置すること」や，「温水の給水が可能な設備を人数に応じて設置すること」は，丁寧な手洗いや洗浄効果，手荒れ防止の面からも大切である。

　また調理場内においても，作業内容の変更時や，食肉，魚介類，卵などの汚染度の高い食品に触れた後などには，手洗いが必要である。そのため，作業区分ごとに，使用しやすく，周りを汚染しない位置に手洗い設備を設置する必要がある。

④Step 4　検収室の整備

> 検収室は，汚染作業区域の中で最も汚染レベルが高い場所であることを十分に理解し，検収に当たり，細菌などを調理室内にもち込まないようにすること。そのため，業者の容器から調理場の容器に移し替えること。

　検収室は，納品された食品の数量や鮮度，異物混入の有無等の確認や点検を行う場所である。しかし，納品されたものは，泥や埃，有害微生物などで汚染されている。また，業者の搬入容器も，生産・流通過程で汚染されている可能性が高い。そのため，細菌や埃などの外部からの汚染源が下処理室や食品保管室を汚染しないように，業者の容器から調理場の容器に移し替える必要がある。さらに，球根皮剥機や泥落としシンクを検収室に設置し，泥つきの根菜類などの処理を行うことで，下処理室の汚染レベルを低く保つことができる。

〈確実な検収を行うポイント〉
●あらかじめ検収責任者を決めておく。栄養教諭等を検収責任者としない場合は，

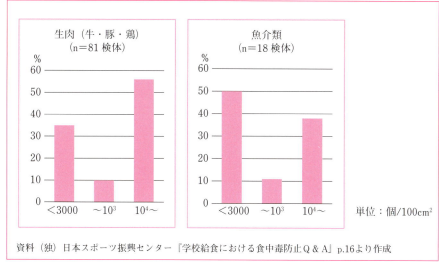

資料 (独) 日本スポーツ振興センター『学校給食における食中毒防止Q&A』p.16より作成

図3-16 食品別による食品搬入容器および包装からの一般生菌数検査結果

学校給食調理員等を検収責任者とする。
●検収は、納品された食品の確実な点検を行うために、複数人で行う。
●納入された食品の品名、数量、納品時間、納品業者名、製造業者名および所在地、生産地、品質、鮮度、箱、袋の汚れ、その他の包装容器等の状況、消費期限または賞味期限、製造年月日、品温、年月日表示、ロット番号その他のロットに関する情報について、毎日点検を行う。
●食品を専用容器に移し替える時に異物や鮮度のチェックを行う。
●保存食（50g程度）を採取し、−20℃以下で2週間以上保存し、廃棄日を記録する。

資料）文部科学省「学校給食衛生管理基準」2009を改変

⑤ Step 5　作業動線の確保

> 二次汚染を防ぐために、作業動線を一方方向にして、食品が交差しないようにすること。

　食品の二次汚染は、食中毒の原因となる。食肉、魚介類、卵などの病原性微生物汚染の高い食品と汚染させたくない食品（加熱済みや非加熱調理用食品）の動線が交差すると、二次汚染を招く可能性が高くなる。それを防ぐためには、機械や機器の配置を見直したり、可動式にしたりするなど、作業動線を単純化することが大切である。
　たとえば、移動台に機器をのせて可動式にすることで、調理過程に応じて適切な場所で調理作業を行うことができ、作業動線を一方方向にできる。また、洗浄するときは、洗浄コーナーへの移動も可能となる。

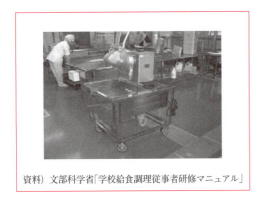

資料）文部科学省「学校給食調理従事者研修マニュアル」

図3-17 切裁機を移動台に載せて可動式にした例

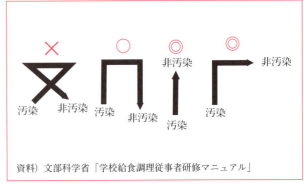

資料）文部科学省「学校給食調理従事者研修マニュアル」

図3-18 作業動線例

⑥ Step 6　調理従事者専用トイレの整備

> 調理従事者専用のトイレを設置し，トイレの汚染を調理場内にもち込まないこと。また，トイレの個室内に手洗い設備を設けること。

糞便には，さまざまな病原微生物が存在している。そのため排便時に，ノロウイルスなどにより便器が汚染されたり，手指を介してトイレのドアノブなどが汚染されたりする可能性がある。学校においては，多人数の児童・生徒等と共用のトイレを使用することで，他からのウイルスや細菌などによる汚染の危険性がよ

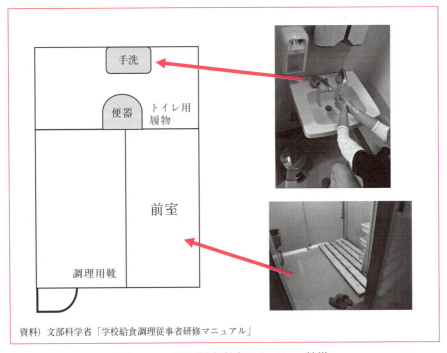

資料）文部科学省「学校給食調理従事者研修マニュアル」

図3-19 調理従事者専用トイレの整備

り高くなる。そのため，汚染の可能性を最小限に留めるよう，調理従事者専用のトイレの設置が必要なのである。

　また，用便後の手指は，最も危険な汚染源である。この手指から衣服，ドアノブなどが汚染されることを防ぐため，衣服を整える前に手洗いができるよう，トイレの個室内に手洗い設備を設ける必要がある。さらに，調理衣が着脱できる前室を設置し，トイレの汚染を調理衣等に付着させて調理室にもち込まないようにすることも大切である。

（2）ソフト面

　ソフト面は，調理場の施設・設備の整備状況にかかわらず，調理従事者が守るべき内容である。ソフト面においても，その科学的根拠を十分に理解した上で，1人ひとりが衛生管理に取り組む必要がある。

①正しい手洗い

> 人の手は，病原微生物の「運び屋」であることを理解し，正しい手洗い方法を身につけること。

　衛生管理は，「手洗いから始まり，手洗いに終わる」といわれるとおり，最も基本的な事項である。

　人の手には，数え切れないほどの微生物が付着しており，人の手は食中毒を起こす病原微生物の「運び屋」であることを理解しておく必要がある。特に，近年増加傾向にあるノロウイルスによる食中毒や感染症は，人の手指を介して起こることが多い。手洗いの重要性を理解し，正しい手洗いの方法を身につけておくことが必要である。

　調理従事者は，適切な方法とタイミングで手に付着した病原菌を洗い落とし，常に清潔な手を保つ必要がある。手を清潔に保つための手洗いは，その目的に応じて次の3つのレベルに分けることができる。

　①見た目の汚れをきれいにする手洗い（日常手洗い）
　②環境から付着した病原菌を取り除く手洗い（衛生的手洗い）
　③常在細菌叢も取り除く手洗い（手術時手洗い）

　調理を行う際の手洗いは，一時的に付着した病原菌を洗い落とす「衛生的手洗い」である。そのため，見た目の汚れを落とすことは当然のことであるが，手術時のような常在細菌叢までも落としてしまう厳格な手洗いは必要ない。そのことを理解し，標準的な手洗い一覧を参考に，正しい手洗い方法を身につける必要がある（図3-20）。

　また，作業開始時や汚染作業区域から非汚染作業区域に移る時，トイレに行った後は，爪の間に存在する細菌等を爪ブラシで取り除いたり，アルコールで殺菌したりして「標準的な手洗い」を行う。しかし，非汚染作業区域での調理作業では，直接手指が触れるのは洗浄済みの野菜や消毒済みの機械器具であるため，作業開始時と同じような手洗いをする必要はなく，「作業中の手洗い」を行う。

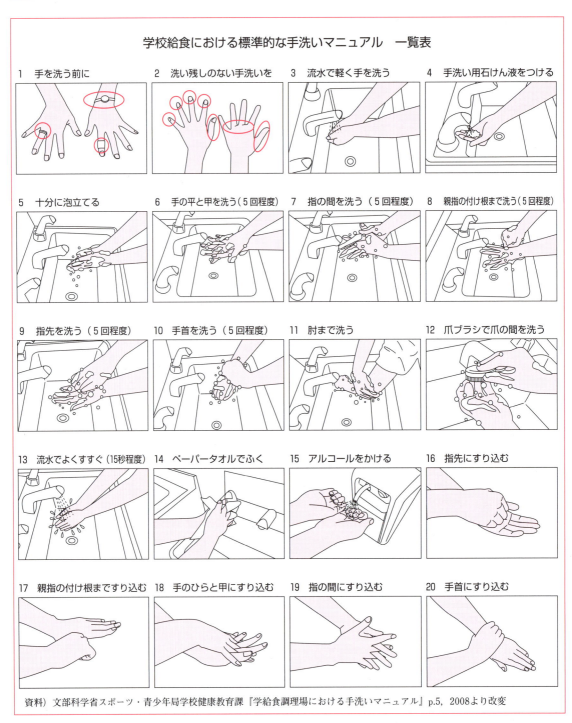

図3-20 標準的な手洗いマニュアル一覧

〈手洗いの「なぜ」を追求する〉
(1) なぜ，液体石けんでなければいけないのか？
　　固形石けんは，複数の人が使用するため，他の人の汚れが自分の手に付着する可能性がある。また，固形石けんは濡れたままにしておくとカビや細菌が繁殖する。
(2) なぜ，個人用爪ブラシが必要なのか？
　　爪の間には，手指に付着している細菌のうちの80〜90％以上が存在しているため，爪ブラシを使って洗浄する。しかし，爪ブラシを，複数の人と共用すると，手に付着していた細菌やウイルスが他の人にも付着し，汚染が拡大する恐れがある。
(3) ペーパータオルで拭くことでどんな効果があるのか？
　　手洗い後の水分をペーパータオルで吸い取るのではなく，拭い取ることによって，手に残っている微生物を物理的に減少させることができる。
(4) なぜ，アルコール消毒が必要なのか？
　　アルコールはノロウイルスには効果が低いが，ほとんどの食中毒菌の消毒には極めて有効である。指先や爪の間にアルコールを擦り込むことで，残っている細菌などを殺菌することができる。

資料）文部科学省「学校給食調理従事者研修マニュアル（平成24年3月）」p.49〜51を改変

「学校給食衛生管理の基準」より
学校給食調理員は，以下の点に留意して調理作業に当たること。
イ　次に定める場合には，必ず手指の洗浄及び消毒を行なうこと。
　①作業開始前及び用便後
　②汚染作業区域から非汚染作業区域に移動する場合
　③食品に直接触れる作業に当たる直前
　④生の食肉類，魚介類，卵，調理前の野菜類等に触れた後，
　　他の食品や器具等に触れる場合

〈標準的な手洗いと作業中の手洗い〉
　①作業開始前及び用便後　　　　　　　　　→→標準的な手洗い
　②汚染作業区域から非汚染作業区域に移動する場合　→→標準的な手洗い
　③食品に直接触れる作業に当たる直前　　　　　→→作業中の手洗い
　④生の食肉類，魚介類，卵，調理前の野菜類等に触れた後，他の食品や器具等に触れる場合　→→作業中の手洗い

資料）文部科学省『学校給食調理場における手洗いマニュアル（平成20年3月）』p.6を改変

図3-21　標準的な手洗いと作業中の手洗い

②作業工程表・作業動線図の作成

> 二次汚染防止のために，作業工程表・作業動線図を作成する。

作業工程表は，各調理員の午前中の作業の流れを，時間を追って示したものであり，それぞれの作業内容が明確となるので，掛けもち作業による二次汚染を防ぐことができる。また，できあがり時間から逆算してタイムスケジュールを設定することで，調理終了から喫食までの時間を短縮することもできる。

表3-27 作業工程表および作業動線図の作成上の注意点

項　目	作業工程表	作業動線図
記入すべき項目	・汚染作業区域と非汚染作業区域 ・献立名 ・タイムスケジュール ・担当者名 ・調理作業の内容 ・衛生管理のポイント ・汚染度の高い食品については，担当者と扱う時間，衛生管理点を明確にする。	・食品の搬入口 ・食品の保管部分 ・汚染作業区域・非汚染作業区域の区分および機械器具など ・汚染作業区域から非汚染作業区域に食品を受け渡す場所または台など ・調理後の食品の保管場所 ・献立名および使用されている食品名
作成上のポイント	●作業内容を，時間を追って示す。 ●掛けもち作業をさせない。 ●できあがり時間から逆算して作成する。	●食品の動線を示す。 ●汚染度の高い食品の動線は赤色系，汚染させたくない食品は青色系と決めておく。 ●見やすさを考慮し，同一料理に使用する同じ動線の食品（野菜など）は一本の線にまとめる。

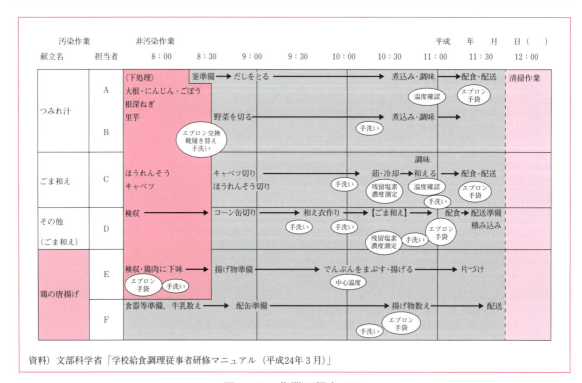

資料）文部科学省「学校給食調理従事者研修マニュアル（平成24年3月）」

図3-22 作業工程表（例）

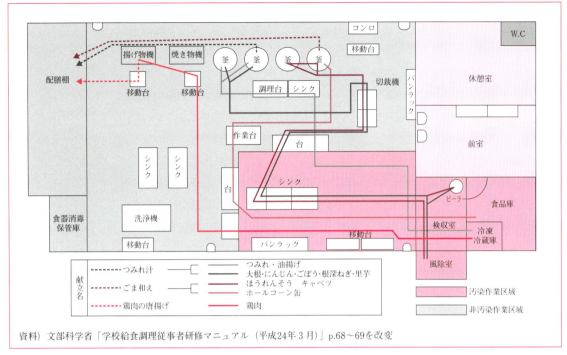

図3-23 作業動線図（例）

　作業工程表作成に当たっては，「いつ（時間）」「誰が（担当）」「どこで（汚染作業区域・非汚染作業区域）」「何を（作業の内容）」「何に気をつけて（衛生管理のポイント）」を明確にしておく必要がある。

　作業動線図は，汚染度の高い食品（食肉・魚介類・卵など）と汚染させたくない食品（非加熱食品や和え物など）の交差を防ぐために，食品の動線を示すものであり，二次汚染防止のために作成する。

　いずれも事前に作成し，調理開始前のミーティングで綿密な打ち合わせを行い，全員の共通理解を図っておく必要がある。また調理作業中に変更やズレが生じた場合は，朱書き訂正を行い，次回の参考にする。

③調理従事者の健康管理

> 毎日作業前に，本人や同居人を含めた健康チェックを行い，個人ごとに記録しておく。また，日頃から健康には十分留意し，感染者（源）とならないようにする。

　近年の食中毒は，ノロウイルスを原因とするものが多く発生しており，調理従事者が感染源となっている場合も多い。感染者（源）とならないように，二枚貝の生食を避ける。また，牛肉・鶏肉・卵などの生食は，腸管出血性大腸菌やサルモネラエンテリティディスによる感染の可能性があるので加熱したものを食べるなどの配慮が必要である。

その他，日頃から規則正しい睡眠，バランスのとれた食事，適度な運動を行い，免疫力を高めておくとともに，ストレスの少ない生活を送るなど，健康管理に十分注意する必要がある。

調理従事者の健康状態については，個人ごとに把握するとともに，本人や同居人に，感染症またはその疑いがあるかどうかを毎日作業前に点検し，記録する。また，土日および祝祭日の健康状態についても記録しておく必要がある。さらに，感染症の疑いがある場合には，医療機関に受診させ，感染症疾患の有無を確認し，医師の指示に従う。また，その際には，直接的に同僚，間接的に食品などを介して児童・生徒に感染させないために，食品を扱う業務に就かないように配慮する。

さらに，手指に手荒れや傷，化膿性疾患があると，黄色ブドウ球菌が原因の食中毒につながる可能性があるので，使い捨て手袋を着用し，食品に直接触れる調理作業には従事させないことが大切である。

検便は，赤痢菌，サルモネラ属菌，腸管出血性大腸菌O157，その他必要な細菌などについて，毎月2回以上実施し，病原性微生物感染の有無を把握しておく。もし，ベロ毒素を産生する腸管出血性大腸菌O157に感染していた場合には，学校保健安全法により就業制限があるため，調理業務など，直接食品に触れる作業には従事できない。

（3）洗浄・消毒

野菜や果物の洗浄は，塵埃（じんあい），土壌などを除去することである。また，農薬や有害微生物の絶対数を減少させ，安全な給食を提供するための衛生管理の基本である。また消毒は，洗浄後に有害微生物を殺菌するための処置である。

学校給食における野菜類の使用については，原則として加熱調理することとしている。

表3-28　消毒・滅菌・殺菌の違い

項目	特徴
消毒	人に有害な病原微生物の殺菌やウイルスを不活化する。 目的は人への感染の防止，病原微生物の拡散を防ぐこと。 すべての微生物を死滅させることではない。 加熱や消毒剤などを用いる方法がある。
滅菌	生存している病原微生物，非病原微生物を問わず，すべての微生物を完全に死滅させること。 121℃15分以上の高熱・高圧や放射線などの物理的方法やガス滅菌などの化学的方法がある。 調理場における微生物対策は，滅菌を目的とするものではない。
殺菌	殺菌は滅菌と同意語であるが，単に微生物を殺すという意味で一般に広く用いられる。滅菌が物を対象とする場合に使われるのに対し，殺菌は微生物そのものを対象とする言葉として使われることが多い。

＊調理場での衛生管理に活用されている加熱や熱風乾燥，紫外線処理などは有害微生物を死滅させる処理方法であり，すべての微生物を滅殺していないことから，消毒に該当する内容である。

資料）文部科学省『調理場における洗浄・消毒マニュアル Part 1（平成21年3月）』p.3を改変

また，食器や調理器具の洗浄・消毒は，洗浄によりたんぱく質や炭水化物，脂肪などの有機物をできる限り落とし，消毒によって有害微生物を死滅させることである。消毒剤を用いる場合，有機物が残っている状態では，消毒効果が著しく低くなり，有害微生物を確実に死滅させることはできない。そのため，調理器具などの洗浄・消毒においては，洗剤などで汚れや有機物を洗い落とし，十分な流水ですすぐことが重要となる。そして，必要に応じて，アルコールや次亜塩素酸ナトリウムなどの消毒剤や熱風保管庫，または，紫外線殺菌庫で消毒を行うことが大切である。

（4）その他

学校給食が食に関する指導の「生きた教材」として活用されるためには，栄養バランスがとれ，安全で安心な給食であることはもちろんだが，美味しく魅力あるものでなければならない。衛生管理と調理技術は相反するものではなく，両者が向上してこそ美味しい給食が安全に提供できる。そのためにも，それぞれのポイントを理解しておく必要がある。

学校給食における食中毒の原因食品の多くは，「和え物」である。食中毒を防ぐためには，和え物用食材の加熱後の取り扱いが重要となる。汚染度の高い食品（肉・魚介類・卵など）や加熱前の食品と交差しないよう作業動線を配慮するとともに，適切な温度管理を行うことが大切である。また，手洗いと専用エプロンや使い捨て手袋の着用を徹底し，加熱後の食品を汚染しないようにすることで，食中毒は防ぐことができる。

〈学校給食調理における衛生管理の基本的な考え方〉
①原則として，前日調理は行わない。
②加熱処理する食品については，中心部が75℃１分間以上（二枚貝などノロウイルス汚染のおそれのある食品の場合は85〜90℃で90秒以上）の温度まで加熱されていることを確認し，その温度と時間を記録すること。
③食肉類，魚介類および卵は，専用の容器，調理用器具を使用し，二次汚染を防止すること。
④加熱終了後の食品は素手で触らないこと。
⑤調理後の食品は，適切な温度管理を行い，調理後２時間以内に喫食できるようにすること。
資料）文部科学省『調理場における衛生管理＆調理技術マニュアル（平成23年３月）』p.1を改変

5）栄養教諭の役割

栄養教諭は，学校給食調理場の衛生管理責任者である。衛生管理責任者は，安全な給食を提供するために，施設・設備の衛生，食品の衛生，学校給食調理員の衛生の日常管理に努めなければならない。特に，下処理，調理，配送などの作業工程を分析し，それぞれの工程が「学校給食衛生管理基準」に照らして，清潔かつ

迅速に加熱・冷却調理が実施されているかを確認し，その結果を記録しておく必要がある。

また，栄養教諭は，学校給食調理現場の状況と課題を把握し，ハード面・ソフト面においても，衛生管理の充実が図られるよう改善していく必要がある。

6）まとめ

食中毒予防の三原則は「つけない，増やさない，やっつける」である。
①病原菌による汚染防止のため，調理室，調理員の手指などを清潔に保つ
②食品中の細菌増殖防止のため，低温保存や速やかな喫食
③確実な加熱

この三原則を守ることにより，これまでの食中毒は予防することができた。しかし，近年発生している食中毒は，腸管出血性大腸菌やサルモネラエンテリティディスのように少数の菌数で発症したり，ノロウイルスのように食品中では増殖せず，人の腸管内で増殖したりして発症するものによる食中毒が増加している。これらの予防には，「つけない」「持ち込まない」対策が，極めて重要である。

栄養教諭は，「持ち込まない，つけない，増やさない，やっつける」ことの重要性をしっかり理解し，常に意識しておくことが必要である。その上で，学校給食衛生管理基準や各種マニュアルの科学的根拠を基に，学校給食従事者等が日々実践することができるよう指導し，衛生管理の徹底を図ることが求められている。

参考文献・資料

第3章

1）内閣府『平成26年度食育白書』時事画報社
2）内閣府「平成27年度食育白書」
3）文部科学省『小学校学習指導要領』東京書籍，2008
4）文部科学省『中学校学習指導要領』東山書房，2008
5）東洋館出版社編集部 編『小学校新学習指導要領ポイント総整理』東洋館出版社，2008
6）教育研究所 編『今，学校は何をすべきか』教育出版，2008
7）笠原賀子 編『栄養教諭のための学校栄養教育論』医歯薬出版，2014
8）金田雅代 編『栄養教育論』建帛社，2008
9）文部科学省「学校給食衛生管理基準の施行について（通知）」
　　(http://www.mext.go.jp/b_menu/hakusho/nc/1283821.htm)
10）（独）日本スポーツ振興センター 編「平成22年度児童生徒の食事状況等調査報告書【食生活実態調査編】」
　　(http://www.jpnsport.go.jp/anzen/Portals/0/anzen_kenko/siryou/chosa/syoku_life_h22/H22syokuseikatsu_8.pdf)
11）文部科学省『学校給食衛生管理基準』（平成21年4月)』
12）文部科学省『学校給食調理場における手洗いマニュアル』（平成20年3月）
13）文部科学省『調理場における洗浄・消毒マニュアルPart1』（平成21年3月）

14) 文部科学省『調理場における洗浄・消毒マニュアル Part 2』(平成22年3月)
15) 文部科学省『調理場における衛生管理＆調理技術マニュアル』(平成23年3月)
16) 文部科学省『学校給食調理従事者研修マニュアル』(平成24年3月)』
17) 文部科学省『食に関する指導の手引-第一次改訂版-』(平成22年3月)』
18) (独) 日本スポーツ振興センター「学校給食における食中毒防止Q＆A」(平成21年4月)
19) (独) 日本スポーツ振興センターホームページ　http://www.jpnsport.go.jp/anzen/anzen_school
20) 文部科学省「学校給食実施基準の一部改正について（24文科ス第494号）」2013
21) 文部科学省「学校給食法（昭和29年法律第160号／最終改正：平成27年6月24法律第四六号）」
22) 厚生労働省「日本人の食事摂取基準（2010年版）」策定検討会報告書, 2009
23) 厚生労働省「日本人の食事摂取基準（2015年版）」策定検討会報告書, 2014
24) 学校給食における児童生徒の食事摂取基準策定に関する調査研究協力者会議「学校給食摂取基準の策定について（報告）」2011
25) 佐々木敏『食事摂取基準入門　そのこころを読む』同文書院, 2010
26) 文部科学省スポーツ・青少年局学校健康教育課 監修「児童生徒の健康診断マニュアル（平成27年度改定版）」日本学校保健会, 2015
27) (独) 日本スポーツ振興センター「平成22年度児童生徒の食事状況等調査結果」2010
28) 文部科学省「平成23年度学校保健統計調査結果（確定値）」2012
29) 北出宏予, 亀田明美, 土屋久美, 棚木嘉和, 由田克士「身長・体重のアセスメントによる学校給食エネルギー目標量の算出方法に関する検討」,「日本栄養士会雑誌」2014
30) 亀田明美, 佐藤 理「学校給食における食事摂取基準の活用に向けての一考察」,「福島大学総合教育研究センター紀要」2012
31) 由田克士, 石田裕美 編著「食事摂取基準による栄養管理・給食管理」建帛社, 2015
32) 食事摂取基準の実践・運用を考える会 編「日本人の食事摂取基準（2015年版）の実践・運用」第一出版, 2015
33) 公益財団法人　学校給食研究改善協会「情報便　すこやか第15号」2013
34) 消費者庁「食品表示法に基づく栄養成分表示のためのガイドライン」2015
35) 文部科学省「今後の学校給食における食物アレルギー対応について（通知）」2014
36) 文部科学省「学校給食における食物アレルギー対応指針」2015

第4章

食育基本法と食育白書

　現代を生きる私たちは，生活環境や時代の変化に伴い，食習慣の悪化や栄養の偏り，肥満や生活習慣病の増加など，さまざまな食に関する課題を抱えている。心身共に健康で安全に生き生きと暮らすためには，この「食」の問題を避けては通れない。

　栄養教諭は，学内外での「食に関する指導」を担っており，これらの「食」に関する課題への改善教育が期待されている。しかし，栄養教諭は，栄養の専門家として，どのように食に関する情報を集め，指導を行っていけばよいのだろうか。

　まずは本章で，その職務の根底にある「食育基本法」や現状を知る有益な情報源である「食育白書」について学び，基礎力を身につけていこう。

1. 食育基本法と栄養教諭

1）食育基本法の制定

（1）食生活をめぐる環境の変化

　食生活は，本来，それぞれの国や地域の文化や気候風土に即して長い年月を経て形成されるものであるが，近年ではわが国の食生活をめぐる環境に大きな変化がみられる。すなわち，昭和50年代には，米飯を中心に魚介類，畜産物，野菜，果物など多様な食品を組み合わせ，栄養バランスの優れた「日本型食生活」が形成され，それは，穀類の多い「アジア型」，肉類・乳製品・油脂の多い「欧米型」のほぼ中間に位置し，食生活面で理想的な水準に達したといえた。

　しかし，経済発展に伴う生活水準の向上，ライフスタイルの欧米化，食事に対する優先順位の低下などの環境や価値観の変化が食生活にも影響を与えることとなり，現在ではさまざまな問題が指摘されている。その主なものとしては，栄養の偏り，食の外部化，不規則な食事，肥満の増加と過度の痩身志向，生活習慣病の増大，食品の安全性・信頼性問題，食料自給率の低下，食品の浪費，伝統型食

文化の喪失といった諸点があげられる。

（2）食生活の改善に向けた対応

　このような問題点をもつ今日の食生活に対し，諸問題を解決し，健全な食生活を実現するために，1999（平成11）年，農林水産省は食生活指針検討委員会を，厚生省（当時）も同様の検討会を立ち上げた。文部省（当時）を含めて各々数次の協議および相互調整を経て，2000（平成12）年3月，国民一人ひとりが主体的に食生活の見直しに取り組むことを推奨する10項目からなる「食生活指針」を三省が共同して策定し，さらに，食生活指針の理解と実践を促進するための方針を定めた「食生活指針の推進について」が閣議決定された。また，三省の連携の場として「食生活指針推進連絡会議」を随時開催しその推進を図ることとなった。

（3）問題の顕在化

　2002（平成14）年のBSE[*1]問題およびその前後のO157問題，食品表示偽装問題など，食品の安全性をめぐる問題の発生により，食品に対する信頼性が極度に低下する事態に至った。これにより，消費者の過剰反応の表れともいえる風評被害が発生した。これは「食に関する知識の欠如」によるとみることもできる問題状況であり，従来の食生活改善に関する政策が十分とはいえないのではないか，との疑問が生じた。このうち，直接の課題である食品安全の観点については，2003（平成15）年5月，食品安全基本法が制定され，対応が図られた。しかし，安全面に限らず「食生活」そのもの，すなわち，栄養，生活，文化，環境，生産，消費といった多様な食生活の問題点を全体として改善していく方策が喫緊の課題と認識されるに至り，さまざまな経験を通じて食に関する知識と食を選択する力を習得し，健全な食生活を実践すること，すなわち「食育」を推進することとなった。

*1 牛海綿状脳症，狂牛病のこと。詳しくは，10章（p.218）などを参照。

（4）食育に関する政府の対応

　「食育」については，2002（平成14）年4月の「BSE問題に関する調査検討会報告」において「食に関する教育いわゆる『食育』の必要性」が指摘された。

　これを受け，同月，農林水産省は「『食』と『農』再生プラン」を公表し，食育の推進が政策課題として掲げられた。そして，さらに食生活指針の推進組織であった「食生活指針推進連絡会議」が発展的に改組され，「食育推進連絡会議」が設置された。

　また，食品安全基本法制定により，内閣府に食品安全委員会が設置されるなど，食品安全に関する政策の強化が図られた。なお，食品安全基本法第19条は，「食品の安全性の確保に関する施策の策定に当たっては，食品の安全性の確保に関する教育及び学習の振興並びに食品の安全性の確保に関する広報活動の充実により，国民が食品の安全性の確保に関する知識と理解を深めるために必要な措置が講じられなければならない」とし，食品安全における「食育」推進の必要性がうたわれている。

　さらに，2004（平成16）年1月には，文科省の中央教育審議会答申「食に対す

る指導体制の整備について」が出された。これを受け，栄養教諭の創設などを内容とする「学校教育法等の一部を改正する法律案」が提出され，平成16年5月に成立した。

　厚生労働省は，「食を通じた子供の健全育成（―いわゆる「食育」の観点から―）のあり方に関する検討会」を開催し，2004（平成16）年2月に報告書が提出された。

　また，小泉内閣が掲げる政策の基本方針である「経済財政運営と構造改革に関する基本方針2002（平成14年6月）」（いわゆる「骨太の方針2002」）に「いわゆる「食育」を充実する」ことが明記された。「骨太の方針2003」においても「人間力を養う柱となるとともに，食の安全・安心確保の基礎となる『食育』を関係行政機関等の連携の下，全国的に展開する」とされ，「骨太の方針2004」にも「『食育』を推進するため，関係行政機関等が連携し，指導の充実，国民的な運動の展開等に取り組む」とされた。さらに，同年6月21日に閣議決定された「骨太の方針2005」に「食育基本法に基づき，食育推進基本計画を作成するとともに，関係行政機関等が連携し，国民運動として食育を推進する」ことが明記され，この方針は，以後政権が代わる「骨太の方針2009」まで掲げられた。

2）食育とは

　食育基本法では，「食育は，生きる上での基本であって，教育の三本の柱である「知育」「徳育」「体育」の基礎となるべきもの」と位置づけられている。そして，さまざまな経験を通じて，「食」に関する知識と「食」を選択する力を習得し，健全な食生活を実践することができる人間を育てるものとして，食育の推進が求められている。

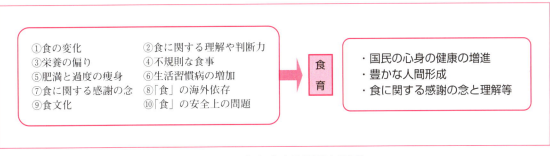

図4-1　食をめぐる現状と課題

3）国民の「食」をめぐる現状と課題

（1）栄養の偏り

　前述したように，昭和50年代半ばには，米を中心とした水産物，畜産物，野菜などの多様な副食によって構成され，栄養バランスに優れた「日本型食生活」が実現していたが，近年，脂質の過剰摂取や野菜の摂取不足等の栄養の偏りがみら

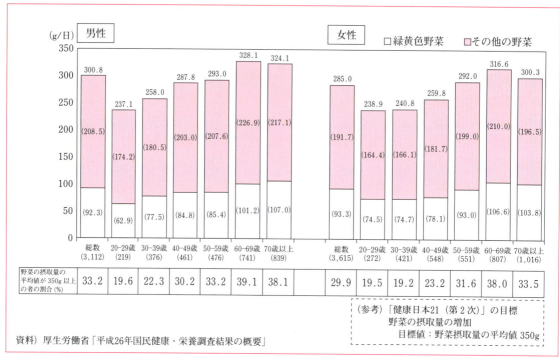

図4-2　野菜摂取量の平均値（20歳以上）

れる。野菜の摂取量は，70歳代を除けば年齢が高いほど多い傾向にあり，目標とする野菜摂取量の350g以上の摂取者の割合も同様であるが，総数では国民の7割が達していない。

（2）不規則な食事

朝食の欠食に代表されるような，いわゆる不規則な食事が，子どもも含めて近年目立つようになってきた。

朝食の欠食率については，男女共に20歳代が最も高く，次いで30歳代となっており，男性の20，30歳代で約3割，女性の20，30歳代で約2割が欠食している。総数の年次推移に大きな変化はないが，近年の年代内訳では，男女共に20～40歳代に加えて，50歳代が総数を上回ってきた。また，朝食の欠食率の内訳では，男性は女性に比べて70歳代を除いて全ての年代で，「何も食べていない」が最も多い。

（3）肥満と過度の痩身

肥満者（BMI≧25kg/m^2）の割合は，男性28.7％，女性21.3％であり，男女ともに有意な変化はみられない。

やせの者（BMI＜18.5kg/m^2）の割合は，男性5.0％，性10.4％である。この10年間での推移をみると，男性では変化はみられないが，女性では有意に増加している。特に20歳代の女性のやせの割合は，17.4％となっている。

（4）生活習慣病の増加

生活習慣病のうち，「糖尿病が強く疑われる者」は約950万人，「糖尿病の可能

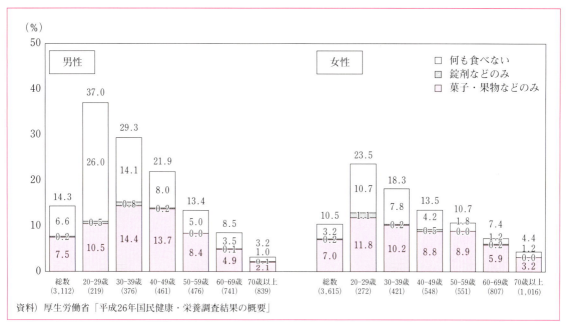

図4-3　朝食の欠食率（1歳以上）

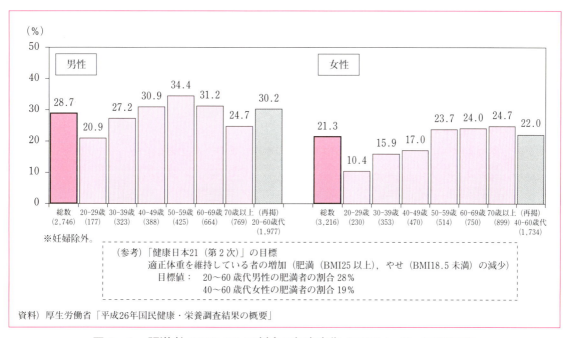

図4-4　肥満者（BMI≧25）の割合の年次変化（20歳以上，性・年齢階級別）

性を否定できない者」は約1,100万人と推計された。「糖尿病が強く疑われる者」と「糖尿病の可能性を否定できない者」を合わせると約2,050万人であり，2012（平成24）年では1997（平成9）年以降，初めて減少に転じた。しかし，「糖尿病が強く疑われる者」は，増えている。

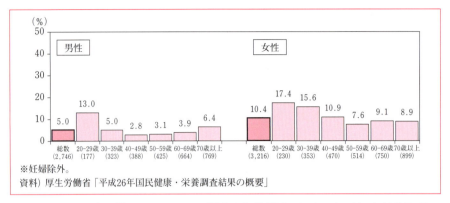

図4-5　やせの者（BMI＜18.5）の割合の年次変化（20歳以上，性・年齢階級別）

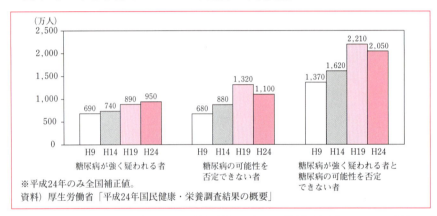

図4-6　「糖尿病が強く疑われる者」，「糖尿病の可能性を否定できない者」の推計人数の推移

（5）食の海外依存の問題

わが国の食料自給率は，世界の先進国の中で最低の水準であり，食を大きく海外に依存している。最近では，輸入食品の安全にかかわる事象の発生や世界的な穀物価格の高騰などが起きており，世界の食料需給に関する不安定化要因を考えると，食料自給率の向上が憂慮すべき事態とされる。

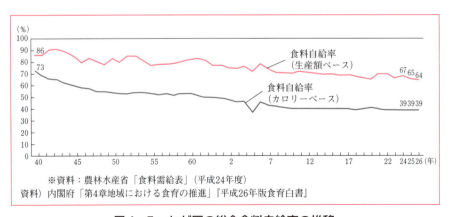

図4-7　わが国の総合食料自給率の推移

2．食育基本法の基本理念と概要

1）食育基本法の概要

（1）目的
　食育基本法の目的は，第1条の条文において「国民が健全な心身を培い，豊かな人間性をはぐくむ食育を推進するため，施策を総合的かつ計画的に推進すること」としている。

（2）基本理念
　食育に関する基本理念は，第2条から第8条までの条文において，以下の7項目が定められている。
- 国民の心身の健康の増進と豊かな人間形成
- 食に関する感謝の念と理解
- 食育推進運動の展開
- 子どもの食育における保護者，教育関係者等の役割
- 食に関する体験活動と食育推進活動の実践
- 伝統的な食文化，環境と調和した生産等への配慮及び農山漁村の活性化と食料自給率の向上への貢献
- 食品の安全性の確保等における食育の役割

（3）国等の責務
　国，地方公共団体，教育関係者等，農林漁業者等，食品関連事業者等および国民の食育の推進に関する責務に関する事項については，第9条から第13条までの条文において定められている。また，第14条および第15条では，「食育の推進に関して講じた施策に関する報告書」を毎年国会に提出することなど，政府の講ずるべき措置を定めている。

（4）食育推進基本計画等
　第16条においては，内閣府に設置される食育推進会議が，食育の推進に関する施策の総合的かつ計画的な推進を図るため，①施策についての基本的方針，②目標，③食育推進活動等の総合的な促進などの事項を含む「食育推進基本計画」を作成することを定めている。あわせて第17条および第18条では，都道府県および市町村が食育推進計画を作成するよう努めなければならない旨を定めている。

（5）基本的施策
　基本的施策は，国および地方公共団体が講ずるべきこととして，第19条から第25条までの条文において，家庭・学校・保育所・地域などにおける食育の推進，食育推進運動の全国展開，生産者と消費者との交流促進，環境と調和のとれた農林漁業の活性化，食文化の継承のための活動への支援，食品の安全性，などを定めている。

（6）食育推進会議等

第26条から第33条の条文においては，内閣府に設置する食育推進会議の所掌事務などについて定めるとともに，都道府県および市町村が食育推進会議を条例で定めることにより設置することができる旨が示されている。

3．食育推進基本計画

食育推進基本計画では，食育を国民運動として推進していくため，第一次基本計画では9項目（図4-8），第二次基本計画では11項目（図4-9）の目標を策定した。そして，それぞれの目標に対し，達成すべき目標値を設定した。

1）第1次食育推進基本計画の目標値と達成状況

2006（平成18）年～2010（平成22）年までに行われた第1次食育推進基本計画の目標値の結果を図4-8に示した。

目標値と現状値を比べてみると，全都道府県における食育推進計画の作成・実施，食育の推進にかかわるボランティアの数の増加，内臓脂肪症候群（メタボリックシンドローム）を認知している国民の割合の増加については目標を達成した。

	計画策定時 （平成17年度）		現状値 （平成22年度）	目標値 （平成22年度）
1．食育に関心を持っている国民の割合	69.8%	→	70.5%	90%以上
2．朝食を欠食する国民の割合　　子ども：	4.1%	→	1.6%	0%
20歳代男性：	29.5%	→	33.0%	15%以下
30歳代男性：	23.0%	→	29.2%	15%以下
3．学校給食における地場産物を使用する割合	21.2%	→	26.1%	30%以上
4．「食事バランスガイド」等を参考に食生活を送っている国民の割合	58.8%	→	50.2%	60%以上
5．内臓脂肪症候群（メタボリックシンドローム）を認知している国民の割合	77.3%	→	89.4%	80%以上
6．食育の推進に関わるボランティアの数	28万人	→	34.5万人（23%増）	20%以上増
7．教育ファームの取組がなされている市町村の割合　※(参考) 教育ファームの取組を行っている主体がある市町村の割合 79.3%	0.4%	→	31.7%	60%以上
8．食品の安全性に関する基礎的な知識を持っている国民の割合	45.7%	→	37.4%	60%以上
9．推進計画を作成・実施している都道府県及び市町村の割合			100% 40%	100% 50%以上

資料）内閣府「第3期・第1回食育推進評価専門委員会」資料5　第2次食育推進基本計画（概要）より抜粋

図4-8　第1次食育推進基本計画の達成状況

2）第2次食育推進基本計画の目標値と現状

　第1次食育推進基本計画の成果を踏まえ，2011（平成23）年から2015（平成27）年までの5年間を期間とする第2次食育基本計画が策定され，実施された（図4-9）。

　第1次基本計画では，都道府県における食育推進計画の作成・実施，ボランティア数の増加，メタボリックシンドロームの認知，家庭・学校などの食育の進展などで着実な成果が上がったとされている。

　しかし，食をめぐる諸課題への対応は，生活習慣の乱れからくる糖尿病等の生活習慣病有病者の増加，子どもの朝食欠食，家族とのコミュニケーションなしに一人で食事をとるいわゆる「孤食」が依然として見受けられるなど，必要性が増していた。

　このことから，単なる食育の周知にとどまらず，「食料の生産から消費等に至るまでの食に関する様々な体験活動を行うとともに，自ら食育の推進のための活

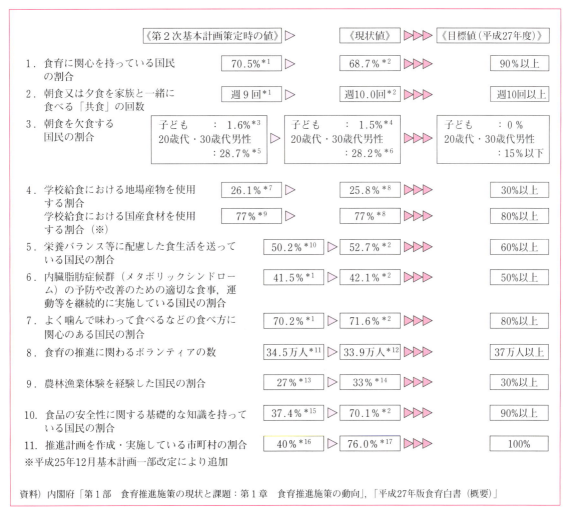

図4-9　第2次食育推進基本計画の目標値と現状

動を実践することにより，食に関する理解を深めること」（食育基本法第6条）を旨として，生涯にわたって間断なく食育を推進する「生涯食育社会」の構築を目指し，第2次食育推進基本計画が策定された。ここでは「生涯にわたるライフステージ応じ間断ない食育の推進」「生活習慣病の予防及び改善につながる食育推進」「家庭における共食を通じた子どもへの育推進」の3つの重点課題を推進していくこととされた。

（1）生涯にわたるライフステージに応じた間断ない食育の推進

1人ひとりの国民が自ら食育に関する取り組みが実践できるように，子どもから成人，高齢者に至るまで，ライフステージに応じた，「間断ない食育の推進」をするための情報提供をするなど，適切な施策の推進を図ることとされた。

（2）生活習慣病の予防及び改善につながる食育の推進

生活習慣病が死因の約6割を占め，国民医療費も約3割となっている今，その予防および改善は国民的課題といえる。とりわけ，「糖尿病が強く疑われる者の割合」は，依然として減じておらず深刻な状況にある（図4-10）。生活習慣病は，食生活の改善が極めて重要であることから，「生活習慣病の予防及び改善につながる食育の推進」を国はもとより，地方公共団体，関係機関・団体が連携して生活習慣病の予防・改善のための推進を図ることとされた。

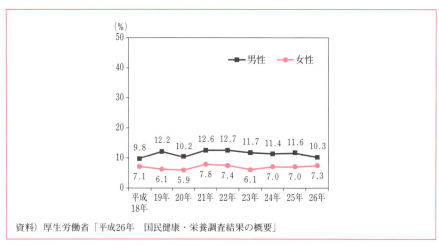

資料）厚生労働省「平成26年　国民健康・栄養調査結果の概要」

図4-10　年齢調整した，「糖尿病が強く疑われる者（20歳以上）」の割合の年次推移（年齢調整済）

（3）家庭における共食を通じた子どもへの食育の推進

子どものうちに健全な食生活を確立するためには，日常生活の基盤である家庭において，子どもへの食育の取り組みを確実に推進していくことが重要である。

とりわけ，家族が食卓を囲んで共に食事をとりながらコミュニケーションを図る「共食」は，食育の原点であり，食の楽しさを実感するとともに，食事のマナーおよび挨拶習慣など食や生活に関する基礎の習得ができる，子どもへの食育を推進していく大切な時間と場であると考えられる。そのため，可能な限り「家族

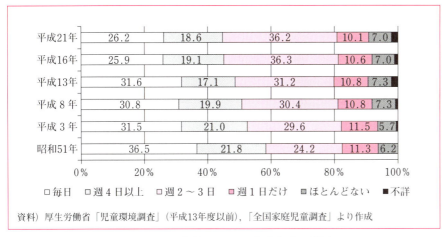

図4-11 家族そろって夕食をとる頻度

との共食の推進」を図ることとされた（図4-11）。

3）学校における食育の推進

学校における，食に関する指導の推進の中核的役割を担う存在として栄養教諭の制度が創設され，2005（平成17）年度から施行されている。これは，子どもの食生活の乱れが深刻化する中で，学校における食に関する指導を充実し，すべての子どもが望ましい食習慣を身につけることを目標としている。

2015（平成27）年4月1日現在では，5,356人の栄養教諭が日本全国の学校に配置されている[*2]。

*2 第1章の表1-7（p.11）参照。

（1）食に関する指導の充実

栄養教諭は，学校全体の食に関する指導計画の中核的な役割を担う職であり，各学校における指導体制の要として，食育を推進していく上で不可欠な教員である。そのことから，学校栄養職員の栄養教諭への速やかな移行が期待されている。

学校教育活動全体で食育の推進に取り組むためには，各学校において食育の目標や具体的な取り組みについての共通理解をもち，学校長や他の教職員への研修の充実など，全教職員が連携・協力した食に関する指導体制を充実する取り組みが必要である。

学校教育以外でも，食料の生産・流通・消費に対する子どもの関心と理解を深めるため，行政関係者，関係団体等と連携し，子どもへの体験学習や効果的な食育の推進を図るために，各地域において，学校，家庭，PTA，関係団体等が連携・協力した取り組みの推進が期待され，その成果を広く周知・普及することが求められている。

（2）学校給食の充実

学校給食では，子どもが食に関する正しい知識や望ましい食習慣を身につけるため，十分な給食の時間の確保および食事マナーなどの指導内容の充実が図られ

ている。また，各教科などと関連し，学校給食が「生きた教材」として活用されるような献立内容の充実が求められている。

　なかでも地場産物の活用は，食生活や食料の生産などに対する子どもの関心を高め，理解を深めることが期待されている。そのため，生産者団体などと連携し，安定的な納入体制の構築の模索，学校給食における地場産物の活用の推進，米飯給食の一層の普及・定着などが図られている[*3]。そして，地産地消を取り入れることにより，地域の生産者の苦労や産物に関する情報等を子どもに伝達し，感謝の心を育む教育などに活かすことが期待される。

> [*3] 第1章の表1-5（p.9）参照。

(3) 食育を通じた健康づくり

　栄養教諭は，過度の痩身や肥満が心身の健康に及ぼす影響等健康状態の改善に必要な知識を普及したり，食物アレルギーなどの食に関する健康課題を有する子どもに対しての個別的な相談指導を行ったりするなど，望ましい食習慣の形成に

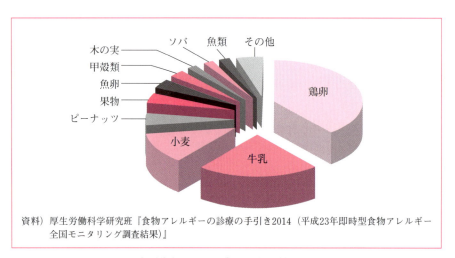

資料）厚生労働科学研究班『食物アレルギーの診療の手引き2014（平成23年即時型食物アレルギー全国モニタリング調査結果）』

図4-12　即時型食物アレルギーの全年齢における原因食物

表4-1　年齢別原因食物

	0歳	1歳	2, 3歳	4-6歳	7-19歳	≧20歳
1位	鶏卵	鶏卵	鶏卵	鶏卵	鶏卵	小麦
2位	牛乳	牛乳	牛乳	牛乳	牛乳	甲殻類
3位	小麦	小麦	小麦	ピーナッツ	甲殻類	魚類
4位		魚卵	魚卵	小麦	ピーナッツ	果物類
5位		ピーナッツ	ピーナッツ	果物類	小麦	ソバ

資料）厚生労働科学研究班『食物アレルギーの診療の手引き2014（平成23年即時型食物アレルギー全国モニタリング調査結果）』

向けた取り組みの重要な役割を担う。

その際，学級担任，養護教諭，学校医などと連携して，保護者の理解と協力を得ながら進めることとなる。

4．食育推進の現状と課題

食育を国民運動として推進していくためには，国，地方公共団体による取り組みとともに，学校，保育所，農林漁業者，食品関連事業者，ボランティアなど，さまざまな立場の関係者による，地域の特性を生かした多様な活動の展開と相互の緊密な連携協力が極めて重要であり，個々人が食育を実践していく要となる。

1）国民の食育に関する意識

全世代をみた場合，現在の食生活をよいと思っている人は約7割，日頃から健全な食生活の実践を心掛けている人は4人に3人，1日に2回以上，主食・主菜・副菜をそろえて食べることが「ほぼ毎日」ある人は約7割と，良好な食生活への意識は高い（図4-13）。

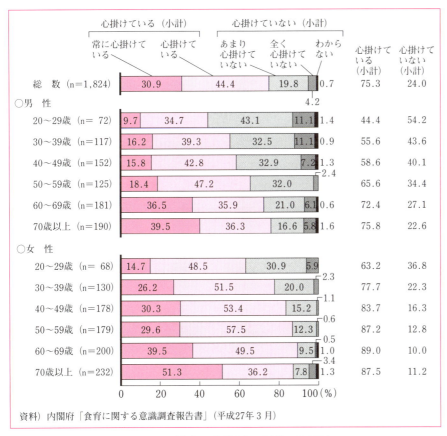

図4-13　健全な食生活の実践の心がけ

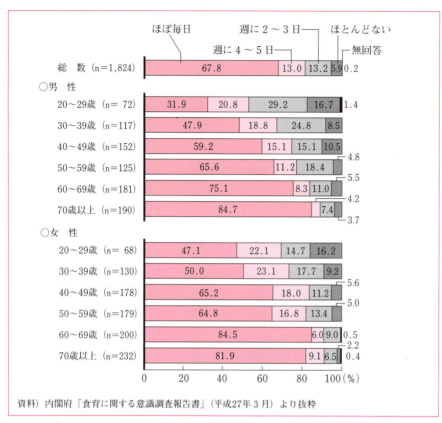

図4-14 主食・主菜・副菜をそろえて食べる頻度（性・年齢階級別）

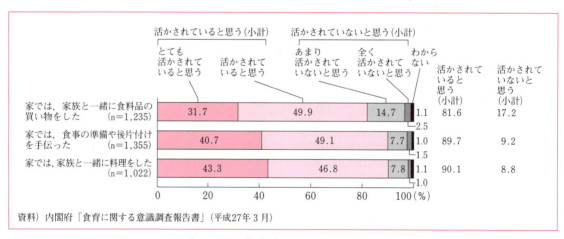

図4-15 子どもの頃の食事づくりに関する経験と現在の活用

　家族などとの食事については，1日すべての食事をひとりで食べることは「ほとんどない」と回答した人は約7割と高い。また，地域や所属コミュニティー（職場等を含む）での食事の機会があれば参加したい人は，3人に1人と共食の意識は低くない。

子どもの頃の食事づくりに関しては，現在の「食生活に活かされていると思う経験」は，「食事の準備や後片づけを手伝った」ことと「家族と一緒に料理をした」ことが9割と高かった。

2）若い世代の食育の実態

一方，20歳代～30歳代の若い世代の場合，食に対する意識が高いとはいえない現状がみえている。たとえば，健全な食生活を実践することを心がけているかを尋ねたところ，「心掛けていない」とする人の割合は，男女ともに20歳代についで30歳代がほかの年代に比べ高くなっている。食品の選択や調理についての知識に関して「ないと思う」とする人は，20歳代～30歳代の男性で約5割，20歳代～30歳代の女性で約3割とほかの年代に比べ高い。また，1日に2回以上，主食・主菜・副菜をそろえて食べることが「ほとんどない」と回答した人は男女ともに20歳代で最も高い。

朝食をほとんど食べないと回答した20歳代～30歳代の男性は約2割で，20歳代の女性では，6人に1人の割合（約16％）であった。また，女性のやせの人の割合は，20歳代で5人に1人，30歳代で6人に1人であり，40歳代以上の女性に比べるとその割合は約2倍である。

3）若い世代の課題と取り組みの推進

1日のすべての食事をひとりで食べることが「ほとんど毎日」と回答した人の割合が高い20歳代の男性や，今後も増加することが予想される単身世帯における20歳代～30歳代を中心とした若い世代では，40歳以上の世代に比べ，健康や栄養に配慮した食生活を実践する人が少ない。

しかしながら，20歳代～30歳代の若い世代の中にも食育や不規則な食事の改善，栄養バランスについて重要という意識をもっている人は多く，体調の変化などをきっかけに食生活を見直しているという人も複数いた。一方で，「実践していない」と回答した人たちは，必要性やメリットなどを感じていないことが実践に至らない理由のひとつということが考えられる。20歳代～30歳代を中心とした若い世代に対する食育の機会や場の提供を民間団体や職場，大学などにおいて行っていく必要がある。

今後，若い世代が食育に興味・関心をもち，自らの食生活の改善や周囲への食育の啓発などに，楽しく，主体的に関わるとともに，将来その若い世代を築く子どもの食育への取り組みが期待される。

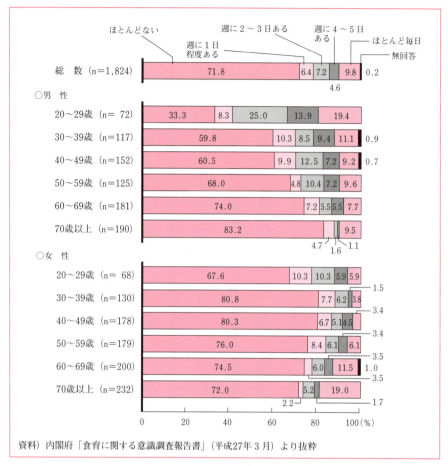

図4-16　ひとりで食べる頻度

4）第3次食育推進基本計画の方向性

　第2次食育推進基本計画のもとでは，農林漁業体験をした国民の割合について目標値を上回っているほか，他の指標についても改善がみられており，食育の取り組みが着実に推進されている。しかしながら，朝食を欠食する国民の割合（20～30歳代男性）や，学校給食における地場産物を活用する割合のように，改善がみられていない指標もあることから，第2次計画の目標指標の推進状況を踏まえた今後の課題設定が必要となる。

　「4．食育推進の現状と課題」にも示したとおり，特に施策を充実させる必要があるターゲットとした「20歳代を中心とする若い世代への食育の推進」，共働き世帯やひとり親世帯，一人暮らし高齢者など「家族形態等の多様化に対応した食育の推進」，ユネスコ無形文化遺産に登録された「和食」を踏まえ「地域の郷土料理など食文化の継承と情報発信」や「食への感謝の念や理解」が深まる「持続可能な社会の実現に向けた取り組み」などが見受けられる。これらの課題の解決に向けた社会環境づくりの取り組みを推進していくために，引き続き国や地方自治体，および関係機関・団体など，関係者がネットワークを築く必要がある。

第5章 国民健康づくり運動と栄養教諭

　栄養教諭の職務内容のひとつに「食に関する指導」がある。この対象者は，主に学内の子どもたちであるが，栄養の専門家として，その家族や地域の人びとにも幅広く指導することが期待されている。

　指導が目指すのは，人びとの「健康」である。そのためには，栄養についてはもちろん，「健康とは何か」などの基本的知識や疾病予防，健康増進を目的として行われてきた国民健康づくり運動などを知っておくことも大いに役立つ。

　そこでこの章では，学内のみに留まらず，広範囲への対応を期待されている栄養教諭が「食に関する指導」に必要な「健康」に関する基本知識や国内外の現状，そして，健康増進を目的として行ってきた，さまざまな公衆衛生活動について学ぶ。

1．健康とは

　健康の概念は，時代や地域，文化，社会状況などの影響を受け，さまざまに変化してきた。現在では，WHO（世界保健機構）憲章（1946年）の前文に示された健康の定義が世界的に用いられてきている。

1）健康の定義

> WHO 憲章
> 「健康とは，身体的・精神的並びに社会的に完全に良好な状態であって，単に疾病や虚弱でないということだけではない」
> (Health is a state of complete physical, mental and social well-being and not merely the absence of disease or infirmity)

上記の定義に加えて,「最高の健康水準を享受することは,人種,宗教,政治的信念または経済的もしくは社会条件の差別なしに万人が有する基本的人権の1つである。万人の健康は,平和と安全を達成する基礎であり,個人として国家の完全な協力に依存する」としている。

　これらの定義はやや抽象的であるが,健康を身体的・精神的な面からだけでなく,社会的な面からも包括的に捉え,健康の理想像を示したものとして高く評価されている。

　また,日本国憲法においては,以下の条文がある。

> **日本国憲法第25条**
> 「すべて国民は,健康で文化的な最低限度の生活を営む権利を有する。国は,すべての生活部分について,社会福祉,社会保障および公衆衛生の向上および増進に努めなければならない。」

2）健康に対する考え方

　現在,高齢化や疾病構造の変化とともに,従来のような健康か病気とかいった二者択一的な考え方ではなく,社会参加への可能性や精神的な充実感など,生活の質(QOL：quality of life)などを考慮した,健康への視点が重要となってきている。

　健康に対する考え方は,「消極的健康」から「積極的健康」を目指す方向となっている(図5-1)。

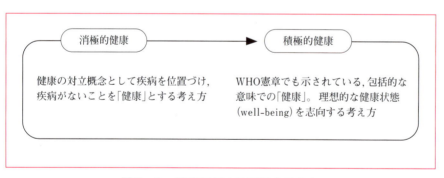

図5-1　健康に対する考え方の方向

2．公衆衛生とは

　公衆衛生とは,人間集団の疾病等を予防し,健康の増進を図る科学であり,我々が日常の生活を営む上で身近な分野であり,予防医学,自然科学,社会学などの観点から理解したいものである。

1）公衆衛生の定義

現在最も広く用いられているものは，1949年に米国エール大学のウインスロー教授によって示された，以下の定義である。

「公衆衛生とは，組織的な地域社会の努力を通じて疾病を予防し，寿命を延伸し，身体的および精神的健康と，能率（efficiency）の増進を図る科学であり，技術である。」

2）公衆衛生活動とは

具体的には，疾病予防，感染症対策，健康増進，医療，リハビリテーション，環境衛生，衛生教育，社会保障制度の改善などの活動があげられる。

3）公衆衛生の目標

公衆衛生では，対象とする地域に住むすべての人々の①QOLを向上し，②疾病を予防し，③健康を維持・増進することを目標としている。

公衆衛生学の特徴を下記に示す。
① 一個人ではなく，社会で生活する人びとを対象とする。
② 疾病の予防を重視している。
③ 人びとと社会・環境のかかわりを研究し，社会的制度など実践的な社会活動を行う。

4）公衆衛生と予防医学（一次・二次・三次予防）

疾病の予防と健康増進を図る医学の一分野が「予防医学」である。疾病は，進行段階から感受期・疾病前期・疾病後期に分けられる。各段階への対策として，一次予防・二次予防・三次予防が考えられている（図5-2）。

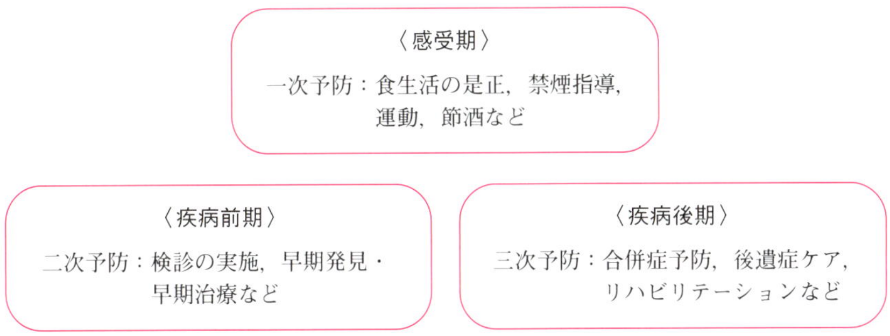

〈感受期〉
一次予防：食生活の是正，禁煙指導，運動，節酒など

〈疾病前期〉
二次予防：検診の実施，早期発見・早期治療など

〈疾病後期〉
三次予防：合併症予防，後遺症ケア，リハビリテーションなど

※「健康日本21（第2次）」は，一次予防を重視したものである。
資料）「健康日本21（第2次）」の一部を改変

図5-2　疾病の進行段階と予防の概要

5）プレシード-プロシードモデル

ヘルスプロモーション実践の展開モデルとして，1991年にグリーン（L. W. Green）らによって開発された。このプレシード-プロシードモデルは，ヘルスプロモーションや保健活動のプログラム企画・評価モデルであり，米国を中心として国際的に公衆衛生活動の評価方法のツールとして活用されている。

3．健康増進の重要性

1）健康増進とは

健康増進（health promotion）とは，「健康づくり」のことをいうが，個人的な健康づくりというよりも行政主導で地域を対象として集団的に実施する健康づくりをさすことが多い。

かつては，病気になったら治療するという「医療」が主であったが，次第に病気を前もって防ぐという「一次予防」の考えが出現してきた。そして，20世紀後半になると，健康な身体を積極的に作り上げていこうという健康増進の概念が生まれた。この概念は，1986年のWHOオタワ会議で出された健康増進宣言（オタワ宣言）で世界的にも本格化した。

わが国では健康増進の考えが，オタワ宣言以前から存在していた。日本が高度経済成長を迎え，人びとの暮らしが豊かになるとともに肥満者が増加すると，贅沢が病気を生じるという「成人病」の概念が生じた。「成人病」という語と概念が成立したのは，昭和30年代初期頃であり，1956年（昭和31年）に厚生省（当時）が「成人病予防対策協議会」を設置したことに始まる。がん対策がまず開始され，胃がん，子宮がんの検診車の配備，国立がんセンターの設置（1961〔昭和40〕年）などが実施された。また，脳卒中対策も健康診断を中心に強化されていった。

やがて，成人病の増加に危機を抱いた厚生省は，制圧対策に公的な支援と，国民が健康を自覚し，自ら健康づくりを実践するという「国民健康づくり運動」を開始した。

2）国民健康づくり運動の変遷

健康づくり運動は，10年を1クールとする官主導の組織的健康づくり運動である。国民健康づくり運動が始まったのは，1978（昭和53）年のことであった。オタワ宣言が1986年であるので，わが国では10年近く早く健康増進運動を開始していたことになる。

国民健康づくり運動の変遷の概要は，以下の通りである。

●第1次国民健康づくり運動（1978～1988年）

「生涯を通じての健康づくり」というスローガンで，健康診査の推進，市町村保健センターの設置推進，健康づくり三大要素（栄養・運動・休養）の発表，

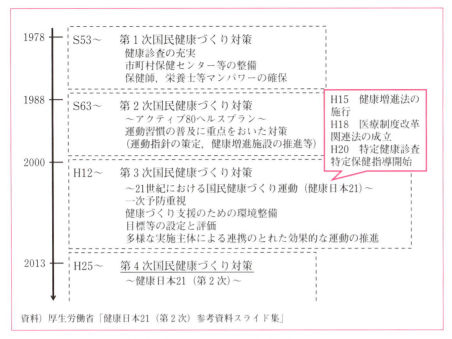

図5-3　国民健康づくり対策の変遷

「食生活の指針」の発表などを行った。
●第2次国民健康づくり運動（1989〜1999年）
　「アクティブ80ヘルスプラン」というスローガンで，健康運動指導士・実践運動指導者の育成，健康増進施設認定制度の開始，健康科学センターの整備推進，「運動指針」と「休養指針」発表，そして1996年には「成人病」から「生活習慣病」への改名などを行った。
●第3次国民健康づくり運動（2000〜2010年）
　正式には「21世紀における国民健康づくり運動」の名称であるが，「健康日本21」という別称で呼ばれ，健康増進法の制定，睡眠指針の発表などを実施している。

　この「第三次国民健康づくり運動」として実施された「健康日本21」の最大の特徴は，各健康づくり運動において目標数値を具体的にあげたことにあった。この数値は皮肉なことに年々悪化しているが，全体傾向としては，次第に予防医学と生活習慣病自己責任の意識が芽生えつつある。「健康日本21」は，2005（平成17）年に中間報告，2013（平成25）年には最終評価を行い，それらの結果を2013年からの第四次運動「健康日本21（第二次）」に反映させるとともに，10年後を見据え，目指す姿が示された。
　このように，さまざまな国民健康づくり運動が行われてきた。そのなかから，主だったいくつかをみていこう。

4．健康づくりの3要素

厚生労働省は第二次国民健康づくり運動において「三大健康づくり因子」を発表した。このなかで健康を維持するための重要項目としてあげられたのが，「栄養」「運動」「休養」であった。

1）栄養と健康

栄養を摂取する「食」のあり方は，健康づくりにおいて最大の影響因子であることに異論はない。そこでまず，食と健康ということを学んでいこう。そして，食のあり方を根本的に考え，「理論に合った食とは何であるか」を自問できるようなレベルにまでもっていくことを目的としたい。

（1）栄養が健康に及ぼす影響

病原体や有害物質などの外部環境因子や生まれつきの遺伝的な要素は，疾病の発症や進行に影響する。しかしながら，食習慣，運動習慣，休養の取り方，嗜好などの生活習慣も，糖尿病，高血圧，さらには日本人の3大死因であるがん，心臓病，脳卒中などの多くの疾病の発症に深く関わっていることが明らかになってきた。

表5-1に栄養摂取（1人1日当たり）の変遷を示した。

表5-1　栄養摂取（1人1日当たり）の変遷

年	1950（昭和25）	1960（昭和35）	1970（昭和45）	1980（昭和55）	1990（平成2）	2000（平成12）	2010（平成22）	2012（平成24）	2014（平成26）
エネルギー (kcal)	2,098	2,096	2,210	2,088	2,026	1,948	1,849	1,874	1,863
炭水化物 (g)	386	411	368	309	287	266	258	260	257
たんぱく質 (g)	68	70	78	79	79	78	68	68	68
脂質 (g)	18	25	47	56	57	57	54	55	55
食塩 (g)	—	—	—	13	13	12	10	10	10

資料）厚生労働省「国民健康・栄養調査」

2）運動と健康

現代人は，交通機関の発達によって，重荷を背負い長時間の歩行をすることから解放され，機械の発達で種々の肉体労働からも解放されていった。このため，身体的負担は軽減されたが，同時に日常生活での運動量は激減した。

一方，コンビニエンスストアや24時間営業のレストランが増え，何時でもどこでも好きなものが食べられるようになった。

かくして現代人は，栄養過多プラス運動過少で体内エネルギー蓄積状態となり，生活習慣病にさらされることになった。

ここでは，日常生活における運動の重要性と生活習慣病の予防としての運動は

第5章　国民健康づくり運動と栄養教諭

表5-2　ライフステージと運動

時期区分	小児期	青年期	壮年期	老人期
体力と運動目的	体力の向上	体力の充実	体力の維持	体力衰退防止
実際の目的	競技力の向上		競技力の維持	ADL[*1]の維持
運動の種類	トレーニング		健康運動	

資料）厚生労働省「健康づくりのための身体活動基準」2013

[*1] 日常生活動作のこと。食事，歩行，排せつ，入浴など，日常の生活全般動作を意味し，最近は要介護の評価などにも用いられる。

どうあるべきかを学んでいこう。

(1) 運動の種類

運動の重要性はわかっていても，「なぜ運動は必要なのか」ということを考えることは少ないだろう。

運動には2種類ある。第一の運動は，スポーツ（sport）である。スポーツとは競技（athletics）のことで，他人とスポーツ技を競い合うことである。スポーツを職業とする場合とそうでない場合に分かれるが，後者でも他人と競い合うことには変わりない。青少年頃の運動目的は，純粋にスポーツ力の向上であり，より上位になりたいための鍛錬（training）である。

第二の運動は，自分の体力維持のための運動である。「他人よりも抜きん出たい」ということよりも，「自分の体力を維持したい」という自分との戦いというべき運動である。40代以上になると，スポーツは「他人より一歩でも前に出たい」という意欲よりも，成績の現状維持のための運動となり，やがて体力保存のみを目的とした運動となっていく。

このような健康のために行う運動を「健康運動（exercise）」と呼んでいる。健康運動には，積極的に健康づくりを行い，体力をつけ，病気や不自由な身体になるのを予防しようという「予防健康運動」と，生活習慣病の改善を目指して行う「治療健康運動」の2種がある。

(2) 年齢と運動

年齢と運動について整理したのが表5-2である。これをみると，青年期までの運動の目的は，体力と競技力の向上であるが，30歳代ぐらいより向上から維持に目的が変化する。そして，次第に体力の維持のための運動となり，老年期になると現状維持のための運動に変わっていく。つまり，青年期までの運動は心身の鍛錬であり，競技力向上のためのトレーニングであるが，中高年の運動は，体力の維持であり，健康づくりのための運動といえるのである。

年齢と諸機能の関係をみると，ほとんどの機能は年齢とともに低下していくとされている。しかしながら，低下は急激なものでなく緩徐なものである。

ある会社において，年齢層別の握力と反復横跳びの能力を調べてみた。反復横跳びは1m間隔で縦に3本の線を引き，左，中央，右の線を20秒間で何回またげるかを測定する方法で行われた。この測定で敏捷性をみたところ，結果は徐々に低下を示していた。よって，健康運動を十分に実施すれば，若いときの値の維持

は高齢まで可能と考えられる。

（3）健康運動が健康に及ぼす影響

　健康運動は，運動能力維持よりも生活習慣病予防として有効である。多くの疫学調査から，運動不足は肥満，糖尿病，高血圧症などの主要な原因となっており，生活習慣病の予防には運動は必須である。

　健康運動によって期待し得る効果には，次のようなものがある。

①エネルギー消費や基礎代謝が高まり，若返りを促進する。

②エネルギー蓄積状態が解消され，運動に適した身体となる。

③心肺機能が高まり，血圧や脈拍に好効果をもたらす。

④運動能力が高まり，動きやすい身体となる。

⑤脂肪代謝が活性化され，肥満を防止する。

⑥高脂血症や血糖値などの血液生化学値[*2]が改善され，生活習慣病の予防改善効果がある。

⑦ストレスが解消される。

⑧骨生成を刺激し，最大骨量や加齢にともなう骨密度の減少が抑制される。

> [*2] 血液生化学値
> 血液中のさまざまな成分を分析し，病気の診断・治療の判定などに利用する検査を「生物化学検査」といい，この値のことをいう（芦川修貳監修，古畑公・田中弘之編『公衆栄養学概論』同文書院，2015より作成）。

（4）行政が進める健康づくりのための身体活動

　厚生労働省は，身体活動・運動分野における国民の健康づくりのための取り組みとして，2006（平成18）年に「健康づくりのための運動基準2006」および「健

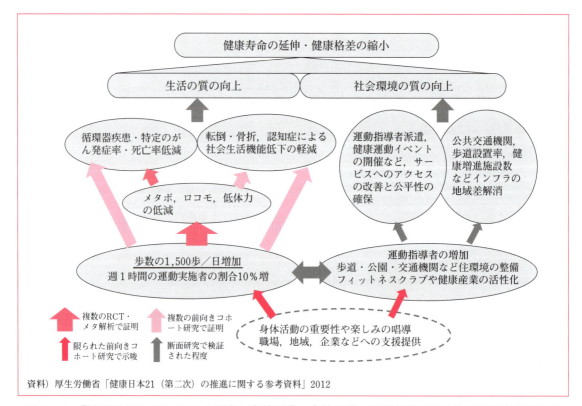

図5-4　「健康日本21（第二次）」の推進と身体活動～身体活動・運動分野に関する目標設定の考え方

康づくりのための運動指針2006〈エクササイズガイド2006〉」を策定した。これらの基準等を活用し，「健康日本21」にかかわる取り組みの一環として，身体活動・運動に関する普及啓発などが進められた。

これらの基準等の策定から6年以上が経過し，身体活動に関する科学的知見が蓄積されていること，また，2013（平成25）年度より「健康日本21（第二次）」が開始した。このことから，新たな科学的知見に基づき改定を行い，「健康づくりのための身体活動基準2013」および「健康づくりのための身体活動指針（アクティブガイド）」を取りまとめた。

その内容は，以下の通りである。

○身体活動（生活活動および運動）
　※全体に着目することの重要性から，「運動基準」から「身体活動基準」に名称を改めた。
○身体活動を増加することによって，リスクを低減できるものとして，従来の糖尿病・循環器疾患等に加え，がんやロコモティブシンドローム[*3]・認知症が含まれることを明確化（システマティックレビューの対象疾患に追加）した。
○子どもから高齢者までの身体活動基準を検討し，科学的根拠のあるものについて基準を設定した。
○保健指導で運動指導を安全に推進するために具体的な判断・対応の手順を示した。
○身体活動を推進するための社会環境整備を重視し，まちづくりや職場づくりにおける保健事業の活用例を紹介した。

3）休養と健康

「健康日本21」では，健康づくりの三大要因を栄養，運動，休養としており，休養には睡眠，ストレス解放を含めている。ここでは，明日への活力を生む源泉である休養を総合的に学び，意義を考え，自ら休養のある生活を築き上げることを目的とする。

（1）休養とは

休養は，生活にメリハリと安らぎを与える，生命にとって不可欠なものである。しかし，日本人は，休養に意義を強く感じず，漫然と過ごしていることが多い。高度経済成長期に青春時代を過ごしてきた世代は，休養をとることに罪悪感を抱いていることすらある。

厚生労働省は1994（平成6）年に，積極的な休養のとり方の指南といえる「健康づくりのための休養指針」を発表した（表5-3）。

（2）休養の効果

休養は生活の中に潤いをもたらす効果があり，生活にメリハリをつけるだけでなく，健康を作り上げる基本的な要素である。そこで，休養の効果を述べてみたい。

筋力トレーニングが例示としてわかりやすい。筋肉にある程度の抵抗を与えて

---

*3 ロコモティブシンドローム
運動器症候群ともいう。「運動器の障害」により「要介護になる」リスクの高い状態になることをさす。
日本整形外科学会が，2007（平成19）年に新たに提唱した「ロコモ」には，「人間は運動器に支えられて生きている。運動器の健康には，医学的評価と対策が重要であるということを日々意識してほしい」というメッセージが込められている。

表5-3　健康づくりのための休養指針

（1）生活のリズムを
・早めに気づこう，自分のストレス
・睡眠は気持ちよく目覚ましがバロメーター
・入浴でからだもこころもリフレッシュ
・旅に出かけて，こころの切り換えを
・仕事と休養のバランスで能率アップと過労防止

（2）ゆとりの時間でみのりある休養を
・1日30分，自分の時間をみつけよう
・活かそう休暇を，真の休養に
・ゆとりの中に，楽しみや生きがいを

（3）生活の中にオアシスを
・身近な中にもいこいの大切さ
・食事空間にもバラエティを
・自然とのふれあいで感じよう，健康の息ぶきを

（4）出会いときずなで豊かな人生を
・見出そう，楽しく無理のない社会参加
・きずなの中ではぐくみ，クリエイティブ・ライフ

資料）厚生労働省「健康づくりのための休養指針」（平成6年5月発表）より作成

　運動をさせると，筋力は増大するが，反対に筋肉疲労が生じ，筋力は次第に減じてくる（筋疲労）。休息で次第に回復するが，その後，訓練前の筋力レベルを超える筋力が出現する（超回復）。超回復はトレーニング後48～72時間が経過してから出現するといわれている。この出現時間を考慮してトレーニングを行えば，次の筋肉増強が得られることになる。反対に頻回にトレーニングを行えば，さらに筋力は落ちることになる。したがって，筋力増強トレーニングは，週2回程度が最大効果をあげるとされている。

　2005年全国高校駅伝での優勝校である仙台育英高校の監督は，トレーニング方法について，「週7日のうち1日は休養日で，走り込みは2日間。残る4日間は軽めに終え，ミニバスケなどでリラックスする時間を設けた。各自に練習の意義を考えさせ，一部を選手の自主性に任せた」という。この練習方法は，トレーニングと休養のとり方が絶妙である。

　現在でも練習をしごきとする風潮が強く，しごけばしごくほど強くなるとの伝統的な考え方が支配し，小学生でも土・日・祝日もない年中無休の練習日ということも珍しくない。

　トレーニングとは，休養のうまいとり方であるということを知ってほしいものである。

5．健康日本21（21世紀の国民健康づくり運動）

1）策定の背景と目的

「健康日本21」の最終的なゴール（目的）は，すべての国民が健やかで心豊かに生活できるような活力ある社会を築くことである。その実現のために，①さまざまな疾病や事故によって引き起こされる早世を減らすこと，②高齢者が寝たきりや認知症などにより生活の質が損なわれる期間を短縮すること，すなわち健康寿命を延ばすという2点が目標とされている。

このような計画が生み出された背景を社会的な側面からみてみると，日本が直面している人類史上未曾有ともいえる超高齢化・少子化社会がある。将来人口の推計によれば，15年後には4人に1人が，そして50年後には3人に1人が65歳以上の高齢者になるといわれ，少子化と相まって，生産人口1人当たりの医療費や介護の負担の増加が社会的に耐えうるものかどうかが危惧されている。そのためには，「疾病の負担を減らし，持続可能な社会を作る」ことが重要となってくる。

一方，個人の観点からは，「早死を防いで生活の質を高め，一人一人の健康を実現する」ことが最終的なゴールとなるであろう。したがって，健康を阻害するさまざまな要因の中でも，このような個人および社会にとっての大きな負担原因となっており，しかも防ぎうる病気である生活習慣病を予防すること，とりわけ病気になる以前の段階での一次予防が重要となっている。

そのため，「健康日本21」では，「食生活・栄養」「身体活動・運動」「こころの

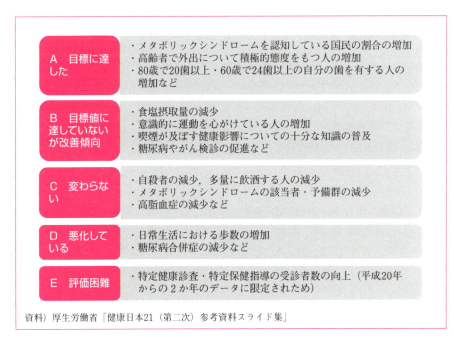

資料）厚生労働省「健康日本21（第二次）参考資料スライド集」

図5-5　評価区分別　主な目標項目

健康づくり」という従来からの3つの柱に,「タバコ」「アルコール」という嗜好的な習慣,「糖尿病」「循環器（脳卒中,心臓病など）」「がん」といった生活習慣病に加えて,「歯の健康」の各領域について,合わせて約80の目標項目が設定された（図5-5）。

2）「健康日本21」の基本方針

「健康日本21」では,最終目的の実現を目指し,「壮年期死亡の減少」「健康寿命の延伸」「生活の質の向上」に取り組んだ。

その実現のための基本方針として,以下の4点があげられた。

①一次予防の重視
②健康づくり支援のための環境整備
③目標等の設定と評価
④多様な実施主体による連携のとれた効果的な運動の推進

3）「栄養・食生活分野」の今後取り組むべき課題

栄養・食生活分野における目標値達成に向けて,ポピュレーションアプローチやハイリスクアプローチを推進するとともに,医師,保健師,管理栄養士等の人材育成および体制整備とともに,健診後の栄養指導の充実が重要な課題である。

6. 健康フロンティア戦略

1）健康フロンティア戦略

2000（平成12）年より「健康日本21」が実施されてきたが,さらに「明るく活力のある社会」を構築するために,2005（平成17）年より「生活習慣病予防対策の推進」と「介護予防の推進」を柱とした10ヶ年戦略（「健康フロンティア戦略」）が進められている。この戦略においては,各項目に対して数値目標が設定されており,その目標達成のために,国民の各層に対応した重要な政策を展開している（表5-4）。具体的政策としては,働き盛り層に対して「働き盛りの健康安心プラン」,女性層には「女性のがん緊急対策」,高齢者層には「介護予防10ヶ年戦略」,その他に「健康寿命を延ばす科学技術の振興」がある。

表5-4 健康フロンティア戦略の目標

対　策	項　目	数値目標
生活習慣病対策	がん 心疾患 脳卒中 糖尿病	5年生存率を20％改善 死亡率を25％改善 死亡率を25％改善 死亡率を20％改善
介護予防対策	要介護者の減少	「7人に1人」を「10人に1人」へ

資料）「国民衛生の動向2014/2015」から一部改変

2）新健康フロンティア戦略

　この戦略は，2007（平成19）年4月から2016（平成28）年までの10年間戦略であり，「健康フロンティア戦略」をさらに発展させるために，国民の健康寿命の延伸に向け，国民自らがそれぞれの立場などに応じて，予防を重視した健康づくりを国民運動として展開するものである。また，技術と提供体制の両面からのイノベーションを通じて，病気を患った人や障害のある人がもっている能力をフル活用し，充実した人生を送ることができるよう支援する対策でもある。

　本策略では，今後，国民自らが取り組んでいくべき分野として，「子どもの健康」「女性の健康」「メタボリックシンドロームの克服」「がん克服」「こころの健康」「介護予防」「歯の健康」「食育」「運動・スポーツ」の9つの分野を取り上げ，それぞれの分野において対策が進められている。

7．21世紀における国民健康づくり運動「健康日本21（第二次）」へ

1）「健康日本21（第二次）」の考え方

　厚生労働省は，2012（平成24）年7月に，国民健康づくり対策として「21世紀における第二次国民健康づくり運動（健康日本21［第二次］）」を告示し，2013（平成25）年にスタートさせた。「健康日本21（第二次）」は，執行期間を平成25年度から平成34年度までとし，子どもから高齢者までの全国民が，共に支え合いながら，希望や生きがいをもち，ライフステージに応じて健やかで，心豊かに生活できる，活力のある社会を実現することを目標としている。また，その結果として社会保障制度が持続可能なものとなるよう，国民の健康増進について計53項目（再掲を除く）の数値目標を設定している。

　概念としては，①個人の生活習慣の改善及び個人を取り巻く社会環境の改善を通じて，生活習慣病の発症予防・重症化予防や社会生活機能を維持・向上させることで個人の生活の質の向上を目指すとともに，②社会環境を改善することで健康のための資源へのアクセスを改善すること等を通じて社会環境の質の向上を図り，①および②の結果として健康寿命の延伸・健康格差の縮小を実現することを目指している。

　また，都道府県は，国の目標を勘案しつつ，地域の特性を踏まえた健康増進計画を策定し，関係者との連携の強化を図りながら取り組みを推進するとともに，取り組み結果の評価をデータに基づいて行うことが必要である。

　基本的な方向として，以下の項目があげられている。
・健康寿命の延伸と健康格差の縮小
・生活習慣病の発症予防と重症化予防の徹底（NCD［非感染性疾患］の予防）
・社会生活を営むために必要な機能の維持および向上
・健康を支え，守るための社会環境の整備

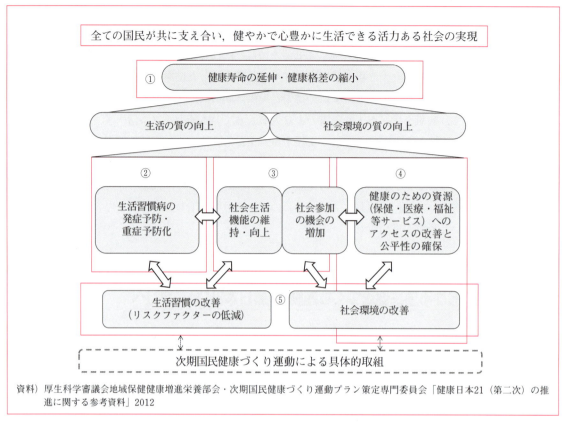

図5-6 「健康日本21（第二次）の概念図」

・栄養・食生活，身体活動・運動，休養，飲酒，喫煙，歯・口腔の健康に関する生活習慣の改善および社会環境の改善

また，目標の設定と評価としては，以下の項目をあげている。

①国は，国民の健康増進について全国的な目標を設定し，広く国民や健康づくりにかかわる多くの関係者に対してその目標を周知する。

②具体的な目標を設定するに当たっては，科学的根拠に基づき，実態の把握が可能な具体的目標を設定する。

③具体的目標については，おおむね10年間を目途として設定し，主要なものについては，継続的に数値の推移などを調査および分析する。また，目標設定後5年を目途に中間評価を，10年後を目途に最終評価を実施し，目標を達成するための諸活動の成果を適切に評価し，その後の健康増進の取り組みに反映することとしている。

なお，食生活，運動，休養に関する生活習慣および社会環境の改善に関する目標項目を表5-5に示す。

表5-5 「健康日本21（第二次）」の目標項目

	目標項目
栄養・食生活	① 適正体重を維持している者の増加（肥満，やせの減少） ② 適切な量と質の食事をとる者の増加 　ア 主食・主菜・副菜を組み合わせた食事が1日2回以上の日がほぼ毎日の者の割合 　イ 食塩摂取量の減少 　ウ 野菜と果物の摂取量の増加 ③ 共食の増加（食事を1人で食べる子どもの割合の減少） ④ 食品中の食塩や脂肪の低減に取り組む食品企業及び飲食店の登録の増加 ⑤ 利用者に応じた食事の計画，調理及び栄養の評価，改善を実施している特定給食施設の割合の増加
身体活動・運動	① 日常生活における歩数の増加 ② 運動習慣者の割合の増加 ③ 住民が運動しやすいまちづくり・環境整備に取り組む自治体数の増加
休養	① 睡眠による休養を十分とれていない者の減少 ② 週労働時間60時間以上の雇用者の割合の減少

資料）厚生科学審議会地域保健健康増進栄養部会・次期国民健康づくり運動プラン策定専門委員会「健康日本21（第二次）の推進に関する参考資料」2012

10年後に目指す姿の背景

- ■平均寿命，健康寿命ともに，世界のトップクラスを維持。
- ■総人口は減少し，急速に高齢化が進行。
- ■出生数は減少。生涯未婚率の増加，離婚件数の増加など，家族形態は変化。
- ■経済状況は停滞し，完全失業率は5％まで上昇。非正規雇用が増加し，若年者の雇用情勢も依然として厳しい状況。
- ■単身世帯が増加し，高齢者の単身世帯も増加。
- ■相対的貧困率は16.0％。生活保護受給者数は過去最高の209万人。
- ■進学率は向上し，2人に1人が大学進学する状況。一方，小中学校での不登校児童数は10万人を超える状況。
- ■がん等の生活習慣病が増加。医療費は30兆円を超える状況。
- ■自殺者数は3万人程度で推移。過労死など働く世代にみられる深刻な課題。
- ■児童虐待相談対応件数は増加の一途を辿り，5万件を超える状況。
- ■国民の7割が日常生活に悩みや不安を感じ，老後の生活設計や自分の健康についての悩みや不安が多い。

資料）厚生科学審議会地域保健健康増進栄養部会・次期国民健康づくり運動プラン策定専門委員会「健康日本21（第二次）の推進に関する参考資料」2012

図5-7 「健康日本21（第二次）」の基本的な方向

2）第2期特定健診・特定保健指導と「健康日本21（第二次）」

　平成25年度から29年度までの第二期特定健診等実施計画の期間においては，引き続き特定健診・保健指導について，24年度までの目標であった特定健診実施率70％，特定保健指導実施率45％を維持し，その達成に努めることとした。

　また，厚生労働省が2013（平成25）年に公表した「標準的な健診・保健指導プログラム（改訂版）」では，その主な対象を，運動，食事，喫煙などに関する不適切な生活習慣が引き金となっており，かつ，保健指導により発症や重症化が予防

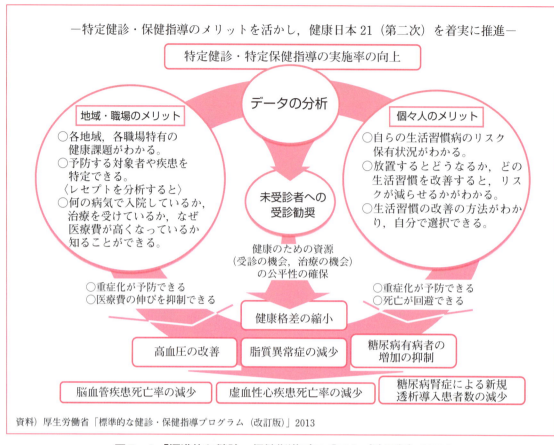

図5-8 「標準的な健診・保健指導プログラム（改訂版）2013」

でき，保健指導の成果を健診データなどの客観的指標を用いて評価できるものとしている（図5-8）。そのため，「健康日本21（第二次）」における生活習慣病に起因する疾病としては，主としてがん，循環器疾患，糖尿病，慢性閉塞性肺疾患（COPD）であるが，このプログラムでは，肥満，高血圧，高血糖，動脈硬化症から起こる虚血性心疾患，脳血管疾患，糖尿病などが対象となる。

8. 健康づくりのための身体活動基準2013

新基準は，広く普及し，さまざまな地域や職場で活用されることを通じて，「健康日本21（第二次）」を推進することを目指すものである。ここでは，新基準にいたる経緯や目指すもの，内容などを詳しくみていく。

1) 身体活動・運動分野における国民の健康づくりへの取り組みの変遷

1989（平成元）年に「健康づくりのための運動所要量」が，1993（平成5）年には「健康づくりのための運動指針」が策定された。その後，2006（平成18）年に「健康づくりのための運動基準2006〜身体活動・運動・体力〜報告書」（以下「旧基準」という）および「健康づくりのための運動指針2006〜生活習慣病予防のために〜〈エクササイズガイド2006〉」（以下，「旧指針」という）が策定され，「健康日本21」（平成12〜24年度）にかかわる取り組みの一環として，身体活動・運動に関する普及啓発等に取り組んできた。

厚生労働省は，旧基準などの策定から6年以上経過し，身体活動・運動に関する新たな科学的知見が蓄積されてことや，日本人の歩数の減少など指摘されていることから，身体活動・運動の重要性について普及啓発を一層推進する必要があるとした。

こうした背景により，2013（平成25）年度からの「健康日本21（第二次）」を推進する取り組みの一環として，「健康づくりのための身体活動基準2013」および「健康づくりのための身体活動指針（アクティブガイド）」をまとめることになったのである。

2) 基準改定の趣旨と目的

身体活動・運動は，健康づくりに欠かすことができない生活習慣であり，栄養・食生活や休養・睡眠，こころの健康など，ほかのさまざまな分野とともにその改善に向けた取り組みを推進していくべきものである。

こうした国民の健康を増進させる総合的な取り組みは，国民健康づくり運動として1978（昭和53）年から推進されてきたが，2013（平成25）年度からは「健康づくりのための身体活動基準2013」（以下，「新基準」という）が新たにスタートした。これは「健康日本21（第二次）」を推進するため，現在得られる科学的知見に基づき，「健康づくりのための運動基準2006」（以下，「旧基準」という）を改定したものである。また，旧基準を国民向けに解説した「健康づくりのための運動指針2006（エクササイズガイド2006）」（以下，「旧指針」という）の認知度を十分に高めることができなかったとの反省から，利用者の視点に立って旧基準および旧指針を見直し，普及啓発を強化することを重視した。

さらに，運動のみならず，生活活動も含めた「身体活動」全体に着目することの重要性が国内外で高まっていることをふまえ，新基準の名称を「運動基準」から「身体活動基準」へと変更することとした。

3) 健康づくりにおける身体活動・運動の意義

身体活動（physical activity）とは，安静にしている状態よりも多くのエネルギーを消費する全ての動きやその状態を指す。これは，日常生活における労働，家

事，通勤・通学，趣味などの「生活活動」と，体力の維持・向上を目的として計画的・意図的に実施する「運動」の2つに分けられる。

この運動（exercise）とは，身体活動の一種であり，スポーツなど，とくに体力（競技に関連する体力と健康に関連する体力を含む）を維持・増進させるために行う計画的で継続性のあるものである。

日常の身体活動量を増やすことで，メタボリックシンドロームを含めた循環器疾患・糖尿病，がん，ロコモティブシンドローム（運動器症候群），認知症，および，これらを原因とする死亡（以下，「生活習慣病等」という）に至るリスクを下げ，加えて運動習慣をもつことで，これら疾病に対する予防効果をさらに高めることが期待できる。とくに，高齢者においては，積極的に体を動かすことでロコモティブシンドロームや認知症などのリスクを低下させ，自立した生活をより長く送ることができる。

また，身体活動・運動に取り組むことで得られる効果は，将来的な疾病予防だけではない。たとえば，下記に例示したように，さまざまな角度から現在の生活の質を高めることが期待できる。

〈期待できる効果例〉
○日常生活の中でも，気分転換やストレス解消につながることで，メンタルヘルス不調の一次予防として有効
○ストレッチや筋力トレーニングによって腰痛や膝痛が改善する可能性を高める
○中強度の運動によって風邪（上気道感染症）に罹患しにくくなる
○健康的な体型を維持することで自己効力感が高まる

一方で，身体活動不足（physical inactivity）は，肥満や生活習慣病発症の危険因子であり，身体活動によってさまざまな角度から現在の生活の質を高めることができる。また，身体活動不足は，高齢者の自立度低下や虚弱の危険因子でもある。「健康日本21」の最終評価によると，1997（平成9）年と2009（平成21）年の比較において，15歳以上の1日の歩数の平均値は，男女ともに約1,000歩減少（1日約10分の身体活動の減少に相当）しており，今後もさらに高齢化が進展する日本において，身体活動・運動を推奨する重要性は高いといえる。

4）身体活動・運動に関連した目標項目

身体活動・運動分野に関する目標項目としては，下記の3点である。
● 日常生活における歩数の増加（1,200〜1,500歩の増加）
● 運動習慣者の割合の増加（約10％増加）
● 住民が運動しやすいまちづくり・環境整備に取り組む自治体数の増加（47都道府県とする）

ほか，身体活動・運動に関連する目標項目としては，「ロコモティブシンドローム（運動器症候群）を認知している国民の割合の増加（80％）」があげられる。

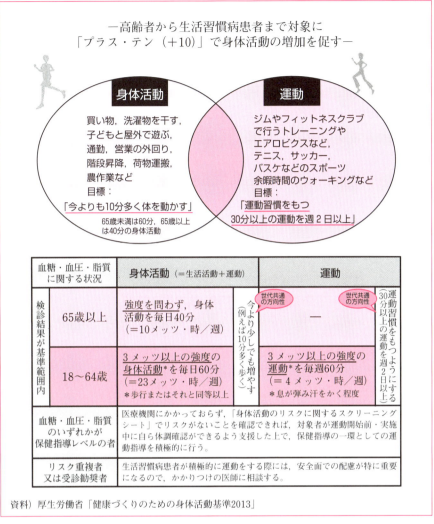

図5-9 健康づくりのための身体活動基準2013

ロコモティブシンドロームの予防の重要性が認知されれば，個々人の行動変容が期待できる。そして，国民全体として運動器の良好な健康につながり，ひいては介護が必要となる国民の割合を減少させることができると考えられる。また，個人の生活習慣の改善と社会環境の改善の両方のアプローチが必要であることをふまえ，こうした目標が設定された。

このほかにも，足腰に痛みのある高齢者の割合を約1割減らすことなどを目標としており，これらを達成することを通じて健康寿命の延伸に寄与することを期待している。

5）「健康づくりのための身体活動基準2013」のポイント

多くの人が，日常生活の中で，無理なく運動を実施する方法が求められている。

そこで2013年指針では，取り組みやすいよう名称を「運動基準」から「身体活動基準」にあらためた。しかし，運動身体や活動の健康に対する効果についての知識は国民の間に普及しつつあるものの，運動を実際に行っている者の割合は増えていない。

身体活動の重要な指標となっているのは歩数である。歩数はこの10年間で全ての年齢層で，1日あたり約1,000歩減少している。これをエネルギーに換算するとおよそ1日あたり30kcalで，1年間続くと約1～1.5kgの体重増加に相当する深刻な状況だ。

1,000歩のウォーキングに相当する運動に要する時間は10分程度である。そこで新指針では，「プラス・テン（今より10分多く体を動かしましょう）」をキャッチフレーズに，運動時間の目標を「16～64歳は1日60分」「65歳以上は1日40分」と定めた。

表5-6　運動時の脈拍数の目安

強度の感じ方	1分間当たりの脈拍数の目安（拍／分）				
	60歳代	50歳代	40歳代	30歳代	20歳代
楽である	120	125	130	135	135
ややきつい	125	135	140	145	150
きつい～かなりきつい	135	145	150	165	170

安全で効果的な運動を行うためには，生活習慣病のある人では，「楽である」または「ややきつい」と感じる程度の強さの身体活動が適切であり，「きつい」と感じるような身体活動は避けた方がよい。

資料）厚生労働省「運動基準・運動指針の改定に関する検討会　報告書」2013

（1）メッツとは

メッツ（MET：metabolic equivalent）とは，身体活動におけるエネルギー消費量を座位安静状態で除したものであり，活動・運動を行ったときに安静状態の何倍のエネルギー消費をしているかをあらわす単位としてメッツ（METs）が用いられている。たとえば，座位安静状態が1メッツ，普通歩行が3メッツに相当する。

メッツ値以外に，脈拍数をはかることでも，身体活動の強度の目安を知ることができる。自分にとっての「きつさ」の感覚（自覚的運動強度）は，生活習慣病のある人にとっては，「楽である」または「ややきつい」と感じる程度が適切となる。脈拍数は，年齢などによって個人差がある。

（2）身体活動の量からエネルギー消費量への換算方法

身体活動の量（メッツ・時）に体重（kg）を乗じるとエネルギー消費量（kcal）に換算できる。

例：72kgの人がヨガ（2.5メッツ）を30分行なった場合のエネルギー消費量は
　　2.5メッツ×0.5時間×72kg＝90kcal

※ただし，体重減少を目的とし，体脂肪燃焼に必要なエネルギー消費量を求めるには，安静

時のエネルギー消費量を引いた値を算出する必要がある。前述の例であれば次のように計算することができる。

例：(2.5メッツ－1メッツ)×0.5時間×72kg＝54kcal

6）個人の健康づくりのための身体活動基準

将来，生活習慣病などに罹患するリスクを減少させるために，個人に求められる身体活動・運動の基準は次のとおりである。なお，研究成果をふまえて年齢による区分を行っているが，実際に個々人に基準を適用する際には，個人差などをふまえて柔軟に対応することが必要である。

（1）18歳未満の基準（参考）

18歳未満に関しては，身体活動・運動が生活習慣病などに至るリスクを低減する効果について，十分な科学的根拠がないとして，現段階では定量的な基準を設定しなかった。しかしながら，子どもから高齢者まで，家族が共に身体活動・運動を楽しみながら取り組むことで，健康的な生活習慣を効果的に形成することが期待できる。そのため，18歳未満の子どもについても積極的に身体活動・運動に取り組み，子どもの頃から生涯を通じた健康づくりが始まるという考え方を育むことが重要である。

（2）幼児期運動指針について

文部科学省は2012（平成24）年3月に「幼児期運動指針」を策定し，「毎日60分以上楽しく体を動かすことが望ましい」としている。

この指針は，3～6歳の小学校就学前の子どもを対象として策定されている。運動習慣の基盤づくりを通して，幼児期に必要な多様な動きの獲得や体力・運動能力の基礎を培うことを目標とし，さまざまな活動への意欲や社会性，創造性などを育むことを目指している。また，この指針では「楽しくのびのびと体を動かす遊びを中心とすること」「散歩や手伝いなど生活の中でのさまざまな動きを含めること」「身体活動の合計が毎日60分以上になるようにすること」が推奨されている。

同指針は，3年間にわたる幼児を対象とした調査研究に基づいて作成されているが，60分という時間の設定については，厳密な科学的根拠に基づくものではない。しかしながら，WHOをはじめとする世界各国で，幼児を含む子どもの心身の健康的な発達のためには「毎日，合計60分以上の中強度から高強度の身体活動を行うこと」を推奨しており，国際標準に合致したものといえる。

単に健康づくりを目的とするだけでなく，幼児・児童・生徒の健全な発達や発育，余暇を楽しむ力を養うための指針として積極的に活用することが期待される。

（3）学校体育における取り組みについて

小学校，中学校，高等学校などの体育科・保健体育科については，2008（平成20）年1月の中央教育審議会答申で学習指導要領の改善が提言された。具体的には，「運動をする子どもとそうでない子どもの二極化」が認められること，「子ど

もの体力の低下傾向が依然深刻」であることなどの課題を踏まえ，「生涯にわたって健康を保持・増進し，豊かなスポーツライフを実現することを重視し改善を図る」ことが改善の基本方針として示された。

　この提言に基づく見直しの結果は，小学校から高等学校にかけての発達段階をふまえた指導内容に体系化されている。とくに，「12年間の体育の授業を通じて『体つくり運動』に取り組むことと」と「さまざまな体の動きを体験して，次第に自身の好みに応じたスポーツを選択していくという展開を組み合わせること」が重視されている。これは，成人期の身体活動・運動の推進の方向性と合致したものであると考えられる。

　なお，小児期については，少年野球の投手などで肘関節痛の発症が有意に高くなることが報告されているなど，オーバーユース症候群にも注意する必要がある。

7）「健康づくりのための身体活動基準2013」の主な利用者

　身体活動・運動に関する研究者・教育者や健康運動指導士などの運動指導の専門家はもちろん，保健活動の現場を担う医師，保健師，管理栄養士などには，この新基準を積極的に活用することで運動指導の質的向上に取り組むことが望まれる。また，身体活動・運動の推進は個人の努力だけでなく，まちづくりや職場づくりなど，個人の健康を支える社会環境を整備するという視点が重要である。したがって，新基準は，自治体や企業の関係者の方々にも活用されることが期待されている。

9．平均寿命から健康寿命へ

　男女別平均寿命（出生時の平均余命）と65歳時の男女別平均余命の年次推移をみてみると，男女差はだんだんひろがっていきているようである。さらに，女性の方が男性より平均寿命が長いので，夫と死別した女性の数は，高年齢ほど多い傾向にある。なお，最新（2014〈平成26〉年）の平均寿命は，男性80.50歳，女性86.83歳である。

　また，高齢化の現状をみると，65歳以上の高齢者の人口は2,660万人となり，高齢化率は約20.8％である（表5-7）。また，前期高齢者人口は1,444万人，後期高齢者人口は1,217万人となっており，後期高齢者割合の増加が予想されている。

　2000（平成12）年，世界保健機構（WHO）は「健康寿命」という指標を提唱した。「完全に健康な状態で生活できる寿命」と定義され，「Health Life Expectancy」とよばれる。WHO加盟の191か国について1999（平成11）年の健康寿命が計算された。平均寿命では男女差が大きいが，健康寿命の差は小さい。この値を使うと，国別の健康状態を比較できるという利点がある。

表 5-7 高齢化の現状

〔単位：万人（人口），％（増加，構成比）〕

		平成26年10月1日		
		総数	男	女
人口（万人）	総人口	12,708	6,180 （性比）94.7	6,539
	高齢者人口 （65歳以上）	3,300	1,423 （性比）75.8	1,877
	前期高齢者 （65～74歳）	1,708	810 （性比）90.2	898
	後期高齢者 （75歳以上）	1,592	612 （性比）59.4	979
	生産年齢人口 （15～64歳）	7,901	4,208 （性比）101.1	4,165
	年少人口 （0～14歳）	1,623	832 （性比）105.1	792
構成比	総人口	100.0	100.0	100.0
	高齢者人口（高齢率）	26.0	23.0	28.8
	前期高齢者	13.4	13.1	13.8
	後期高齢者	12.5	9.9	15.0
	生産年齢人口	61.3	63.5	59.1
	年少人口	12.8	13.5	12.1

資料）内閣府　『高齢社会白書　平成26年度版』
（http://www8.cao.go.jp/kourei/whitepaper/w-2014/zenbun/pdf/1s1s_1.pdf）

　健康寿命世界1位の国はシンガポールの76歳で，日本は2位で75歳であった（2012年）。表5-8にいくつかの国について，健康寿命と平均寿命を併せて示す。日本人は世界で一番長寿である。しかし加齢が進めば進むほど，いろいろな健康障害が起こるので，高齢社会の中で今後日本人がそれにどう対処していくかは重要な問題になってきた。若いときからの生活様式，食生活のあり方が，重大な課題になってきたといえよう。

表 5 - 8 　男女別平均寿命 (2012年)

(単位　年)

国 (地域)	平均寿命 男女平均	男	女	健康寿命 男女平均	男	女	国 (地域)	平均寿命 男女平均	男	女	健康寿命 男女平均	男	女
日本	84	80	87	75	72	77	中国	75	74	77	68	67	69
シンガポール	83	80	85	76	74	77	トルコ	75	72	78	65	63	67
イタリア	83	80	85	73	71	74	エクアドル	75	73	78	66	64	68
スイス	83	81	85	73	71	74	ハンガリー	75	71	79	66	63	69
オーストラリア	83	81	85	73	71	74	イラン	74	72	76	64	63	65
イスラエル	82	80	84	72	71	73	マレーシア	74	72	76	64	63	66
カナダ	82	80	84	72	71	73	ブラジル	74	70	77	64	62	67
アイスランド	82	81	84	72	72	73	ブルガリア	74	71	78	66	63	68
スウェーデン	82	80	84	72	71	73	ルーマニア	74	71	78	66	63	69
スペイン	82	79	85	73	71	75	カンボジア	72	70	75	61	59	63
ノルウェー	82	80	84	71	70	72	グアテマラ	72	68	75	62	60	65
フランス	82	79	85	72	69	74	ベラルーシ	72	67	78	64	59	68
ルクセンブルク	82	80	84	72	70	73	アルジェリア	72	70	73	62	62	63
ニュージーランド	82	80	84	72	71	73	インドネシア	71	69	73	62	61	64
韓国	81	78	85	73	70	75	ウクライナ	71	66	76	63	59	67
アイルランド	81	79	83	71	70	73	エジプト	71	69	74	61	60	63
イギリス	81	79	83	71	70	72	モロッコ	71	69	73	61	60	61
オーストリア	81	78	83	71	69	73	イラク	70	66	74	61	58	63
オランダ	81	79	83	71	70	72	北朝鮮	70	66	73	62	59	65
ギリシャ	81	78	83	71	70	73	バングラデシュ	70	69	71	60	60	61
ドイツ	81	78	83	71	70	73	ウズベキスタン	69	67	72	61	59	62
フィンランド	81	78	84	71	69	73	フィリピン	69	65	72	60	57	63
ポルトガル	81	77	84	71	69	73	ロシア	69	63	75	61	57	66
チリ	80	77	83	70	68	72	カザフスタン	68	63	72	60	56	64
デンマーク	80	78	82	70	69	72	シリア	68	62	76	59	55	65
ベルギー	80	78	83	71	69	73	ネパール	68	67	69	59	58	60
アメリカ合衆国	79	76	81	70	68	71	インド	66	64	68	57	56	58
キューバ	79	76	81	67	65	69	ミャンマー	66	64	68	57	56	58
コロンビア	79	76	83	68	66	70	パキスタン	65	64	66	56	56	57
クウェート	78	78	79	68	68	67	イエメン	64	62	65	54	54	55
チェコ	78	75	81	69	66	71	エチオピア	64	62	65	55	54	56
ブルネイ	77	76	78	68	68	69	スーダン	63	61	65	53	52	54
ドミニカ共和国	77	76	78	66	65	67	ケニア	61	59	62	53	52	54
パナマ	77	74	80	67	65	69	タンザニア	61	59	63	52	51	53
ウルグアイ	77	73	81	68	65	70	アフガニスタン	60	58	61	49	49	49
ペルー	77	75	79	67	66	68	南アフリカ	59	56	62	51	49	53
ポーランド	77	73	81	67	64	71	ザンビア	57	55	58	49	48	50
アラブ首長国連邦	76	76	78	67	66	66	スワジランド	54	52	55	46	44	47
オマーン	76	74	78	66	65	67	ナイジェリア	54	53	55	46	46	47
サウジアラビア	76	74	78	65	64	66	コートジボワール	53	52	54	46	45	46
ベトナム	76	71	80	66	62	69	ソマリア	53	51	55	45	44	46
メキシコ	76	73	79	67	65	69	モザンビーク	53	52	54	45	45	46
アルゼンチン	76	73	79	67	64	69	コンゴ民主共和国	52	50	53	44	43	45
ベネズエラ	76	72	80	66	63	69	アンゴラ	51	50	52	44	43	45
スロバキア	76	72	80	67	64	70	チャド	51	50	52	44	43	44
チュニジア	76	74	78	66	65	67	中央アフリカ	51	50	52	43	43	44
スリランカ	75	71	78	65	63	68	レソト	50	49	52	43	42	44
タイ	75	71	79	66	63	68	シエラレオネ	46	45	46	39	39	39

※平均寿命男女合計の数値が高い順に並べ替えた。
資料)　総務省統計局「2-17　男女別平均寿命 (2012年)」、「世界の統計2015」(http://www.stat.go.jp/data/sekai/0116.htm) より

第6章

地域における公衆栄養活動

　栄養教諭には，家庭や地域と連携を図り，学校において食育活動を推進する要(かなめ)としての役割が期待されている。そのためには，地域における公衆栄養活動や保健・医療・福祉・介護システム，また行政が推進する公衆栄養施策，さらに職能団体，地区組織などによる地域や家庭における食育活動の実態を把握し，関連する行政組織と連携を図るとともに，食に関する実践的な活動が求められている。

　ここでは，地域における公衆栄養活動を学び，栄養教諭として家庭や地域に対してどのようなアプローチや食に関する指導がよいのか，具体的な事例を通して考えてみよう。

1. 地域における公衆栄養活動

　公衆栄養活動とは，人々の生活の質の向上と健康寿命の延伸などを目的に，栄養・食生活に力点を置いて進められる公衆衛生活動の一環であり，地域における人々の栄養状態を改善することによって，その地域の健康水準を高める諸々の活動をさす。

　地域における公衆栄養活動には，ヘルスプロモーション[*1]の考え方が導入され，住民主体の活動を行うために地域住民の参加が必須の条件となる。また，住民参加を実現する地域づくりにおいては，住民1人ひとりの顔が見え，住民の思いの吸い上げが可能な小学校区程度を1つの単位として，活動できるようにすることが理想的であると考えられる。

　QOL（第3章脚注＊1参照，p.40）の向上を最終目標に据え，健康を1つの手段として，病気や障害があってもQOLの向上を実現できるように個人の努力を支援する体制の整備を重視し，あらゆる組織が参画することを念頭において，健康づくりの支援をする地域の環境づくりが重要である。

　国の政策としては，少子高齢社会や疾病構造の変化が進む中で，健康寿命の延

＊1　ヘルスプロモーション
オタワ憲章（1986年）において，「ヘルスプロモーションとは，人々が自らの健康をコントロールし，改善することができるようにするプロセスである」と定義されている。

伸と健康格差の縮小の実現に向けて，生活習慣病の発症予防や重症化予防の徹底，社会生活を営むために必要な機能の維持および向上などを目標として，「21世紀における第二次国民健康づくり運動（健康日本21〈第二次〉）」を提唱し，広く国民に呼びかけている。

「健康日本21（第二次）」では，国民の健康の増進に関する基本的な方針として，子どもから高齢者まですべての国民が共に支え合いながら希望や生きがいを持ち，ライフステージに応じて，健やかで心豊かに生活できる活力がある社会を実現するとし，53項目の具体的な目標を設定している。また，健康づくりを支援するための環境整備として，社会全体として，個人の健康を支え，守る環境づくりに努めていくことが重要であるとし，行政機関のみならず，広く国民の健康づくりを支援する企業，民間団体等の積極的な参加協力を得るなど，国民が主体的に行う健康づくりの取り組みを支援する環境を整備するとしている。さらに，地域や世代間の相互扶助など，地域や社会の絆，職場の支援などが機能することにより，時間的または精神的にゆとりのある生活の確保が困難な者や，健康づくりに関心のない者なども含めて，社会全体が相互に支え合いながら，国民の健康を守る環境を整備し，個人の健康づくりを総合的に支援するとしている（図6-1）。

1）保健・医療・福祉・介護システムと公衆栄養活動

日本では，すべての国民が国民健康保険などの公的な医療保険制度に加入し，必要なときに必要な医療を受けることができる国民皆保険制度がとられている。こうした仕組みは，経済成長に伴う生活環境や食生活水準の向上などにより，世界で最高水準の平均寿命（2014〈平成26〉年現在で男性80.50年，女性86.83年）や高い保健医療水準を実現することに大きく貢献している（図6-2）。

一方で，少子高齢社会が叫ばれて久しく，高齢化の進展とともに老人医療費をはじめとする国民医療費が年々増大し，これまで国民皆保険制度を維持してきた医療保険財政をきわめて厳しい状況に追いつめている。

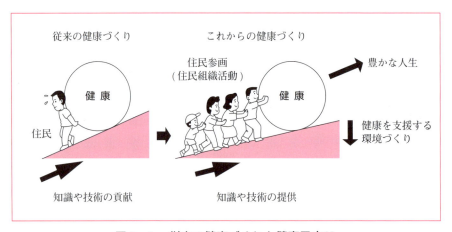

図6-1　従来の健康づくりと健康日本21

こうした状況のもとで、保健・医療・福祉・介護施策は、それぞれの制度に基づき、個別的に国民の健康や福祉の向上に取り組んできたが、関係者が連携して取り組むことの重要性が高まっている。

厚生労働省は、1994（平成6）年に「地域保健対策の推進に関する基本的な指針」の一部を改正し、地域保健対策の推進の基本的な方向として、地域のソーシャルキャピタル*2を活用した自助および共助の支援を推進することとした。公衆衛生の一翼を担う公衆栄養活動は、科学的根拠に基づき、保健・医療・福祉・介護システムが一体となった、総合的・包括的なシステムによって、相互の連携・協力体制での公衆栄養マネジメントを行うことが重要である。

> *2 ソーシャルキャピタル
> 「信頼」「社会規範」「ネットワーク」といった人々の協調行動の活発化により、社会の効率性を高めることができる社会組織に特徴的な資本を意味し、従来のフィジカルキャピタル（物的資本）、ヒューマンキャピタル（人的資本）などとならぶ新しい概念である。その本質である「人と人との絆」、「人と人の支え合い」は、日本社会を古くから支える重要な基礎。（地域保健対策検討会報告書より）

（1）生活習慣病予防と医療システム

2013（平成25）年度の国民医療費は40兆円となり、前年度より8,500億円増加している。高齢化の急速な進展に伴い、疾病構造が変化し、疾病全体に占めるがん（悪性新生物）、虚血性心疾患、脳血管疾患、糖尿病など生活習慣病の割合が高まった。医療費に占める生活習慣病の割合は国民医療費の約3割、死亡原因で

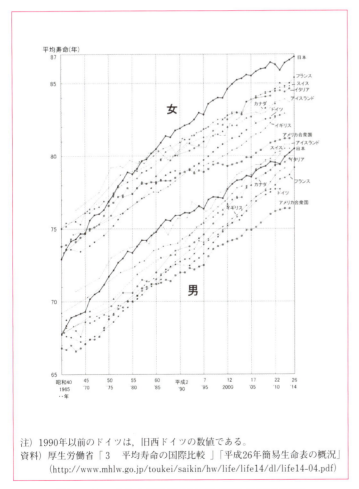

注）1990年以前のドイツは、旧西ドイツの数値である。
資料）厚生労働省「3　平均寿命の国際比較」「平成26年簡易生命表の概況」
（http://www.mhlw.go.jp/toukei/saikin/hw/life/life14/dl/life14-04.pdf）

図6-2　おもな諸外国の平均寿命の年次推移

地域保健対策の推進に関する基本的な指針（抜粋）

(H6.12.1厚告374, 最終改正H27.3.27厚労告185)

　少子高齢化の更なる進展や人口の減少といった人口構造の変化に加え，単独世帯や共働き世帯の増加など住民の生活スタイルも大きく変化するとともに，がん，循環器疾患，糖尿病，慢性閉塞性肺疾患等の非感染性疾患（NCD）の増加，健康危機に関する事案の変容など地域保健を取り巻く状況は，大きく変化している。

　一方，地方公共団体間において地域保健に係る役割の見直しが行われる中，地域保健の役割は多様化しており，行政を主体とした取組だけでは，今後，更に高度化，多様化していく国民のニーズに応えていくことが困難な状況となっている。

　また，保健事業の効果的な実施や高齢化社会に対応した地域包括ケアシステムの構築，社会保障を維持・充実するため支え合う社会の回復が求められている。

　こうした状況の変化に的確に対応するため，地域保健対策を推進するための中核としての保健所，市町村保健センター等及び地方衛生研究所を相互に機能させ，地域の特性を考慮しながら，医療，介護，福祉等の関連施策と有機的に連携した上で，科学的な根拠に基づき効果的・効率的に地域保健対策を推進するとともに，地域に根ざした信頼や社会規範，ネットワークといった社会関係資本等（以下，「ソーシャルキャピタル」という）を活用した住民との協働により，地域保健基盤を構築し，地域住民の健康の保持及び増進並びに地域住民が安心して暮らせる地域社会の実現を目指した地域保健対策を総合的に推進することが必要である。

　この指針は，地域保健体系の下で，市町村（特別区を含む。第二の一の2を除き，以下同じ。），都道府県，国等が取り組むべき方向を示すことにより，地域保健対策の円滑な実施及び総合的な推進を図ることを目的とする。

第一　地域保健対策の推進の基本的な方向
第二　保健所及び市町村保健センターの整備及び運営に関する基本的事項
第三　地域保健対策に掛かる人材の確保及び資質の向上並びに人材確保支援計画の策定に関する基本的事項
第四　地域保健に関する調査及び研究に関する基本的事項
第五　社会福祉等の関連施策との連携に関する基本的事項
第六　その他地域保健対策の推進に関する重要事項

は生活習慣病が約6割を占めている（図6-3）。

増大する医療費に対応し，将来にわたり医療保険制度を維持可能なものとするため，医療制度改革が推進されている。政府は，医療費の適正化を図るため，新たな高齢者医療制度を創設し（図6-4），2割強を占める生活習慣病にかかる医療費を抑制するために，医療制度改革に取り組んでいる（図6-5）。

（2）福祉・介護システム

日本の総人口は，2005（平成17）年に戦後初めて減少し，その後，ほぼ横ばいで推移していたが，2011（平成23）年は減少であった。65歳以上の高齢者人口が総人口に占める割合（高齢化率）は，年々増加して2013（平成25）年には25.1％となった。また，前期高齢者（65～74歳）が総人口に占める割合は12.8％，後期高齢者（75歳以上）が総人口に占める割合は12.3％となっている（表6-1）。

出生率の低迷と高齢化率の上昇などにより少子高齢化へと社会環境が変化する中で，社会福祉のあり方も見直しが進められ，措置から契約へと変革が図られてきている。

2000（平成12）年に導入された介護保険制度は，在宅サービスを中心にサービス利用が急速に拡大するなど，老後の安心を支える仕組みとして定着してきていた。しかし，制度の定着とともに，介護保険の総費用が急速に増大し，保険料の大幅な上昇が見込まれたので，「制度の持続可能性」が課題となった。

そのため2006（平成18）年に制度の見直しが図られ，予防重視型のシステムへ

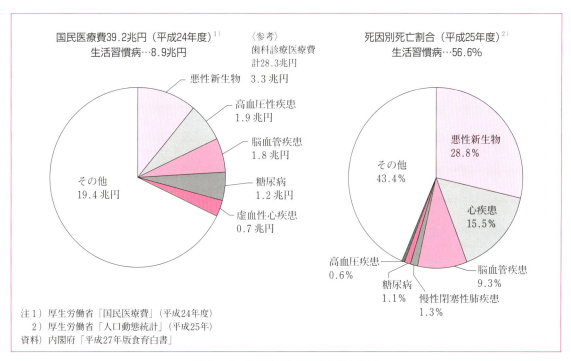

図6-3 医療費と死因別死亡割合

(平成20年4月)

○75歳以上の高齢者については，その心身の特性や生活実態等を踏まえ，平成20年度に独立した医療制度を創設する。
○あわせて，65歳から74歳の高齢者については，退職者が国民健康保険に大量に加入し，保険者間で医療費の負担に不均衡を生じていることから，これを調整する制度を創設する。
○現行の退職者医療制度は廃止する。ただし，現行制度からの円滑な移行を図るため，平成26年度までの間における65歳未満の退職者を対象として現行の退職者医療制度を存続させる経過措置を講ずる。

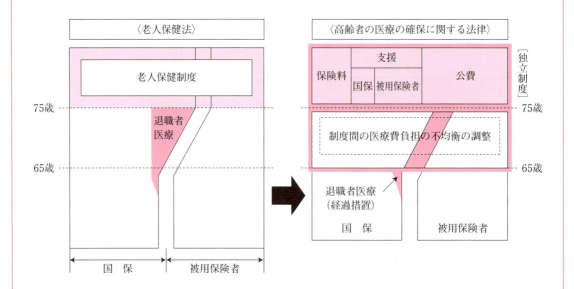

"長寿医療制度"（後期高齢者医療制度）とは，高齢者の医療費を国民全体で支える仕組みです。

①75歳以上の方お一人おひとりに，被保険者証を1枚，交付

②保険料は，平均的には，国保と比べて低い
・基礎年金（月額6.6万円）だけの単身・夫婦
　　　　　　1人月額1,000円（←国保2,800円）
・平均的な厚生年金（月額16.7万円）だけの単身・夫婦
　　　　　　夫　月額5,800円（←国保7,700円）
※一番普及している算定方式によるものであり，負担が増える場合がある。

③窓口負担は，これまでと同様，原則1割
　（現役並みの所得がある方は，3割）

④ご自身の担当医を持つことが可能に

⑤年金からの保険料の支払いにより，銀行などで納めていただく手間や行政の無駄なコストを削減

⑥これまで負担がなかったサラリーマンの被扶養者については，保険料を軽減
・平成20年4月〜9月　　　　0円
・平成20年10月〜21年3月　本来の保険料の1割
　　　　　　　　　　　　（平均350円／月）

資料）内閣府「平成20年版高齢社会白書」

図6-4　新たな高齢者医療制度の創設

第6章 地域における公衆栄養活動

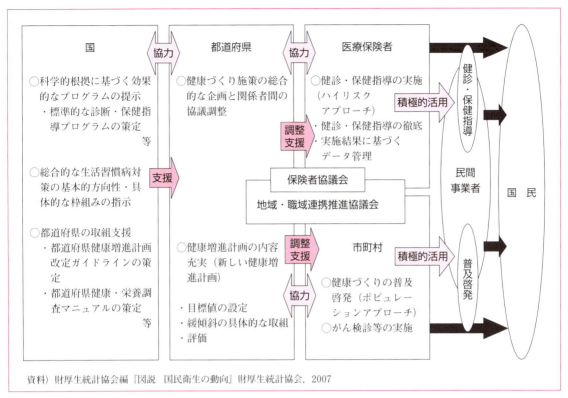

図6-5 医療制度改革における生活習慣病対策

表6-1 高齢化の現状

単位：万人（人口），％（構成比）

		平成25年10月1日			平成24年10月1日		
		総数	男	女	総数	男	女
人口（万人）	総人口	12,730	6,191	6,539	12,752	6,203	6,549
			（性比）94.7			（性比）94.7	
	高齢者人口（65歳以上）	3,190	1,370	1,820	3,079	1,318	1,762
			（性比）75.3			（性比）74.8	
	65～74歳人口	1,630	772	858	1,560	738	823
			（性比）90.0			（性比）89.7	
	75歳以上人口	1,560	598	962	1,519	580	939
			（性比）62.2			（性比）61.8	
	生産年齢人口（15～64歳）	7,901	3,981	3,920	8,018	4,038	3,980
			（性比）101.6			（性比）101.5	
	年少人口（0～14歳）	1,639	840	800	1,655	847	807
			（性比）105.0			（性比）105.0	
構成比	総人口	100.0	100.0	100.0	100.0	100.0	100.0
	高齢者人口（高齢化率）	25.1	22.1	27.8	24.1	21.2	26.9
	65～74歳人口	12.8	12.5	13.1	12.2	11.9	12.6
	75歳以上人口	12.3	9.7	14.7	11.9	9.4	14.3
	生産年齢人口	62.1	64.3	59.9	62.9	65.1	60.8
	年少人口	12.9	13.6	12.2	13.0	13.7	12.3

注）「性比」は，女性人口100人に対する男性人口
資料）総務省「人口推計」（各年10月1日現在）

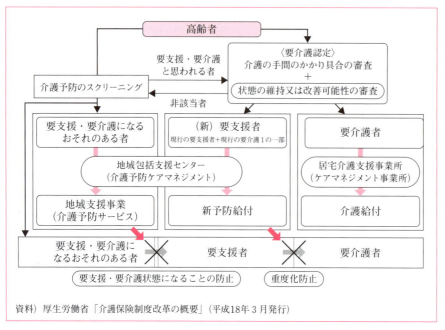

図6-6　予防重視型システムへの転換（全体概要）

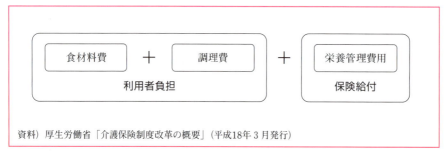

図6-7　食費などの見直し

と転換された（図6-6）。栄養関係では，食費が利用者負担となり，栄養ケア・マネジメントなどの栄養管理費用が保険から給付されるように改正された（図6-7）。

また，2006（平成18）年には，「障害者自立支援法」が施行され，身体，知的および精神障害の種類ごとに異なった法律に基づいて提供されていた福祉サービスなどが，共通の制度のもとで一元的なものとされた。その後，地域社会における共生の実現に向けて，障害福祉サービスの充実など障害者の日常生活および社会生活を総合的に支援するため，新たな障害保健福祉施策を講ずるものとして，2013（平成25）年に「障害者自立支援法」を「障害者の日常生活及び社会生活を総合的に支援するための法律（障害者総合支援法）」とするとともに，障害の定義に難病などを追加して施行した（図6-8）。

第6章 地域における公衆栄養活動

地域社会における共生の実現に向けて
新たな障害保健福祉施策を講ずるための関係法律の整備に関する法律の概要

(平成24年6月20日成立・同年6月27日公布)

1. 趣旨
障がい者制度改革推進本部等における検討を踏まえて、地域社会における共生の実現に向けて、障害福祉サービスの充実等障害者の日常生活及び社会生活を総合的に支援するため、新たな障害保健福祉施策を講ずるものとする。

2. 概要

1. 題名
「障害者自立支援法」を「障害者の日常生活及び社会生活を総合的に支援するための法律(障害者総合支援法)」とする。
2. 基本理念
法に基づく日常生活・社会生活の支援が、共生社会を実現するため、社会参加の機会の確保及び地域社会における共生、社会的障壁の除去に資するよう、総合的かつ計画的に行われることを法律の基本理念として新たに掲げる。
3. 障害者の範囲(障害児の範囲も同様に対応。)
「制度の谷間」を埋めるべく、障害者の範囲に難病等を加える。
4. 障害支援区分の創設
「障害程度区分」について、障害の多様な特性その他の心身の状態に応じて必要とされる標準的な支援の度合いを総合的に示す「障害支援区分」に改める。
※ 障害支援区分の認定が知的障害者・精神障害者の特性に応じて行われるよう、区分の制定に当たっては適切な配慮等を行う。

5. 障害者に対する支援
① 重度訪問介護の対象拡大(重度の肢体不自由者等であって常時介護を要する障害者として厚生労働省令で定めるものとする)
② 共同生活介護(ケアホーム)の共同生活援助(グループホーム)への一元化
③ 地域移行支援の対象拡大(地域における生活に移行するため重点的な支援を必要とする者であって厚生労働省令で定めるものを加える)
④ 地域生活支援事業の追加(障害者に対する理解を深めるための研修や啓発を行う事業、意思疎通支援を行う者を養成する事業等)
6. サービス基盤の計画的整備
① 障害福祉サービス等の提供体制の確保に係る目標に関する事項及び地域生活支援事業の実施に関する事項についての障害福祉計画の策定
② 基本指針・障害福祉計画に関する定期的な検証と見直しを法定化
③ 市町村は障害福祉計画を作成するに当たって、障害者等のニーズ把握等を行うことを努力義務化
④ 自立支援協議会の名称について、地域の実情に応じて定められるよう弾力化するとともに、当事者や家族の参画を明確化

3. 施行期日
平成25年4月1日(ただし、4.及び5.①〜③については、平成26年4月1日)

4. 検討規定(障害者施策を段階的に講じるため、法の施行後3年を目途として、以下について検討)
① 常時介護を要する障害者等に対する支援、障害者等の移動の支援、障害者の就労の支援その他の障害福祉サービスの在り方
② 障害支援区分の認定を含めた支給決定の在り方
③ 障害者の意思決定支援の在り方、障害福祉サービスの利用の観点からの成年後見制度の利用促進の在り方
④ 手話通訳等を行う者の派遣その他の聴覚、言語機能、音声機能その他の障害のため意思疎通を図ることに支障がある障害者等に対する支援の在り方
⑤ 精神障害者及び高齢の障害者に対する支援の在り方
※上記の検討に当たっては、障害者やその家族その他の関係者の意見を反映させる措置を講ずる。

資料)厚生労働省「平成26年版厚生労働白書」(http://www.mhlw.go.jp/wp/hakusyo/kousei/14/dl/2-08.pdf)

図6-8 障害者総合支援法の概要

2)地域における公衆栄養活動

がん(悪性新生物)、心疾患、脳血管疾患および糖尿病などの生活習慣病罹患者が年々増加している状況のもとで、疾病の予防・改善における適切な生活習慣や食生活の重要性はいっそう明確なものとなっている。また、2008(平成20)年4月からは特定健康診査・特定保健指導制度が始まり、管理栄養士をはじめ、保健師、医師が担う役割はますます重要になった(図6-9)。専門の立場でそれぞれが展開してきた活動を、個人や地域で異なる生活習慣や健康観に対し、効果的に介入して生活習慣病を予防するためには、それぞれの専門領域を超えた連携と施

策の展開が望まれる。

　生活習慣病罹患者の増大などに伴い，老人医療費を中心とした国民医療費が増加し，今後もさらに増大することが見込まれている。政府は，やむをえない措置として「医療制度改革大綱」を示した。超高齢社会に対応した仕組みとして，高齢者世代と現役世代の負担を明確化し，「老人医療制度」に代わる独立した医療制度として「後期高齢者医療制度」が創設されるに至ったものである。

　この医療制度改革は，高齢者だけでなく現役世代についても，治療重点の医療から疾病の予防を重視した保健医療へと転換を図るものである。40歳以上の全国民を対象に，生活習慣病予防のための特定健康診査を実施し，健診率の向上を図るとともに有病者および予備軍の発見に努め，早期に徹底した保健指導をすることで，治療に要する医療費の減少につなげようとしている。

　このような状況を踏まえ，多くの保健・医療従事者は，地域住民の健康を保持増進し，発病を予防する立場から多大な努力を傾注してきた。今後，生活習慣病予防が重要な課題とされることとなり，健康・栄養教育活動は，不可欠なものとしてその重要性を増している。地域住民にもっとも身近なところで，頻度の高い健康・栄養教育が一元的に提供できる体制を整備するとともに，積極的・計画

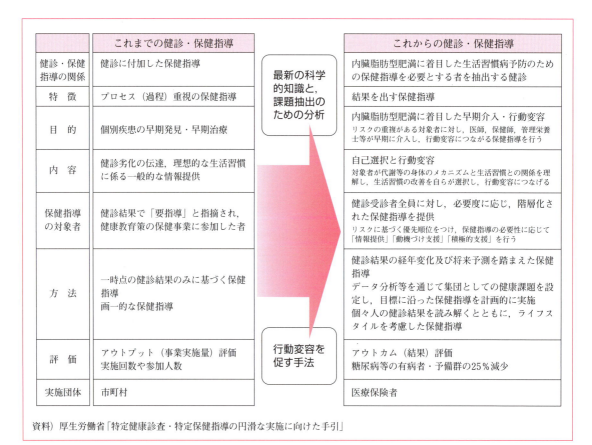

図6-9　特定健康診査・特定保健指導の基本的な考え方

的・組織的な取り組みがよりいっそう強く求められるようになる。

　特に生活習慣病予防については，メタボリックシンドローム（内臓脂肪症候群）という概念の「食に関する」分野で，栄養教育・支援が重要視されている。栄養の専門家にとっては，地域住民の健康および栄養状態を的確に把握するとともに，地域における組織的な健康教育プログラムの強化と，地域住民への積極的なアプローチを継続して実施することが重要である。

　厚生労働省は，2013（平成25）年に「地域における行政栄養士による健康づくり及び栄養・食生活の改善の基本指針について」を通知し，行政栄養士が担うべき業務の基本的な考え方とその具体的な内容を示した。この基本指針では，健康づくりおよび栄養・食生活の改善に関する施策を総合的かつ計画的に推進するためには，保健・医療・福祉関係機関のみならず，教育などの関係機関や住民との情報交換を通して，連携体制づくりを進めることが必要であるとしている。

　栄養教諭には，これらの取り組みの方法や体制づくりなど公衆栄養活動のあり方について理解したうえで，教育分野における取り組みの主体となることが期待される。

地域における行政栄養士による健康づくり及び栄養・食生活の改善の基本指針について（概要）
厚生労働省健康局長から各都道府県，保健所設置市，
特別区衛生主管部（局）長宛て（H25.3.29健が発0329第4号）

　平成25年度から開始する「健康日本21（第二次）」の推進に当たり，行政栄養士による健康づくり及び栄養・食生活の改善の一層の推進が図られるよう，「地域における行政栄養士による健康づくり及び栄養・食生活の改善について」（平成25年3月29日付け健発0329第9号）が，健康局長から通知され，さらに「地域における行政栄養士による健康づくり及び栄養・食生活の改善の基本指針」が出されている。

　同通知から基本指針に示す要点を掲げる。

　　　　地域における行政栄養士による健康づくり及び栄養・食生活の改善の基本指針（抜粋）
　この指針は，地域における健康づくり及び栄養・食生活の改善を推進するに当たり，行政栄養士が，都道府県，保健所設置市及び特別区，市町村において，「健康日本21（第2次）」の推進を踏まえ，健康づくりや栄養・食生活の改善に取り組むための基本的な考え方とその具体的な内容を示したものである。
1　都道府県
（1）組織体制の整備
　栄養・食生活の改善は，生活習慣病の発症予防と重症化予防の徹底のほか，子どもや高齢者の健康，社会環境の整備の促進にも関わるため，該当施策を所管する課の施策の方向性に関する情報を共有し，優先されるべき有効な施策の企画立案及び実施に関わることができるよう，関係部局や関係者と協議の上，その体制

を確保すること。

また，本庁における行政栄養士の配置数は1都道府県当たり平均2～3名と少なく，保健所（福祉事務所等を含む。）における行政栄養士の配置数は1都道府県当たり平均14名であることから，本庁及び保健所が施策の基本方針を共有し，施策の成果が最大に得られるような体制を確保すること。都道府県施策の質の向上の観点から，都道府県内の保健所設置市及び特別区と有益な施策について共有する体制を確保すること。

健康・栄養課題の明確化を図るためには，住民の身近でサービス提供を行い，各種健診等を実施している市町村が有する地域集団のデータ及び地域の観察力を活用することも重要であることから，市町村との協働体制を確保すること。

(2) 健康・栄養課題の明確化とPDCAサイクルに基づく施策の推進

人口や医療費等の構造や推移を踏まえ，優先的な健康・栄養課題を明確にするため，市町村の健診等の結果や都道府県等の各種調査結果を収集・整理し，総合的に分析すること。明確化された健康・栄養課題の解決に向け，計画を策定し，その計画において施策の成果が評価できるよう，目標を設定すること。目標設定に当たってはできる限り数値目標とし，設定した主要目標に対して，PDCAサイクルに基づき，施策を推進すること。

また，健康・栄養状態や食生活に関する市町村の状況の差を明らかにし，健康・栄養状態に課題がみられる地域に対しては，保健所が計画的に支援を行い，その課題解決を図るとともに，健康・栄養状態が良好な地域やその改善に成果をあげている地域の取組を他地域に広げていく仕組みづくりを進めること。

特に専門的な知識及び技術を必要とする栄養指導としては，地域の優先的な健康課題を解決するために，対象とすべき人々の食事内容や食行動，食習慣とともに，それらを改善するために介入可能な食環境を特定し，市町村や関係機関等との調整の下，それらのネットワークを活用して，下記の(3)から(5)までの施策を効率的かつ効果的に推進し，課題解決に向けた成果をあげるための指導を行うこと。その際，市町村の状況の差を拡大させないような指導に配慮すること。

(3) 生活習慣病の発症予防と重症化予防の徹底のための施策の推進

適切な栄養・食生活を実践することで予防可能な疾患について予防の徹底を図るためには，地域における優先的な健康・栄養課題を選択する必要があることから，市町村や保険者等の協力を得て，特定健診・特定保健指導等の結果を共有し，施策に活かすための体制の整備を進めること。共有された情報を集約・整理し，市町村の状況の差に関する情報を還元する仕組みづくりを進めること。

また，優先的な課題を解決するため，地域特性を踏まえた疾病の構造と食事や食習慣の特徴を明らかにし，明らかになった結果については，予防活動に取り組む関係機関及び関係者に広く周知・共有し，発症予防の効果的な取組を普及拡大する仕組みづくりを進めること。

(4) 社会生活を自立的に営むために必要な機能の維持及び向上のための施策の推進

市町村の各種健診結果や調査結果等の情報として，乳幼児の肥満や栄養不良，高齢者の低栄養傾向や低栄養の状況の実態等を集約・整理し，市町村の状況の差に関する情報について還元する仕組みづくりを進めること。

児童・生徒における健康・栄養状態の課題がみられる場合は，その課題解決に向けた対応方針及び方策について，教育委員会と調整を行うこと。

子どもの健やかな発育・発達，高齢者の身体及び生活機能の維持・低下の防止に資する効果的な栄養・食生活支援の取組事例の収集・整理を行い，市町村の取組に役立つ情報について還元する仕組みづくりを進めること。

　以下，通知に示す項目のみを掲げる。

（5）食を通じた社会環境の整備の促進
　① 特定給食施設における栄養管理状況の把握及び評価に基づく指導・支援
　② 飲食店によるヘルシーメニューの提供等の促進
　③ 地域の栄養ケア等の拠点の整備
　④ 保健，医療，福祉及び介護領域における管理栄養士・栄養士の育成
　⑤ 健康増進に資する食に関する多領域の施策の推進
　⑥ 健康危機管理への対応

2　保健所設置市及び特別区
（1）組織体制の整備
（2）健康・栄養課題の明確化とPDCAサイクルに基づく施策の推進
（3）生活習慣病の発症予防と重症化予防の徹底のための施策の推進
（4）社会生活を自立的に営むために必要な機能の維持及び向上のための施策の推進
　① 次世代の健康
　② 高齢者の健康
（5）食を通じた社会環境の整備の促進
　① 特定給食施設における栄養管理状況の把握及び評価に基づく指導・支援
　② 飲食店によるヘルシーメニューの提供等の促進
　③ 保健，医療，福祉及び介護領域における管理栄養士・栄養士の育成
　④ 食育推進のネットワークの構築
　⑤ 健康危機管理への対応

3　市町村
（1）組織体制の整備
（2）健康・栄養課題の明確化とPDCAサイクルに基づく施策の推進
（3）生活習慣病の発症予防と重症化予防の徹底のための施策の推進
（4）社会生活を自立的に営むために必要な機能の維持及び向上のための施策の推進
　① 次世代の健康
　② 高齢者の健康
（5）食を通じた社会環境の整備の促進
　① 保健，医療，福祉及び介護領域における管理栄養士・栄養士の育成
　② 食育推進のネットワークの構築
　③ 健康危機管理への対応

健康・栄養教育活動を効率的に展開するためには，地域により異なる生活習慣や社会環境などの条件，生活習慣病の罹患状況や地域住民のニーズなどを的確に把握し，その特性を考慮したうえで，それぞれの地域の特性に対応した活動を展開することが重要であり，次の5つの方法によって充実を図る必要がある。

（1）住民ニーズを明らかにする方法
①地域単位などで系統的に資料を整備
　地域住民のニーズや健康課題などを把握するための実態調査を行うほか，地域の特性を示す資料などの情報を収集する。
　1］住民のニーズなどに関する資料を，健康・栄養教育従事者が活動する際に活用しやすい単位（地域・年齢区分など）で整理しておく。
　2］保健・医療・福祉・介護などに関する具体的な資料を系統的に整理し，必要なときにすみやかに活用できるようにしておく。

②経年的な資料の蓄積
　地域住民のニーズは，社会情勢とともに変化していくので，"住民は今，何を望んでいるのか"という潜在する意識を把握するように努める必要がある。
　また，"ニーズがどのような要因によって""どう変化してきたのか"など，経年的に住民ニーズをとらえ，事業展開や活動の方向性などを検討する。そのためには，経年的に資料を蓄積しておくことが大切である。

③継続的な個別支援
　高齢者の多くは，住みなれた地域で暮らしていたいという願望が強い。また，身体的あるいは精神的な障害をもつ多くの人は，自ら要望を表明することを遠慮する場合が多い。
　保健・医療・福祉・介護にかかわるすべての職種，人々が連携して継続的な支援を積み重ねる過程で，提供すべきサービスやニーズを確実に把握し，個別的な支援に活かすとともに，行政施策に反映されるように努める必要がある。

（2）関係機関との協力体制づくりの方法
①問題解決に向けて互いに協力し合える信頼関係を確立
　問題の解決にかかわる機能をもっている機関，組織，専門職などと情報や意見などを交換して相互理解を図るとともに，実際に協働する場面をつくることで信頼関係を確立する。

②健康・栄養教育活動を支援する協力体制を確立
　先駆的な健康・栄養教育活動を実践するためには，地域の健康課題などを診断して活動を展開するための戦略を確立しながら，活動内容を充実させていく必要がある。
　活動内容を評価するプロセスにおいては，関係機関などの組織的なバックアップが不可欠である。そこで，健康・栄養教育従事者は，住民への支援と同時に，自己の活動を支援してくれるボランティアや住民などの組織化，また関係機関との連携体制づくりを視野において活動しなければならない。

（3）職場内の協力体制づくりの方法

①職場内で問題などを共有できる環境づくり

問題解決に向けた活動を展開するために，健康・栄養教育従事者は，職場内において情報や問題の共有化を図り，問題解決に向けた具体的な方向性を明らかにして，活動しやすい環境づくりを心がける。

②問題の重要性を提示できる資料の準備

健康・栄養教育従事者は，地域住民のニーズなどを把握し，その実態を明確にするように努める必要がある。そのうえで，明らかになった住民ニーズや問題などに客観的な評価を加えて資料化を図り，職員間で共通理解が得られるような資料を作成する。

③活動を継続するための記録の整備

先駆的な健康・栄養教育活動を経年的に継続して進めるためには，活動に関する記録を系統的に整備するなど，関係者が必要とする情報を共有できるよう整備しておく。

④活動成果の報告，公開，研究発表の重要性

健康・栄養教育活動の状況などは，報告書にまとめて所属する部署に報告するとともに，関係する学会などに研究報告として成果を公表する。活動内容を客観的に評価する機会を自らつくりだすことは，活動を次の段階へ進展させるひとつの原動力となる。

（4）住民の主体的参画を促す方法

①住民主体の活動の進展を意識化

健康・栄養教育活動の一環として，健康・栄養教室や介護予防教室などを開催する際には，住民がその運営の中心になって活動できるように導いていく。住民がお互いに支え合いながら主体的に事業に参画し，活動を目ざす方向に進展させることができれば，意識化を図るうえで貴重な体験となる。その際，健康・栄養教育従事者は，アドバイザーに徹するとともに学習の場を提供するなど，活動を支援していくことが重要である。

②活動の方向性を見いだすための支援

健康・栄養教育従事者は，活動の初期にあっては住民の関心や生活の特徴をとらえて，ある程度の活動の方向性を打ちだしていくことが重要である。健康・栄養教育従事者は，活動方針などの決定に際して住民との話し合いを繰り返し，住民が主体的に組織づくりに取り組めるようにする。活動の方向性を決定するのは住民であり，住民主体の活動にすることで継続が可能になる。

③住民リーダーの育成

住民主体の活動としていくためには，活動を推進していくリーダーを育てていくことが重要である。地域で健康・栄養活動に関心があり，環境が整えば実際に活動してみたいと思っている人材を見いだし，リーダーとして活動できるよう支援することは，活動を進展させる条件となる。

④住民の主体的活動を支える体制づくり

　活動の中心となるリーダーを育成するとともに，多くの住民が主体的に活動に参画できるようにする。そのために健康・栄養教育従事者は，規約などを設け，役割を分担し，活動を継続的なものにできるような体制づくりを支援することが重要である。

⑤交流会などを開催し，活動の進展を図る

　活動内容の発表会や交流会などを定期的に開催し，地域ごとに活動内容などの情報を交換するとともに，実践してきた活動を振り返る場を設ける。そうすることで，課題などを明確にすることが可能となり，活動を進展させることができる。

(5) 施策化のための方法

①職場内で事業の意義の浸透を図る

　事業の意義について職場内で共通理解を図ることは，事業展開に必要な予算を確保するために重要なことである。また，関係者や住民に対し事業の意義の浸透を図ることは，事業を行政施策に反映していく際に大きなサポートとなる。

②事業の継続を裏づける方法

　首長をはじめ管理職などが実際の活動場面に参加できる機会をつくるなど，行政施策の決定権がある立場の人に，事業展開の意義の浸透を図ることで，継続的な事業展開を可能とする予算が確保できる。

③行政計画の活用

　健康・栄養教育活動は，医療法をはじめ，老人福祉法や介護保険法および社会福祉法などにより，地域行政に策定が義務づけられている医療計画，老人保健福祉計画，介護保険事業計画および地域福祉計画などの計画事業に結びつけて，計画における事業の位置づけを明確にし，行政方針や行政計画に盛り込まれている内容を活用して，事業を発展させることが重要である。

④特定地域の成果をほかの地域へ波及させ，活動の進展を図る

　特定地域で成果が得られた活動内容をほかの地域に波及させることは，活動の展開方法などを検証するうえでも有意義であり，事業施策を確立していくうえで必要なプロセスである。

　健康教育や栄養教育は，健康・栄養の両面からアセスメントを地域ごとに行い，そこから抽出された問題点に対する改善プログラムを設定，強化することが求められてきている。

　地域住民の健康を向上させるためのさまざまな事業が展開される中で，管理栄養士や保健師をはじめとする専門職は，地域レベルでの適切な現状把握と環境整備によって，自己の意識や知識を高め，エビデンス*3に基づく情報や教育を提供していく。個々の住民のQOL向上のために，健康の維持・増進を支援する事業や施策を実践できる実力を培うことがもっとも重要である。

---

*3 エビデンス
臨床試験の研究データなどの科学的根拠のこと。EBM (Evidence Based Medicine＝科学的根拠に基づく医療) と略す。

2. 地域における栄養教諭の食育活動

　栄養教諭が効果的な食育を進めるためには，学校においても家庭や地域との連携を図りつつ，食に関する指導を行うことが必要である。そのためには，家庭や地域の人々に食育の大切さを理解してもらい，協力が得られるよう，児童・生徒に対する食育の取り組みだけでなく，啓発などの働きかけを行っていくことも重要である。

　文部科学省は，2010（平成22）年3月に発行した「食に関する指導の手引―第1次改訂版―」で，学校・家庭・地域が連携した食育を推進することの必要性を掲げている。さらに，連携の基本的な考え方として，社会環境や食生活が大きく変化しているもとで，家庭においては児童生徒に十分な指導を行うことが困難となりつつあるばかりか，保護者自身が望ましい食生活を実践できていない場合もあると指摘している。一方，地域の産物を使って独自の調理法でつくられ，食べられ，受け継がれてきた郷土食，また，古来から行われてきた行事にちなんだ行事食などの食文化が衰退している現状から，食を通じて，地域に対する理解や失われつつある食文化の継承を図ること，自然の恵みや勤労の大切さを実感させることが重要であると提言している。

　内閣府発表の「食育に関する意識調査」（2012〈平成24〉年から2014〈平成26〉年）では，食生活で心がけていることとして，「地域の郷土料理を食べたり地場産物を活用すること」とする者の割合は54.5％であった（図6-10）。

　地域における食育を推進するにあたって，第一義的な役割が家庭にあることに変わりはない。学校においては，地域の生産物を学校給食に取り入れたり，食に関する知識や経験を有する人材や教材を有効に活用するなどして食に関する指導を進めていくことは，児童・生徒に地域のよさを理解させたり，愛着をもたせたりするうえで有意義だとしている。

　また，食品の選択や調理についての知識度（内容別）では，知識が「あると思う」とする者の割合が，「地域の産物」82.8％，「郷土料理や行事食」47.5％で

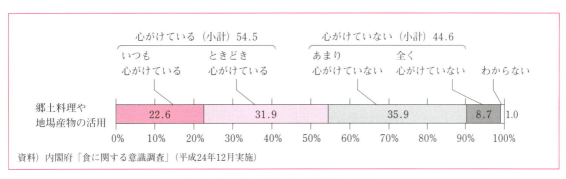

図6-10　食生活で心がけていること

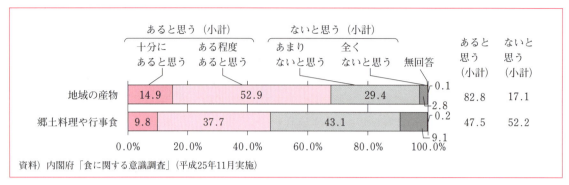

図6-11 食品の選択や調理についての知識度（内容別）

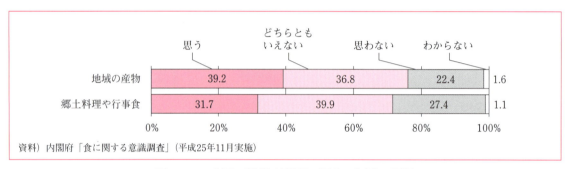

図6-12 食品の選択や調理に関する知識の習得

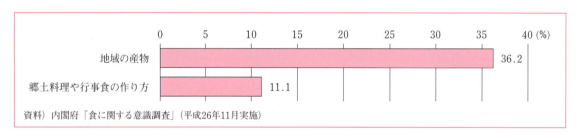

図6-13 食品の選択や調理についての知識の重要度

あった（図6-11）。食品の選択や調理についての知識が「ないと思う」とする者が，今後身につけたいと思う知識は，「地域の産物」39.2％，「郷土料理や行事食」31.7％であった（図6-12）。一方，食品の選択や調理について知識の重要度では，「地場の産物」36.2％，「郷土料理や行事食の作り方」11.1％であった（図6-13）。

各地では，その地域の気候，風土，産業，文化，歴史などに培われた食材や特産物が生産されており，伝承されている郷土食や行事食が残っている。また，生産や流通にかかわる仕事や，食育のボランティアに参加している人々がいる。具体的な指導の際には，このような地域社会の教育力を活用することがきわめて有効であるとしている。

同じく「食育白書」では，地域における食育活動として，栄養バランスに優れ

た「日本型食生活」を実践し、地域における食生活の改善などのための取り組みを推進するとしている。

「日本型食生活」は、日本の気候風土に適した米を中心にして、水産物、畜産物、野菜など多様な副食によって構成されている。栄養バランスに優れているだけでなく、日本各地で生産される農林水産物を多彩に盛り込んでいるという特徴をもっている。このため、「日本型食生活」の実践を促進することは、食料自給率の向上や各地で古くから育まれてきた貴重な食文化の継承にもつながることが期待される。

食生活の改善を進めるとともに、健康増進、QOLの向上および食料の安定供給の確保などを図るための指針として、2000（平成12）年に「食生活指針」が策定された。「食生活指針」を具体的な行動に結びつけるものとして、食事の望ましい組み合わせやおよその量を示した「食事バランスガイド」の活用・促進が、各地でいろいろなかたちで取り組まれている。

東京都江東区では、江東区の健康づくり計画である「江東区健康増進計画」に基づき、また、「江東区食育推進計画（第2次）」における生活習慣病予防と食育推進の一環として、食を通じた健康づくりに取り組んでいる。さらに、2005（平成17）年からは、「江東区おいしいメニューコンクール」と題して、学校を通じて小学生（保護者）・中学生からメニューのアイデアを募集している。これは、

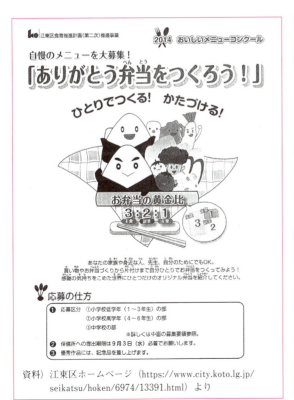

図6-14 江東区おいしいメニュー：募集チラシ

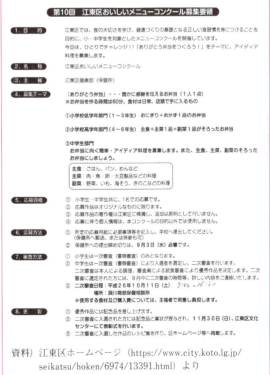

図6-15 江東区おいしいメニュー：募集要項

学校・家庭・地域が連携して食育を推進しようとする試みの1つである。

2014（平成26）年度には，「ありがとう弁当」をテーマにアイデア料理を募集しているが，募集要領の目的では「健康づくりの基礎となる正しい食習慣を身に

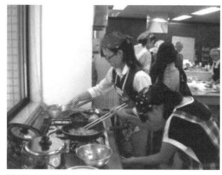

資料）江東区ホームページ（https://www.city.koto.lg.jp/seikatsu/hoken/6974/13391.html）より

図6-16　江東区おいしいメニュー：二次審査の模様

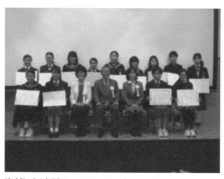

資料）江東区ホームページ（https://www.city.koto.lg.jp/seikatsu/hoken/6974/13391.html）より

図6-17　江東区おいしいメニュー：表彰式の模様

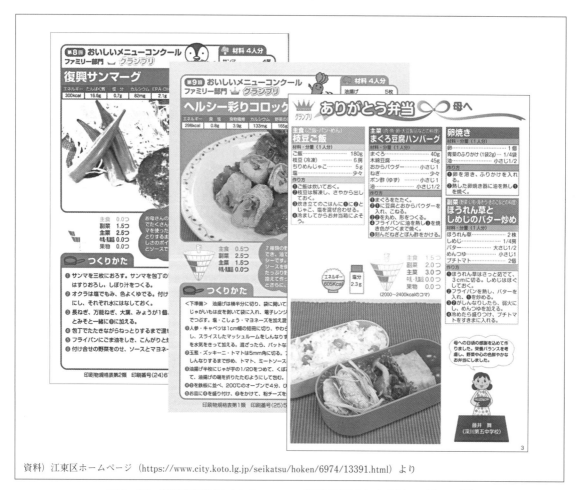

資料）江東区ホームページ（https://www.city.koto.lg.jp/seikatsu/hoken/6974/13391.html）より

図6-18　江東区おいしいメニュー：優秀作品のレシピカードの一例

つけること」にふれ，食に関する情報の提供にも活用している（図6-14，6-15）。

コンクールでの優秀作品は，表彰するとともにレシピを作成し，印刷物として住民に配布している（図6-16，6-17，6-18）。また，誰でもすぐに活用できるように，江東区のホームページに掲載し，区民が気軽に食を通じた健康づくりに取り入れられるようにするなど，地域に根ざした食育推進活動を実施している。

「江東区おいしいメニューコンクール」は，小・中学生や保護者に浸透するにしたがって応募数が増加しており（表6-2），地域における食育活動が成功した例といえる。

表6-2　江東区おいしいメニュー：応募数

年度	テーマ	応募数
26	ありがとう弁当を作ろう	3,506通 （小：431 　中：3,251）
25	野菜たっぷり料理	3,020通
24	魚を使った料理	2,819通
23	よく噛む料理	1,829通
22	元気が出る料理	1,415通
21	豆・豆製品メニュー	1,976通
20	お米メニュー	1,915通
19	汁ものメニュー	1,355通
18	朝食メニュー	653通
17	野菜バンザイ	246通

資料）江東区ホームページ（https://www.city.koto.lg.jp/seikatsu/hoken/6974/13391.html）より

前述の「食に関する指導の手引―第一次改訂版―」では，学校で食に関する指導を実施するときには，地域の教育・医療関係者，生産者や関係機関・団体などの協力を得ることや，地域で行われている食育の取り組みと連携を図ることとされている。

地域社会には，食生活改善推進委員などのボランティア，農林漁業者やその関係団体，公民館，社会教育関係団体など，さまざまな人々や関係機関・団体が存在している。これらの機関や団体などは，食に関する専門的知識などに基づいて，農林水産物の生産，食品の製造，加工および流通などの現場や，教育ファーム，市民農園などを設置している。それらは，地域で食育を進めていくうえで，貴重な場や機会となっている。食に関する指導にあたって，それらの人材の協力を得たり，生産などの場を活用することは，教育的効果を高めるうえで有意義であると述べられている。

食に関する関心を培い理解を深めていくためには，食が育まれる農林水産物の生産に関する体験を行うことが重要である。このため農林水産省では，農林漁業体験を推進するために「教育ファーム」を展開している。

「第2次食育推進基本計画」では，農林漁業体験を経験した国民の割合の増加を目標の1つとして掲げている。これは，自然の恩恵や食にかかわる人々のさまざまな活動への理解を深めることなどを目的として，市町村，農林漁業者，学校などが一連の農作業体験の機会などを提供する取り組みである。

農林水産省は，農林漁業体験を経験することは，農林水産物の生産現場に関する関心や理解を深めるだけでなく，国民の食生活が自然の恩恵のうえに成り立っていることや，食に関わる人々のさまざまな活動に支えられていることなどについて理解を深めるうえで重要であるとし，農林漁業体験活動を広げるための情報提供や教材の発行などを積極的に行っている。

学校や地域において教育ファームに取り組む際には、「基礎から始める教育ファーム運営の手引き」(http://www.maff.go.jp/j/syokuiku/taikenn/tebiki.html) や、「教育ファーム等農業体験の実践に関するQ&A」(http://www.maff.go.jp/j/syokuiku/taikenn/situmon.html)、さらに各地で取り組まれている教育ファームの最新事例が掲載されている「教育ファーム等の全国農林漁業体験スポット一覧」(http://www.maff.go.jp/j/syokuiku/s_edufarm/index3.html) を参考にするとよい。

表6-3　都道府県・市町村の食育推進計画の作成状況（平成26年3月現在）

（　）内数値：%

	食育推進計画の作成状況
	作成済
都道府県（47）	47（100）
市区町村（1,742）	1,245（71.5）

資料）内閣府「食育推進」

第2次食育推進基本計画では、学校給食における地場産物の使用割合を2015（平成27）年までに30％以上、平成25年の基本計画一部改訂により、学校給食における国産食材を使用する割合を80％以上にするという目標を掲げている。これを受けて農林水産省は、学校給食、社員食堂および外食・弁当などに地場農林水産物を活用した優れたメニューを表彰する「地産地消給食等メニューコンテスト」(http://www.maff.go.jp/j/shokusan/gizyutu/tisan_tisyo/t_menu_contest/index.html) を実施するなど、学校給食などにおける地場産物の利用拡大に向けた取り組みを推進している。

食育基本法では、「都道府県および市町村は、区域内における食育の推進に関する施策についての計画を作成するように努めなければならない」とされている。しかし、作成されていない市区町村が3割近くある（表6-3）。今後、地域の特性を活かした個性的な食育推進計画がすべての市区町村で策定され、地域全体で推進されることが望まれる。

3．家庭での食育に対する栄養教諭のかかわり

国民運動としての食育の推進については、家庭における食育の役割と食育推進運動の方向性が「食育白書」に示されている。家庭で父母その他の保護者が取り組む食育は、国民運動を進めるうえで中心となる。特に子どもたちに対する食育は、心身の成長および人格の形成に大きな影響を及ぼし、生涯にわたって健全な心と身体を培い、豊かな人間性を育んでいく基礎となるものである。

このため、子どもの発達段階に応じた取り組みによって、食を通じたコミュニケーションの充実、挨拶やマナーなどの習得、"もったいない"という意識の涵養や食文化への理解、規則正しくバランスのとれた食事など、食に関する知識と選択力の習得や健全な食生活の実践などが期待される。また、保護者自らも「食」についての意識を高め、健全な食生活を実践するように努めることも重要である。

家庭におけるこうした食育の実践を進めるために、食育推進有識者懇談会が

表6-4　食育推進国民運動の重要事項（家庭における具体的な取り組み）

家庭における取り組み（例）
食に関する基礎の習得
＜家庭等での食卓を囲む機会の増加・充実＞ 　家庭や外食における食卓を囲む機会の増加・充実，親子間や世代間におけるコミュニケーションの確保，食事中はなるべくテレビを見ない等の工夫
＜食前・食後の挨拶の習慣化＞ 　「いただきます」「ごちそうさま」の挨拶の実践
＜正しいマナー・作法による食事＞ 　箸の持ち方，姿勢，配膳，食べ方等のマナー・作法の習得
食に関する基礎の理解
＜"もったいない"活動の実践＞ 　無駄や廃棄を少なくするための買いすぎや作りすぎへの注意，賞味期限や消費期限の正しい理解，冷蔵庫の中身や家庭内の食材の定期的な点検，食事の支度や後片づけへの参加
＜体験活動を通じた理解の増進＞ 　地域の農林漁業者等が進める体験活動等やグリーンツーリズム・ブルーツーリズムへの参加，家庭菜園，親子での食材の買い物体験機会の増加，調理講習会への参加
＜家庭内での食事を通した食文化の継承，豊かな味覚の形成＞ 　季節に応じた伝統的な行事食や郷土料理の実践，旬の食材や地場産物の利用
食に関する知識と選択力の習得・健全な食生活の実践
＜食品の安全性に関する意識の増進＞ 　食品の安全性に関する情報を適確に理解・判断するなど，食品を適切に選択する力を身につけること，衛生管理などの食品の取扱い方を身につけること（保存・貯蔵方法，調理方法等）
＜食事バランスの向上＞ 　「食生活指針」や「食事バランスガイド」の活用，栄養バランスに優れた「日本型食生活」の取り入れ，外食や買い物の際の情報入手（産地，生産プロセス，栄養，旬，調理方法等）
＜生活のリズムの向上＞ 　「よく体を動かし，よく食べ，よく寝る」という基本的な生活習慣の実践，「早寝早起き朝ごはん」による子ども等の早寝早起きや朝食の習慣化
「食育推進国民運動の重点事項」（平成19年6月）より抜粋

資料）内閣府「食育推進」

　2007（平成19）年6月に取りまとめた「食育推進国民運動の重点事項」では，家庭における具体的な取り組み例を示している（表6-4）。

　たとえば，「食に関する基礎の習得」としては，家庭などでの食卓を囲む機会の増加・充実，食前・食後の挨拶の習慣化，正しいマナーや作法による食事などがある。また，「食に関する基礎の理解」としては，"もったいない"活動の実践，体験活動を通じた理解の増進，家庭内での食事を通した食文化の継承などがある。さらに，「食に関する知識と選択力の習得・健全な食生活の実践」としては，食品の安全性に関する意識の増進，食事バランスの向上，生活リズムの向上などがあるとしている。

　家庭における食育を推進していくためには，学校，保育所，食品関連事業者など食育を推進する立場にあるさまざまな分野の担い手が，その日常的な活動を通じて食育を支援するとともに，家庭や地域との連携や各担い手間の連携を図るこ

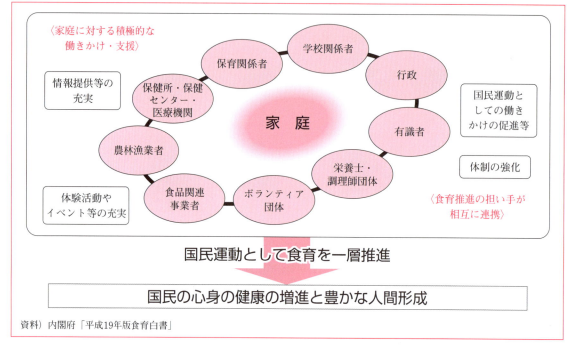

資料）内閣府「平成19年版食育白書」

図6-19　家庭における食育と食育推進運動の展開

となどにより、さまざまな機会を活用して家庭へ積極的に働きかける必要がある。また、行政には、さまざまな関係者による自発的な食育推進運動が、相互に緊密な連携協力を図りながら展開されるよう支援するなど、関係者のネットワークの中心としての多彩な取り組みが期待される（図6-19）。

「食に関する指導の手引―第一次改訂版―」では、学校における食に関する指導の充実と合わせて、家庭で食に関する取り組みの実践がなされることにより、児童・生徒の食に関する理解が深まり、望ましい食習慣の形成が図られるよう、学校から家庭への働きかけや啓発活動などを行うことが重要であるとしている。また、児童生徒が学校で学習したことを家庭で振り返り、実践できるような手だてを講ずることが効果的であるともしている。

具体的な取り組みとして、以下の2例があげられる。

1）食に関する講習会や親子料理教室の開催

食を考える講習会は、学校給食の献立、郷土食や行事食、食事と健康、栄養のバランス、望ましい食生活、食文化や食習慣、自然や季節と食事のかかわりなどが理解できるように、実際に食べたり、調理を体験する機会を設けることも含めて開催することが考えられる。また、親子料理教室は、児童・生徒が楽しく取り組めるばかりでなく、親と子の双方に正しい食事のあり方などを意識させることができることや、親子のコミュニケーションを図ることにもつながる。

これら講習会の終了時には、アンケートなどを実施して、参加者の感想や考え方の変化などを把握し、次回の講習会などの内容に反映させることが大切である。

2）PTA活動での食育の取り組みの促進

　PTA活動においても，食に関する学習や活動が活発に行われることが望まれる。このため，PTA広報誌を活用して，学校の児童・生徒の食生活の状況や学校の指導方針・内容を周知させること，また，食に関する研修会や講習会，PTA総会での講演会の開催などの取り組みが期待できるとしている。

　それぞれの家庭や地域において，食育実践活動への取り組みが行われている。内閣府は，第2次食育推進基本計画における食育の推進にあたっての目標値と，2014（平成26）年3月現在の現状値を明らかにしているが，目標達成までにはさらなる努力が必要である[*4]。

> [*4] 4章「図4-9 第2次食育推進基本計画の目標値と現状」参照（p.101）。

参考文献・資料

第6章

1）文部科学省「食に関する指導の手引き―第一次改訂版―」2010
2）㈶厚生統計協会編『国民衛生の動向』㈶厚生統計協会，2007
3）㈶厚生統計協会編『図説 国民衛生の動向』㈶厚生統計協会，2007
4）中原澄男ほか編『公衆栄養マニュアル』南山堂，2008
5）内閣府『平成18年版食育白書』㈳時事画報社，2006
6）内閣府『平成19年版食育白書』㈳時事画報社，2007
7）内閣府『平成20年版食育白書』㈳時事画報社，2008
8）『食に関する指導の手引―第1次改訂版―』文部科学省，2010
9）平成26年版『厚生労働白書』厚生労働省，2014
10）平成19年版『食育白書』内閣府，2007
11）平成27年版『食育白書』内閣府，2015

第7章

子どもの健全育成と食育

　栄養教諭の重要な職務に「食に関する指導」がある。しかし、「食に関する指導」と一概にいっても「食事のマナー」「栄養バランスについて」「食べ物の大切さを知る」など多種多様な内容が考えられる。そのため、何を基準に考え、どのように進めていくのが有効なのかを考慮する必要があるだろう。

　本章では、食に関する指導の重要性を再度学びながら、食育を推進する政策や食育をめぐる現状、現代の子どもの食に関する実態などを、調査報告等のデータを用いながら学んでいく。

1. 子どもの健全育成に果たす食育の重要性

　子どもの健全育成のひとつの目標は、子どもたちが現在をいきいきと生き、生涯にわたって健康で、質の高い生活を送る基本となる「食を営む力」を育てることであり、栄養教諭にとってそれを支援する環境づくりの推進が重要となる。

　図7-1に食育基本計画における「食を通じた子どもの健全育成について」の概念を示した。

1）子どもの心とからだの発育・発達と生きる力

　1998（平成10）年、文部科学省中央教育審議会は、幼児期から心の教育の在り方をまとめた報告書を作成した。報告書の内容は、下記の4つの柱で構成されている。

①未来に向けてもう一度われわれの足元を見直そう
②もう一度家庭を見直そう
③地域社会の力を生かそう
④心を育てる場として学校、幼稚園、保育所を見直そう

　具体的には、家庭や地域社会と連携し、人として「してはいけないことに気づ

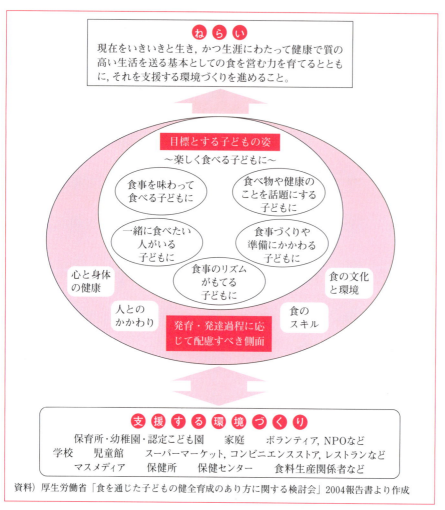

図7-1　食を通じた子どもの健全育成について

かせること」「何が良くて、何が悪いか」を考えることに適切な働きかけをすること、学校における1人ひとりの子どもの姿を保護者にしっかり伝えること、家庭で行われるべき「しつけ」が欠けていると思われる子どもの場合には、保護者への働きかけをするように求めている。

また、動植物の飼育・栽培、地域社会の行事への参加、高齢者との触れ合いなど自然体験や社会体験を積極的に取り入れること、保護者と離れ、友だちと行うキャンプや修学旅行などのプログラムに、学童自身が積極的に参加することを勧めるべきだと提言している。そのためには、①保護者同士が交流する子育てサークルの活動支援、②学童の異年齢交流、③保護者がボランティアとして参加する機会の拡大、④不登校児やその保護者を対象とした体験入学機会の設置、⑤中学生・高校生が学童と触れ合い、世話をする機会を積極的に提供、⑥幼稚園教諭、保育士、小学校教諭の連携を図るための合同研修を充実させることを提言している。

さらに、子ども1人ひとりが発するサインを保護者にしっかりと伝え、我慢を知らず、すぐに暴力に訴える振る舞いには、きちんと子どもの心に働きかけをして欲しいことも提言している。

子どもの「生きる力」を育てるための食物や食事はない。生涯の健康づくりの基礎として、栄養学的にバランスのとれた食事を、決まった時間に、決まった量を食べさせるという心構えが、子どもを取り巻く大人に求められる。

食事内容については、日本の伝統的な食事つまり主食、汁、主菜（1品）、副菜（2品）をそろえて食べる心がけが重要である（図7-2）。また、食べるときに「おいしい」と感じることが、とても大事である。

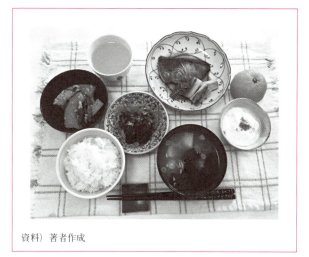

資料）著者作成

図7-2　伝統的な日本型の食事

1954（昭和29）年に学校給食法が制定され、全国の小学校で学校給食が実施されるようになった。学校給食が目指した欧米型の食事の模倣は、当時の日本の子どもの成長と活動を支えるためには有効であった。しかし、生活習慣病を予防し、健康で、生き生きとした人生を送るという視点から、伝統的な日本型の食事が望ましいことは、世界の栄養学者の一致した見解である。しかも食べ方は、遺伝ではなく、学習である。

味覚は、小学校低学年頃には決まるといわれている。幼少期の離乳食や幼児食で何を食べたかではなく、どんな食べ方をしたかという食育が、子どもの心と体の成長を支え、「生きる力」を身につけさせることにつながる。

生活習慣確立期にある子どもの食事は、成長を支えるだけでなく、生活習慣病のリスクの低減につながることが、最近、明らかになってきた[19, 20, 21]。

文部科学省は、教育改革の目的において、生涯をとおした健康づくりのためには、子どもの頃から「自分の健康は自分で守ること」が重要であると述べており、学校給食が重要な役割を果たすと期待されている。

さらに文部科学省は、2008（平成20）年に発表した新学習指導要領で、「生きる力の理念の共有化」を掲げている。それらを受け、子どもの主体的な活動を保障する社会的養育援助として、以下のような施策が実施されている。

（1）児童厚生施設の設置

児童厚生施設とは、「児童に健全な遊びを与えて、児童の健康を増進し、又は情操をゆたかにすることを目的とする施設」と児童福祉法第40条に規定されている。「児童館」と「児童遊園」の2種があり、児童厚生委員が置かれている。

（2）放課後児童育成事業

実施主体は市町村で、事業の内容は、昼間、保護者のいない家庭の小学校低学

年児童（放課後児童）の育成・指導・遊びによる発達の援助を行うものである。
（3）子ども会
すべての児童が健全に育成されることを目標とするもので，近隣に住む児童の遊びの集団として組織化したものである。
（4）児童劇
児童劇に直接触れる機会をつくろうというもので，児童劇巡回事業・子ども映画祭等があげられる。
（5）その他：体験ツアーの実施
「さかなクンによるお魚クイズショー」や体験ツアーの実施（図7-3）など，さまざまな企画が行われている。

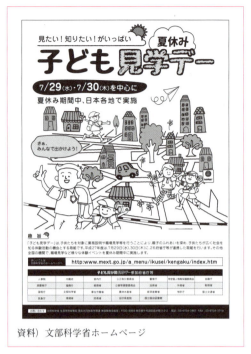

図7-3　文部科学省による子ども見学デーのポスター

2）今，子どもにどんなことがおきているのか

　子どもは，身体をとおした社会体験を重ねることにより，発達していく。しかし，社会環境の激変は，既述したような体験の機会を減少させただけでなく，いつでもどこでも食べることができる食環境を生じさせた。食環境の変化は，子どもの食欲にも影響し，空腹を感じない子どもの増加につながっている。空腹を感じないまま，食卓に向った場合，食欲はでないし，食事をおいしいと感じない。その結果，少ない食事量ですむ体になり，好きなものだけ食べるということになる。成長期の子どもは，子どもの栄養要求に見合った発育をする。従って，まず大事なことは，子どもの身体活動量を増やす有益な工夫である。

　約30年前，オーストラリアのアデレード市の取り組みで成功した例がある。広大なオーストラリアでは，自動車通学が当たり前であったが，市は子どもの肥満予防対策として，小学生の自動車による登下校を禁止した。そして，子どもたちの通学路の安全を確保するために家族や地域の人が協力した。この徒歩通学により，子どもの身体活動量が増え，肥満も減少した。また，この取り組みにより，子どもだけでなく，家族も子どもの送迎のために歩く機会が増え，家族の健康意識の改善だけでなく，親子の会話も増えたと報告している。

　文部科学省は，子どもの身体活動量増加対策として，2012（平成24）年に幼児期運動指針を策定し，「毎日60分以上楽しく体を動かすことが望ましい」としている。厚生労働省も2013（平成25）年に「健康づくりの身体活動指針」を策定し，

60分以上の活動を推奨している。しかしながら，両指針ともに活動の種類や頻度は示されていない。

WHO[*1]は，全世界の死因を高血圧（13%），喫煙（9%），高血糖（6%）に次いで，身体活動不足（6%）を危険因子の第4位として位置づけている。

その対策として2010年に発表した「健康のための身体活動に関する国際勧告（Global recommendations on physical activity for health）」の中で，5～17歳児の有酸素活動の時間と強度に関する指針および筋骨格系の機能低下を防止するための運動として，家庭・学校・地域社会と結びついた遊び，ゲーム，スポーツ，登下校などの移動，レクレーション，体育の授業などがあげられている。

*1 World Health Organization（世界保健機関）

3）変わる社会と価値観の多様化

宅地開発や道路，工場建設などによる自然環境の破壊は，子どもの遊び環境を著しく変えた。また，交通量の増加や煤煙による空気汚染などにより，社会不安が増大し，保護者たちは安心して子どもを外へ遊びに出すことができなくなった。子どもの遊びが，ゲーム機やパソコン，携帯電話などを使った室内での遊びが主流となり，さらに，遊び方も与えられる遊びに慣れ，自分の頭や手，体を使って，友だち同士で遊びを作り出していくおもしろさを知らずに成長している子どもも少なくない。

核家族化が進行し，小人数世帯が増加したことも子どもの生活空間を狭め，子どもの社会的自立・発達などの人格形成にも影響を与えている。

女性の就業率が高くなり，共働き世帯が増加した結果，生活時間の余裕が減少し，社会が求める活動と子育てとの両立が困難になっている。保護者の情緒不安定は，児童虐待を増加させる一因として問題視されている。

子どもにおいても，深夜の外出，いじめ・非行・犯罪などの逸脱行動が増えている。

環境的要因も大きく，子どもたちから安心して遊べる場所を奪い，子どもが大声を出したり，思いっきり暴れまわったりすることができる場所も少なくなっている。このような環境の変化は，子どもの欲求不満を増加させ，心身のバランスを崩し，いろいろな身体症状を現すことが多くなってきた。さらに，図7-4の「自覚症状」でも疲れている子どものようすや「大声を出したり，思いっきり暴れまわりたい」という答えに子どもの心の中がみえる。

このような状況が，外国に比べて日本の子どもの規範意識の低さにつながっているように思える（図7-5）。そのような環境で成長した後，子どもとの関わりを拒絶するようすが，懸念される現象として顕在化してきている。

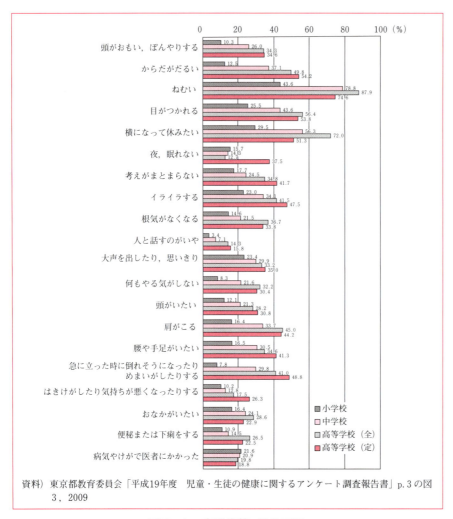

資料）東京都教育委員会「平成19年度 児童・生徒の健康に関するアンケート調査報告書」p.3 の図3, 2009

図7-4 自覚症状（複数回答）

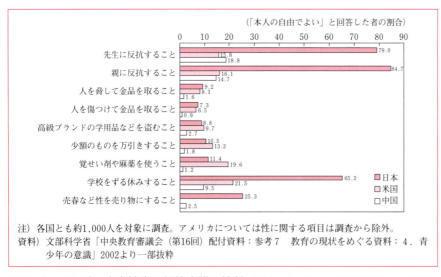

注）各国とも約1,000人を対象に調査。アメリカについては性に関する項目は調査から除外。
資料）文部科学省「中央教育審議会（第16回）配付資料：参考7 教育の現状をめぐる資料：4．青少年の意識」2002より一部抜粋

図7-5 日・米・中高校生の規範意識の比較（日本，アメリカ，中国の高校1～3年生）

4)「楽しく食べる」ことと子どもの健全育成

「食べる」ことは，単に空腹を満たすという生理的側面だけでなく，人とおいしく，楽しく食べるという社会・文化的な面と，心の健全育成に果たす役割が認められる生活行動である。

子どもの食事には，下記のような特徴がある。
①成長をささえるための食事であること
②子どもの活動を支えるための食事であること
③発達段階で食事内容が異なること
④消化機能が未熟であること
⑤子どもは自分で食事を作ることや選ぶことができないこと

ヒトが「食べる」という行動には，心理的な要因とのかかわりが深い。特に子どもは，食べることを中心に，食事マナーを含めた社会規範としてのルールを学び，人間としての心身が共に発達してゆく。したがって，「食べる」という行動を単に栄養学的なことのみでなく，幼少期からの食事行動の発達や情緒面の発達といった行動発達面からもとらえることが必要である。

動物の摂食行動は，ふつう個体単位に営まれているが，ヒトの食事は家族や友だちとの共食が特徴である。「食べる」ことは，家族や友だちとのコミュニケーションを深め，絆を強化する機能をもっている。

子どもにとって食事は，共に食べるという場面のみでなく，家族と共に準備し，ときには家事手伝いとして調理に参加することも「食事」の大切な要素である。

図7-6は，子どもが回答した「楽しくておいしい食事」のための必要条件である。

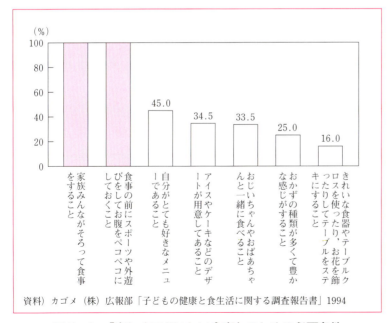

図7-6 「楽しくておいしい食事」のための必要条件

2．心を育てる食育

1）食の乱れは心の乱れに

　フード・テクノロジー（Food Technology）の発達による豊かな食物，多彩な加工食品に囲まれた食生活は，感覚的な豊かさと，満足感を与えてくれる。しかし，食事行動面では，孤食や個食が増加しているだけでなく，①かめない，のみこめない子ども，②歯並びが悪く，不整交合の子ども，③食欲のない子ども，④空腹のチャンスが少ない子ども，⑤心因性食欲不振の子ども，⑥ハシがもてない子ども，⑦好きなものや同じ味しか食べない子どもなど，食べ方の発達行動に影響している。

2）食の乱れが子どもにどのような影響をもたらすか

　高度情報社会の到来による急激な社会変化は，価値観を多様化させ，人間関係の希薄化をもたらした。毎日，決まった時間に家族そろって，同じ食事を食べることが当たり前であった時代も遠くなった。その結果，家族関係の希薄化，愛情飢餓，自制心の欠如，子どもの異性交遊や飲酒・喫煙，薬物乱用，深夜の徘徊などが顕在化した。そして，それらは，家族個々人のライフスタイルの相違，家族制度のゆらぎや親の権威の低下などにも影響を及ぼしている。

　東京都足立区学校栄養士会による，非行が問題となっている生徒の食事調査をみると，彼らは例外なく朝食を食べていないだけでなく，食事らしい食事は学校給食だけであり，家庭では食事はほとんどとらず，公園や道ばた，駅などでスナック，インスタント食品ばかり食べている。当然，このような食事状況では，栄養素のバランスが崩れてしまう。また同時に，子どもの性格をみてもイライラして落ち着きがなく，付和雷同性が顕著となり，子どもたちが非行に走りやすくなるなどの問題点も指摘されている。

　1982（昭和57）年に行われた内閣府の「乳幼児教育に関する世論調査」の結果[6]によると，少年非行の原因は，主に幼い頃のしつけや家庭教育がきちんとできていなかったからであるとする保護者が64％を占め，非行少年たちに「なぜ，警察に補導されるようになったか」をたずねた結果も同じであった。課題解決や社会認識としても，この状況を改善するカギとして重要視されているのが，幼児教育と家庭のしつけである。社会認識としてこれらに求める事項を具体的にあげると，整理・整とんをすること，金銭や物の大切さを知ること，礼儀正しさを身につけること，尊敬・感謝の気持ちをもつことなどの「基本的な生活習慣」が60.9％，次いで約束したことや自分の言動に責任をもつなどの「責任感」が32.8％であった。

　また，2012（平成24）年の「教育に関する世論調査」をみると，中学生の場合，約束したことや自分の言動に責任をもつなどの責任感，「規則を守り人に迷惑を

かけない」「正しいことは勇気を持って行う」などの正義感や公共心が高率であった。

切れる子どもの食事内容がよくない事実からも，"食の乱れ"が非行の第一歩であることは否めない。子どもの健全育成には，食事を「楽しい」「おいしい」と思えることや，愛情たっぷりの食事・食卓を通して，保護者の愛や家族の絆を実感できることが重要なのである。

3）子どもの心を育てるための食育…昔も，今も，これからも活かせる昔の教え

（1）三つ子の魂，百まで

これは昔からの格言であるが，この意味には知能や心の発達が含まれる。実際に脳・神経系の発育状況を示すスキャモンの発育型をみても，3歳頃には脳・神経系の約80％が発達しているのが分かる（図7-7）。したがって，この頃までに「望ましい食べ方と基本的な生活習慣を刷り込む」ことが「人生を意欲的に生き」，「他者への思いやりの気持ちを育てる」ことになる。一般的には，身長の伸びや体重増加などの身体発育に注目することが多いが，内面の発育の方がより早期に発達し，顕著であることにも注意する必要がある。

（2）基本的生活習慣を身につける

子どもの非行において，幼児期に身につけなければならない基本的生活習慣が身についていないため，生活リズムが乱れ，日常生活の規律が崩れていることに原因を求める報告は多い（図7-8）。

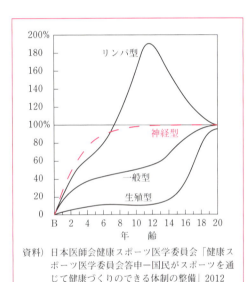

資料）日本医師会健康スポーツ医学委員会「健康スポーツ医学委員会答申―国民がスポーツを通じて健康づくりのできる体制の整備」2012

図7-7　スキャモンの発育型

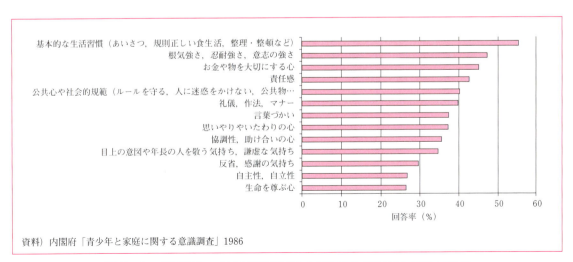

資料）内閣府「青少年と家庭に関する意識調査」1986

図7-8　家庭のしつけなど教育する力が低下していると思うのは？

幼児期に身につけたい基本的生活習慣としては，食事を中心に睡眠，排泄などの生理的習慣と，歯みがき，洗顔や着脱衣などの衛生習慣がある。

　特に子どもの健全育成という視点からは，社会生活をする上で，「してよいこと」と「してはいけないこと」を教える必要がある。さらに，社会の規則や規律を守ること，「おはよう」「こんにちは」「おやすみ」などの日常のあいさつ，「ありがとう」「いただきます」「ごちそうさま」などの感謝の心，食事は家族そろって楽しく食べること，子どもの頃からの家事手伝い，食べ物を大切にすることなども幼児期にしっかりと身につけておかなければならない。

　基本的生活習慣の確立によって，子どもは自信と独立心を身につけ，食習慣形成上も人格形成上も好ましい影響を受ける。

　Cole TJら[22]は，子どもの生活習慣確立期に基本的な生活習慣を身につけさせ，栄養学的バランスがとれた離乳食，幼児食を食べることが，生活習慣病予防を解決する「カギ」になると述べている。

（3）寝る子は育つ

　一般に生活リズムの整った子どもは，身体活動レベルも高く，摂食行動も活発で食欲も旺盛であるが，生活リズムの不規則な子どもは，食欲不振や日による食べる量の差が大きく，食事マナーも育たない傾向が見受けられる。生活リズムを整えることはゲゼル（Gesell, A.）のいう，子どもの「自己調整」能力を伸ばしてやることに通ずることになる。

　特に，早寝，早起きといった習慣は，生活リズムを整え，体内の消化吸収，栄養素の代謝など，脳神経やホルモンによって微妙に調節されている機能を伸ばすことにもなる。毎日，一定時刻に規則的に食事をとると，消化酵素の活性は食物が腸管に至る時刻に合わせて高くなり，食物の消化，吸収は効率よく行われる。

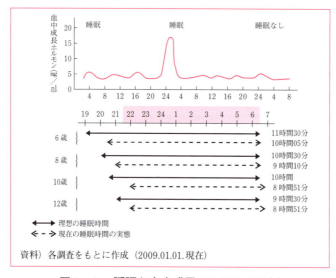

図7-9　睡眠と血中成長ホルモンの関係

また，心と身体が健康であるためには，朝は早く起き，夜も早く寝る生活を送るというあたりまえのことが大切である。地球の1日は24時間サイクルであるが，人間の体内時計は25時間である。睡眠中には，神経系の回路が整備され脳が成熟していくが，眠りが深いときに成長ホルモンが分泌され，細胞分裂が活発に行われて身体も成長していく。朝，日が昇る頃になると，体を活動させるためにコルチゾンが脳から分泌され，夕方，日が沈む頃になると，体をリラックス状態に導き，眠りに誘うためにメラトニンが分泌され，それぞれ自律神経に働きかける。

最近，実施されている生活行動調査の結果では，低年齢層の就寝時刻が早くなり，その結果，就寝時間が約10分程度長くなってきたことが報告されている[*2]。これは，食育活動のスローガンである「早寝，早起き，朝ごはん」への取り組みの効果と推察される。

*2 内閣府『平成26年版 子ども・若者白書』より

(4) 他者への思いやりの心を育てる

最近の中学生の非行，いじめの要因として，思いやりの心が欠けているとの問題指摘が多い。思いやりとは，「友だちの気持ちを思いやる…」というように他者を認め，受け入れ，自分の立場を超えて他者の立場を思い，共感する優しさに満ちた心である。

思いやりの心は，本来誰の心の中にもあるように思われるが，これは，他者の喜びや悲しみを自分のこととして受け入れ，喜び，悲しむことができる心，高齢者や障がい者を助け，励ます心などは，社会生活をする上で最も価値のある心であり行為であることを，しっかり身につけさせなければならない。しかし，甘やかされて育った子どもには，我慢することや思いやりの心が育ちにくい傾向が見受けられる。

(5) 同じ釜の飯を食べる

朝食・夕食などを子どもひとりだけ，あるいは子どもたちだけで食べる傾向が増している。2005（平成17）年の「国民健康・栄養調査」によると，未就学児のひとり食べ（弧食）は23.2％にも及んでいる。ひとり食べは，楽しみもなく，食欲もわかず，胃や腸の消化機能や活性を低下させ，精神的にも不安定になりやすく，子どもの心も育たない。また，楽しい食事は，食欲中枢を刺激して，食欲が増進するが，不快な体験は食欲が阻害される。

子ども1人ひとりがよりよく生きていくためには，家族との何気ない会話や用意された食事によって，温かく育まれることが重要である。家族との温かな食卓は，安定した精神を支え，コミュニケーションなどを通してお互いの心を癒しあうことができる。子どもは，家族と同じ食事を食べることで，なごみ，くつろぎ，癒される。そして，安定した人格を形成し，親子の会話から他者とかかわる基本的な技術を習得していく。このことは，人生を意欲的に生き生きと生きるためにも重要といえる。

現代の子どもの食に関する問題としては，菓子類や自分の好きなものだけを，

自分の部屋などで好きなだけ食べることによる偏食，栄養の偏りに加え，孤食などによって望ましくない食習慣になったり，共食のための食事マナーが身につかなかったりという新たな課題も出てきている。食事の共食は，家族とのコミュニケーションを図り，家族との一体感・安心感・楽しさを感じることができる場となり，この時期の子どもの「食」にとって大きな役割を果たしていることを忘れてはならない。実際の調査結果をみても，多くの子どもが「家族と共に食べる食事が楽しい」と回答している（図7-6）。

また，最近の研究では，家族と共に食事をする子どもは心身共に安定し，学業成績もよいとの報告がある（図7-10）。家族で食事を共有することにより，子どもの心身を健やかに保ち，知力にも良い影響を与えることができることを保護者にも周知し，1日に1回でも家族で食事を共有する場面の設定を保護者に働きかけることが大切である。

（6）子どもの頃から食事作りに参加すること

子どもは，2歳くらいになると家事に興味をもつようになる。

子どもができる家事手伝いには，テーブルを拭く，箸をそろえる，食器具を並べる，出来上がった料理を運ぶ，後片づけなどがある。料理の場面では，にんじんやじゃがいもなどの材料を洗うことや切ること，米をとぐことやたまねぎの皮をむくことなどの手伝いが多い。野菜を切ったり，加熱したりすることに子どもを参加させることは，時間や手間がかかるし，危険であると考える保護者も少なくない。しかし，時間がかかっても，保護者がめんどうがらずに子どもと一緒につくることで，子どもに食べることへの関心をもたせることができる。また，にんじんのしっぽや，じゃがいもやたまねぎの皮が入ったカレー，シチューなど，

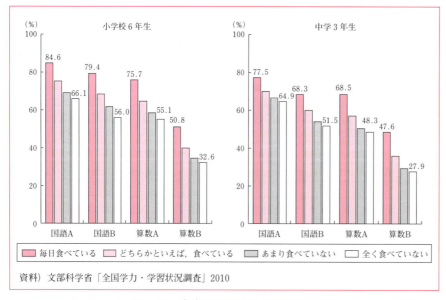

図7-10　食事のとり方と学業成績値

少々個性的な出来栄えの料理になったとしても，このような家事手伝いは，子どもの食べることへの意欲を高め，子ども自身が食事を快く感じて満足し，健全育成へとつながっていく。

　三谷ら[23]は，文部科学省の「生きる力」を受け，子どもの頃の家事手伝いが他者に対する思いやりの心を育み，企業にとって人材採用の判断基準になることを指摘している。三谷らの調査報告によると，子どもの頃の家事に関する手伝いの経験について「食事の準備や後片付けを手伝った」が74.3％で最も高く，「家族と一緒に食料品の買い物をした」（67.7％），「家族と一緒に料理をした」（56.0％）であった。

　図7-11は，子どもの家事手伝いの実態調査であるが，最近は調理ができるおもちゃも登場し，親子で楽しみながら調理する機会が増えているように思われる。

（7）増える食の外部化

　近年，"デパ地下"に象徴される家事機能の外部化の時代になり，食事や惣菜の宅配をはじめ，加工食品，調理済食品の利用が増えた。それに伴い，これらを利用した「つくらない食事」「食べるだけの食事」「人と関わらない食事」が増えている。

　しかし，家庭の味，手づくりの味は，いつの時代でも家庭を平和に保つ潤滑油であり，健全育成のカギでもある。また，家庭の手づくり料理を家庭の味として親から子へと伝承することにより，食文化を育み，子どもの心を育てることにもなる。したがって，子どもの頃から家事を手伝って，おいしい手づくり料理を食卓に並べ，楽しく家族と食卓を囲むことは，心の発達の面からも，また，食文化の伝承の面からも必要といえる。

　また，調理済食品には，加工食品を利用する頻度が高いため，水溶性ビタミンやカルシウム，鉄などの微量栄養素が脱落しやすく，子どものイライラ感を助長

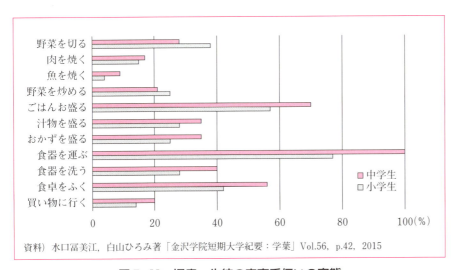

資料）水口冨美江，白山ひろみ著「金沢学院短期大学紀要：学葉」Vol.56, p.42, 2015

図7-11　児童・生徒の家事手伝いの実態

表7-1 加工・調理食品成分（ミネラル，ビタミン）に与える影響

	カルシウム(mg)	リン (mg)	鉄 (mg)	ビタミンB₁(mg)	ビタミンC(mg)
国産小麦・玄穀	26	350	3.2	0.41	0
薄力粉・1等	23	70	0.6	0.13	0
【減少率（%）】	11.5	80	81	68.2	
とうもろこし・玄穀	5	270	1.9	0.30	0
コーンミール	5	130	1.5	0.15	0
【減少率（%）】	0	51.9	21	50	
さつまいも・生	40	46	0.7	0.11	29
さつまいも・蒸し	47	42	0.6	0.10	20
【減少率（%）】	18	8.7	14	9.1	31
さつまいも・焼き	34	55	0.7	0.12	23
【減少率（%）】	15	24	0	9.1	26.1
黒砂糖	240	31	4.7	0.05	0
上白糖	1	Tr	Tr	0	0
【減少率（%）】	99.6			100	
ほうれんそう・生	49	47	2	0.11	35
ほうれんそう・茹で	69	43	0.9	0.05	19
【減少率（%）】	41	8.5	55	54.5	45.7

注意）表中の赤字は増加率である。
資料）「日本食品標準成分表2015」より著者作成

することが懸念される（表7-1）。

（8）食卓のある風景…家族の絆と躾が築く，こころの健全育成

　子どもの健全育成にとって大事なことは，形態的な発達のみでなく，心の発達や性格形成，癒しに果たす家族のかかわり，コミュニケーションである。家族とのかかわりの中心は「食事」で，食事とはだれと，どのように，何を食べるかという「食べること」の意味が問われる。その場合，食卓は食する場であるとともに人とのかかわりをもつ場であり，子どもにとっては大人を模倣する場でもある。特に食卓は，同じ食物を，家族で，毎日繰り返し，一緒に食べることにより，くつろぎ，安心，共感を共有し，食事マナーから行動規範，価値観などの生活習慣を身につけ，家族との絆を強める重要な場になる。食べるということを通して，子どもは人間社会の文化や行動規範を，大人を模倣しながら吸収し，学んでいく。さらに，家族揃って食卓を囲む際に，自分の存在が喜ばれていると感じられるような環境の中で育つ子どもは，コミュニケーション不足になりにくく，登校拒否や引きこもり，無気力，無関心，無感動なスチューデント・アパシー[*3]も発症しにくい。

　1985（昭和60）年に発表された「健康づくりのための食生活指針」（厚生省，現厚生労働省）に「心の触れ合う楽しい食生活を」という項目があり，「食卓を

*3　student apathy：学生無気力症。学生が勉学などに関して無気力になり，非生産的な生活をすること（大辞林）。

家族ふれあいの場に」「家庭の味，手作りのこころを大切に」を取りあげ，食事や食卓を家族の絆を強めるコミュニケーションの場として重要視していた。

2000（平成12）年に発表された食生活指針では，まず，はじめに「食事を楽しみましょう」が示され，その内容には「心とからだにおいしい食事を，味わって食べましょう」や「家族の団らんや人との交流を大切に，また，食事づくりに参加しましょう」などがあげられている。

3．朝食の欠食と食育

1）各種調査にみた子どもの朝食の欠食状況

①平成19年度全国学力・学習調査

文部科学省・国立教育政策研究所調査による「平成19年度全国学力・学習調査」によると，「朝食を食べないことがある」小学生は14％，中学生は19％であった。これに対して，毎日食べているという回答は，小学生が86％，中学生が81％で，多くの小・中学生は朝食を毎日たべていた。

②平成25年子ども・若者白書（平成25年，内閣府）

「平成25年子ども・若者白書」によると，14歳までは高率ではないが，年代が高くなるに従い，朝食欠食頻度が高くなる傾向を示している（図7-12）。

2）朝食欠食が習慣化したと思う時期

日本体育・学校保健センターによる「児童生徒の食生活等実態調査（2011年調

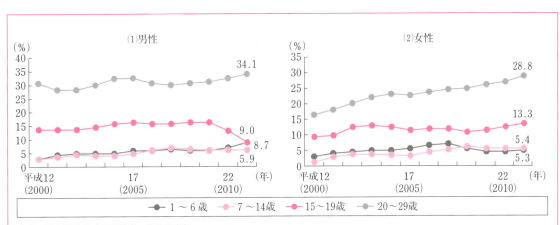

図7-12　朝食欠食状況

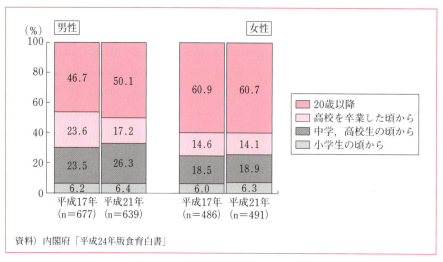

図7-13 朝食欠食が始まった時期

査)」では、朝食欠食は小学生で1.6%、中学生で2.8%であり、男子において増加していた。朝食欠食が習慣化する時期については、2012（平成24）年、内閣府の食育白書によると20歳代が第1位であり、次いで、中・高校生であり、若齢期に習慣化することが判明している。

　朝食欠食の理由は、「食欲がない」「時間がない」「寝ていたい」「食事がない」の順であった[*4]。この背景の一因には、中・高一貫教育の実施に伴う受験競争の低年齢化や、塾通いなどによる学習時間の長時間化などの影響による夕食時刻の遅れや就寝時刻の遅れ、起床時刻の遅れ、朝食開始時刻の遅れが考えられ、登園・登校時間が決まっているため、食べる時間がないという連鎖になっている。

　さらに、各種子どもの生活行動調査では、外遊び時間が減少し、テレビゲームなどの室内遊びやテレビ視聴時間が長くなること、従来は外遊びであったブランコや滑り台などの遊具を使った遊び、ボール遊びなども室内遊びに変化していた。この身体活動量の低下は、「寝つきが悪い」「ひとりで目覚めない」「規則的に排便しない」などの基本的生活習慣の乱れとなって表れている。

　一方、毎日朝食を食べている子どもは、学力、体力が高いという調査結果が出ている。これは、朝食を食べて栄養補給がしっかりできているという面もあるが、生活習慣が整い、食に感謝して朝食をきちんと食べる子どもは「学力も体力も高くなっている」ということでもある。

　また、食事で気をつけていることの第1位は「朝・昼・夕三食必ず食べる」であり、小・中学生で85%と1番多く、図7-13のように調査年を重ねるに従い、高くなっている。

[*4] 厚生労働省「国民健康・栄養調査（平成17年）」による

3）子どもの朝食欠食が健全育成に与える影響

　「頭のよい子に育って欲しい」と望む保護者は少なくないだろう。脳は体重の約

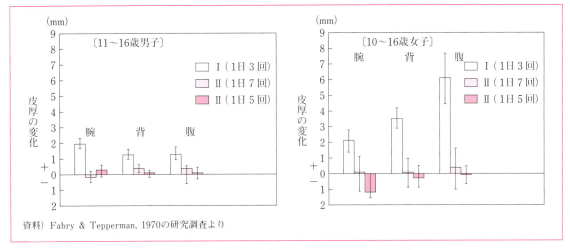

図7-14　食事回数と肥満（皮下脂肪）との関係

2％程度であるが，エネルギー消費量は18％にも及び，身体活動のエネルギー消費よりはるかに多い。しかし，この脳のエネルギー源となり得るのは，血中グルコース（ブドウ糖）のみである。朝食欠食は，血液中の血糖値レベルを低下させるだけでなく，脳へのグルコース補給が不十分になる。そのため，脳の働きが悪くなり，集中力が維持できないので，午前中の体調不良として現れる。

また，朝食欠食は，体温上昇にも影響する。体温は睡眠中に低く，起床後，次第に上昇する。そのため，朝食を食べることで体温を上昇させると，睡眠中に休止していた身体が自然と活動モード切り替り，1日が始まる。そして，筋肉活動は，昼頃にピークとなる。しかし，朝食を欠食すると低体温のままであるため，身体活動モードの準備が不十分であり，活動する気になりにくい。よって，脳の目覚めには，朝食でエネルギーを補給し，体温を上昇させる必要がある。

朝食欠食は，前日の夕食終了後から長時間空腹が続くことになり，食物の吸収が高く，インスリンの分泌が増加する。加えて，脂肪が蓄積されやすく，肥満になりやすい。やせるためのダイエットが肥満になりやすいことはFably & Tepperman（チェコ）の研究結果でも，時間栄養学においても証明されている（図7-14）。

早寝，早起きで，太陽の光を身体いっぱいにあび，朝食を食べることがこどもの健全育成の第一歩である。

4）朝食を欠食させない対策

朝食欠食対策として最も有効な対策は「早寝・早起き」であり，生活リズムの核が親であれ，子どもであれ，その家のリズムを作ることが重要である。

出社や登園，登校の時刻が決まっているため，朝は大変忙しい。しかし，朝食を食べるためには，保護者が食事準備に必要な時間や食べる時間，身支度などを

考慮しつつ，朝食を用意する必要がある。朝食の準備にともなってキッチンから聞こえるリズミカルな包丁や鍋の音，美味しそうな匂いが子どもに伝わると，自然に目が覚める。目覚めた子どもには，食卓の準備が整うまでの時間をつかって身支度や洗顔，歯みがき（食後でもよい）をさせる。そうして，食卓に向かう頃には，十分に脳が目覚めている。脳は，朝食から十分なグルコースの供給を受けて活性化し，体温は上昇し，身体活動も上向く。

もちろん，朝食は，栄養バランスが取れていることにこしたことはないが，たまにはおにぎりだけ，味噌汁だけ，さとうたっぷりの紅茶やミルクと菓子パンだけでもよい。どうしても食べる時間が無いときは，チョコレートや氷砂糖，あめ類だけでも口にいれるとよい。朝食を食べることを習慣化させるためには，とにかく何かを口にするように仕向けることが大切である。

5）早寝，早起き，朝ごはん運動

文部科学省は，2006（平成18）年度から子どもの望ましい基本的生活習慣を育成するために，「子どもの生活リズム向上プロジェクト」を立ち上げ，全国的な普及啓発活動や実践活動などの調査研究を実施している。

同年4月には，「早寝，早起き，朝ごはん」全国協議会が発足し，PTA，経済界，メディア，有識者，市民活動団体，教育・スポーツ・文化関係団体，食育推進団体，行政が協力しての，民間主導の国民運動として全国展開している。

また，内閣府による2006（平成18）年の食育月間のキャッチフレーズは「みんなで　毎日朝ごはん」であり，同年6月に内閣府と大阪市が共催した「第1回食育推進全国大会」での子ども向け標語の最優秀賞は，「いただきます　みんなで食べたらおいしいね」であった。

2008（平成20）年度の食育月間の重点事項は，「食を通じたコミュニケーション」「バランスの取れた食事」「望ましい生活リズム」「食を大切にする気持ち」であり，食育標語は「①楽しい食卓：うれしいな　笑顔満点　食満点」「②食の豊かさ：食文化　次はあなたが守る番」「③食を選ぶ力：選ぶこと　君の健康　守ること」となった。

文部科学省は，2008（平成20）年に学校給食法を改正し，法の目的に「学校における食育の推進」を明確に位置づけた。また，学校給食の目標として「①食に関する適切な判断力の涵養」「②伝統的な食文化の理解」「③食を通じた生命・自然を尊重する態度の涵養」などが新たに追加された。栄養教諭による学校給食を活用した食に関する指導についても同法に明記され，学校給食の時間を食育の時間として位置づけ，各地で食に関する指導の実践を進めている。

栄養教諭ついては，配置に地域差があることが課題となっており，今後も各地で配置が進むよう取り組む必要がある。また，活動のひとつとして，栄養教諭が学校給食の地産地消をコーディネートする取り組みも推進している。

6）内閣府や農林水産省など関係省庁との取り組み

　内閣府は，6月を食育推進月間とし，毎月19日を「食育の日」に指定している。この「食育の日」は，食育推進運動を継続的に展開し，食育の一層の定着を図るための機会として，「食育推進基本計画」により定められた。

　また，農林水産省は，「マジごはん計画」として，"食育は体験学習に基づく食材から"をテーマに活動を展開しており，栄養教諭などの学校給食栄養管理者が，食育における地産・地消を支援する活動として，全国の農畜産・水産学部での体験学習をその一環として行っている。

参考文献・資料

第7章

1）内閣府『平成27年食育白書』
2）室田洋子『心を育てる食卓』芽生え社，1995
3）根岸宏邦『保健，医療，教育に関わる人の食育入門』MCメディカ出版，2014
4）桐渕壽子『子どもの心は食卓で育つ』文芸社，2012
5）甲田光雄『朝食を抜いたらこうなった』春秋社，2003
6）内閣府『乳幼児教育に関する世論調査』1982
7）戸谷誠之，藤田美明，伊藤節子監修『応用栄養学』南江堂，2012
8）堀江祥充編『応用栄養学』中央法規，2006
9）（社）全国栄養士養成施設協会監修『応用栄養学』第一出版，2013
10）日本能率協会総合研究所編『子どもの食生活データ総覧2006年版』生活情報センター，2006
11）藤沢良知『図解食育』全国学校給食協会，2007
12）村田光範編著『子どもの食育―栄養指導と食事指導のすすめかた―』カザン，2007
13）安藤節子『子どもの食事・食育・発達』芽生え社，2006
14）中井孝章『子どもたちの食育原論，日本教育研究センター，2007
15）高橋美保『食育で子どもの育ちを支える本』芽生え社，2006
16）財日本児童福祉協会編『楽しく食べる子どもに』2004
17）吉田貴彦，八重垣健　編著『子どものヘルスプロモーション』医歯薬出版，2008
18）香川靖雄『科学が証明する新朝食のすすめ』女子栄養大学出版部，2007
19）Yasuo Kagawa; Prevention of lifestyle-related diseases by chronological nutrition, The Japanese Journal of Physical Fitness and Sports Medicine. 63(3), 2014
20）Shigenobu Shibata, Hiroyuki Sasaki, Yuko Ikeda, Chrono nutrition and chromo exercise, The journal of the Japan Pediatric Society, 71(12), p.2194-2199 (2013)
21）Mitsunori Murata, The problems and the present state of child obesity for metabolic syndrome, the Japanese journal of child nursing, 6, p684-689 (2006)
22）Cole TJ, Bellizzi MC, Flegal KM, Dietz WH. Establishing a standard definition for child overweight and obesity worldwide: international survey. BMJ. May 6 2000;320(7244):1240-1243.
23）三谷宏治「『迷いなく生きる』ための課題」，「PRESIDENT」1月17日号，2011

第8章
食生活のガイドラインと栄養教諭

　栄養教諭である学校給食栄養管理者の職務内容は、「食に関する指導」と「学校給食管理」である。「食に関する指導」は、児童・生徒への個別的な相談指導、児童生徒への教科・特別活動などにおける教育指導および食に関する指導の連携・調整（家庭と地域を含む）によって構成されている。

　栄養教諭が「食に関する指導（食育を含む）」を行うとき、教育・指導教材として活用できるのが、食に関するさまざまなガイドラインである。このガイドラインには、「食生活指針」や「食事バランスガイド」「日本人の食事摂取基準」「日本人の長寿を支える『健康な食事』」などがあり、適切な活用による効果的な教育・指導の展開が期待される。

　本章では、栄養教諭が指導の際に役立てられるよう、主なガイドラインとして上記にあげた4つを解説していく。

1. 食生活指針

　わが国における食生活の現状は、健康や栄養に関する適切な情報の不足、食習慣の乱れ、食料の海外依存の増大、食べ残しや利用可能な食品廃棄量の増加などによる栄養摂取バランスの偏り、生活習慣病などNCD（非感染疾患）の増加、食料自給率の低下および食料資源の浪費などが問題になっている。

　このような問題への対処を目指し文部省（当時）、厚生省（当時）および農林水産省は、国民の健康の増進、QOLの向上および食料の安定供給の確保を図るため、3省合同による「食生活指針」を策定した（表8-1）。「食生活指針」は、2000（平成12）年3月に食料・農業・農村基本法に基づいて閣議決定された。政府は、とくに重点的に取り組む事項を食生活改善分野、教育分野、食品産業分野および農業・漁業分野の4分野について定め、その普及・啓発に向けた活動の展開を推進している。

1）食生活指針を普及・定着するための4分野の取り組み

（1）食生活改善分野における取り組み

　生活習慣病の増加，食生活の多様化や乱れが問題となっている現状を踏まえて，健康づくりやQOLの向上を積極的に推進するため，国民1人ひとりが「食生活指針」を活用した食生活の改善に取り組めるよう，栄養士や食生活改善に関係する人たちを主体として，次のような取り組みを総合的に展開する。

　①適正な栄養・食生活に関する知識の普及
　②健康で主体的な食習慣の形成を目指した働きかけ
　③地域や各ライフステージの特徴に応じた栄養教育の展開
　④栄養成分表示の普及をはじめとした食環境の整備

（2）教育分野における取り組み

　国民1人ひとり，とりわけ成長過程にある子どもたちが，食生活の正しい理解と望ましい習慣を身につけられるように，栄養教諭（を含む教員）および学校栄養職員などが中心となって，家庭とも連携し，学校の教育活動を通して，発達段階に応じた食生活に関する指導を推進する。

（3）食品産業分野における取り組み

　国民生活における食の外部化の急速な進展に伴い，食品産業が国民の食生活全般に果たす役割が著しく増大している。そこで，消費者の適切な食品選択に寄与するため，食品産業関係者を主体として，次のような取り組みを総合的に推進する。

　①地域の産物，旬の素材を利用した料理や食品の提供
　②減塩，低脂肪の料理や食品の提供
　③容器などを工夫して，量の選択ができるような料理や食品の提供
　④エネルギー，栄養素などの情報の提供
　⑤さまざまな人たちが楽しく，安心して交流できる場づくりや，体験や見学などの機会提供の推進

（4）農林漁業分野における取り組み

　消費者などのニーズに即した食料供給をいっそう推進するとともに，消費者の食および農林漁業に対する理解を深めるため，農林漁業の体験や見学などの場の提供に関して，農林漁業関係者を中心とする取り組みを総合的に展開する。

2）食生活指針の内容

　「食生活指針」は，10項目の指針と31項目の実践目標で構成されている（表8-2）。栄養教諭が児童や生徒，保護者や家庭および地域を対象として実施する「食に関する指導（食育を含む）」では，食生活指針から関連する指針や実施目標を選択し，活用による効果的な教育・指導の充実が望まれる。

3）妊産婦のための食生活指針

　「妊産婦のための食生活指針」は，2006（平成18）年2月に「『健やか親子21』

表8-1 「食生活指針」の項目と実践目標

★指針1 『食事を楽しみましょう』
《実践目標》
①心とからだにおいしい食事を、味わって食べましょう。
②毎日の食事で、健康寿命をのばしましょう。
③家族の団らんや人との交流を大切に、また、食事づくりに参加しましょう。

★指針2 『1日の食事のリズムから、健やかな生活リズムを』
《実践目標》
①朝食で、いきいきした1日を始めましょう。
②夜食や間食はとりすぎないようにしましょう。
③飲酒はほどほどにしましょう。

★指針3 『主食、主菜、副菜を基本に、食事のバランスを』
《実践目標》
①多様な食品を組み合わせましょう。
②調理方法が偏らないようにしましょう。
③手作りと外食や加工食品・調理食品を上手に組み合わせましょう。

★指針4 『ごはんなどの穀類をしっかりと』
《実践目標》
①穀類を毎食とって、糖質からのエネルギー摂取を適正に保ちましょう。
②日本の気候・風土に適している米などの穀類を利用しましょう。

★指針5 『野菜・果物、牛乳・乳製品、豆類、魚なども組み合わせて』
《実践目標》
①たっぷり野菜と毎日の果物で、ビタミン、ミネラル、食物繊維をとりましょう。
②牛乳・乳製品、緑黄色野菜、豆類、小魚などで、カルシウムを十分にとりましょう。

★指針6 『食塩や脂肪は控えめに』
《実践目標》
①塩辛い食品を控えめに、食塩は1日10g未満[*1]にしましょう。
②脂肪のとりすぎをやめ、動物、植物、魚由来の脂肪をバランスよくとりましょう。
③栄養成分表示を見て、食品や外食を選ぶ習慣を身につけましょう。

★指針7 『適正体重を知り、日々の活動に見合った食事量を』
《実践目標》
①太ってきたかなと感じたら、体重を量りましょう。
②普段から意識して身体を動かすようにしましょう。
③美しさは健康から、無理な減量はやめましょう。
④しっかりかんで、ゆっくり食べましょう。

★指針8 『食文化や地域の産物を活かし、ときには新しい料理も』
《実践目標》
①地域の産物や旬の素材を使うとともに、行事食を取り入れながら、自然の恵みや四季の変化を楽しみましょう。
②食文化を大切にして、日々の食生活に活かしましょう。
③食材に関する知識や料理技術を身につけましょう。
④ときには新しい料理を作ってみましょう。

★指針9 『調理や保存を上手にして無駄や廃棄を少なく』
《実践目標》
①買いすぎ、作りすぎに注意して、食べ残しのない適量を心がけましょう。
②賞味期限や消費期限を考えて利用しましょう。
③定期的に冷蔵庫の中身や家庭内の食材を点検し、献立を工夫して食べましょう。

★指針10 『自分の食生活を見直してみましょう』
《実践目標》
①自分の健康目標をつくり、食生活を点検する習慣を持ちましょう。
②家族や仲間と、食生活を考えたり、話し合ったりしてみましょう。
③学校や家庭で食生活の正しい理解や望ましい習慣を身につけましょう。
④子どものころから、食生活を大切にしましょう。

*1 食塩は1日10g未満 「日本人の食事摂取基準（2015年版）」における食塩相当量の目標量(g)は、6〜7歳の男性5.0未満・女性5.5未満、8〜9歳の男性5.5未満・女性6.0未満、10〜11歳の男性6.5未満・女性7.0未満、12歳以上の男性8.0未満・女性7.0未満となっているので注意が必要である。

資料）文部省・厚生省・農林水産省決定「食生活指針（平成12年3月）」より

推進検討会報告書」として，「食を通じた妊産婦の健康支援方策研究会」における「妊産婦のための食生活指針の策定に関する研究」の成果を受けて取りまとめられたものである。栄養教諭には，現在妊産婦に認められている健康，栄養および食生活上の諸問題の多くが，妊娠や出産に伴って限定的に発生しているのではなく，女子児童・生徒の将来にわたる母性の課題であることを理解し，学校教育における健康教育の一環として取り組むことが求められる。

（1）妊産婦のための食生活指針作成の考え方

妊娠期および授乳期は，母親の健康と児の健やかな発育にとって大切な時期である。

「妊産婦のための食生活指針」は，妊娠期および授乳期に望ましい食生活が実践できるように，何をどれだけ食べたらよいのかを，わかりやすく伝えるための指針として作成された（表8-2）。

表8-2 妊産婦のための食生活指針

①妊娠前から，健康なからだづくりを
②「主食」を中心に，エネルギーをしっかりと
③不足しがちなビタミン・ミネラルを，「副菜」でたっぷりと
④からだづくりの基礎となる「主菜」は適量を
⑤牛乳・乳製品などの多様な食品を組み合わせて，カルシウムを十分に
⑥妊娠中の体重増加は，お母さんと赤ちゃんにとって望ましい量に
⑦母乳育児も，バランスのよい食生活のなかで
⑧たばことお酒の害から赤ちゃんを守りましょう
⑨お母さんと赤ちゃんの健やかな毎日は，からだと心にゆとりのある生活から生まれます

資料）厚生労働省「妊産婦のための食生活指針―『健やか親子21』推進検討会報告書―」2006より

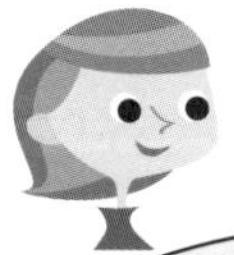

妊娠前の体型（BMI）を知っていますか？

BMI＝体重_____(kg)÷身長___.___(m)÷身長___.___(m)

BMIとは？
BMI（Body Mass Index）とは肥満の判定に用いられる指標でBMI22を標準としています。

例）身長160cm，体重50kgの人のBMIは？
50(kg)÷1.6(m)÷1.6(m)＝19.5

18.5未満	低体重（やせ）
18.5以上 25.0未満	ふつう
25.0以上	肥満

表1 体格区分別 妊娠全期間を通しての推奨体重増加量

体　格　区　分	推奨体重増加量
低体重（やせ）：BMI18.5未満	9～12kg
ふ　つ　う：BMI18.5以上25.0未満	7～12kg[#1]
肥　満：BMI25.0以上	個別対応[#2]

＊体格区分は非妊娠時の体格による。
[#1]体格区分が「ふつう」の場合，BMIが「低体重（やせ）」に近い場合には推奨体重増加量の上限側に近い範囲を，「肥満」に近い場合には推奨体重増加量の下限側に近い範囲を推奨することが望ましい。
[#2]BMIが25.0をやや超える程度の場合は，おおよそ5kgを目安とし，著しく超える場合は，他のリスク等を考慮しながら，臨床的な状況を踏まえ，個別に対応していく。

表2 体格区分別 妊娠中期から末期における1週間あたりの推奨体重増加量

体　格　区　分	1週間あたりの推奨体重増加量
低体重（やせ）：BMI18.5未満	0.3～0.5kg／週
ふ　つ　う：BMI18.5以上25.0未満	0.3～0.5kg／週
肥　満：BMI25.0以上	個別対応

＊体格区分は非妊娠時の体格による。
＊妊娠初期については体重増加に関する利用可能なデータが乏しいことなどから，1週間あたりの推奨体重増加量の目安を示していないため，つわりなどの臨床的な状況を踏まえ，個別に対応していく。

資料）厚生労働省「妊産婦のための食生活指針（リーフレット）」，「妊産婦のための食生活指針―『健やか親子21』推進検討会報告書―」2006（厚生労働省ホームページ http://rhino.med.yamanashi.ac.jp/sukoyaka/pdf/ninpu07.pdfより）

図8-1 推奨体重増加量

「何をどれだけ食べたらよいのか」をわかりやすく伝えるために「妊産婦のための食生活指針」には，1日の食事の目安となる「妊産婦のための食事バランスガイド」（p.188参照）と，妊娠中の体重増加の目安になる「推奨体重増加量」が一緒に示されている（図8-1）。

（2）妊産婦のための食生活指針の内容

「妊産婦のための食生活指針」は，9項目の指針と各指針の取り組みの目標によって構成されている（表8-3）。栄養教諭には，とくに女子児童・生徒に対

表8-3 妊産婦のための食生活指針の項目と取り組みの目標

★指針1 『妊娠前から，健康なからだづくりを』 《取り組みの目標》 　妊娠前にやせすぎ，肥満はありませんか。 ◇健康な子どもを産み育てるためには，妊娠前からバランスのよい食事と適正な体重を目指しましょう。
★指針2 『「主食」を中心に，エネルギーをしっかりと』 《取り組みの目標》 ◇妊娠期・授乳期は，食事のバランスや活動量に気を配り，食事量を調節しましょう。 ◇また，体重の変化も確認しましょう。
★指針3 『不足しがちなビタミン・ミネラルを，「副菜」でたっぷりと』 《取り組みの目標》 ◇緑黄色野菜を積極的に食べて，葉酸などを摂取しましょう。 ◇とくに，妊娠を計画していたり妊娠初期の人には，神経管閉鎖障害発症リスクの低減のために，葉酸の栄養機能食品を利用することも勧められます。
★指針4 『からだの基礎となる「主菜」は適量を』 《取り組みの目標》 ◇肉，魚，卵，大豆料理をバランスよくとりましょう。 ◇赤身の肉や魚などを上手に取り入れて，貧血を防ぎましょう。 ◇ただし，妊娠初期には，ビタミンAの過剰摂取に気をつけて。
★指針5 『牛乳・乳製品などの多様な食品を組み合わせて，カルシウムを十分に』 《取り組みの目標》 ◇妊娠期・授乳期には，必要とされる量のカルシウムが摂取できるように，偏りのない食習慣を確立しましょう。
★指針6 『妊娠中の体重増加は，お母さんと赤ちゃんにとって望ましい量に』 《取り組みの目標》 　体重の増え方は順調ですか。 ◇望ましい体重増加量は，妊娠前の体型によって異なります。
★指針7 『母乳育児も，バランスのよい食生活のなかで』 《取り組みの目標》 ◇母乳育児は，お母さんにも赤ちゃんにも最良の方法です。 ◇バランスのよい食生活で，母乳育児を継続しましょう。
★指針8 『たばことお酒の害から赤ちゃんを守りましょう』 《取り組みの目標》 ◇妊娠・授乳中の喫煙，受動喫煙，飲酒は，胎児や乳児の発育，母乳分泌に影響を与えます。 ◇禁煙，禁酒に努め，周囲にも協力を求めましょう。
★指針9 『お母さんと赤ちゃんの健やかな毎日は，からだと心にゆとりある生活から生まれます』 《取り組みの目標》 ◇赤ちゃんや家族との暮らしを楽しんだり，毎日の食事を楽しむことは，からだと心の健康につながります。

資料）厚生労働省「妊産婦のための食生活指針－『健やか親子21』推進検討会報告書」（平成18年2月）より

して実施する「食に関する指導（食育を含む）」の機会に，「妊産婦のための食生活指針」を構成する指針や取り組み目標を選択して用いるなど，積極的な活用による教育・指導の充実が求められている。

2．食事バランスガイド

「食生活指針」は，健康で豊かな食生活の実現を目指して策定された。しかし，国民1人ひとりが「何を」「どれだけ」食べたらよいかを示すものではなく，具体的な行動につながるガイドラインが求められるようになってきた。

そこで，厚生労働省と農林水産省は，「食生活指針」が具体的な行動に結びつくようにするため，食事の望ましい組み合わせやおおよその量を，親しみやすく理解しやすいイラストで表現した「食事バランスガイド」を2005（平成17）年に策定した。「食事バランスガイド」は，国民1人ひとりが自分自身や家族などの食事の内容を見直すきっかけに活用できるとともに，具体的な行動によって「バランスが整った食生活」の実現を目指すものである（図8-2）。

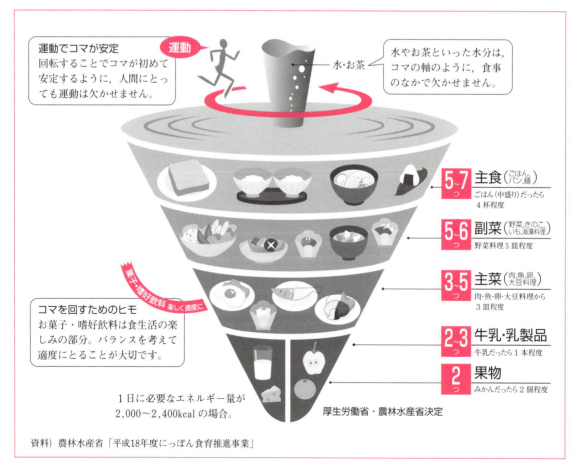

図8-2　食事バランスガイド

「食事バランスガイド」は，諸外国の「フードガイド」の考え方を踏襲するとともに，回転（運動）によってバランスを保っている"コマ"の特性に着目し，イラストの型には"コマ"が採用された。そして，名称に「バランス」という文言も取り入れられた。"コマ"は，バランスが悪いと回転が続かず，すぐに倒れてしまう。人もバランスの悪い食事を続けていると，健康を損なって倒れてしまうことを表現している。

また，"コマ"が安定して立っているためには，絶えず回転を続けていなければならない。そのことが，人の運動（身体活動）の重要性を連想させることから，習慣的に運動を行っていないと健康の保持・増進は望めないという考え方が加味されている。

「食事バランスガイド」は，栄養士などがよく活用してきた食品単位の組み合わせ（「食品構成」に相当する）ではなく，原則として料理の組み合わせを中心に表示されている。このため，「フードバランス」では料理の組み合わせを表す適切な表現とはいえないこと，また，わが国では食べる行為を「食事」という文言で表現していることに着目して，名称は「食事バランスガイド」と決定された。

1）「食事バランスガイド」の区分と配置

「食事バランスガイド」で採用された料理区分は，主食，副菜，主菜，牛乳・乳製品および果物の5区分が基本とされている。

「食事バランスガイド」のイラストでは，見る人にもっともよく映る上部から順に，十分な摂取が望まれる主食，摂取が量的に主食に次ぐ副菜，さらに主菜と続け，下部には同程度の取り扱いが必要な牛乳・乳製品と果物が並列に配置している。

菓子と嗜好飲料は，適量の摂取にとどめる必要があること，また，生活に楽しさや潤いを演出していることなどに着目して，"コマ"に回転を加えるための"ヒモ"として表現され，「楽しく適度に」というメッセージがつけられている。

油脂および調味料は，調理後の料理に含まれていることに着目して，イラスト上には表現されていないが，エネルギーや食塩の摂取量に与える影響が大きい栄養成分である。「食事バランスガイド」を学校給食にかかわる栄養教育媒体として用いるときには，エネルギーや食塩の含有量を表示するなどの配慮が望まれる。

水やお茶などの飲み物は，食事に欠かすことができないものである。しかし，水分としては食事時の汁物などのほか，補給の目的で随時多くの量が飲用されていることから，イラスト上に具体的な量を示すことはせず，象徴的なイメージを演出するコマの"軸"として表現されている。

2）各料理区分の量的な基準

「食事バランスガイド」のイラストには，各料理区分ごとに，1日に食べることが望ましい料理の組み合わせと，およその量が示されている。基本形は，「成人向け」に考案されたものである。想定エネルギー量をおよそ2,000±200kcalとし，料理区分ごと1日に食べられる料理数の目安量が示されている。

（1）「食事バランスガイド」で量を示す単位

「食事バランスガイド」で量を示す単位は，「1つ（SV：サービング）」として表記されている。「1つ（SV）」は，各料理1回当たりの標準的な量をおおまかに示している。また，実際の表記では，使用の場面に応じて「1つ」あるいは「1SV」でよいとされている。

（2）主食（ごはん，パン，めん）の基準

炭水化物の供給源としての位置づけを考慮し，炭水化物がおおよそ40gとなる量を主食の量的な基準「1つ（SV）」と設定された。基本形では，1日の量として5～7つ（SV）が配分され，ごはん中盛り1杯（150g程度）は1.5つ（SV）であるから，1日に食べられる量は中盛りの茶碗4杯程度に相当する。

（3）副菜（野菜，きのこ，いも，海藻料理）の基準

各種ビタミン，ミネラル，食物繊維の供給源として，主材料の重量がおおよそ70gとなる量が副菜の量的な基準「1つ（SV）」と設定された。野菜サラダ1皿，お浸しや和え物などの小鉢に盛り付けられた1人前，具だくさんの汁物1椀が「1つ（SV）」に相当する。基本形では，1日の量として5～6つ（SV）が配分されている。

（4）主菜（肉，魚，卵，大豆料理）の基準

たんぱく質の供給源としての位置づけを考慮して，主材料由来のたんぱく質がおおよそ6gとなる量が主菜の量的な基準「1つ（SV）」と設定された。基本形では，1日の量として3～5つ（SV）が配分されている。主菜として脂質を多く含む料理を選択するときには，脂質やエネルギーの過剰摂取を避ける観点から量的に少なめとする必要がある。

（5）牛乳・乳製品の基準

カルシウムの供給源としての位置づけを考慮して，主材料由来のカルシウムがおおよそ100mgとなる量が牛乳・乳製品の量的な基準「1つ（SV）」と設定された。コップ半量（100cc）の牛乳が1つ（SV）に相当する。基本形では，1日量として牛乳1本（200cc）に相当する2つ（SV）が配分されている。

（6）果物の基準

主材料の重量がおおよそ100gとなる量が果物の量的な基準「1つ（SV）」と設定された。みかん1個が1つ（SV）に相当する。基本形では，1日量として2つ（SV）が配分されている。

3）使用上の留意事項

（1）活用するうえで留意すべきこと

「食事バランスガイド」のイラストは，必ずしも推奨される1日の料理の組み合わせの典型的な例を示したものではない。それぞれの料理がどの料理区分に該当するかを，理解しやすく表現することに主眼が置かれている点に配慮して活用する必要がある。

（2）数え方の基本ルール

各料理区分における量的な基準「1つ（SV）」に相当する重量に対して，摂取量が原則として67％以上で150％未満の範囲にある場合には，1つ（SV）と数えることになっている。「食事バランスガイド」のイラストには，これを日常的に把握しやすい単位（ごはん：茶碗1杯，食パン：1枚など）で示している。

（3）主食と主菜，主菜と副菜など，複合的な料理の取り扱い

カレーライスやカツ丼などの主食と主菜の複合的な料理，また，刺身と大根などのつまやトンカツとせん切りキャベツなど主菜と副菜が一緒盛りになった複合的な料理は，双方の料理区分における量的な基準「1つ（SV）」に従って，それぞれの料理区分において料理数を数える。

（4）小学校低学年の学童などに対する取り扱い

「食事バランスガイド」基本形の想定エネルギー2,200±200kcalと比較して，推定エネルギー必要量が低値となる小学校低学年の児童や幼児，高齢者に対する栄養教育・指導では，各料理区分に配分する「1つ（SV）」数について特別な配慮が必要である。

たとえば，「日本人の食事摂取基準（2015年版）」における6～7歳児の身体活動レベルⅡ（ふつう）の推定エネルギー必要量は，男児1,550kcal，女児1,450kcalである。また，8～9歳児では同様に男児1,850kcal，女児1,700kcalである。基本形の想定エネルギー必要量の下限値を下まわっている学童に対しては，各料理区分に配分する「1つ（SV）」数を調整した「学童対応食事バランスガイド」を実態に合わせて作成し，教育・指導に活用することが望まれる。

ここでは，農林水産省のホームページに掲載されている「実践教育ナビ〈食事バランスガイド早分かり：一日に必要なエネルギーと摂取の目安〉」を参考に示した（図8-3）。

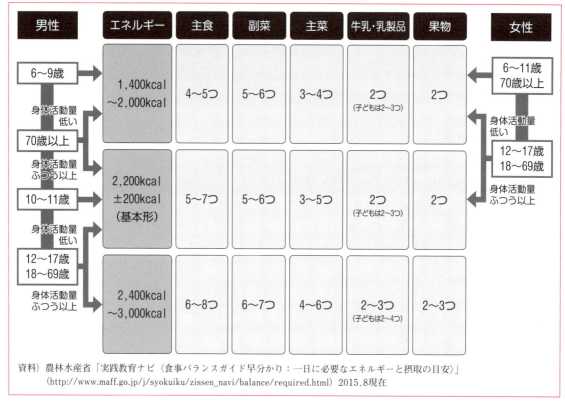

図8-3　1日に必要なエネルギーと摂取の目安

4）妊産婦のための食事バランスガイド

（1）「妊産婦のための食事バランスガイド」活用の考え方

「妊産婦のための食事バランスガイド」を用いて食事計画を指導するときには，まず，妊産婦の年齢や身体状況（身長，体重，妊娠・授乳の状況など）や身体活動量などを把握し，適切な食事のエネルギー量を算定したうえで，料理区分（主食，副菜，主菜，牛乳・乳製品および果物）の摂取の目安「1つ（SV）」を設定する。次に，妊産婦の身体状況やライフスタイル，嗜好などを考慮して1日当たりの目安量を，朝・昼・夕食（場合によっては間食）で無理なく摂取できるように配分することとされている（図8-4）。

なお，「妊産婦のための食事バランスガイド」では，直接摂取する料理や食品が示されている。このため，調理中や食卓で使用される油脂類や食塩は，"コマ"のイラスト上には表現されていない。また，妊娠中付加的に必要とされる鉄は，「妊産婦のための食事バランスガイド」に例示されている料理からだけでは十分な摂取がむずかしい栄養素である。そのため，とくに妊婦を対象とした指導では，食塩が摂取過剰とならないこと，十分な鉄の摂取を目指すことなど，全体的な食事のバランスに加えて特別な配慮が必要である。

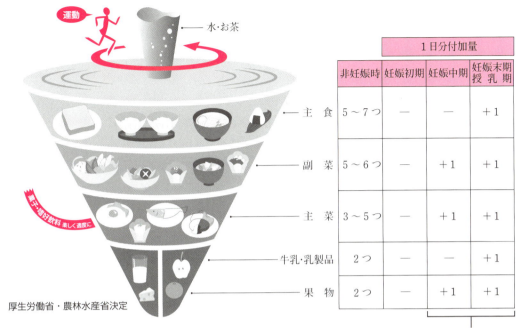

このイラストの料理例を組み合わせると，およそ2,200 kcal。非妊娠時・妊娠初期（20～49歳女性）の身体活動レベル「ふつう（Ⅱ）」以上の1日の適量を示す。

食塩・油脂については料理の中に使用されているものであり，"コマ"のイラストとして表現されていないが，実際の食事選択の場面で表示される際には食塩担当量や脂質も合わせて情報提供されることが望まれる。

注）厚生労働省および農林水産省が食生活指針を具体的な行動に結びつけるものとして作成・公表した「食事バランスガイド」（2005年）に，食事摂取基準の妊娠期・授乳期の付加量を参考にして一部加筆。
資料）厚生労働省「妊産婦のための食生活指針『健やか親子21』推進会議報告書」より

図8-4　妊産婦のための食事バランスガイド

（2）妊娠期・授乳期の付加量について

「妊産婦のための食事バランスガイド」では，非妊娠時に対する付加量が妊娠中期と妊娠末期および授乳期について，各料理区分別に1日分付加量の目安が「1つ（SV）」として示されている。

3．日本人の食事摂取基準（2015年版）

現在，わが国で用いられている食事摂取基準（DRI：Dietary Reference Intakes）は，2015～2019年までの5年間使用する「日本人の食事摂取基準（2015年版）」である。「日本人の食事摂取基準（2015年版）」は，健康増進法第16条の2「食

事摂取基準」に基づいて，厚生労働大臣によって定められたものである。

「日本人の食事摂取基準（2015年版）」においては，エネルギー摂取量の過不足（エネルギー収支バランス）を評価する指標として，体重変化量とともにBMI（Body Mass Index：体格）が採用され，成人については，目標とするBMIの範囲が示された。

栄養教諭には，「日本人の食事摂取基準（2015年版）」に採用された指標，用語の定義，活用の対象となる個人ならびに集団の範囲，策定されたエネルギーと栄養素，個人および集団の食事改善を目的として食事摂取基準を活用する場合の基本的な事項などに関する適切な理解に努め，児童生徒の「食に関する指導（食育を含む）」ならびに「学校給食栄養管理」に活用していくことが求められている。

1）「日本人の食事摂取基準（2015年版）」策定の考え方

「日本人の食事摂取基準（2015年版）」は，健康な個人ならびに集団を対象として，国民が健康の保持・増進，生活習慣病の予防のために参照すべきエネルギーおよび栄養素の摂取量の基準を示したものである。

（1）策定の方針

「日本人の食事摂取基準（2015年版）」は，国民の高齢化の進展や糖尿病など有病者数の増加をふまえ，2013年に運動を開始した「健康日本21（第二次）」が，主要な生活習慣病の発症予防と重症化予防の徹底を基本的な方向に据えていることから，従来の健康の保持・増進に加え，生活習慣病の発症予防と重症化予防も視野に入れて策定された。

（2）活用の対象としている個人ならびに集団の範囲

「日本人の食事摂取基準（2015年版）」の対象は，健康な個人ならびに健康な人を中として構成される集団とし，高血圧，脂質異常，高血糖および肝機能の低下に関するリスクを有していても，自立した生活を営んでいる人も対象に含まれるとされている。具体的には，歩行や家事などの身体活動を行っている人で，体格（BMI）が標準より著しく外れていない人である。

（3）策定の対象

健康増進法に基づいて厚生労働大臣が定めるエネルギー（熱量）および栄養素とされた。

・国民がその健康の保持増進を図る上で摂取することが望ましいエネルギー（熱量）に関する事項
・国民の栄養摂取の状況から見て，その欠乏が国民の健康の保持増進に影響を与えるものとして厚生労働省令で定める栄養素
・国民の栄養摂取の状況から見て，その過剰な摂取が国民の健康の保持増進に影響を与えるものとして厚生労働省令で定める栄養素

（4）指標の目的と種類
ⅰ）エネルギーの指標
　エネルギーの過不足の回避を目的とする指標として「推定エネルギー必要量」が設定された。
ⅱ）栄養素の指標
　栄養素の指標は，3つの目的からなる5つの指標で構成されている。
①栄養不足の回避を目的とした指標：「推定平均必要量」および「推奨量」，これが推定できない場合の代替指標として「目安量」
②過剰摂取による健康障害の回避を目的とした指標：「耐容上限量」
③生活習慣病の予防を目的とした指標：「目標量」

（5）策定された栄養素と指標
　「日本人の食事摂取基準（2015年版）」において食事摂取基準が策定された栄養素と設定された指標（1歳以上）は，表8－4に示した通りである。

2）指標の理解
（1）エネルギーの指標：推定エネルギー必要量
　「日本人の食事摂取基準（2015年版）」においてエネルギー必要量は，「ある身長・体重と体組成の個人が，長期間に良好な健康状態を維持する身体活動レベルの時，エネルギー消費量との均衡が取れるエネルギー摂取量（WHO）」と定義されている。また，比較的短期間の場合には，「その時の体重を保つ（増加も減少もしない）ために適当なエネルギー」と定義されている。
　体重が不変で体組成に変化がなければエネルギー摂取量はエネルギー消費量に等しく，総エネルギー消費量は二重標識水法で評価が可能である。成人で（妊婦，授乳婦を除く）短期間に体重が大きく変動しない場合には，次の式が成立する。

$$\text{エネルギー消費量} = \text{エネルギー摂取量} = \text{エネルギー必要量}$$

　しかし，二重標識水法は，高価で，特殊な測定機器を必要とするため広く用いることができない。そこで，「日本人の食事摂取基準（2015年版）」では，エネルギー必要量は総エネルギー消費量の推定値から求めている。
　成人（18歳以上）の推定エネルギー必要量は，次式によって算出されている。

$$\text{推定エネルギー必要量(kcal／日)} = \text{基礎代謝量(kcal／日)} \times \text{身体活動レベル}$$

（2）栄養素の指標
ⅰ）推定平均必要量（EAR）
　推定平均必要量は，ある対象集団において測定された必要量の分布に基づき，母集団における必要量の平均値の推定値を示すものである。
　「推定平均必要量」とは，ある対象集団に属する50％の人が，必要量を満たす（同時に，50％に人が必要量を満たせない）と推定される摂取量のことである。

表8-4 基準を策定した栄養素と設定した指標（1歳以上）[1]

栄養素			推定平均必要量（EAR）	推奨量（RDA）	目安量（AI）	耐容上限量（UL）	目標量（DG）
たんぱく質			○	○	―	―	○[2]
脂質	脂質		―	―	―	―	○[2]
	飽和脂肪酸		―	―	―	―	○
	n-6系脂肪酸		―	―	○	―	―
	n-3系脂肪酸		―	―	○	―	―
炭水化物	炭水化物		―	―	―	―	○[2]
	食物繊維		―	―	―	―	○
エネルギー産生栄養素バランス[2]			―	―	―	―	○
ビタミン	脂溶性	ビタミンA	○	○	―	○	―
		ビタミンD	―	―	○	○	―
		ビタミンE	―	―	○	○	―
		ビタミンK	―	―	○	―	―
	水溶性	ビタミンB_1	○	○	―	―	―
		ビタミンB_2	○	○	―	―	―
		ナイアシン	○	○	―	○	―
		ビタミンB_6	○	○	―	○	―
		ビタミンB_{12}	○	○	―	―	―
		葉酸	○	○	―	○[3]	―
		パントテン酸	―	―	○	―	―
		ビオチン	―	―	○	―	―
		ビタミンC	○	○	―	―	―
ミネラル	多量	ナトリウム	○	―	―	―	○
		カリウム	―	―	○	―	○
		カルシウム	○	○	―	○	―
		マグネシウム	○	○	―	○[3]	―
		リン	―	―	○	○	―
	微量	鉄	○	○	―	○	―
		亜鉛	○	○	―	○	―
		銅	○	○	―	○	―
		マンガン	―	―	○	○	―
		ヨウ素	○	○	―	○	―
		セレン	○	○	―	○	―
		クロム	―	―	○	―	―
		モリブデン	○	○	―	○	―

[1] 一部の年齢階級についてのみ設定した場合も含む。
[2] たんぱく質，脂質，炭水化物（アルコール含む）が，総エネルギー摂取量に占めるべき割合（％エネルギー）。
[3] 通常の食品以外からの摂取について定めた。
資料）厚生労働省「日本人の食事摂取基準（2015年版）」

ⅱ）推奨量（RDA）

　推奨量は，推定平均必要量が与えられる栄養素について設定され，推定平均必要量を用いて算出される。

　「推奨量」とは，ある対象集団において測定された必要量の分布に基づき，母集団に属するほとんどの人（97〜98％）が，必要量を充足できている摂取量のことである。

ⅲ）目安量（AI）

　目安量は，充分な科学的根拠が得られず「推定平均必要量」が設定できない場合に算定される。

　「目安量」とは，特定集団における一定の栄養状態を維持するのに十分な摂取量のことである。実際には，特定集団において不足状態を示す人がほとんど観察されない摂取量として与えられる。

ⅳ）耐容上限量（UL）

　耐容上限量は，過剰摂取によって生じる健康障害のリスクがないとみなされる習慣的な摂取量の上限値である。

　「耐容上限量」とは，ある性・年齢階級に属するほとんどの人びとが，過剰摂取による健康障害を起こすことがない栄養素摂取量の最大限度量のことである。

ⅴ）目標量（DG）

　目標量は，疫学研究によって得られた知見を中心とし，実験栄養学的な研究による知見を加味して策定される。

　「目標量」とは，生活習慣病の予防を目的として，特定の集団における生活習慣病のリスクや，その代理指標となる生体指標の値が低くなると考えられる栄養状態が，達成できるとして算定される現在の日本人が目標とすべき摂取量（またはその範囲）のことである。

3）日本人の食事摂取基準（2015年版）の活用

（1）個人の食事改善を目的とした活用

　栄養教諭が対象者個々の食事改善を目的として食事摂取基準を活用する場合には，まず，対象者の身体状況や食事摂取状況に関するアセスメントにより，エネルギーや栄養素の摂取不足や過剰摂取の可能性などの推定を行う。次に，アセスメントの結果に基づき食事摂取基準を活用して，対象者個々の摂取不足や過剰摂取を防止し，良好な発育，また，生活習慣病を予防するために必要な，エネルギーや栄養素の目標とすべき摂取量などを提案する。そして，対象者や家族が行う「食事改善計画」立案の支援や，計画が実践され，生活の中に定着するよう指導・援助が求められる。

　具体的には，「日本人の食事摂取基準（2015年版）」に収載されている「個人の食事改善を目的として食事摂取基準を活用する場合の基本的事項」が参考になる（表8-5）。

表 8-5　個人の食事改善を目的として食事摂取基準を活用する場合の基本的事項

目　的	用いる指標	食事摂取状況のアセスメント	食事改善の計画と実施
エネルギー摂取の過不足の評価	体重変化量 BMI	○体重変化量を測定 ○測定されたBMIが，目標とするBMIの範囲を下回っていれば「不足」，上回っていれば「過剰」の恐れがないか，他の要因も含め，総合的に判断	○BMIが目標とする範囲内に留まること，又はその方向に体重が改善することを目的として立案 〈留意点〉一定期間をおいて2回以上の評価を行い，その結果に基づいて計画を変更，実施
栄養素の摂取不足の評価	推定平均必要量推奨量 目安量	○測定された摂取量と推定平均必要量並びに推奨量から不足の可能性とその確率を推定 ○目安量を用いる場合は，測定された摂取量と目安量を比較し，不足していないことを確認	○推奨量よりも摂取量が少ない場合は，推奨量を目指す計画を立案 ○摂取量が目安量付近かそれ以上であれば，その量を維持する計画を立案 〈留意点〉測定された摂取量が目安量を下回っている場合は，不足の有無やその程度を判断できない
栄養素の過剰摂取の評価	耐容上限量	○測定された摂取量と耐容上限量から過剰摂取の可能性の有無を推定	○耐容上限量を超えて摂取している場合は耐容上限量未満になるための計画を立案 〈留意点〉耐容上限量を超えた摂取は避けるべきであり，それを超えて摂取していることが明らかになった場合は，問題を解決するために速やかに計画を修正，実施
生活習慣病の予防を目的とした評価	目標量	○測定された摂取量と目標量を比較。ただし，予防を目的としている生活習慣病が関連する他の栄養関連因子並びに非栄養性の関連因子の存在とその程度も測定し，これらを総合的に考慮した上で評価	○摂取量が目標量の範囲内に入ることを目的とした計画を立案 〈留意点〉予防を目的としている生活習慣病が関連する他の栄養関連因子並びに非栄養性の関連因子の存在と程度を明らかにし，これらを総合的に考慮した上で，対象とする栄養素の摂取量の改善の程度を判断。また，生活習慣病の特徴から考えて，長い年月にわたって実施可能な改善計画の立案と実施が望ましい

資料）厚生労働省「日本人の食事摂取基準（2015年版）」

（2）集団の食事改善を目的とした活用

　栄養教諭が集団の食事改善を目的として食事摂取基準を活用する場合には，まず，対象集団の身体状況や食事摂取状況に関するアセスメントにより，栄養摂取量の分布などから摂取不足や過剰摂取の可能性がある人の割合を推定する。次に，アセスメントの結果に基づき食事摂取基準を適用して，摂取不足や過剰摂取を防止し，良好な発育，また，生活習慣病の発症予防のための適切なエネルギーや栄養素の摂取量などを取りまとめた到達目標を提案する。そして，集団が到達目標を実現するための行動計画を作成し，円滑な実施に努め，定期的に評価を行い，必要に応じて計画を見直し，取り組みを前進させるPDCAサイクル運営の中心的な役割が求められる。

　具体的には，「日本人の食事摂取基準（2015年版）」に収載されている「集団の食事改善を目的として食事摂取基準を活用する場合の基本的事項」が参考になる（表8-6）。

表8-6 集団の食事改善を目的として食事摂取基準を活用する場合の基本的事項

目的	用いる指標	食事摂取状況のアセスメント	食事改善の計画と実施
エネルギー摂取の過不足の評価	体重変化量 BMI	○体重変化量を測定 ○測定されたBMIの分布から，BMIが目標とするBMIの範囲を下回っている，あるいは上回っている者の割合を算出	○BMIが目標とする範囲内に留まっている者の割合を増やすことを目的として計画を立案 〈留意点〉一定期間をおいて2回以上の評価を行い，その結果に基づいて計画を変更し，実施
栄養素の摂取不足の評価	推定平均必要量 目安量	○測定された摂取量の分布と推定平均必要量から，推定平均必要量を下回る者の割合を算出 ○目安量を用いる場合は，摂取量の中央値と目安量を比較し，不足していないことを確認	○推定平均必要量では，推定平均必要量を下回って摂取している者の集団内における割合をできるだけ少なくするための計画を立案 ○目安量では，摂取量の中央値が目安量付近かそれ以上であれば，その量を維持するための計画を立案 〈留意点〉摂取量の中央値が目安量を下回っている場合，不足状態にあるかどうかは判断できない
栄養素の過剰摂取の評価	耐容上限量	○測定された摂取量の分布と耐容上限量から，過剰摂取の可能性を有する者の割合を算出	○集団全員の摂取量が耐容上限量未満になるための計画を立案 〈留意点〉耐容上限量を超えた摂取は避けるべきであり，超えて摂取している者がいることが明らかになった場合は，問題を解決するために速やかに計画を修正，実施
生活習慣病の予防を目的とした評価	目標量	○測定された摂取量の分布と目標量から，目標量の範囲を逸脱する者の割合を算出する。ただし，予防を目的としている生活習慣病が関連する他の栄養関連因子並びに非栄養性の関連因子の存在と程度も測定し，これらを総合的に考慮した上で評価	○摂取量が目標量の範囲内に入る者または近づく者の割合を増やすことを目的とした計画を立案 〈留意点〉予防を目的としている生活習慣病が関連する他の栄養関連因子並びに非栄養性の関連因子の存在とその程度を明らかにし，これらを総合的に考慮した上で，対象とする栄養素の摂取量の改善の程度を判断。また，生活習慣病の特徴から考え，長い年月にわたって実施可能な改善計画の立案と実施が望ましい

資料）厚生労働省「日本人の食事摂取基準（2015年版）」

4）ライフステージ別「日本人の食事摂取基準（2015年版）」

現在，栄養教諭が行っている「食に関する指導（食育を含む）」や「学校給食栄養管理」の科学的根拠として，「日本人の食事摂取基準（2015年版）」が活用されている。学童期および思春期における主要な栄養素等の食事摂取基準を，各ライフステージ別に取りまとめた（表8-7）。

表8-7 ライフステージ別の食事摂取基準「日本人の食事摂取基準（2015年版）」

Ⅰ 学童期の食事摂取基準

《6～7歳児…身体活動レベルⅡ（ふつう）の場合》

	男児	女児	食事摂取基準の指標
エネルギー	1,550kcal	1,450kcal	推定エネルギー必要量
たんぱく質	35g	30g	推奨量
脂質	20～30%エネルギー	20～30%エネルギー	目標量
ビタミンA	450μgRAE	400μgRAE	推奨量
ビタミンB₁	0.8mg	0.8mg	推奨量
ビタミンB₂	0.9mg	0.9mg	推奨量
ビタミンC	55mg	55mg	推奨量
カルシウム	600mg	550mg	推奨量
鉄	6.5mg	6.5mg	推奨量
ナトリウム（食塩相当量）	5.0g未満	5.5g未満	目標量
食物繊維	11g以上	10g以上	目標量

《8～9歳児…身体活動レベルⅡ（ふつう）の場合》

	男児	女児	食事摂取基準の指標
エネルギー	1,850kcal	1,700kcal	推定エネルギー必要量
たんぱく質	40g	40g	推奨量
脂質	20～30%エネルギー	20～30%エネルギー	目標量
ビタミンA	500μgRAE	500μgRAE	推奨量
ビタミンB₁	1.0mg	0.9mg	推奨量
ビタミンB₂	1.1mg	1.0mg	推奨量
ビタミンC	60mg	60mg	推奨量
カルシウム	650mg	750mg	推奨量
鉄	8.0mg	8.5mg	推奨量
ナトリウム（食塩相当量）	5.5g未満	6.0g未満	目標量
食物繊維	12g以上	12g以上	目標量

《10～11歳児…身体活動レベルⅡ（ふつう）の場合》

	男児	女児	食事摂取基準の指標
エネルギー	2,250kcal	2,100kcal	推定エネルギー必要量
たんぱく質	50g	50g	推奨量
脂質	20～30%エネルギー	20～30%エネルギー	目標量
ビタミンA	600μgRAE	600μgRAE	推奨量
ビタミンB₁	1.2mg	1.1mg	推奨量
ビタミンB₂	1.4mg	1.3mg	推奨量
ビタミンC	75mg	75mg	推奨量
カルシウム	700mg	750mg	推奨量
鉄（月経なし）	10.0mg	10.0mg	推奨量
（月経あり）	—	14.0mg	推奨量
ナトリウム（食塩相当量）	6.5g未満	7.0g未満	目標量
食物繊維	13g以上	13g以上	目標量

Ⅱ 思春期の食事摂取基準

《12～14歳…身体活動レベルⅡ（ふつう）の場合》

	男性	女性	食事摂取基準の指標
エネルギー	2,600kcal	2,400kcal	推定エネルギー必要量
たんぱく質	60g	55g	推奨量
脂質	20～30%エネルギー	20～30%エネルギー	目標量
ビタミンA	800μgRAE	700μgRAE	推奨量
ビタミンB₁	1.4mg	1.3mg	推奨量
ビタミンB₂	1.6mg	1.4mg	推奨量
ビタミンC	95mg	95mg	推奨量
カルシウム	1,000mg	800mg	推奨量
鉄（月経なし）	11.5mg	10.0mg	推奨量
（月経あり）	—	14.0mg	推奨量
ナトリウム（食塩相当量）	8.0g未満	7.0g未満	目標量
食物繊維	17g以上	16g以上	目標量

《15～17歳…身体活動レベルⅡ（ふつう）の場合》

	男性	女性	食事摂取基準の指標
エネルギー	2,850kcal	2,300kcal	推定エネルギー必要量
たんぱく質	65g	55g	推奨量
脂質	20～30%エネルギー	20～30%エネルギー	目標量
ビタミンA	900μgRAE	650μgRAE	推奨量
ビタミンB₁	1.5mg	1.2mg	推奨量
ビタミンB₂	1.7mg	1.4mg	推奨量
ビタミンC	100mg	100mg	推奨量
カルシウム	800mg	650mg	推奨量
鉄（月経なし）	9.5mg	7.0mg	推奨量
（月経あり）	—	10.5mg	推奨量
ナトリウム（食塩相当量）	8.0g未満	7.0g未満	目標量
食物繊維	19g以上	17g以上	目標量

資料）芦川修貮，田中弘之 編『栄養士のための栄養指導論　第4版』p.289, p.292, 学建書院，2015

4．日本人の長寿を支える「健康な食事」

　2014（平成26）年10月厚生労働省は，「日本人の長寿を支える『健康な食事』のあり方に関する検討会報告書」を公表した。報告書では，「日本人の長寿を支える『健康な食事』のとらえ方」を整理するとともに，生活習慣病の要望に資する「健康な食事」を食品製造等事業者が提供するための基準を策定し，「健康な食事」を普及するためのマークを選定した。

　「健康な食事」とは，健康な心身の維持・増進に必要とされる栄養バランスを基本とする食生活が，無理なく持続している状態を意味する。社会における「健康な食事」は，地域の特性を生かした食料の安定供給の確保や，食生活に関する教育・体験活動などの取り組みと，国民１人ひとりの日々の実践とが相乗的に作用することで実現するとされている。

　厚生労働省は，2015（平成27）年９月に「日本人の長寿を支える『健康な食事』の普及について」を，食を通じた社会環境の整備に向けた通知として都道府県に向けて発出した。

　「長寿を支える『健康な食事』」への取り組みは，国民健康づくり運動である「健康日本21（第二次）」において，基本的な方向として掲げている健康寿命の延伸に向け，個人の食生活の改善を社会環境の整備により推進することを目的にしており，今後も効果的な取り組みが推進されるよう普及に努めることにしている。

　栄養教諭には，「健康な食事」の利用者を対象とした教育・指導を行う立場に立って，制度や基準の内容を理解し，広く地域社会に定着させることで生活習慣病の予防などに寄与するため，食に関する指導（食育を含む）の機会に「健康な食事」を教材として活用するなど普及・啓発に寄与することが望まれる。

１）「健康な食事」検討の背景

　検討の背景には，２つの政策の流れがある。１つは，平成25年度から展開されている国民健康づくり運動「健康日本21（第二次）」である。健康寿命の延伸を目指し，生活習慣病の発症と重症化予防の徹底を図るとともに，社会環境の整備が重視されている。

　もう１つは，平成25年６月に閣議決定された「日本再興戦略」である。この中の戦略市場創造プランにおいて，国民の健康寿命の延伸をテーマに，健康寿命延命産業を育成するための当面の主要施策として，疾病予防効果のエビデンスに基づく「健康な食事」の基準を策定することが位置づけられている。

２）「健康な食事」検討の方向性

　検討会では，まず，「健康な食事」とは何かについて，その概念や意義および構成要素の整理を行った。次に，その目安をどう示すか，食品の種類・量・組み合わせ，食事構成・食事形態などを勘案し，具体的な目安を提示することにした。

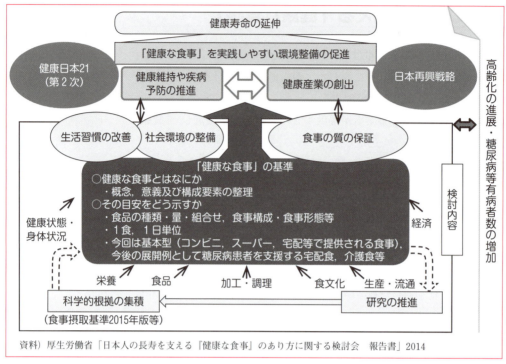

図8-5 日本人の長寿を支える「健康な食事」のあり方に関する検討の方向性

その際，目安に関する分かりやすい情報をもとに，簡単に料理を選び，適切に組み合わせ，食べることができることにも配慮した（図8-5）。

3）「健康な食事」食事パターンに関する基準
（1）食事パターン策定の必要性とねらい

「健康な食事」を実現するためには，健康の維持・増進に必要とされる栄養バランスを確保する観点から，"どういう種類の食品をどれだけ食べたらよいのか，それらが含まれる料理の組み合わせとはどういうものか"を示す「健康な食事」食事パターンを明らかにする必要がある。

食事パターンによって，料理を実際に目で見て組み合わせたり，食べたりすることが簡単にできるようになれば，適切な料理の組み合わせを理解し，実践する契機となり，無理なく継続することにもつながるので，そのための環境整備もねらいとしている（図8-6）。

（2）料理の食事パターン（1食当たり）の基準

基準は，生活習慣病の予防に資することをねらいとし，1食当たりの料理の食事パターンとして策定された。

i）食品群

各食品群には，1食当たりの量から摂取できるエネルギーおよび栄養素に特性が認められる。この特性に着目して食品群は，「穀類」「魚，肉，卵，大豆・大豆

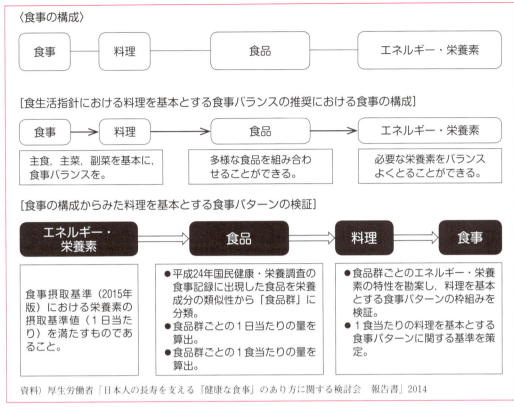

図8-6 食事の構成からみた料理を基本とする食事パターンの検証

製品」および「野菜，いも，きのこ，海藻類」の3つに分類された。料理レベルでこの特性を勘案すると，［料理Ⅰ］［料理Ⅱ］［料理Ⅲ］の3つの料理区分となり，［主食］［主菜］［副菜］といった従来の料理の枠組みと一致する（図8-7）。

ⅱ）1食あたり食事パターンの基準

基準は，可能な限り栄養素ではなく食品の重量で設定され，どの料理区分においても性・年齢区分ごとに適応する値が異なることを考慮して基準の値に幅をもたせている。

○［料理Ⅰ］の基準値

この料理区分からは，主に炭水化物として食物繊維の摂取が期待される。

・基準値は，主食由来の炭水化物として40〜70g／食とされ，精製度の低い穀類[*2]を2割程度使用する。

○［料理Ⅱ］の基準値

この料理区分からは，主にたんぱく質と脂質の適切な摂取（量と質）が期待される。

・基準値は，主菜由来のたんぱく質として10〜17g／食とされ，特定の食材に偏らないように留意する。

*2 玄米を精米するときの歩留まりが90〜91％の精白米より，92〜94％の七分つき米，95〜96％の半つき米が該当する。また，小麦粉では，皮部混入率（歩留まり）で等級分けが行われており，歩留まりの低い1級粉に比べ高い歩留まりの2級粉が該当する。

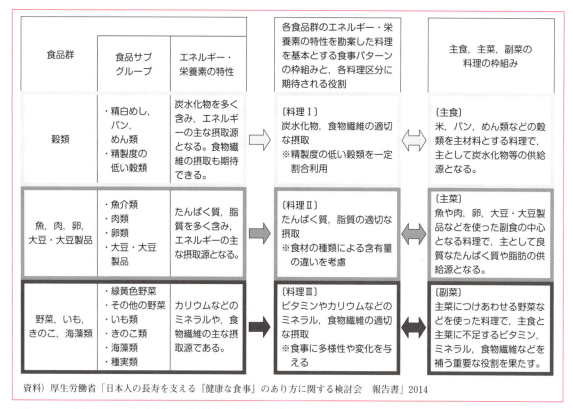

図8-7 食品群のエネルギー・栄養素の特性を勘案した料理区分と主食，主菜，副菜の料理の枠組み

○［料理Ⅲ］の基準値

この料理区分からは，主に食物繊維，ビタミンやカリウムなどのミネラルの適切な摂取が期待される。

・基準値は，野菜として100～200g／食とされ，緑黄色野菜を含む2種類以上の野菜（いも類，きのこ類，大豆・大豆製品を除く豆類，海藻類を含む）を使用する。

○エネルギーおよび食塩の基準値

過剰摂取を予防する観点から，エネルギーと食塩についても基準が設定された。

・エネルギーの基準の値は，3つの料理区分を組み合わせる場合には650kcal／食未満，各料理区分ごとでは［料理Ⅰ］は300kcal／食未満，［料理Ⅱ］は250kcal／食未満，［料理Ⅲ］は150kcal／食未満とする。

ただし，この値には，調理に使われる油脂や調味料が含まれている。

・食塩の基準の値は，3つの料理区分を組み合わせる場合には3g／食未満，料理区部ごとではそれぞれ各1g未満とする。

ただし，食塩の値は，食塩相当量である。

○その他の留意事項

・牛乳・乳製品および果物については，食事パターンの料理区分には取り入れら

表8-8 「健康な食事」の食事パターンに関する基準の内容と留意事項

食事パターンの基準の内容		
料理Ⅰ（主食）	料理Ⅱ（主菜）	料理Ⅲ（副菜）
精製度の低い米や麦等の穀類を利用した主食。 なお，炭水化物は40～70gであること。精製度の低い穀類は2割程度であること。 ただし，精製度の低い穀類の割合が多い場合は，1日1食程度の摂取にとどめることに留意する。	魚介類，肉類，卵類，大豆・大豆製品を主材料とした副食（主菜）。 なお，たんぱく質は10～17gであること。	緑黄色野菜を含む2種類以上の野菜（いも類，きのこ類・海藻類も含む）を使用した副食（副菜）。 なお，野菜は100～200gであること。

※1　エネルギー
　○単品の場合は，1食当たり，料理Ⅰは300kcal未満，料理Ⅱは250kcal未満，料理Ⅲは150kcal未満であること。
　○料理Ⅰ，Ⅱ，Ⅲを組み合わせる場合は，1食当たりのエネルギー量は650kcal未満であること。
※2　食塩
　○単品の場合は，料理区分ごとの1食当たりの食塩含有量（食塩相当量）は1g未満であること。
　○料理Ⅰ，Ⅱ，Ⅲを組み合わせる場合は，1食当たりの食塩含有量（食塩相当量）は3g未満であること。

提供上の留意点

・『健康な食事』の実現のためには，日本の食文化の良さを引き継ぐとともに，おいしさや楽しみを伴っていることが大切であることから，旬の食材や地域産物の利用などに配慮すること。

摂取上の留意点

・1日の食事においては，料理Ⅰ～Ⅲの組合せにあわせて牛乳・乳製品，果物を摂取すること。
・必要なエネルギー量は個人によって異なることから，体重や体格の変化をみながら適した料理の組合せを選択すること。
・摂取する食品や栄養素が偏らないよう，特定の食材を用いた料理を繰り返し選択するのではなく，多様な食材や調理法による異なる種類の料理を選択すること。

資料）厚生労働省「日本人の長寿を支える『健康な食事』のあり方に関する検討会　報告書」2014

れていない。「食事バランスガイド」などを参考にし，[調理Ⅰ～Ⅲ]に加えて1日に必要とされる量を摂取する。
・菓子・嗜好飲料（アルコールを含む）については，今回の基準には含められていない。「食事バランスガイド」においては，食事全体の中で量的なバランスを考えて，「楽しく適度に」摂取するものと位置づけられていることを考慮する（表8-8）。

(3)「健康な食事」を普及するためのマーク

ⅰ）マークの選定

公募により選定されたマークのデザインは，円を3分割してシンプルな線や面で3つの料理区分を表現している（図8-8）。
○［料理Ⅰ］の主食は，代表的な米を稲穂で表している。
○［料理Ⅱ］の主菜は，魚のうろこをモチーフにした絵柄にし，肉をイメージする赤色を用いることで，たんぱく質源となる食品を主材料とする料理であることを表している。
○［料理Ⅲ］の副菜は，野菜の葉を絵柄と色で表している。

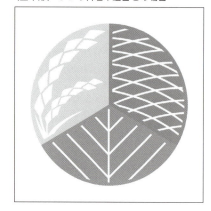
〈基本形〉3つの料理の組合せの場合

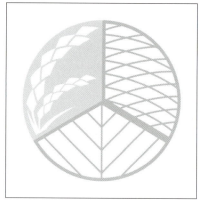
料理Ⅰの料理に表示する場合

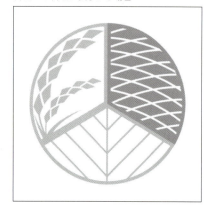
料理Ⅱの料理に表示する場合

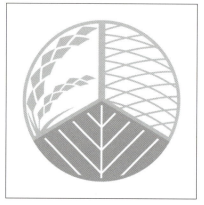
料理Ⅲの料理に表示する場合

資料）厚生労働省「日本人の長寿を支える『健康な食事』のあり方に関する検討会 報告書」2014

図8-8 選定されたマーク

ⅱ）「健康な食事」を普及するためのマークの運用

　マークの対象となる料理は，市販される1食当たりの料理（調理済み食品）であり，外食や給食など提供される場所，パック詰めやパウチ詰めなど提供される形態を特定するものではない。仮に基準を満たしていても，1食分となっていないものは対象にはならない。

ⅲ）マークの表示に当たっての留意事項

○事業者は，マークの適切な普及のために主食，主菜，副菜を組み合わせて食べることなど，マークが意味する情報が適切に，消費者に提供できる体制を確保すること。

○事業者は，マークとともに，商品（料理）においしさや楽しみを付与するための工夫や，旬の食材，地域産物の利用などの情報を積極的に提供すること。

○事業者は，マークの表示に際して，おいしさや楽しみのために工夫した食材の特徴があれば，併せて分かりやすく表示すること。

○事業者は，基準に合致したレシピの作成など，「健康な食事」に関する企画や運営に当たって，管理栄養士などの関与により，適切に実施できる体制を確保すること。
○国は，マークの普及状況をモニタリングする観点から，事業者のマークの使用状況について，国に報告する仕組みを構築すること。
○その他，基準を満たすためのそれぞれの食品の重量は，生の材料を基本とし（ただし，主食においては，調理後の重量を基本とする），栄養素等の量は成分分析値でも，食品標準成分表からの計算値でも構わないこととするなど基準の運用に必要な事項は，今後別途作成するガイドラインに示される。

参考文献・資料

第8章

1) 文部省・厚生省・農林水産省「食生活指針の解説概要」2000年12月
2) 厚生労働省「『健やか親子21』推進検討会報告書」2006年2月
3) 厚生労働省・農林水産省「食事バランスガイド　フードガイド(仮称)検討会報告書」2005
4) 厚生労働省「『日本人の食事摂取基準（2015年版）』策定検討会報告書」2014年7月
5) 厚生労働省「日本人の長寿を支える「健康な食事」のあり方に関する検討会報告書」2014年10月
6) 厚生労働省健康局長「『健康な食事』の普及について（通知)」2015年9月

第9章

生活習慣病予防と栄養教諭

　栄養教諭の職務である「食に関する指導」の対象者は、学内の子どもたちであるが、子どもたちの家族や地域の人びとに対しても栄養の専門家としての指導が期待されている。

　そこで本章では、日本の三大死因でもある生活習慣病に焦点をあて、生活習慣病についての基本知識や予防策、早期発見のための特定健診・特定保健指導、高い効果が期待できる身体活動・運動などについて学ぶ。

　そして、これらの知識をもとに「栄養教諭としてどんな指導をしていくべきか」を考えていけるようにしよう。

1. 日本における三大死因

1) 三大死因の変遷

　1930年以降の三大死因の変遷をみると、かつては感染症による死亡が上位を占めていた。とくに結核は、戦前戦後に猛威をふるい、長く死因のトップであった（表9-1）。しかし、日本の経済成長と抗結核剤の出現で次第に減少し始め、ついに1951（昭和26）年には死因のトップが脳血管疾患に替わった。そして、その後も結核[*1]を含めた感染症は徐々に減じていき、1953（昭和28）年には三大死因から消

表9-1　三大死因の変遷

年	第1位	第2位	第3位
1930（昭和5）	胃腸炎	肺炎・気管支炎	全結核
1940（昭和15）	全結核	肺炎・気管支炎	脳血管疾患
1950（昭和25）	全結核	脳血管疾患	肺炎・気管支炎
1960（昭和35）	脳血管疾患	悪性新生物	心疾患
1970（昭和45）	脳血管疾患	悪性新生物	心疾患
1980（昭和55）	脳血管疾患	悪性新生物	心疾患
1990（平成2）	悪性新生物	心疾患	脳血管疾患
2000（平成12）	悪性新生物	心疾患	脳血管疾患
2010（平成22）	悪性新生物	心疾患	脳血管疾患
2014（平成26）	悪性新生物	心疾患	肺炎

資料）厚生労働省「人口動態統計の年間推計」および厚生統計協会「国民衛生の動向」より作成

えた。

　死因の統計データの変遷をみると，1951（昭和26）年に脳卒中が結核に替わって第1位となり，1953（昭和28）年にはがんが第2位に，1958（昭和33）年には心臓病が第3位に替わっている。そして，1981（昭和56）年からは，がんが死因の第1位となり，現在もがんの死亡率は上昇し続けている。

　循環器疾患全体としては，昭和40年代後半からほぼ横ばいの状態である。脳卒中と心臓病の死因順位は，平成7年に死亡診断書の書式が改訂されたために入れ替わった。

　心臓病の死亡率は，2013（平成25）年には前年より減少したものの第2位である。

　一方，脳卒中の死亡率は，昭和40年代後半から減少傾向であったが，1995（平成7）年に一時増加し，その後再び減少に転じている。そして，2011（平成23）年からは第4位となり，肺炎が第3位となっている。

*1　結核は，人類の歴史とともにある古い病気である。日本では，明治以降，国内に広がり，「結核は国民病」と呼ばれた。1951（昭和26）年に「結核予防法」が制定され，50年が経過したここ数年は，死亡順位が20位以下にまでなった。

2）三大死因疾患と成人病（生活習慣病）

　50年以上続いたこれらの三大死因疾患は，加齢によって起こり，「成人の避けがたい病気」という意味で1958（昭和33）年頃から「成人病」と呼ばれるようになった。

　やがて，成人病は加齢もさることながら，個人の生活習慣が大きく関係するということで，1996（平成8）年に「生活習慣病」と改名され，個人的にも病気にならないように注意することが重要であることが示された。

　つまり，成人病とは，二次予防の概念であり，生活習慣病である一次予防の概念に切り替わったのである。なお，三次予防とは，病気になった者を早く社会に復帰させるという概念で，リハビリテーションがこれに当たる。

2．生活習慣病

　糖尿病，高血圧症，脂質異常症（高脂血症）などの生活習慣病は，自覚症状に乏しく，日常生活に大きな支障がない場合が多い。しかし，その要因となる生活習慣を改善せずに経過すると，脳卒中や心筋梗塞，その他重篤な合併症（糖尿病の場合は人工透析や失明，手足の壊疽など）に進展する危険性が高くなる。

　近年，これらの生活習慣病有病者やその一歩手前の状態の人（予備群）は，内臓脂肪，高血糖，高血圧，脂質異常の状態が重複している場合も多く，脳卒中や心筋梗塞の発症危険性がさらに高いことが明らかになってきた。

1）生活習慣病とは

　「生活習慣病」とは，「成人病」対策として二次予防に重点をおいていた従来の

対策に加え，生活習慣の改善をめざす一次予防対策を推進するために新たに導入された概念である。したがって，どの病気が生活習慣病なのかを分類することは適当ではなく，さまざまな病気を「生活習慣病」という観念で捉えることが基本となる。

そして，各人が病気の予防に主体的に取り組むことを目指し，公衆衛生の観点からもさまざまな対策などが講じられている。しかし，国民の健康への関心は高まっているものの，基本的には個人が自らの責任で選択する問題である生活習慣については，なかなか具体的な行動には結びついていないのが現状である。

2）生活習慣病の早期発見対策

生活習慣病は，早期に発見し，早期に治療することが肝要である。そのため，健康診断（健診）が実施されるようになった。

しかし，人間ドックを予約したら直前の数日間だけ極端な摂生に努め，無事検査結果が正常範囲に収まっていることを確認したら暴飲暴食，不規則な日常生活に安心して復帰する，という行動パターンは珍しくない。健診や人間ドックは，単に病気の早期発見ということにとどまらず，日頃の生活習慣を振り返り，健康を自分で獲得し保持するための動機づけに活用してこそ有効なのである。

また，生活習慣病の発症予防・重症化予防の観点から，地域や職域における健診・保健指導を含めた保健事業においては，とくにメタボリックシンドロームを重視する必要がある。

3．メタボリックシンドローム（内臓脂肪症候群）

1）メタボリックシンドロームの概念と改善

肥満症や高血圧症，脂質異常症（高脂血症），糖尿病などの生活習慣病は，それぞれが独立した別の病気ではなく，肥満（とくに内臓に脂肪が蓄積した肥満［内臓脂肪型肥満という］）が原因であることがわかってきた。この考え方は，内臓肥満，高血糖，高血圧，高脂血などを別々の病態として捉えるのではなく，相互に深く関連していることに着目し，「一つの氷山から水面上に出たいくつかの山」のような状態としてたとえられている。このように，内臓脂肪型肥満によって，さまざまな病気が引き起こされやすくなった状態を『メタボリックシンドローム』といい，治療の対象として考えられるようになってきた。2005年（平成17年）4月に，日本内科学会など8学会が合同で設置したメタボリックシンドローム診断基準検討委員会により，「メタボリックシンドローム（Met）」という疾患概念としてこれらの病態の重複を重要視した考え方で捉えることとされた。

状態改善のひとつである投薬（例えば血糖を下げるクスリ）は，水面上に出た「氷山の一つの山を削る」方法ではあるが，根本的に改善するためには，運動習慣

の徹底や食生活の改善など，生活習慣の改善により「氷山全体を縮小」することが必要である。

2）メタボリックシンドロームの割合と傾向

　メタボリックシンドロームが強く疑われる人と，予備群と考えられる人を併せた割合は，男女とも40歳以上でとくに高い。40～74歳でみると，男性の2人に1人，女性の5人に1人は，メタボリックシンドロームが強く疑われる人（該当者），もしくは，その予備群と考えられる人である。現在，40～74歳のうち，メタボリックシンドロームが強く疑われる人，およびその予備軍は，該当者が約920万人，予備軍が980万人で，併せて約1,900万人と推定されている。

　このため国では，2008（平成20）年度から，メタボリックシンドロームに着目した特定健診・特定保健指導を保険者に義務化し，効果的な保健指導を実施することで，メタボリックシンドロームの該当者・予備群の減少を目指すこととした。

4．生活習慣病予防と特定健診・特定保健指導

1）段階をふまえた病気予防対策の種類

　病気の予防対策には，健康を増進し発病を予防する「一次予防」，病気を早期に発見して早期に治療する「二次予防」，そして病気にかかった後の対応としての治療，機能回復・機能維持という「三次予防」がある。

　三次予防対策としてはリハビリテーションを含む医療供給体制の整備が，二次予防対策としては健康診断の普及・確立が中心となる。これに対し，一次予防対策は，一人ひとりが健康的な生活習慣を自分で確立することが基本となる。つまり，「二次，三次予防対策は個人以外」の対応が必須となるが，「一次予防対策は個人」の意識と対応が重要である。

2）健康増進法等に基づく健診・保健指導と特定健診・ 　　特定保健指導との関係

　成人の健康の維持向上・回復を目的とした保健指導（栄養指導を含む／以下同じ）は，医師法，保健師助産師看護師法，栄養士法，高齢者医療確保法，健康増進法，労働安全衛生法，健康保険法，学校保健安全法等にその法律上の根拠がある。また，健康増進事業実施者は，健康教育，健康相談その他国民の健康の増進のために必要な事業を積極的に推進するよう努めなければならないことが健康増進法第4条に定められている。

　これらの規定により，医療保険者には，被保険者や被扶養者に対する健診・保健指導を含めた保健事業に，積極的に取り組むことが求められているといえる。特定健診・特定保健指導は，こうした保健事業のうち，高齢者医療確保法に基づ

き医療保険者の義務を明確にしたものである。

3）特定健診・特定保健指導

2008（平成20）年度から特定健診・特定保健指導は，生活習慣病の発症・重症化を予防する目的で実施されている。特定健診によって生活習慣の改善が必要な人を早期に発見し，保健指導を行うことによって，対象者自らの生活習慣の見直しと改善を促し，生活習慣病になる前段階で食い止め，より健康な状態に戻すことが期待されている。

特定健診・特定保健指導の実施は，「高齢者の医療の確保に関する法律」により，40～74歳のすべての医療保険加入者・医療保険者に義務づけられている。また，特定健診の結果は，階層化基準を用いて，受診者を「情報提供」「動機づけ支援」「積極的支援」の3つのレベルのいずれかに振り分け，保健指導の対象者を選定する方法がとられている（図9-1）。

また，医療保険者に義務づけられた保健指導は，「動機づけ支援」と「積極的支援」の2種類であり，対象者への保健指導計画の作成は，医師・保健師・管理栄養士が行うことになっている。

ステップ1　○内臓脂肪蓄積に着目してリスクを判定
・腹囲 男≧85cm，女≧90cm　　　　　　→（1）
・腹囲 男＜85cm，女＜90cm かつ BMI≧25 →（2）

ステップ2
①血糖　ⓐ空腹時血糖100mg/dl以上又はⓑHbA1c（NGSP）の場合5.6％以上又はⓒ薬剤治療を受けている場合
②脂質　ⓐ中性脂肪150mg/dl以上又はⓑHDLコレステロール40mg/dl未満又はⓒ薬剤治療を受けている場合
③血圧　ⓐ収縮期血圧130mmHg以上又はⓑ拡張期血圧85mmHg以上又はⓒ薬剤治療を受けている場合
④質問票　喫煙歴あり（①から③のリスクが1つ以上の場合のみカウント）

ステップ3　○ステップ1，2から保健指導対象者をグループ分け
（1）の場合　①～④のリスクのうち追加リスクが
　　　　　　　2以上の対象者は……積極的支援レベル
　　　　　　　1の対象者は…………動機づけ支援レベル
　　　　　　　0の対象者は…………情報提供レベル　　とする。
（2）の場合　①～④のリスクのうち追加リスクが
　　　　　　　3以上の対象者は……積極的支援レベル
　　　　　　　1又は2の対象者は…動機づけ支援レベル
　　　　　　　0の対象者は…………情報提供レベル　　とする。

ステップ4
○服薬中の者については，医療保険者による特定保健指導の対象としない。
○前期高齢者（65歳以上75歳未満）については，積極的支援の対象となった場合でも動機づけ支援とする。

資料）一般財団法人厚生労働統計協会「国民衛生の動向2015／2016年版」

図9-1　特定保健指導対象者の選定と階層化

5．肥満を予防するための食べ方

1）現代の食生活における課題

　現在，死因の上位を占めるがん，心臓病，脳卒中などの生活習慣病は，とくに食生活と関係が深い疾病である。今日の国民の栄養素摂取状況は，全体的に良好といえるが，個々にみると，脂肪エネルギー比率の増加，食塩の過剰摂取，カルシウムの摂取不足など，いくつかの問題点がみられる。私たちは，食物を口から取り入れ，その栄養成分を活用することによって生命を維持し，活動のためのエネルギーを保っている。しかし，栄養素は，不足しても過剰になっても人体にとってよくない影響を与え，病気を生ずる原因になる。そのため，とくに生活習慣病予防の観点から，健康と栄養に関する知識を身につけ，栄養バランスのとれた適正量の食事をとることが重要である。

2）摂取エネルギーにみる課題

　近年のエネルギー摂取量は，平均するとほぼ適正量であるが，摂取エネルギーに占めるたんぱく質，脂質，炭水化物の構成比は，この60年に大きく変化している。
　とくに，炭水化物エネルギー比の減少は顕著であり，1955（昭和30）年には78.0％であったものが，2012（平成24）年には59.1％となっている。
　その一方で，過剰摂取量が増加しているのは，脂質エネルギーである。脂質エネルギー比は，近年適正比率の上限である30％にせまる年齢階級もあり，脂質異常症（高脂血症）の危険性を高めている。また，脂質の過剰摂取は，心疾患や大腸がんの原因ともなり，生活習慣病予防の観点からも注意を払うべき大きな問題である。
　主食である穀類を毎食適量摂取することは，炭水化物エネルギー比を適正に維持し，脂肪エネルギー比の増加を防ぐことにもつながることから，バランスを考えた食事が重要といえる。

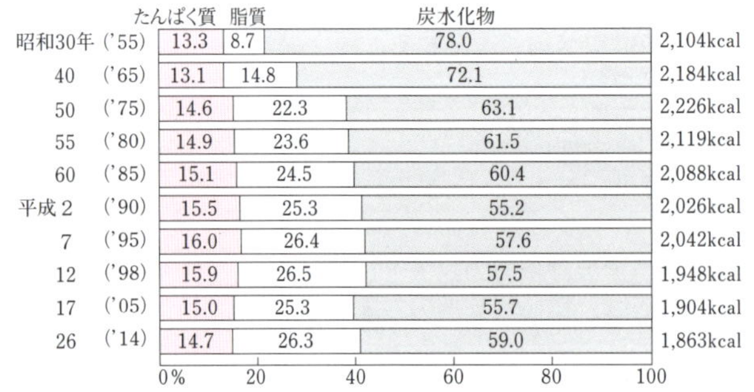

年	たんぱく質	脂質	炭水化物	エネルギー
昭和30年（'55）	13.3	8.7	78.0	2,104kcal
40（'65）	13.1	14.8	72.1	2,184kcal
50（'75）	14.6	22.3	63.1	2,226kcal
55（'80）	14.9	23.6	61.5	2,119kcal
60（'85）	15.1	24.5	60.4	2,088kcal
平成2（'90）	15.5	25.3	55.2	2,026kcal
7（'95）	16.0	26.4	57.6	2,042kcal
12（'98）	15.9	26.5	57.5	1,948kcal
17（'05）	15.0	25.3	55.7	1,904kcal
26（'14）	14.7	26.3	59.0	1,863kcal

資料）藤澤良知『栄養・健康データハンドブック2016／2017』2016

図9-2　エネルギー栄養素別摂取構成比の推移

3）食に関する課題

　野菜の摂取量は，「健康日本21（第二次）」の「栄養・食生活」において，成人で「1日あたり350g以上」と目標摂取量が示されている。野菜平均摂取量の年次推移をみると，緑黄色野菜の摂取量は1975（昭和50）年の48.2gに比べ，2004（平成16）年では84.0gと2倍弱の増加，2012年では86.8g，また，その他の野菜（きのこ類は含まない）も203.9gと増加傾向がうかがえる。しかしながら，目標摂取量に比べると全体的に少なく，とくに若年成人で摂取量が少ない状況にある。健康増進やがん予防のためにも，適正な摂取を心がける必要がある。

　また，朝食の欠食傾向も近年の課題としてあげられているが，2012年の朝食欠食率は，男性では20歳代の37.0％，30歳代の29.3％が高く，女性では20歳代の23.5％がもっとも高くなっている。

6．生活習慣病と身体活動・運動

1）生活習慣病に対する身体活動・運動の有益性

　不適切な食生活や身体活動不足などによって内臓脂肪が蓄積すると，糖尿病，高血圧症，脂質異常症など複数の生活習慣病が合併する恐れとともに，血管の老化が進み，その結果，動脈硬化を引き起こしてしまう危険性が高まる。動脈硬化は，重症化すると，脳梗塞や心筋梗塞を引き起こす。また糖尿病は，透析を要する腎症や手足の壊疽，失明に至るリスクの高まることが指摘されている。

　しかし，身体活動量の増加や習慣的な有酸素運動などによって，エネルギー消費量を増加させることで，メタボリックシンドロームの原因である内臓脂肪をエネルギー源として利用できるため，腹囲や体重を減少させる効果がある。

　また，身体活動・運動は，骨格筋のインスリン抵抗性を改善し，血糖値を低下させたり，血管内皮機能，血流調節，動脈伸展性などを改善し，降圧効果が得られたりもする。さらに，骨格筋のリポプロテインリパーゼ（LPL）活性が増大し，トリアシルグリセロール（血中カイロミクロン，VLDLコレステロール，LDLコレステロール[*2]）の分解を促進することで，HDLコレステロール[*3]が増加する。

　骨格筋量が減少することは，肥満の有無を問わず，耐糖能異常や糖尿病に進展するリスクを高める。したがって，非肥満者についても，筋を強化し，筋量を増加させる筋力トレーニングによって，このリスクを低減できる可能性がある。

　そのほか，身体活動・運動の増加によって，虚血性心疾患，脳梗塞，悪性新生物（乳がんや大腸がんなど）などが予防できる可能性が示され，これらの疾病の予防のためには，適切に身体活動・運動を続けていくことが重要である[*4]。

2）生活習慣病患者の身体活動・運動にともなう危険性

　糖尿病，高血圧症，脂質異常症などに対する，身体活動・運動の効果は，明確である。しかしながら，その一方で，心臓疾患や脳卒中あるいは腎臓疾患などの

[*2] 正式名称は「low-density lipoprotein cholesterol」であり，LDL（低比重リポたんぱく質）と複合したコレステロールのことをいう。このLDLは，肝臓で作られたコレステロールを体内の末梢まで運ぶ働きがあり，これが過剰になると動脈硬化などの原因ともなる。そのため，この複合体を「悪玉コレステロール」ともいう（「デジタル大辞泉の解説」より作成）。

[*3] 正式名称は「high-density lipoprotein cholesterol」であり，HDL（高比重リポたんぱく質）と複合したコレステロールのことをいう。このHDLは体内の末梢で酸化して害をなすコレステロールを取り除き，動脈硬化などを防ぐ働きがあるため，この複合体を「善玉コレステロール」ともいう（「デジタル大辞泉の解説」より作成）。

[*4] この重要性を踏まえて，「健康づくりのための身体活動基準 2013」など，さまざまな運動や取り組みが行われている（5章参照）。

表9-2 国内学会のガイドラインにおける運動に関する指針の設定状況

関連学会 (出典)	運動療法に関する指針の概要
日本高血圧学会 (高血圧治療ガイドライン2009) ※1	●中等度の強さの有酸素運動を中心に，定期的に（毎日30分以上を目標に）行う。
日本動脈硬化学会 (動脈硬化性疾患予防ガイドライン2012年版) ※2	●最大酸素摂取量の50％強度が効果と安全性の面から適している。 ●1日30分以上を週3回以上（できれば毎日），または週180分以上を目指す。
日本糖尿病学会 (糖尿病治療ガイド2012-2013) ※3 (糖尿病治療のエッセンス2012)	●運動の種類：インスリン感受性を増大させる有酸素運動と筋肉量を増加し筋力増強効果のあるレジスタンス運動がある。肥満糖尿病患者では，両者を組み合わせた水中歩行が膝への負担も少なく安全で有効な運動である。 ●運動強度：最大酸素摂取量の50％前後が推奨される。程度は心拍数で判定し，50歳未満では1分間に100〜120拍，50歳以降は1分間100以内に留める。または「楽である」または「ややきつい」といった体感を目安にする。 ●運動負荷量：歩行運動では1回15〜30分，1日2回，1日の運動量として歩行は約1万歩，消費エネルギーとしてはほぼ160〜240kcal程度が適当とされる。 ●運動の頻度：日常生活の中に組み入れ，できれば毎日，少なくとも1週間に3日以上の頻度で実施する。 ●インスリンやスルホニル尿素薬（SU薬）を用いている人では低血糖に注意する。

※1.心血管病のない高血圧患者を対象者として設定されている。
※2.「運動療法の実施にあたっては，潜在性の動脈硬化疾患や骨関節疾患の合併を探索しておく必要がある」との記載あり。
※3.運動療法を禁止した方がよい場合として，①糖尿病の代謝コントロールが極端に悪い場合（空腹時血糖値250mg/dL以上，または尿ケトン体中等度以上陽性），②糖尿病網膜症（増殖網膜症・増殖前網膜症）による新鮮な眼底出血（眼科医に相談），③顕性腎症後期以降の腎症（血清クレアチニン：男性2.5mg/dL以上，女性2.0mg/dL以上），④虚血性心疾患や心肺機能障害（専門医の意見を求める），⑤急性感染症，⑥高度の糖尿病自律神経障害がある。運動を制限した方がよい場合として①骨・関節疾患（専門医の意見を求める），②糖尿病壊疽，③単純網膜症，④重症高血圧（収縮期180mmHg以上，または拡張期血圧110mg/dl以上）がある。
資料）厚生労働省「運動基準・運動指針の改定に関する検討会 報告書」2013

重篤な合併症がある患者では，身体活動・運動のメリットよりも運動にともなうリスクが大きくなる可能性がある。具体的なリスクとしては，低血糖，血糖コントロールの悪化，過度な血圧上昇，網膜出血，不整脈，変形性関節症の悪化などに加え，心不全，大動脈解離，脳卒中など生命にかかわる事故があげられる。したがって，生活習慣病患者が運動を実施する際には，合併症の有無や事故の予防のために，かかりつけ医や保健指導の専門家と相談することが望ましい。

3）生活習慣病患者等に推奨される運動量

　生活習慣病患者やその予備群であり，かつ，身体活動・運動が不足している場合には，強度が3〜6メッツの運動を10メッツ・時/週行うことが望ましいとされる。具体的には，歩行またはそれと同等で「きつい」と感じない程度の30〜60分の運動を週3回以上行う程度の運動量をさす。その際，運動の実施だけでなく，栄養・食生活の管理も併せて行うことが重要である。また，安全に運動を実施するためには，かかりつけ医や保健指導の専門家と相談することが必要である。

　日本糖尿病学会，日本高血圧学会，日本動脈硬化学会は，最新の治療ガイドラインにおいて，糖尿病，高血圧症，脂質異常症の治療のひとつとして，運動療法

を推奨している。それぞれの学会により表現は若干異なるが，概ね1日30～60分の中強度の有酸素性運動を，週3日以上実施することが各疾患の治療・改善に望ましいとしており，上記の記載はこれをふまえたものである。

4）保健指導の一環としての運動指導の可否を判断する際の留意事項

健診結果をふまえて，医療機関を受診する必要があると指摘された（受診勧奨された）場合には，かかりつけ医のもとで，食事や身体活動等に関する生活習慣の改善に取り組みつつ，必要に応じて薬物療法を受ける必要がある。

5）体力（うち全身持久力）の基準

体力指標のうち，生活習慣病などの発症リスクの低減に寄与する可能性について，科学的根拠が示された指標は，現時点で全身持久力[*5]のみである。

旧基準では，全身持久力の基準値を最大酸素摂取量（1 ml/kg/分）で提示している。この新基準では，身体活動の強度との関係が理解しやすいよう，強度の指標であるメッツ[*6]でも全身持久力の基準を表示されることとなった。

[*5] 粘り強さやスタミナのこと。詳しくは，表9-3備考1を参照。

[*6] メッツ
詳しくはp.128を参照。

表9-3　性・年代別の全身持久力の基準

〈性・年代別の全身持久力の基準〉
下表に示す強度での運動を約3分以上継続できた場合，基準を満たすと評価できる[2]。

年齢	18～39歳	40～59歳	60～69歳
男性	11.0メッツ （39ml/kg/分）	10.0メッツ （35ml/kg/分）	9.0メッツ （32ml/kg/分）
女性	9.5メッツ （33ml/kg/分）	8.5メッツ （30ml/kg/分）	7.5メッツ （26ml/kg/分）

注）表中の（　）は最大酸素摂取量を示す
1　全身持久力とは，できる限り長時間，一定の強度の身体活動・運動を維持できる能力である。一般的には粘り強く，疲労に抵抗してからだを動かし続ける能力を意味する。
2　3分程度継続し疲労困ぱいに至るような運動中に最大酸素摂取量が観察されることが多く，その際の運動強度は全身持久力の指標となる。なお，これらの数字はあくまでも測定上の指標であり，望ましい運動量の目標値ではない点に注意する必要がある。
資料）厚生労働省「運動基準・運動指針の改定に関する検討会　報告書」2013

7．身体活動・運動に関する国際的な動向

健康課題としての身体活動・運動については，国内外で活発に研究が行われており，その成果が国際的な枠組みや各国の施策に活用されている。国際的動向をみると，とくに近年，身体活動不足が世界的に問題視されており，重要なのは次の3点である。

1）WHO健康のための身体活動に関する国際勧告

　WHOは，高血圧（13%），喫煙（9%），高血糖（6%）に次いで，全世界の死亡に対する危険因子の第4位として身体活動不足（6%）を位置づけ，2010年にその対策として「健康のための身体活動に関する国際勧告（Global recommendations on physical activity for health）」を発表した。この中には，5〜17歳，18〜64歳，65歳以上の各年齢群に対し，有酸素運動の時間と強度に関する指針および筋骨格系の機能低下を防止する運動を行うべき頻度などが示されている。

2）身体活動のトロント憲章2010

　2010（平成22）年5月に開催された第3回国際身体活動公衆衛生会議（The 3rd International Congress of Physical Activity and Public Health）では，「身体活動のトロント憲章2010（Toronto Charter for Physical Activity 2010）」として9つの指針と4つの行動領域が採択された。

　この指針では，科学的根拠に基づいた戦略を用い，身体活動への取り組みをめぐるさまざまな格差を是正する分野横断的な取り組みが重要であること，身体活動の環境的・社会的な決定要因の改善に取り組む必要があること，子どもから高齢者までの生涯を通じたアプローチが求められることなどが示されている。

　一方，行動領域では，国としての政策や行動計画の策定・実行，身体活動に重点を置く方向でサービスや財源を見直すことなどがあげられている。

3）「The Lancet」の身体活動特集号

　2012年7月に，国際的な医学誌である「The Lancet」が身体活動特集号を発表した。この中で，世界の死亡の9.4%は身体活動不足が原因であること，その影響の大きさは肥満や喫煙に匹敵していること，世界的に「大流行している（pandemicな状態）」との認識が示された。

　日本については，世界平均と比較して，死亡および各種疾患の原因としての身体活動不足が占める割合（人口寄与危険割合）がとくに高く，身体活動不足を改善する重要性を指摘している。

第10章

食の安全・安心と食育

　安心できる食品・食材を選び、安全に食事をとることは、健康な毎日を送る上で必須である。しかし、現代では、さまざまな加工技術が加わった食品や、遺伝子組換え食品など新たに開発された多種多様な食品が出回っている。また、その流通経路も時代とともに変化し、身近な範囲に留まらず、世界中から、いろいろな経路を経て私たちのもとへとやってくる。

　このような現状のなかで安全・安心な食を得るには、どのような食品や加工技術があり、安全を脅かす危険にはどのようなものがあるのか、また、その予防対策にはどのようなものがあるのかなどの知識が不可欠となる。

　本章では、食品の安全を確保するために整備された法律や安全対策をはじめ、栄養教諭として必要な知識を学び、それらをどのように指導に組み込んでいけばよいのかを考えてみよう。

1. 食品安全基本法

　食物は、生きていくうえで必須なものであり、その安全性を確保することは、すべての人にとって最大の関心事といってよい。

　昔は、ほとんどの食物が、住んでいる地域、あるいは国内で生産されたものであり、どのような状況で生産されているかは、ある程度把握できた。しかし、近年の目覚ましい流通手段の発達により、生鮮食品であってもかなりの部分が国外からの輸入品となっており、どのように生産され、流通しているかを知ることは、困難な状況となっている。ちなみに、日本の食料自給率の現状は、カロリー（供給熱量）ベースで40％前後で推移している。

　また、新しい生産技術や加工技術の発展に伴い、これまで利用されていなかった化学物質、遺伝子組換え食品および新開発食品などとともにBSE（狂牛病）など、食品の安全性に影響する新たな問題が起きてきた。

このように，新しい生産手段や流通手段の発展により，食品の安全性を確保することが次第に難しくなり，新たな取り組みが求められるようになってきた。以前，食品の安全性の確保は，厚生労働省による「食品衛生法」，農林水産省による「農林物資の規格化及び品質表示の適正化に関する法律（JAS法）」に基づいて実施されていたが，行政的な対応が関係省庁の縦割りという指摘があった。そのような状況を是正するために，総合的な食品の安全性を確保するための施策推進を図る包括的な法律として，食品安全基本法が制定され，今日に至っている。

食品安全基本法が制定される契機は，2001（平成13）年に日本で発生したBSEの問題であった。食品安全基本法の目的は，「食品の安全性確保に関する基本理念を定め，関係者の責務及び役割を明らかにするとともに，施策の策定に係る基本的な方針を定めることにより，食品の安全性の確保に関する施策を総合的に推進すること」である。

食育との関連において食品安全基本法で注目すべき事項は，関係者の責務として記載されている「消費者の役割」であろう。すなわち消費者の役割として，第9条に「消費者は，食品の安全性の確保に関する知識と理解を深めるとともに，食品の安全性の確保に関する施策について意見を表明するように努めることによって，食品の安全性の確保に積極的な役割を果たすものとする」と記載されている。

消費者には，人まかせにせず，自らが食の安全性について理解し，安全性が確保できるように積極的に協力することが求められている。これを消費者ができるようになるには，食育を介した個々の消費者への情報提供とともに，専門的な事項が解釈できるようなサポート体制が求められる。

専門職が消費者に対して食品の安全性に関する知識を普及するためには，科学的で信頼のできる情報が必要である。そのような情報は，最近のインターネットの普及により容易に入手できるようになった。特に公的機関が提供している食品の安全性に関する情報は，公正で科学的な内容になっており，信頼できるものである。

食品の安全性に関する情報提供は，食品安全委員会，厚生労働省，消費者庁，また，国立健康・栄養研究所の「健康食品の安全性・有効性情報」などから入手することができる。国の機関が提供している情報をインターネットで検索する際は，「検索したい用語」＋"go.jp"の入力により容易に入手できる。たとえば，食品安全委員会のサイトでは，食品の安全性に関する全般的な情報が提供されており，最新の話題も調べることができる。最近の話題としては，加工食品中のアクリルアミド，トランス脂肪酸，鳥インフルエンザ，ノロウイルスによる食中毒，および体細胞クローン動物由来食品などがある。

2. 食品の安全性とリスク分析

　食品の安全性に影響を与えるものには，肥料，農薬，飼料，飼料添加物，動物用の医薬品，化学物質，微生物，カビ毒や自然毒などがある。そのような要因から食品の安全性を確保するための新しい取り組みとして，食品のリスク分析（リスクアナリシス）が行われるようになった。食品のリスク分析とは，「ある集団が特定の有害事象にさらされる可能性がある場合に，その状況をコントロールするプロセス」を指し，リスク評価，リスク管理，リスクコミュニケーションの3要素からなっている。そして，それぞれの要素は，互いに作用し合っている（図10-1）。

　リスク評価は，食品中に含まれる危害要因（ハザード）を摂取することによる健康への悪影響が起きる確率を，科学的に評価することである。評価は，入手可能な情報を総合し，①ハザードの同定（生物学的，化学的，物理化学的な同定），②ハザードの特性評価（定性的・定量的な評価），③暴露評価（定性的・定量的な暴露量の推測），④ハザードの特性評価（一定の集団において起こりうる健康への有害影響を推測するリスク評価）の4ステップを経て行われる。

　得られた科学的評価は，総括されるとともにリスク管理の指針として提示される。リスク管理は，リスク評価の結果を踏まえ，実施の可能性ならびに費用対効果を考えて，リスク低減を行う行政措置であり，厚生労働省や農林水産省などがその役割を担っている。

　リスクコミュニケーションは，リスク分析の全過程において，リスク評価者，リスク管理者および他の関係者の間で，リスクに関する情報交換や意見交換を双方向的に行うプロセスである。なお，ここでいうリスクとは，「危険」という意味ではなく，「危害要因が存在することにより生じる健康への悪影響が起きる可能性とその程度」の意味である。

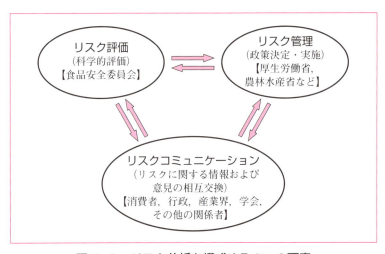

図10-1　リスク分析を構成する3つの要素

消費者とのリスクコミュニケーションにおいて，食育は重要である。すなわち，ある食品が科学的に安全であると評価されても，その考え方が消費者に正しく理解されなければ，リスク評価の結果は活かされないし，またリスク管理を実施することも困難になってしまう。消費者が食育を介して，透明性のある（開示された）科学的な事項を正しく理解でき，行政や業界関係者との意見交換に積極的に参加できる状況ができれば，食品の安全性を確保する取り組みは実施しやすい。メディアから提供される情報は，消費者に大きな影響を与えている。しかし，それらの多くは，強いインパクトを与えるために，良いか悪いか，安全か危険か，といった両極端に偏っていることが多い。両極端の情報は，わかりやすいが，そのように明確に判断できる事項は一般的に少ない。

　安全か危険かといった判断は，「誰が，何を，どのような量と方法で，どれだけの期間で摂取するか」といった事項によって変わる。たとえば，妊婦や高齢者等の免疫機能が低下した者では，健常者より低い菌数でリステリアに感染しやすいため，原因食品となる乳・乳製品を主要原料とする食品を摂取する際には注意する必要がある。一方，食品添加物のデメリットが強調されているが，科学的に冷静に判断すれば，食品添加物はデメリットよりもメリットのほうが大きいと判断できる条件で利用されている。だから，デメリットだけをクローズアップすることは，適切ではない。このような問題についても，食育を介して立場の異なる関

---

column　牛海綿状脳症（BSE：Bovine Spongiform Encephalopathy）

　BSEは，伝達性海綿状脳症（TSE：Transmissible Spongiform Encephalopathy）という病気のひとつである。牛の脳組織がスポンジ状になり，起立不能などの症状を示す，遅発性で悪性の中枢神経系の疾病である。潜伏期間は3～7年程度。罹患した動物の脳には，異常プリオンタンパクの凝集体が観察される。この異常プリオンタンパクは，通常の加熱調理などでは不活化されない。BSE汚染は，異常プリオンタンパクに汚染された肉骨粉（食肉処理の過程で得られる肉，皮，骨などの残渣）が，飼料に利用されたことが原因と考えられている。

　BSEは，1986（昭和61）年に英国で発見されて以来，ヨーロッパの国々で発生例が報告され，日本でも2001（平成13）年9月21日にはじめて1頭が確認された。BSEと同様の変化を起こすTSEとしては，羊のスクレイピー，ヒトのクールーや新変異型クロイツフェルト・ヤコブ病（vCJD：variant Creutzfeldt-Jakob disease）などがある。vCJDは，BSEとの関連が示唆されている疾患である。

　BSEプリオンが集中して蓄積しやすい牛の脳や脊髄，回腸の一部などは，特定危険部位と呼ばれている。乳および乳製品は，病気を伝達しないとされ，安全と考えられている。BSE対策としては，肉骨粉を利用した飼料の利用禁止，食用として処理される牛を対象としたBSE検査，屠畜場における牛の特定部位の除去・焼却が行われている。

係者が積極的に意見を交換できる環境が整えば，科学的に問題を解決する方向性がみえてくるであろう。

> **column 食経験と安全性**
>
> 食品成分の安全性を考えるとき，これまでの食経験が重要視される。この食経験とは，単にこれまで食べてきたという事実のみを意味するのではない。どのように調理し，どれだけの量を摂取してきたかという事項が重要なのである。2003（平成15）年のアマメシバ加工品，2006（平成18）年の白インゲン豆による健康被害の発生は，その典型的な事例であろう。
>
> アマメシバ（学名：サウロパス・アンドロジナス）は，古くからマレーシアやインドネシアなどの国々で，おもに葉が野菜として食用にされてきたが，1994（平成6）年頃に台湾で，また2003（平成15）年には日本で，閉塞性細気管支炎という重大な健康被害を起こした。その原因のひとつとして，台湾や日本ではダイエット目的や特別な健康効果を期待して，アマメシバが過剰摂取されたことが考えられている。ちなみに，過剰摂取とされた摂取量と摂取回数は，食経験があるマレーシアでは1週間に1回116〜200g程度，台湾では，毎日150gであったといわれている。
>
> 白インゲン豆の事例では，ダイエットを目的にテレビ番組で紹介された豆の調理方法が，食中毒の原因となるレクチンを不活化できなかったため，嘔吐，下痢などの消化器症状を起こした。インゲン豆は，通常の調理法（水に十分浸してから，沸騰状態で柔らかくなるまで十分に煮る。）にしたがえば，食品安全上まったく問題はない。経験的に知られている安全な食べ方が無視されて起きた事例である。

3. 食育と関連する「食品表示法」

消費者が求めている食品選択のよりどころになるのは，食品表示である。食品表示は，安全性に関する事項，品質に関する事項，健康の保持増進に関する事項に分けられる。これらは，食品衛生法，JAS法[*1]，健康増進法に基づいているが，これまで重複してわかりにくいという問題があった。そこで，食品を摂取する際の安全性および一般消費者の自主的かつ合理的な食品選択の機会を確保するため，食品の表示に関する「食品衛生法」「JAS法」「健康増進法」の規定を統合した，包括的かつ一元的な表示制度が創設された。これが，2015（平成27）年4月1日に施行された「食品表示法」である。表示の具体的なルールは，下位法令である「食品表示基準（平成27年3月20日公布）」で規定されている。

この食品表示法により，加工食品と生鮮食品の区分の統一，アレルギーや栄養強調表示にかかわるルールの改善，栄養機能食品表示にかかわるルールの変更，

[*1] 正式名は2015（平成27）年4月から「農林物資の規格化等に関する法律」に変更。

栄養成分表示の原則義務化などが行われ，保健機能食品の中に新たに機能性表示食品の制度が導入された。食品の機能性表示に関する事項は，食品表示法のほかにも，不当景品類および不当表示防止法（景品表示法），計量法，健康増進法，医薬品医療機器法[*2]（旧薬事法）でも規制されている。景品表示法と健康増進法では，表示における虚偽・誇大表示の禁止，医薬品医療機器法では食品に病気の予防や治療効果の表示が禁止できるようになっている。

[*2] 正式名称は，「医薬品，医療機器等の品質，有効性及び安全性の確保等に関する法律」。

食品の表示事項としては，名称，原材料名，添加物，アレルギー，消費期限・賞味期限，遺伝子組換え，保存の方法，原料原産地名，内容量，固形量，原産地，事業者，栄養成分（熱量，たんぱく質，脂質，炭水化物，ナトリウム［食塩相当量に換算したもの］およびその他表示したい栄養成分），保健機能表示などがある。

食品で最も重視されるのは安全性で，特に期限表示とアレルギー表示が注目される。期限表示には，消費期限と賞味期限がある（図10-2）。ちなみに消費期限とは，定められた方法により保存した場合において，腐敗，変敗その他の品質（状態）の劣化に伴い安全性を欠くおそれがないと認められる期限である。また，賞味期限とは，定められた方法により保存した場合において，期待されるすべての品質の保持が十分に可能であると認められる期限である。つまり，消費期限を過ぎた食品は食べないほうがよいが，賞味期限を過ぎても，必ずしもすぐに食べられなくなるということではない。これらの期限表示は，当該食品に関する情報を把握している食品等事業者（表示義務者）が，科学的・合理的な根拠に基づいて設定している。

アレルギー表示は，食物アレルギー患者などが健康被害を受けないように，また，適切な食品の選択ができるようにするため，きわめて重要な意味をもつ。アレルギー表示の対象品目は，表10-1のように，症例数や症状の重篤度によって「特定原材料（表示が義務化）」と「特定原材料に準ずるもの（可能な限り表示することが推奨）」に分けられている。

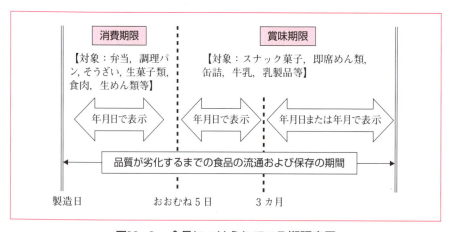

図10-2　食品につけられている期限表示

表10-1　アレルギー表示の対象品目

	分類・規定	食品名	症例数など
表示を義務付け	特定原材料（7品目）省令による※表示義務違反の対象	乳，卵，小麦えび，かに	症例数が多い
		そば，らっかせい	症状が重篤
表示を奨励	特定原材料に準ずるもの（20品目）通知による	あわび，いか，いくら，オレンジ，キウイフルーツ，牛肉，くるみ，さけ，さば，大豆，鶏肉，バナナ，豚肉，まつたけ，もも，やまいも，りんご，ゼラチン，カシューナッツ，ごま	科学的知見は必ずしも十分でないが，重篤な症例や症例数が多い傾向がある

注）えびとかには，2008年6月3日に表示義務の対象となった。

　健康の保持増進にかかわる表示には，栄養成分表示や特別用途の表示，保健機能表示がある。これらの表示には，消費者が健康で栄養バランスがとれた食生活を営むことの重要性を自らが意識し，商品選択に役立てることで適切な食生活を実践する契機となる効果が期待される。栄養成分表示は，原則としてすべての一般用加工食品および一般用の添加物に義務づけられている。義務表示の事項は，エネルギー，たんぱく質，脂質，炭水化物，ナトリウム（食塩相当量）で，この順に表示しなければならない。なお，栄養表示基準における栄養成分は，健康増進法施行規則（平成15年厚生労働省令第86号）で規定されている。

　「特別用途食品」には特別用途の表示を，「保健機能食品」には特定の保健機能や栄養機能の表示をすることができる。これらの食品には，表10-2に示したように想定される利用対象者がある。「特別用途食品」や「保健機能食品」に該当しない食品には，特別の用途や保健機能の表示をすることが認められていない。通常の食品に科学的根拠もなく，身体の構造や機能に影響する表示をすると，消費者が医薬品と誤認・混同し，適切な医療を受ける機会を逃すことが危惧されるからである。そのため食品と医薬品は，明確に区別され，特別用途や保健機能等の表示ができる食品は限定されている。その概略は図10-3に示したようになっている。

　「特別用途食品」には，病者用食品，妊産婦・授乳婦用粉乳，乳児用調製粉乳，えん下困難者用食品，特定保健用食品（制度創設時に特別用途食品に位置づけられていたため，現在も特別用途食品に位置づけられている）がある（表10-2）。病者用食品には，許可基準型と個別評価型があり，許可基準型には低たんぱく質食品，アレルゲン除去食品，無乳糖食品，総合栄養食品がある。「特別用途食品」は国の審査・許可を受けていることから許可証票がある。

　「保健機能食品」は，特定保健用食品，栄養機能食品，機能性表示食品の総称名である。「特定保健用食品」は，「食生活において特定の保健の目的で摂取をす

表10-2　特別用途食品，特定保健用食品，栄養機能食品と想定される利用対象者

食品名	想定される利用対象者
特別用途食品	
病者用食品	（医学・栄養学的な見地から特別の栄養的配慮が必要な病者）
総合栄養食品（いわゆる濃厚流動食）	疾患等により通常の食事で十分な栄養を取ることが困難な者
低たんぱく質食品	たんぱく質摂取制限を必要とする疾患(腎臓疾患等)を有する者
アレルゲン除去食品	特定の食品アレルギー（牛乳等）を有する者
無乳糖食品	乳糖不耐症またはガラクトース血症の者
妊産婦・授乳婦用粉乳	妊産婦や授乳婦で栄養補給が必要な者
乳児用調製粉乳	母乳が最良であるが，代替食品として粉乳が必要な乳児
えん下困難者用食品	えん下が困難な者
保健機能食品（注：特定保健用食品は特別用途食品のひとつでもある）	
特定保健用食品	健康が気になり始めた者（病者ではない）
栄養機能食品	ビタミンやミネラル等の栄養素の補給・補完が必要な者
機能性表示食品	疾病に罹患していない者（未成年者，妊産婦・妊娠を計画している者および授乳婦を除く）

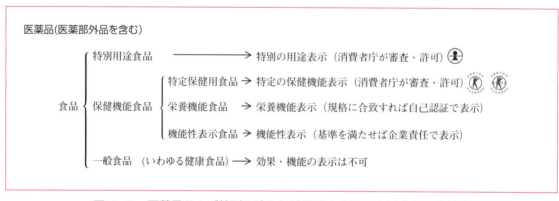

図10-3　医薬品および特別用途や保健機能を表示できる食品の全体像

る者に対し，その摂取により当該保健の目的が期待できる旨の表示をする食品」と定義され，特定の保健機能が期待できることを最終製品として国が審査・許可したもので許可証票がある。

「栄養機能食品」は，身体の健全な成長・発達，健康の維持に必要な栄養成分の補給・補完を目的に利用するもので，人間の生命活動に不可欠な栄養素について，医学・栄養学的に確立した既定の機能を，事業者の自己認証（国への届出や審査は不要）で表示した食品である。現在表示できる栄養素は，ビタミン13成分[*3]，ミネラル6成分[*4]，n-3系脂肪酸である。これらの栄養素の1日当たりの摂取目安量に含まれる当該栄養成分量が定められた上・下限値の範囲内にあり，容器包装に入れられていれば，既定の栄養機能表示文を，錠剤・カプセル状の製品，加工食品，生鮮食品につけることができる。ただし，カリウムについては，過剰摂取のリスク[*5]を回避するため，錠剤，カプセル剤のほか，濃縮加工されて

*3　ビタミンB_1，ビタミンB_2，ビタミンB_6，ビタミンB_{12}，葉酸，ビオチン，ナイアシン，パントテン酸，ビタミンC，ビタミンA，ビタミンD，ビタミンE，ビタミンK

*4　鉄，カルシウム，亜鉛，銅，マグネシウム，カリウム

*5　腎機能低下者において最悪の場合，心停止。

いる粉末剤や液剤などの食品には，栄養機能を表示することができない。

「機能性表示食品」は，2015年（平成27年）4月に新たに導入された食品の機能性が表示できる食品である。製品の販売60日前までに安全性および機能性の根拠に関する資料などを消費者庁長官に届けることで，国の審査・許可を受けずに事業者の責任において，一定の科学的根拠に基づいた機能性が表示できる。ただし，疾病に罹患している者・未成年者および妊産婦（妊娠を計画している者を含む）・授乳婦は対象となっていない。また，特別用途食品や栄養機能食品，アルコール飲料・脂質やナトリウムなどの過剰摂取につながる食品は，対象となっていない。食品の形状としては，サプリメント形状，その他の加工食品，生鮮食品がある。"機能性食品"と"機能性表示食品"の名称は類似しているが，後者は食品表示法で定義されている名称である。

食品につけられているさまざまな表示は，消費者に正しく理解されてはじめて意味がある。あまりにも多様な表示があり，またその制度も複雑なことから，消費者が表示内容を正しく理解できるような普及啓発が求められている。食育は，そのような普及啓発において重要な役割をもっている。

column 食品の安全性と二次機能

安全な食品とイメージされる言葉に「天然・自然」があり，そのような表示をした製品が多く見受けられる。対照的に，合成品や化学物質という言葉から，危険性がイメージされるようである。

しかし，天然・自然のものでも有害な成分は多数あり，必ずしもそのような言葉が安全性を示すとは限らない。また，すべての食品は，つきつめて考えればひとつの化学物質から構成されており，もしそれらの化学形態が同じならば，合成の物質でも天然・自然の物質でも，その生体に対する影響に違いはない。

日常摂取している食材が安全と考えられるのは，私たちが食品中に含まれる特定成分を，有害な影響が発現するほどの量で過剰摂取しないことにも起因している。そのような過剰摂取の歯止めになっているのは，食材のもっている「体積（かさ）」，あるいは「味，香り，におい」などの味覚・感覚に影響する要因（食品の二次機能）と，私たち自身が備えている嗜好性である。

昨今，三次機能（体調調節）が特に注目され，錠剤やカプセルなどの形態をした製品が食品として流通するようになっている。そのような製品は，特定成分を効率的に摂取するうえではたしかに優れているが，食品の安全性を確保する視点でみると，必要量以上の過剰摂取により有害な影響が起こる危険性も秘めている。食品を安全に楽しく摂取するには，一定の容積があり，また二次機能に関与する味・香り・においなどをもった通常の食材から，栄養として必要な成分を摂取することが望ましいといえる。

4. 児童・生徒に対する食の安全教育

学校における食の安全に関する教育は，主に給食の時間における指導などで行われている。

「食に関する指導の手引－第1次改訂版－」では，小・中学校の給食の時間における食に関する指導の内容として，①「楽しく会食すること」②「健康によい食事のとり方」③「食事と安全・衛生」④「食事環境の整備」⑤「食事と文化」⑥「勤労と感謝」があげられている。さらに③「食事と安全・衛生」には，「正しい知識・情報に基づいて，食品の品質及び安全性等について自ら判断できる能力を身に付けること」が給食指導を通して身につける項目として示されている。また，このほかにも④「食事環境の整備」では，食に関する指導の目標に「心身の健康」「食品を選択する能力」と関連させて，食の安全教育を行うべきであることがうたわれている。

図10-4に示した「食に関する指導の全体計画（小学校）」の例をみると，各学年の食に関する指導の目標として，低学年では「食べ物に興味関心をもつ」，中学年では「衛生的に給食の準備や食事，後片付けができる」，高学年では「食品の衛生に気を付けて，簡単な調理をすることができる」などがあげられている。また図10-5に示した「食に関する指導全体計画（中学校）」の給食指導の例では，「給食時間の過ごし方・準備・後片付け・手洗い・身支度」や「衛生的な食事」などがあげられている。

このように食に関する指導では，学年に合わせて目標設定をし，小学校6年間，中学校3年間の9年間を通して，食に対する知識やスキルを身につけさせるように取り組んでいる。

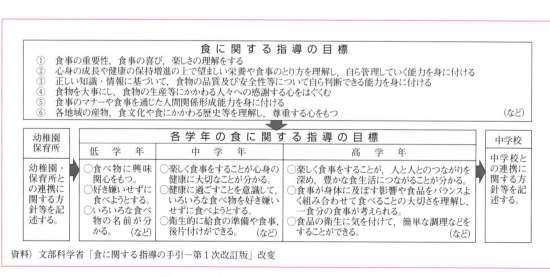

図10-4　食に関する指導全体計画（小学校）

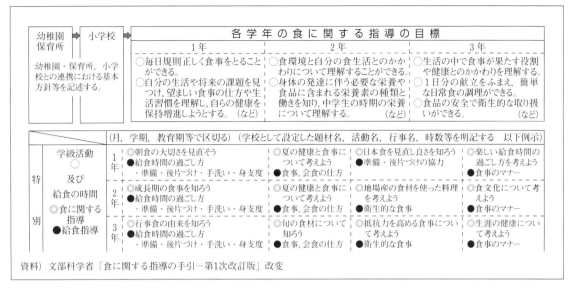

図10-5　食に関する指導全体計画（中学校）

	1年生	2年生	3年生	4年生	5年生	6年生
食品を選択する能力	国語 おみせやさんごっこをしよう 特活 食べ物に関心をもとう	生活 はっけんわたしの町 特活 食べ物に関心」をもとう	国語 食べ物はかせになろう 社会 見直そう私たちのくらし 特活 食事の環境について考えよう	特活 食品について知ろう 特活 食事の環境について考えよう	社会 食料生産を支える人々 理科 種子の発芽・成長・結実 家庭 野菜の調理	家庭 生活うぃ計画的に 特活 安全に気を付けた給食準備

資料）文部科学省「食に関する指導の手引－第1次改訂版」改変

図10-6　目標別学習活動（単元）（小学校）

　また，食に関する目標別学習活動（単元）では，家庭科，保健体育に留まらず「食品を選択する能力」において国語や理科・社会の中にも食品の安全性について学ぶことができる単元もある。担任教員や科目担当教員と栄養教諭が協力して，食の安全に関わる教育を工夫して進めていくことで，食の安全性について幅広く教育することができる。

　食の安全に関する内容としては，食中毒予防，有毒物質・汚染物質・残留農薬・食品添加物，輸入食品に関する安全性，遺伝子組換え食品，器具や容器包装などが考えられる。

1）食中毒予防

　「食に関する指導の手引」の第4章「学校給食を生きた教材として活用した食育の推進」では、「給食の時間における食に関する指導」の内容として③「食事と安全・衛生　(ア)安全・衛生（手洗いなど）に留意した食事の準備や後片付けができる」、④「食事環境の整備　(ア)食事にふさわしい環境を整え、ゆとりある落ち着いた雰囲気で食事ができる。(イ)適切な食器具を利用して、献立にふさわしい盛り付けができる」を掲げている。

　指導では、学校給食を通して、児童・生徒に食事と安全・衛生に気をつけて食事の準備や後片づけができるようにし、身支度や正しい手洗いを小学校1年生から身につけられるようにする。さらに、その成果を家庭での習慣にも結びつけていくことが大切である。

　たとえば、食中毒が発生しやすい時期などには、「つけない」「増やさない」「やっつける」ことが、ノロウイルスは「持ち込まないこと」が、感染症・食中毒の予防対策として重要である。そのことを知り、正しい手洗い方法（図10-7）を身につけさせることが、健康で安全な食事の第一歩となる。食事や調理の前に手洗いを心がけさせることは、食中毒や感染症などによる下痢や嘔吐などをふせぎ、体調管理につなげる方法を学ぶことにもなる。

　また、食事の準備や後片付けを清潔に行い、教室の環境を整えることも食の安全に繋がり、食中毒を予防するために必要な指導といえる。給食時に環境を清潔に整え、衛生面に配慮しながら食事を準備し、後片付けをすることで、食の衛生管理を自然に学ぶことができる。このように日々のなかで身につけた成果は、学

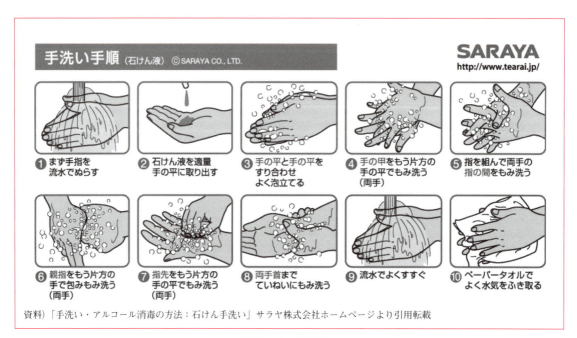

図10-7　手洗い

校給食に留まらず、家庭や外で食事をとる際の食事前の手洗いや、食事をする部屋・テーブルなどの衛生管理、食後の片付けや食器への配慮などへと繋がる。栄養教諭は、これらのことを念頭におきつつ、児童・生徒が自分自身や家族、周囲の人たちへの安全に気をつけることができるよう習慣化し、身につけさせる必要がある。

　そのほか、衛生的な食品の選び方として、食品表示制度や消費期限・賞味期限などを学年に応じて、教科や給食の指導に盛り込み、正しい選択ができる知識を身につけさせ、児童・生徒に食の安全を考えさせることも必要である。

　また、「つけない」「増やさない」「やっつける」という食中毒予防の三原則は、食の指導の際にも求められる。特に家庭科の授業での調理実習では、食中毒の原因となる細菌やウイルスなどを食べ物につけないようにし、手洗いや器具の洗浄、食卓を拭くことや、食べ物についた細菌等を増やさないように低温で保存したり、食べ物を中心温度75°C以上で1分以上で加熱処理したりするように指導する。そのことで、食中毒予防、ならびに常に自分の健康に気をつけ、食事の準備、後片付けをすることを学び、身につけることができる。

2）有害物質・残留農薬・汚染物質・食品添加物

　有害物質・残留農薬・汚染物質・食品添加物については、「健康によい食事のとり方」として「食品の種類や働きが分かり、栄養のバランスのとれた食事のとり方が分かる」という項目で学ぶことができる。これを受けて教科書では、小学校の家庭科において、調理の基礎についての指導で、中学校の家庭科において「食生活と自立」の指導の中で、食品の品質を見分け、選択できるようにする指導が行われている。

　食品を選択する能力として、食品中に含まれる有害物質や食品添加物、農薬、汚染物質について、国がどのような安全対策を行っているかを知り、安心して食べることができる食品を選択し、健康に気をつけた食事を学ばせることも必要である。その知識をもとに、「食べ物に含まれる有害物質をどの位までならば健康被害がないか」「どの位までなら食べられるか」など、その食品と食べる量の関係を知り、正しい食品選択と食事ができるように指導する。

　食品には、原材料名、原料原産地名、消費期限または賞味期限、保存方法などが表示されており、原材料名の中には食品添加物なども含まれている。これらは、食品の安全性や正しい情報を伝え、衛生事故を防ぎ、食品の安全を確保するために表記されている。表示から正しく情報を得て、安全で健康によい食品を選択し、食べられる量に配慮して、児童・生徒自身が食品を選択できる能力を育てて、健やかな成長を促し、「日常の食事の大切さが分かる」ように指導する。

　また、有害物質についても、正しい知識と指導が必要である。有害物質は、食中毒の原因となる細菌なども含まれるが、その他、カビ毒やフグ毒（テトロドトキシン）などの動物性自然毒、キノコ毒などの植物性自然毒などがある。特に小学

校では，理科の授業で栽培したジャガイモを食べた時に食中毒が発生した事例もあり，注意が必要である。

有害物質・汚染物質などには，以下のような問題事例がある。

（1）牛海綿状脳症（BSE）

牛海綿状脳症（BSE）は，1986年に英国で発見された家畜の伝染病である。病原体の異常プリオンが脳，脊髄，扁桃腺，眼球，回腸などに蓄積するので，特定危険部位として食用牛の解体時には除去する。

この流行を契機に，安全性確認のためトレーサビリティ制度が導入された。また，牛には個体識別番号がつけられ，販売される際にも特定できるよう必ず個体識別番号を表示することが義務づけられた。

（2）放射線物質

原子力発電所の事故などによって発生した核分裂生成物により，土壌・水などが汚染され，その影響を受けた農作物や魚介類・牧草などがさらに汚染された場合，これらを食べた動物の肉や乳，卵等も汚染される。そのため，福島第一原子力発電所の事故以降，各都道府県で検査が行われ，安全が確認された食品が，出荷されている。

有効利用として，放射線は殺菌や殺虫，発芽抑制のため食品に活用されている。日本でもジャガイモの発芽抑制に使用され，放射線照射の記載義務がある。30ヶ国以上で香辛料，乾燥野菜，タマネギ，ジャガイモの照射が行われていて，違反が検出された事例もある。

（3）メチル水銀

メチル水銀による魚介類の汚染では，ヒトに対する安全性の検証がなされている。魚介類には，良質なたんぱく質や不飽和脂肪酸などが含まれており，優れた食品であるため，健康影響は低く問題ないとされている。しかし，「妊婦等を対象とする水銀を含有する魚介類等の摂食に関する注意事項」として，特定の人においては食品の摂取量を制限することなど，健康影響を避ける指導を行っている。

3）輸入食品

輸入食品は，輸入時に衛生検査や国内の基準に沿った安全性の確認が行われている。現在，日本の食料自給率は4割弱と低く，輸入食品が食卓に占める割合が高い。そのため，「健康によい食事のとり方」では食品の種類や働き，「食事と文化」では食料の生産や流通，食費について指導が行われている。

その際，インターネットによる個人輸入では安全性確認の検査が行われず，各国の規格基準による製品となっているため，日本で認められていない食品添加物，医薬品成分，残留動物用医薬品などが使われている可能性があり，その危険性を指導する必要がある。

4）遺伝子組換え食品

　遺伝子組換え食品は，遺伝子工学技術によって品種改良が行われた食品のことである。これらの食品は，安全性審査を受けることと原材料に遺伝子組換え食品を使用している旨の表示が義務つけられている。現在までは，遺伝子組換え食品の危険性は示されていないが，遺伝子組換え食品の応用期間が短いため，今後も安全性を監視することが必要である。

5）器具や容器包装などの安全

　器具・容器包装，洗浄剤には，飲食した場合の衛生上の危害を防止するため，規格基準が設定されている。しかし，素材からの重金属や各種有機化合物の溶出等の問題がある。食品の加工技術の発展でいろいろな素材が新しく使用されるようになった。安全性確保のためにさまざまな情報を得て，正しい選択や扱いを学ぶことが大切である。

参考文献・資料

第10章

1）食品安全委員会ホームページ　http://www.fsc.go.jp/
2）食品表示研究会編集『改訂　食品表示Q&A』中央法規，2007
3）消費者庁食品表示ホームページ食品表示基準の概要（http://www.caa.go.jp/foods/pdf/150331_kijyun-gaiyo.pdf）
4）消費者庁食品表示ホームページ　食品表示基準について（http://www.caa.go.jp/foods/pdf/150914_tuchi-togo.pdf）
5）文部科学省「食に関する指導の手引－第1次改訂版－（平成22年3月）」
6）文部科学省『小学校学習指導要領』東京書籍，2008
7）文部科学省『中学校学習指導要領』東山書房，2008
8）石綿　肇，西宗髙弘，吉田　勉　編著『食品衛生…食品の安全性…』学文社，2011
9）厚生労働省医薬食品局食品安全部「食品の安全確保に向けた取り組み」2013

第11章

食環境の変化と食育

　2015（平成27）年12月に，2020（平成32）年以降の地球温暖化対策の枠組みを決めるCOP21[*1]がもたれるなど，地球温暖化問題は，今や地球が抱える大きな課題となっている。ここでは，地球環境と食料・栄養問題，日本の人口と食料問題，食環境と平均寿命，健康寿命など，食に関する多種多様な情報や問題提起となる事柄を，広い視野にたって取り上げる。これらの問題や現状を学び，考え，栄養教諭としてどのように児童・生徒に伝え，指導していくべきかを考えてみよう。

　なお，実際の現場で行われている実践事例や，現場を踏まえたコラムもテーマに即して掲載しているので，考える時の参考にしたい。

[*1] 気候変動枠組み条約第21回締約国会議のこと。通称，国連気候変動パリ会議。COPは"Conference of the Parties"の略である。

1. 地球環境と食料・栄養問題

1）食料・栄養問題を地球的規模で考える必要性

　食料・栄養の問題は，今や地球的規模で考えなければならない時代を迎えている。供給エネルギー自給率が，2014（平成26）年度で39％の日本にとって，世界の食料問題は，決して他人事ではない。地球は有限であり，世界が飢えれば日本もまた飢えることになる。人口増加，地球温暖化，異常気象，地球の砂漠化，戦争など食料供給を脅かす要因は山積し，深刻化している。食料・栄養問題は，もっと地球的規模，世界的視野に立って，検討する必要に迫られているのである。

2）地球温暖化による影響

　現在，地球環境は，「温暖化」「生物多様性の減少」「資源の枯渇」「酸性雨」「水資源の不足」や「砂漠化」など，大きな問題を抱えている。「気象変動に関する政府間パネル（IPCC）」[*2]の第一作業部会は，2013（平成25）年9月のIPCC総会で第5次評価報告書を採択している。

　その内容は，次の4点からなる。

[*2] IPCC Intergovernmental Panel on Climate Change（気候変動に関する政府間パネル）の略。地球温暖化について行われる科学的な研究の収集整理のために，国際的な専門家でつくる政府間機構。数年ごとに発表される報告書には，専門家による科学的な知見が集約されている。

231

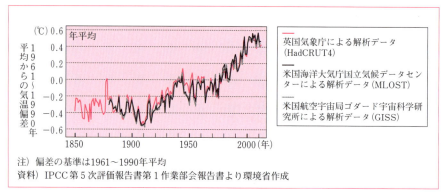

注）偏差の基準は1961～1990年平均
資料）IPCC第5次評価報告書第1作業部会報告書より環境省作成

図11-1　観測された世界の平均地上気温（陸域＋海上）の偏差（1850～2012年）

①世界の平均地上気温は，1850（明治13）年から2012（平成24）年までの期間に0.85℃上昇した（図11-1）。
②過去20年間にわたって，グリーンランドおよび南極の氷床の質量が減少し，氷河は，ほぼ世界中で縮小し続けている。
③海面水位は上昇し続け，1901（明治34）年から2010（平成22）年までに19cm上昇している。
④1971（昭和46）年から2010（平成22）年までの間に，海洋の表層（0～700m）の水温が上昇している。また，1992（平成4）年から2005（平成17）年の間に，3,000m以深の海洋深層の水温も上昇する可能性があるとしている。

3）地球温暖化の原因

　地球温暖化の原因として，温室効果ガスのひとつである二酸化炭素（CO_2）の累積排出量増加がある。地球温暖化の将来予測によると，2081（平成93）年から2100（平成112）年において，20世紀末頃と比べ世界の平均海面水位が，26～55cm上昇する可能性があるという。
　一方，二酸化炭素のかなり高い排出量が続くシナリオでは，平均気温が2.6～4.8℃上昇し，平均海面水位が45～82cm上昇する可能性が高いとも予測されている。
　気温の上昇に伴って，ほとんどの陸上で，今後極端な高温の頻度が増加する可能性が高くなり，中緯度の大陸などにおいては，今世紀末までに極端な降雨がより強く，頻繁となる可能性が非常に高いと指摘されている。
　このような地球規模で起こっている異常気象（豪雨，猛暑，暖冬，大型台風など）も，温暖化と無縁でなく，今後さらに頻発すると警告されている。極端な異常気象の頻発などにより，水不足の深刻化，農業への打撃，感染症の増加など，地球環境への警鐘が鳴らされている。

4）生物からの地球環境に対する警告

　日本は人口減少時代を迎えたが，世界的にみると人口は2010（平成22）年で約69億人とされ，今後も発展途上国を中心に増加する見込みである。推計では，2050（平成62）年には95億人を超えるとされ，地球の生態系そのものが破壊される危険性をはらんでいる。

　産業革命以降の人間活動は，化石燃料に依存してきたため，二酸化炭素の排出量の増大を招いてしまった。その影響は大きく，ミレニアム生態系評価によると，海洋での漁獲量が特に著しく低下し，また，森林や湿地が消失したりもした。その多大な影響は，自然の遊水地機能を失わせ，洪水などの危険性を増加させていると指摘されている。

　さらにその影響を受け，海氷の融解によってすみかを追われた北極熊が減少したり，海水の温度上昇によってサンゴの白化が進んだりするなど生物にも変化が生じている。このような変化は，人類への警告といえよう。

　地球環境を守るために私たちができる身近な対策としては，冷暖房に頼りすぎない快適な生活を提唱するクールビズ（COOL BIS）や冬のウオームビズ（WARM BIS）などがある。これらは，日常生活を通じて二酸化炭素の削減効果に通ずるものであり，日頃の努力が必要である。

5）地球温暖化による生態系・人類への影響

　地球温暖化が与える農業，畜産業，水産業，健康，文化，自然への影響について考えてみたい。

（1）農業・畜産業への影響

　地球温暖化による干ばつや熱波などの極端な気象現象は，農業・畜産物生産量の低下を引き起こし，世界的な食料危機へと繋がる危険性をはらんでいる。特に，夏季の暑さが畜産業に与える被害は，甚大である。

　日本は世界最大の食料輸入国であり，世界的な食料不足が生じた場合，直に重大な影響を受けることになる。

（2）水産業への影響

　地球温暖化は，海流の変化，海水温の上昇をもたらし，さんま，まいわし，さば，あじなどの回遊性の魚の漁場を北上させている。さらに海中の二酸化炭素濃度が上昇すると，海水の酸性度も高まり，プランクトンなど魚の餌も影響を受ける。そして，延いては漁獲量の減少をもたらすことに繋がるのである。

（3）健康への影響

　生物を媒介する感染症であるマラリア，デング熱，黄熱病，ウエストナイル熱，発疹チフス，日本脳炎などの拡大が懸念される。

（4）自然や文化への影響

　日本でも，ここ50年間に桜の開花が，全国平均で数日早まったといわれる。また，温暖化がもたらす自然環境の変化により，諏訪湖の御神渡りがみられなくな

るなどの伝統文化などへの影響も懸念される。

　膨大な炭素を固定している森林に関しては，異常乾燥が進み，火災の頻発が懸念されるなど，地球温暖化の影響は甚大である。

2．日本の人口と食料・栄養問題

1）人口減少型社会

　国立社会保障・人口問題研究所の2012（平成24）年1月推計によると，人口の年齢構成は次第に高齢化し，2010（平成22）年では23.0％であった65歳以上の人口が，2060（平成72）年には39.9％に達すると推定されている。また2020（平成32）年以降は，生産年齢人口が扶養する年少人口，老年人口を合わせた従属人口指数が急速に高まることになる（表11-1）。

表11-1　将来推計人口〈出生中位（死亡中位）推計〉平成22～72（2010～2060）年

	人口（千人）		年齢3区分割合（％）			指　　数（％）		
	総　数	うち65歳以上	0～14歳	15～64歳	65歳以上	年少人口	老年人口	従属人口
平成22年（2010）	128,057	29,484	13.1	63.8	23.0	20.6	36.1	56.7
32（'20）	124,110	36,124	11.7	59.2	29.1	19.8	49.2	69.1
42（'30）	116,618	36,849	10.3	58.1	31.6	17.8	54.4	72.2
52（'40）	107,276	38,678	10.0	53.9	36.1	18.5	66.8	85.4
62（'50）	97,076	37,676	9.7	51.5	38.8	18.8	75.3	94.1
72（'60）	86,737	34,642	9.1	50.9	39.9	17.9	78.4	96.3

注）年齢3区分割合は，年齢不詳をあん分補正した人口を分母として算出している。
資料）国立社会保障・人口問題研究所「日本の将来推計人口」（平成24年1月推計）

2）大切な食料の安全保障

　日本は，世界の陸地の約0.3％の面積に，世界の約3％の人口が住んでいる。狭い陸地に過密な人口を抱えているため，食料供給条件は恵まれていない。米を除く主要農産物の生産性は低く，自給率の低さは，食料の安全保障上極めて重要な課題となっている。特に自給率の低い，大豆，小麦，砂糖および肉類については，自給率向上への取り組みが必須である。

　また食料自給率の改善は，食料の安全保障政策としても極めて重要である。フィンランドでは，食料が戦略物資と考えられており，1年分の食料が備蓄されているといわれている。対して日本の政府推奨の食料備蓄は，2ヵ月程度といわれており，大地震など不測の事態が生ずると，大変なことになりかねない。

3）日本の主な農産物の輸入状況

2014（平成26）年の農産物の輸入額は，6兆円を超えている。

輸入相手国別にみると，米国，中国，豪州，カナダの上位4ヵ国で輸入額の約5割を占めている。米国からの輸入状況をみると，とうもろこし（飼料用を含めて）は84%，大豆は63%を占めるなど，特定国に大きく依存している（図11-2）。

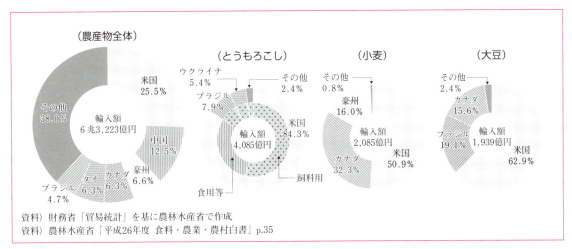

図11-2　我が国の主要農産物の国別輸入額割合（平成26（2014）年）

4）フード・マイレージ

フード・マイレージ（Food Mileages）は，「生産地から食卓までの距離が短い食材を食べたほうが，輸送に伴う環境負荷が少ない」という仮説を前提とした概念であり，イギリスの消費者運動家ティーム・ラングによって1994年に提唱された。輸入相手国からの輸入量と距離（国内輸送を含まない）を乗じた数値で表し，値が大きいほど環境負荷が大きいという考え方である（図11-3）。

2007（平成19）年の日本の全輸入食料のフード・マイレージは，9,002億t/kmであり，韓国の約2.8倍，米国の約3.0倍にも及んでいる。このように，食料自給率の低い日本は，食料輸入による環境負荷が外国に比べて大きいことを理解し，学校給食においても地産地消を積極的に進めたい。

5）食環境の変化と食育

近年，私たちの食環境は，都市化や核家族化の進行，女性の職場進出，外食産業や食品産業の発展などの影響を受け，大きく変化している。そして，食環境の変化とともに，食生活様式や食パターン，食行動，栄養素摂取状態，健康状態なども著しい変化をみせ，生活習慣病の若年化など多くの問題点がみられるようになってきた。

栄養教諭は，この変化への対応を念頭におき，学校給食などを通じて「食べ物やモノを大切にする心をいかに養うか」「環境にやさしい学校給食はいかにあっ

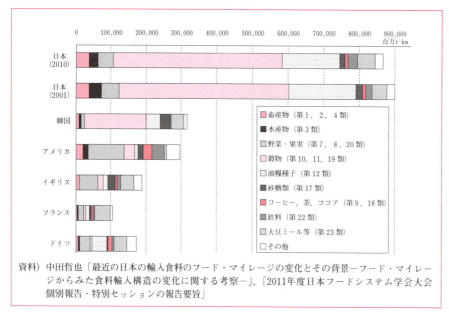

図11-3　輸入食料のフード・マイレージの比較
（日本は2010年及び2001年，諸外国は2001年）

たらよいか」「地球にやさしいエコ・クッキングとは何か」などを考える必要がある。また，特に小児期より，食べ物や食事を作ってくれる人への感謝の念などもしっかり育成したい。

6）近年の食生活環境変化のキーワード
（1）食の外部化

食は，「内食」「外食」「中食」に区分することができる。最近は，「内食」といわれる家庭内での食事が減り，「外食」や「中食」の機会が増加している。また，この食の外部化に伴い，家庭の重要な食機能であった手作り料理が減少し，食事内容の簡便化，スナック化も進んでいる。

2015（平成27）年度から食品表示法が施行され，加工食品の栄養成分表示の義務化も行われた[*3]。加工食品の利用の際には，栄養表示内容を有効活用できるよう指導を図りたい。

（2）食の簡便化

食の簡便化は，近年急速に広がっている。たとえば，朝食にパン食が普及して久しいが，好まれる原因は「用意が簡単であること」が大きいといわれている。また，それだけではなく，家族の朝食時間がバラバラという現代生活の拡大と，パンと牛乳，コーヒーといった簡便さが合致したのも一因であろう。

簡便化を促す要因としては，加工食品，インスタント食品，調理済み食品の普及や，電子レンジなどの電化製品の普及が大きく寄与している。

[*3] 2013（平成25）年6月に制定された食品表示法は，2015（平成27）年4月に施行され，加工食品の栄養表示が義務化された。また，エネルギー，たんぱく質，脂質，炭水化物，食塩相当量（ナトリウム）については，義務表示とされた。

（3）食の洋風化

　従来からの日本型食生活では，米，魚，大豆製品，野菜を中心としていた。しかし，現代の食生活には，パン，畜産物，西洋野菜，コーヒー，紅茶など洋風の食生活を特色づける食品が大きなウエートを占め，洋風化してきている。また，洋風化は，生野菜のサラダ的調理法や，同じ牛肉を使った調理でも「すきやき」から「ステーキ」へなど，好まれる料理や調理法の変化にも大きく表れている。このような食生活の洋風化に伴い，動物性脂肪摂取量の増加や，食物繊維摂取量の不足などに起因する生活習慣病も増加してきており，予防対策が重要な課題となっている。

3．食環境と平均寿命，健康寿命

1）平均寿命の地域差（食環境で変わる寿命）

　平均寿命は，生活状況や食環境による影響が大きい。

　都道府県別生命表は，人口動態統計および国勢調査データを用いて，5年毎に作成されている。2010（平成22）年都道府県別生命表で平均寿命（0歳の平均余命）をみると，男性では長野県80.88年，女性は長野県の87.18年となっている。なお，平均寿命の最も高い県と低い県との差をみると，男性では3.60年，女性では1.84年であった。

　また，居住地域別の平均寿命をみると，大都市を抱える地域ほど平均寿命が長く，医療サービスに恵まれない農山村を抱える地域ほど平均寿命が短いことがわかる（表11-2，表11-3）。

表11-2　都道府県別平均寿命の推移（男）上位5位　　（単位：年）

順位	昭和60年		平成17年		平成22年	
	都道府県	平均寿命	都道府県	平均寿命	都道府県	平均寿命
	全　国	74.95	全　国	78.79	全　国	79.59
1	沖　縄	76.34	長　野	79.84	長　野	80.88
2	長　野	75.91	滋　賀	79.60	滋　賀	80.58
3	福　井	75.64	神奈川	79.52	福　井	80.47
4	香　川	75.61	福　井	79.47	熊　本	80.29
5	東　京	75.60	東　京	79.36	神奈川	80.25

資料）厚生労働省「2010年都道府県別生命表」

表11-3　都道府県別平均寿命の推移（女）上位5位　　　（単位：年）

順位	昭和60年		平成17年		平成22年	
	都道府県	平均寿命	都道府県	平均寿命	都道府県	平均寿命
	全　国	80.75	全　国	85.75	全　国	86.35
1	沖　縄	83.70	沖　縄	86.88	長　野	87.18
2	島　根	81.60	島　根	86.57	島　根	87.07
3	熊　本	81.47	熊　本	86.54	沖　縄	87.02
4	静　岡	81.37	岡　山	86.49	熊　本	86.98
5	岡　山	80.31	長　野	86.48	新　潟	86.96

資料）厚生労働省「2010年都道府県別生命表」

2）食習慣と寿命

近年，栄養疫学研究が進み，食習慣と寿命に関する多くの研究報告，知見がみられるようになった。特に疫学研究領域では，生活習慣病発症の危険度を低下させるライフスタイルの構築が重要視されている。

悪性新生物，心疾患，脳卒中および糖尿病などの生活習慣病[*4]については，都道府県別の差が大きい。これら疾病の地域差の発生には，食生活，生活習慣，環境条件などが，密接に関係していることが明らかにされている。

このことにより，健全な食習慣の育成や疾病予防，QOLの向上を通じた食生活・栄養改善は，健康寿命の延伸に大きな影響を与えることがわかる。

[*4] 生活習慣病の詳細については，9章を参照。

3）長野県のACE（Action・Check・Eat）・佐久市の健康長寿宣言

長寿を誇る長野県では，県民が生きがいをもち，健やかで幸せに暮らせる「しあわせ健康県」を目指し，「信州ACE（エース）プロジェクト」を2014（平成26）年6月9日に立ち上げた。これは，生活習慣病予防を重視し，重点項目の頭文字である，A（Action＝体を動かす），C（Check＝健診を受ける），E（Eat＝健康に食べる）をとって名付けられた健康づくり県民運動である。

また，長野県佐久市は2000（平成12）年に平均寿命や活動的余命が長く，加えて，介護が必要な高齢者の少ない町であるとして「健康長寿都市宣言」をしている。

4．食料自給率・食料自給力

1）2014（平成26）年度の食料自給率は，熱量ベースで39％，生産額ベースで64％

食料自給率とは，国内で消費している食料のうち，どの程度が国産で賄われているかを示す指標である。

総合食料自給率の計算方法は，次のとおりである。

【総合食料自給率】
・供給熱量ベースの食料自給率＝国民1人一日当たり国産供給熱量（kcal）
　÷国民1人1日当たり供給熱量（kcal）×100
・生産額ベースの食料自給率＝食料の国内生産額（円）÷食料の国内消費仕
　向け額（円）×100

一般的には，供給熱量ベース（カロリーベース）の自給率が使われている。日本の食料自給率は，先進国の中で最も低水準である。供給熱量ベースの自給率は，1965（昭和40）年度には73％であったが，次第に低下し，2014（平成26）年度には39％となっている。

経済的価値を評価する生産額ベースの自給率は，2014（平成26）年度で64％である。これはカロリーが低い割に金額が大きい国産野菜，果実の貢献度が高くなるからである。

食料自給率低下の要因は，食生活の変化に伴って，国内自給可能な米の作付面積が減少する一方で，国内での生産が困難な飼料穀物（とうもろこしなど）を必要とする畜産物や，油料種子（大豆など）が必要な油脂類消費の増加による影響が最も大きい。

なお，2000（平成12）年度以降の食料自給率は，供給熱量ベースで39〜40％程度，生産額ベースでは近年65〜70％程度で推移している（図11-4）。

また，2014（平成26）年度の穀物自給率（重量ベース）は29％，米，麦等の主食用穀物自給率（重量ベース）は59％となっている。

このようにわが国の食料自給率は，米の消費量が減少する一方で，肉類の消費量の増加，農業就業者の減少による国内生産力の低下などを背景に低下傾向を示し，先進国の中で最低となっているのである。

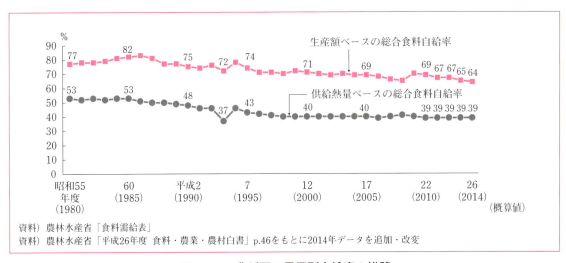

図11-4　我が国の品目別自給率の推移

2）食料自給力

　食料自給力とは，国内農地で生産できる食料のエネルギーの量を農林水産省が試算したものである。

　成人が1日に必要なエネルギーは，2,147kcalである。国内農地で，米を中心に食物を作ると最大で1日1,855kcal，さつまいもなどのいも類を中心に作ると1日2,462kcalが提供できると考えられ，何とか生命維持が可能とされている。

　日本では，高品質の野菜や果物などの生産に力を入れているが，自給力アップには通じていない。国内農地の生産力を保つ目安として，食料自給力アップも課題となっている。

3）食料の品目別自給率（低い大豆，小麦，肉類）

　食料の品目別の自給率は，食品毎の重量ベースの比率であり，各食品の国内生産量（t）を国内消費仕向け量（t）で割ったものである。

【品目別自給率】
・品目別自給率＝国内生産量（t）÷国内消費仕向け量（t）×100

　食料の品目別自給率を重量ベースでみると，国内自給が可能な米の自給率は，2014（平成26）年度で97％と高い水準を保っている（図11-5）。しかし，日本の主食である米の消費量を年間一人あたりでみると，1962（昭和37）年度の118.3kgをピークに，2014（平成26）年度には55.2kgとほぼ半減している。

　消費量が多い大豆，小麦，肉類の自給率は，逆に低い水準にある。品目ごとにみると，小麦の自給率は12％，大豆の自給率は7％と低く，輸入依存度が高い。これには，米離れが大きく影響していると考えられる。

　特に肉類は，飼料の多くを輸入に依存しており，輸入飼料を除いた自給率は僅か8％に過ぎない。畜産物は，段階的に輸入が自由化され，海外から安い畜産物

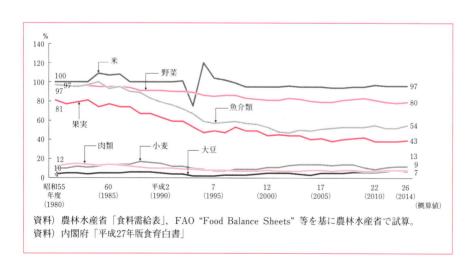

図11-5　わが国の総合食料自給率の推移

が大量に入ってきている。このことに加え，日本国内で飼育されている家畜であっても，餌となるとうもろこしなどの飼料作物の多くは，輸入に頼っている。畜産物の自給率計算には，餌の輸入割合も勘案されるので「僅か8％」という数値にとどまっている。

4）主要先進国の食料自給率

　主な先進国のカロリーベースの食料自給率をみると，カナダ，オーストラリア，フランス，米国などが高い。またイギリスは，40年前には45％程度であったが，最近は72％と改善している（図11-6）。欧米諸国の自給率は比較的高く，50％を下回るのはスイスだけである。

　穀物自給率（重量ベース）について，世界的視野でみてみても，日本は世界175ヵ国・地域の中で125番目であり，OECD加盟国30ヵ国の中でも27番目と，アイスランド，オランダに次ぐ低い水準である。

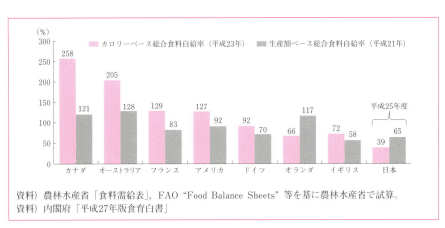

図11-6　各国の食料自給率

5．飽食時代の食料ロス・食品廃棄物

1）食料の6割（供給エネルギー比）を輸入する食料輸入大国日本

　日本は，農地面積が少ない上に，食生活の多様化によって食料輸入が増加し，食料の約6割を輸入に頼る低食料資源国である。そのような現状にもかかわらず，食料の廃棄やロスが多く，問題となっている。

　食品廃棄物[*5]は，産業廃棄物と一般廃棄物に区分される。産業廃棄物とは，食品製造業から発生する廃棄物であり，一般家庭や食品流通業，飲食店，学校給食等特定給食施設などから発生するものは，一般廃棄物に含まれる。

　2011（平成23）年度推計における廃棄物をみると，産業廃棄物は275万トン，

[*5] 食品の製造，流通，消費の各段階で生ずる動植物の残渣などのことである。また，加工食品の製造過程や流通過程で生ずる加工残渣・売れ残り食品，消費段階での食べ残し・調理屑なども含まれる。

一般廃棄物は1,453トン，合わせて1,728万トンもが排出されている。これは，国内および海外から調達した食用の農林水産物計9,400万tの約2割に相当する。また一般廃棄物のうち，一般家庭から排出されたものは1,014万トンにのぼり，その多さは歴然としている。

加えて問題なのは，再生利用である。食品製造業や学校給食等特定給食施設から発生するものは再生利用がしやすいが，排出量の多い一般家庭からの廃棄物は，わずか数％しか再生利用されていない。現状では，食品廃棄物のうち約77％が焼却・埋め立てされており，環境の負荷にもつながっている。食料資源の有効活用，「もったいない」の心をもっと真剣に考えたい（表11-4）。

表11-4 食品廃棄物の発生および処理状況（平成23年度） （万トン）

	発生量	焼却・埋立処分量	処分量			
			再生利用量			
			肥料化	飼料化	その他	計
一般廃棄物	1,453	1,276	—	—	—	177
うち家庭系	1,014	952	—	—	—	62
うち事業系	440	324	41	40	35	115
産業廃棄物	275	55	37	167	15	220
合計	1,728	1,332	—	—	—	397

注：1）四捨五入しているため合計があわない場合がある。
　　2）食品廃棄物の発生量については，一般廃棄物の排出及び処理状況等（平成23年度実績）
　　　産業廃棄物の排出及び処理状況等（平成23年度実績）より環境省試算。
　　3）家庭系一般廃棄物の再生利用量については，同様に環境省試算。
　　4）事業系一般廃棄物及び産業廃棄物の再生利用量（内訳を含む）については，農林水産省
　　　「食品循環資源の再生利用等実態調査報告」より試算。
資料）農林水産省，環境省

column 給食の残食率の低減化のとらえ方

相模女子大学　栄養科学部健康栄養学科　堤ちはる

　環境省では，文部科学省の協力も得て，学校給食から発生する食品ロスの削減などのリデュースや食品廃棄物のリサイクルに関する取り組みの実施状況等を把握するため，2015（平成27）年1月，都道府県教育委員会を経由し，全国の市区町村教育委員会に対しアンケート調査を実施した。回収率は約80％であり，686ヵ所から回答が得られた。

　同年4月に発表されたこの結果をみると，小・中学校における学校給食からの年間廃棄物は，児童・生徒一人あたり17.2kg発生しており，そのうち食べ残しは7.1kgであった（図1）。この「残食率[*6]」は，給食提供量の6.9％であり，約3割の市区町村で把握していた。

　また，回答があった各市区町村の小・中学校における学校給食からの食品廃棄物の再生利用率（リサイクル率）を推計したところ，約59％（平成25年度）であった。リサイクルの内容としては，肥料化が約40％と最も多く，次いで飼料化が約18％となっていた。

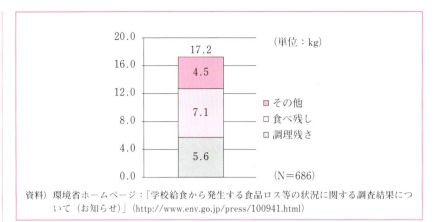

＊6 出席した児童・生徒数の学校給食の提供量に対する，食べられずに残された給食の量の割合のこと

図1 児童・生徒1人当たりの年間の食品廃棄物発生量（平成25年度推計）

その他，学校給食調理施設での食品廃棄物のリデュースの取り組みとして，食べ残しの削減を目的とした「調理方法の改善」や「メニューの工夫」を行っていると回答した市区町村は約7割あった。加えて，調理残さの削減を目的とした「調理方法の改善・メニューの工夫」や「計画的な食材の調達（物資購入・管理）」を行っていると回答した市区町村も一定数見られた（図2）。

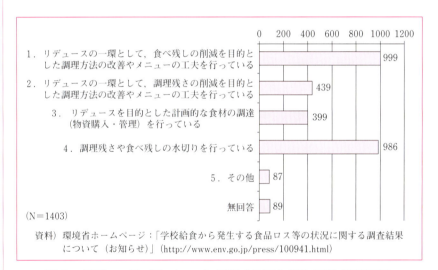

図2 リデュース（Redwce）に関する取り組み状況（複数回答）

このように，残食率の減少を目指したさまざまな取り組みを行っている市区町村が，約7割ある。その取り組み内容は，二種類に分類することができる。

1つ目は，給食委員会などが中心となり，「完食したクラスにはシールや賞状を贈呈」などの児童・生徒が主体となって行う活動である。

2つ目は，これまで残食が多かった料理を献立から抜いたり，児童・生徒から希望を募り，学級の"お楽しみ献立"を実施したりするなど，栄養教諭等（学校栄養職員を含む）が行う取り組みである。

前者は，児童・生徒が工夫して，何とか残食を減らそうという主体的な取り組みであり，評価できるものである。では，後者はどのように考えたらよいのであろうか。

児童・生徒の残食が多い献立には，一般的に和風の酢の物・和え物・煮物料理，豆料理，魚料理などがあげられる。一方，肉料理，揚げ物，カレー・シチュー・クリーム系の料理などは好まれ，残食が少ない。近年では，家庭の食卓でも和食の献立よりも，洋食等の献立が多くなる傾向にある。そのため，食べ慣れない和食は，学校給食でも敬遠されがちとなるのではと推察される。

　しかし，学校給食は，世界に誇る和食を味わう機会を提供し，伝承していく大切な役割を担っており，この「敬遠されがち」な現状を改善していく必要がある。児童・生徒が希望した"お楽しみ献立"などを，月に一度回程度組み込むことによって，給食時間を楽しく感じられるように工夫しつつ，和食の素晴らしさも体感していけるような創意工夫をしていきたい。

　残食率を下げることは，もちろん大切である。しかし，学校給食の果たす役割を考えると，和食を安易に排除するのではなく，親しむ機会を増やしたり，食べ慣れない和食をおいしく食べられるように工夫をしたりすることが，これまで以上に必要になってくる。

　栄養教諭等には，児童・生徒が楽しく学校給食を味わう体験を通して，より適切な食習慣を身につけられるような創意工夫が求められるのである。

2）食品ロスの発生要因

　食品ロスは，食品メーカーや卸，小売店，飲食店，集団給食施設，家庭などさまざまな段階で発生している。

　家庭における食品ロスには，過剰除去[*7]や食べ残しだけでなく，手つかずのまま捨てられる食品も少なくない。京都市が実施した「家庭ごみ組成調査（2007年)」において，実際に家庭から出る生ごみの内訳をみてみると，手つかずの食品が2割もあり，さらにその4分の1は賞味期限前に捨てられていた（図11-7，図11-8)。

*7　野菜や果物の皮を厚くむくなど，食べられる部分まで除去して廃棄すること。

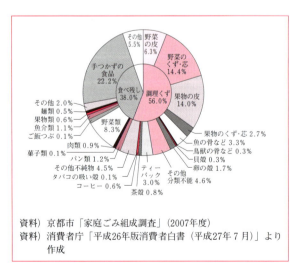

図11-7　家庭から出される生ごみの内訳（京都の調査結果）

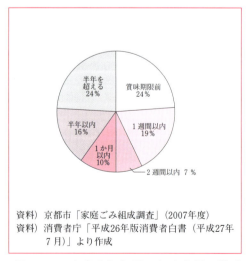

図11-8　廃棄された手つかず食品の賞味期限の内訳（京都市の調査結果）

3）供給熱量と消費熱量のギャップ

わが国の，2014（平成26）年度の食料需給量による1人1日当たりの供給熱量は，2,415kcalである。対して，「平成26年国民健康・栄養調査」によると，摂取エネルギーは1,863kcalであり，その差は552kcalとなっている。食料需給表と国民健康・栄養調査は調査方法が全く異なるので，その差が食品の廃棄や食べ残しと一概にいうことはできないが，かなりの食料が無駄になっていると推計されている（図11-9）。

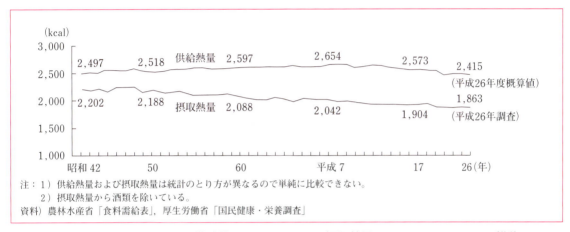

図11-9　1人1日当たり供給熱量（食料需給表）と摂取熱量（国民健康・栄養調査）の推移

4）フードバンク

「フードバンク」とは，まだ食べられるのに捨てている食品を企業や農家などから引き取り，困窮者や福祉施設に届ける活動のことをいう。1967年にアメリカで始まり，今では約40ヵ国に広がっている。さらに米国では，1970年に余剰農産物を困窮者に活用する法律が制定され，食品を寄付すると税法上の優遇措置が講じられるなどの政策も進められている。

日本では，2000（平成12）年にフードバンク団体「セカンドハーベスト・ジャパン」が発足し，事業所など数百ヵ所と契約して活動している。また，農林水産省が中心となり，6省庁が連携して食料ロス削減運動がスタートしている。しかし，日本は安全性を過度に追及するため，食品の廃棄が多く，その点も問題となっている。

5）食品ロス削減国民運動

日本は「もったいない」という言葉の発祥地であるが，国内の食品ロス発生状況をみると，まさに「もったいない」状況にある。

食品ロスの削減は，事業者任せにすることなく，消費者と事業者が問題意識を共有し，国民運動として進めていくことが大切である。

わが国では、消費者庁を中心に、関係省庁、有識者、消費者、地方公共団体などが集まり、食品ロス削減に向けての意見交換会が行われ、2014（平成26）年3月に対応策が公表された。また、農林水産省では、食品ロス削減国民運動のロゴマーク（愛称：ろすのん）を作成し、内閣府、文部科学省、経済産業省、環境省および消費者庁と連携して、「食品ロス削減国民運動（NO-FOODLOSS-PROJECT）」を展開している（図11-10）。

資料）農林水産省ホームページ「食品ロス削減国民運動（NO-FOODLOSS PROJECT）」

図11-10　食品ロス削減国民運動のロゴマーク「ろすのん」とスローガン

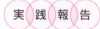

環境に働きかけ、生きる力を育む食に関する指導
～フードリサイクル活動の実践～

実践者：食育アドバイザー（元札幌市栄養教諭）　原　ゆみ

　札幌市では、教育委員会、農務部農政課、環境局の三者が連携し、2005（平成17）年にゴミの省力化対策と食育の観点から『さっぽろ学校給食フードリサイクル』を立ち上げた。これは、学校給食の残菜の循環をねらいとし、給食の調理作業で出る残渣や給食後に出る残菜を堆肥工場で堆肥化させ、この堆肥を使って農作物を生産し、その作物をまた給食の食材として使用する事業である。

1．学校給食の概要

　事業対象となったのは、小学校2校（1,000人／32学級）であり、栄養教諭1名と調理員7名が従事した。

2．食に関する実態

1）地域の実態

　児童・生徒を対象として行った「平成17年度西区小・中学校の食事調査」における「好き・嫌い調査」にみた特徴は、次の通りであった。

- 『残さず食べる』と回答したのは、小学生で35%、中学生で20%
- 野菜嫌いの児童・生徒が多い
- 給食において「嫌いな食品でも我慢して食べている」と回答したのは、小学生で80%であったが、中学生では50%ほどに減り、年齢が進むにつれ嫌いな食品を食べようとしない傾向が強くなる

2）本校の実態

　本校[*8]の特徴としては、次の4点があげられる。

①給食の残量が多く、特に野菜料理の残量が平均3割程度あり、地域の子育て世代にも野菜摂取不足がみられる。

*8　札幌市は、給食を提供する施設をもつ「親学校」と、親学校から給食の提供を受ける「子学校」という親子関係の給食形態である。ここで「本校」というのは、親学校をさす。

②高学年男子に肥満傾向が多く，全市平均を大きく上回っている。
③「自分には，よいところがある」と思っている児童が少ない。
④食の体験に乏しい環境である。
　学校の近郊には畑などが，みられず，一次産業に従事している保護者はいない。また，食材はスーパーで購入するなど児童の食に関する体験の場が少なく，食事づくりに関わる機会も少ない。

　これらの実態から，地域の産物を使用するだけではなく，児童自身が学校給食の残菜から作った堆肥を活用し，作物の生産を行うことで，食の命の循環を体験的に理解できる指導を計画した。そして，さらにその体験を通し，野菜がより身近な食べ物に変わり，偏食を改善できたり，食への感謝の心の出現が期待できたりするのではないかと考えた。

3．フードリサイクル指導のための目標設定

　指導にあたり，次のような目標設定を行った。

- 残菜から作った堆肥を使用して野菜を育てる活動を通して，野菜についての関心を高める。
- 学校・家庭で野菜を切り口に，広く偏食の改善を行う。
- 作物の命の循環について，体験を通して学習し，食べ残しを減らすことで物を大切にすることを学ぶ。
- 設定目標を明確にし，教育課程に組み込み，児童の変容を学校全体で評価できるようにする。

　この目標事項に基づき，指導の方向性を下記のように設定した。

1）　野菜の摂取と健康との関連を知識として深く理解し，行動へとつなげるために，体験を通した活動から児童の五感や感性に訴える実践をする。
2）　野菜を食べることを習慣化し，味覚を開発して，偏食改善の達成感をもたせることで，学童期から生活習慣病の発症を予防したい。そのために，食に関する指導を学校と家庭が連携して実践する。
3）　作物の生産・調理・加工・保存などの体験から，食の大切さを学ぶことだけに止めず，食を支える自然環境との関係にも意識が向けられるようにする活動を教育課程に組み込む。
4）　食に関する指導には，学校全体での実践が不可欠である。ねらいや方法をシンプルにして教育課程に組み込むことで，実践方法を明確にし，その評価や課題を学校全体で把握することを可能にする。PDCAサイクルを活用して，効果的な食に関する指導を展開し，児童の将来に通じる確かな力を育てる。

4．実践内容

　食に関する全体指導計画と学年指導計画を関連づけるとともに「学校全体農事暦」を作成し，実践を行った。

1）ねらい1　〈野菜を食べる必要性を理解する実践〉

　指導の流れを作物生産【命を生む】，調理【命につなげる】，加工・保存【命を守る】，堆肥づくり【次につなげる】とし，野菜を育てる体験的な活動を重視することとした。

(1)作物の生産活動…命を生み出す

　児童の五感に揺さぶりをかけ，作物と自然との関わりを実感し，命を育む苦労や喜びを体験する。

(2)調理の体験活動…命につなげる

　作物の命を生み出し，自分の命につなげる手段として調理の体験を，全学年で計画的，継続的に実施する。その中で，児童が自ら豊かな食生活をコントロールできるスキルを身につける。

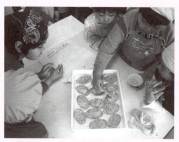 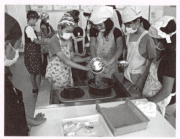

▲2年生　生活科：育てたさつま芋でスィートポテト作り

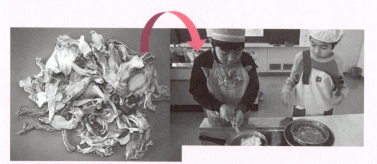

▲3年生　総合的な学習：干して作った切干大根で大根サラダ作り

(3)加工・保存…命を守る

　調理からさらに食の深まりを知る活動とし，食品加工・保存体験を実施する。

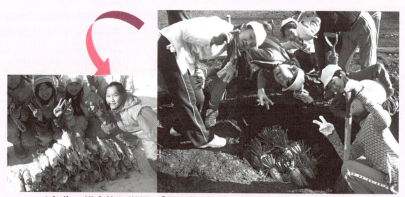

▲4年生　総合的な学習：【雪と暮らす昔の知恵を学ぼう】土室づくり
土室の中で糖度が増した大根を給食に使用

(4)堆肥づくり…次につなげる

　命の育み，命の保持という循環を体験的に学習し，食べる意味を深くみつめて理解を促す学習を実施する。その一環として食品の廃棄物でできた堆肥，堆肥箱で作った手づくり堆肥，また公園や学校の落ち葉，米糠を使って土づくりをする。

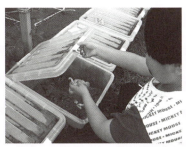
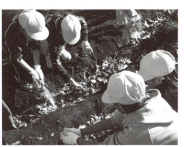

▲給食での果物の皮で作る堆肥作り　　▲勤労生産活動として全校で行う
　～3年堆肥君の箱で堆肥づくり　　　　秋の土づくり

2）ねらい2　〈野菜を切り口に，偏食の改善を学校・家庭の連携で実践〉

　「野菜をしっかり食べる子にする」という学校の食に関する指導のねらいを，家庭にも発信する。このことで，児童の変容を保護者の意識の変容にもつなげ，家庭でも野菜を積極的に食事に取り入れるよう促したい。

　学校，家庭，地域をつなぐ手立てとして，次の実践を行った。

(1)食育だより（家庭・地域）

　各学年での食に関する授業後，通信「食育だより」を発行し，学校における食に関する指導への理解と協力を得る。

(2)地域ネットワークを活用した食に関する指導

　栄養教諭が地域懇話会，地域合同試食会，幼保小懇話会，PTA6校交流会などで，食に関する講話を行う。

(3)「ベジ食べる会*9」における活動

　作物作りと収穫物で料理講習会を開催する。

(4)親子料理講習会・食の講演会

　保護者が育てた作物で料理講習会を実施する。

(5)食に関する指導の授業参観

　教科における食に関する指導を保護者に参観してもらう。

> *9　収穫した野菜で料理作りを楽しむ保護者のサークルのこと。『野菜（ベジタブル）を食べる』」という言葉の意味をもじって命名。

3）ねらい3　〈食に関する指導のねらい，方法，提示〉

(1)食に関する指導のねらいや方法は，シンプルに分かりやすく提示

　教師間および家庭や地域とも食に関する指導のねらいを共通認識する必要がある。そのため，シンプルに分かりやすく，『食の広がりや深まりを実感し，暮らしとの関わりを発見し，生活に活かそうとする力』をキャッチフレーズとした。

(2)取り組みの柱をシンプルに表現

　分かりやすいように取り組みの柱を『知識を得る』『体験する』『習慣づける』と設定し，共通理

解が出来るよう図った。その上で知識を得るための学習に体験を加えて強化し，さらに確かな力を育てる学習の連続性の重視により，習慣化を図ることで，食の知識と実践を一体化させた。

(3)手立て（全体指導計画と学年学習計画との関連）

① 体験する活動と知識を得る活動

学級活動，総合的な学習の時間，国語科，社会科，算数科，理科，生活科，家庭科などの学習内容と関連づけた取り組みを実施する。

② 習慣づける活動

育てた作物は，学習教材に使用することを基本としつつ，学校の調理室を活かし，教材として使用した残りはすべて無駄なく給食に使用する。これらの食品は，環境に働きかけ，大切に育てた生きた教材として活用するだけでなく，野菜の栄養的な価値，自然の恵みへの感謝，自分の食べ方と向き合う学習教材そのものとする。

5．実践の成果

保護者および教職員から，この実践を通して児童の食に関する変容がみられたとの報告があった。また，アンケート調査などでも次のような変化を確認することができた。

1) 体験的な活動を加えることで，野菜の偏食が改善され，給食での野菜料理の残食が減少した。また，全体のバランスを意識したり，完食への意欲が高まった。
2) 野菜の栄養の知識と体験的な実践を一体化することで，児童の食への興味・関心が高まった。
3) 食に関する指導を学年指導計画に組み入れ，計画的かつ継続的に実施したことで，嫌いであった野菜が好きな物へと変化した。
4) 家庭での食事においても，野菜を食べる児童が増えた（保護者アンケート）。
5) 児童の変容は，精神面でもみられるようになった（保護者アンケート）。
6) 教員からも児童の変容について認識されるようになった。

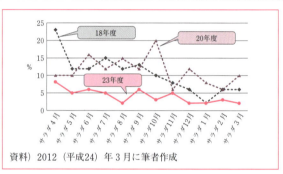

図1　野菜料理の残食量の減少
（サラダ料理残食量の変化）

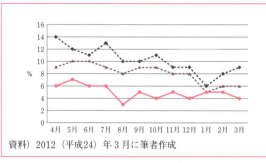

図2　給食を完食しようとする意識の向上
（給食残食量の変化）

第11章 食環境の変化と食育

1）計画的なカリキュラム編成による野菜料理の残食変化

年間の学習活動全体を横断的に編成し，食に関する指導を計画的かつ継続的に仕組むように図った。3，4年生と計画的にカリキュラムを組んだ学習を継続することで，5年生になったときの野菜料理の食べ残しが無くなるなど，給食時間の食べ方に変化がみられ，野菜料理の偏食改善につながった。

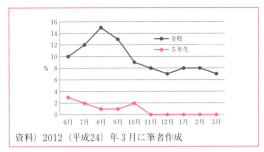

図3　給食の野菜残食量（サラダ・和え物）の変化

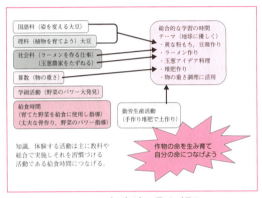

図4　3年生時の取り組み

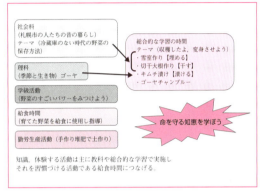

図5　4年生時の取り組み

2）保護者アンケートからみえた家庭における児童の食に関する変容

家庭において児童の食に関する変化がみられるのかどうかについて，アンケート調査を行った。各質問事項とその結果は次のとおりである。

質問1　本校では，「さっぽろ学校給食フードリサイクル」事業に参加し，食に関する指導を続けています。お子さんは，学校の給食を楽しみにしていますか？

質問2　継続的な食育の実践による，家庭でのお子さんの変化は見られますか？
『かなり変化』が6割に増加している。また，『野菜の偏食がなくなった』と答えている保護者が多数いた。

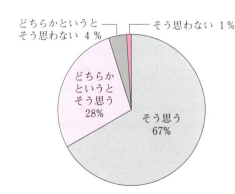

家庭による給食の外部評価

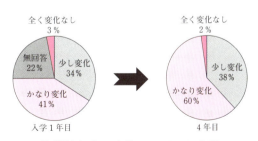

入学時からの変化（4年生の保護者）

質問3　お子さんは家庭で食育の体験活動のお話をしますか？
　　　　約6割の児童が保護者に学校での食に関する指導の内容を伝えている。

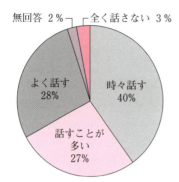

食に関する活動の体験を通した評価

質問4　家庭での食に関する児童の変化について
　　　　調理・加工などの食に関する体験を保護者に伝える児童が増え、家庭でも『食事作りを手伝ったり、料理に関心を示したりするようになった』と答える保護者が増えた。

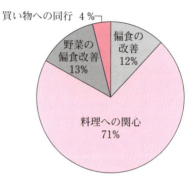

家庭での食に関する児童の変化

● その他

　保護者へのアンケート調査をみると、子どもの内面について「自主性」「責任感」「優しさ」「我慢強さ」「度胸」などの点で、わが子の変化に気づく保護者が増えていた。このことにより、食の改善に向けた学校全体の実践は、偏食や食べ残しの減少だけに止まらず、児童の精神面においても変化をもたらしたことがわかった。

3）教員にみえた児童の変容

　担任教員が児童に対してもつ食に関する願う事項について、児童の確かな変容を確認できたという声がきかれた。また、若い教師からは「毎日の給食の時間の指導が、立派な学級経営にも繋がることが分かった」という感想が寄せられた。

表1　担任の児童の食に関する願いと児童の変容

担任の児童の食に関する願い	担任から見た児童の変容
・食に対する関心の偏りを是正し、残さず食べる達成感を感じさせたい。 ・他者とのかかわりから優しさを育てたい。 ・諦めない粘り強さを育成したい。 ・食べることの大切さを考えさせ、病気回避のスキルや生きる力を育てたい。 ・「頂きます」「ご馳走様」を体験的に理解させたい。	・野菜の大切さを理解し、野菜の食べ残しが激減した。 ・少食だった児童の意識が高まった。 ・粘り強くなり、何事にも興味や関心を示すようになった。 ・育てた作物に相応しい料理を考えたり、料理に関心を示したりする児童が増えた。 ・家で調理をする児童が増えた。 ・偏食是正に対する期待感をもつようになった。

4）まとめ

　本来の目的は、ゴミの省力化対策として考えられたこのフードリサイクル事業であった。しかし学校としては、食に関する体験に乏しい児童に、まずは『食するとはどういうことか』を深くみつめてほしいと考え、その点を重視した食育を進めた。

児童にとって野菜は、スーパーで見る遠い食べ物であった。しかし、生産にかかわることにより、野菜が自然環境に左右されながらも生き生きと育つ、命ある身近な食べ物へと変化した。また、野菜を育て、調理・加工し、堆肥化するといった体験活動が、残さず命をいただく意味への理解を深めるのに十分な価値を生み、同時に自ら環境に働きかける大切さを児童たちに教えてくれた。

　この体験活動を実施するにあたり、児童の変容を将来にも通じる生きる力とするために、教育課程に位置づけながら計画的・継続的に実践することを心がけた。これにより、児童は次第に自分自身の食べ方と向き合い、栄養バランスや完食を意識するようになった。さらに、約3割を占めていた野菜料理の残菜が激減した。また、家庭での偏食も改善されただけでなく、料理に関心をもったり、学校での食育体験を保護者に伝えたりするなど、家庭でも食の話題が広がった。そして、その変化は精神面にも及び、保護者からさまざまな変化が報告された。

　健康的に生きる力の教育は、環境に働きかけながら自分のかけがえのない命の輝きをみつめさせることなのかもしれない。このフードリサイクル事業から教員自身もそのことを学んだ。

6．地球環境を考えた，これからの食生活

　食料ロスや過剰包装、廃棄物の削減など、地球環境を守るために私たちにもできる工夫や対策はさまざまある。ここでは、代表的なエコ活動や運動、方針など、日々に活かせる身近なエコ・ポイントを紹介する。栄養教諭として指導する際に参考としてほしい。

1）エコ・クッキングのためのチェックポイント

　食料ロスの低減、環境汚染の防止のためには、エコ・クッキングが大切である。表11-5に㈶食生活情報サービスセンターのエコ・クッキング[*10]のためのチェックポイントを示したので参考にしてほしい（表11-5）。

[*10]「エコロジー・クッキング」を簡略したもので、環境白書などでも使われる言葉。他に「エコ・ショッピング」「エコ・キッチン」などの言葉も使われている。

表11-5　エコクッキングのためのチェックポイント

① お店や商品の選択基準には、環境への配慮も入っていますか。
② ごみを最小限にする買い方ができていますか。
③ 自然の恵みである食材・食品を大切に扱っていますか。
④ 調理のときの省エネや節水に心がけていますか。
⑤ 洗い物や後片づけのとき水を大切に使っていますか。
⑥ 洗剤を使いすぎていませんか。
⑦ 冷蔵庫の管理が行き届いていますか。
⑧ 野菜や加工食品のタイプ別に適切な保存ができていますか。
⑨ 残り物もおいしく食べられるように工夫して活かしていますか。
⑩ 容器を再使用したり、生ごみを堆肥にするなどの工夫をしていますか。

資料）財団法人　食生活情報サービスセンター

2）グリーンコンシューマー10原則

表11-6は，グリーンコンシューマー全国ネットワーク作成のグリーンコンシューマー[*11]10原則である。「無駄な買い物はしない」「必要なものを必要な量だけ買う」などの原則が掲げられている（表11-6）。

*11 「緑の消費者」の意味であったが，近年では「環境にやさしい」を意味し，買い物をする際にできるだけ環境にやさしいものを選ぶことを意味する。

表11-6　グリーンコンシューマー10原則

① 必要なものを必要な量だけ買う。
② 使い捨て商品ではなく，長く使えるものを選ぶ。
③ 包装はないものを最優先し，次に最小限のもの，容器は再利用できるものを選ぶ。
④ 作るとき，使うとき，捨てるとき，資源とエネルギー消費の少ないものを選ぶ。
⑤ 化学物質による環境汚染と健康への影響の少ないものを選ぶ。
⑥ 自然と生物多様性を損なわないものを選ぶ。
⑦ 近くで生産・製造されたものを選ぶ。
⑧ 作る人に公正な分配が保証されるものを選ぶ。
⑨ リサイクルされたもの，リサイクルシステムのあるものを選ぶ。
⑩ 環境問題に熱心に取り組み，環境情報を公開しているメーカーや店を選ぶ。

資料）グリーンコンシューマー全国ネットワーク『グリーンコンシューマーになる買い物ガイド』1999

3）食品リサイクル法

食品リサイクル法（食品循環資源の再生利用等の促進に関する法律）が，2000（平成12）年に制定された。この法律は，食料資源を大切にするとともに，廃棄物を少なくして地球環境に負荷を与えないようにすることをねらいとしている。

> **「もったいない」の心**
>
> 2005（平成17）年2月，ケニアの環境副大臣ワンガリ・マータイ氏（2004年のノーベル平和賞受賞）が来日したとき，日本の「もったいない」の言葉に感銘し，国連の「女性地位委員会」閣僚級委員会で紹介した。それにより，日本の「限られた資源を無駄にせず効率的に活用する」という考え方が，世界的に脚光をあびた。
>
> 「もったいない」は，日本固有の生活文化，日本人の心・生き方そのものであり，日本人は古来よりモノを大切にする生活を実践し，心豊かに生きてきた。この「もったいない」の心は，いま注目されている「3R運動とリ・スタイル（Re-Style）」の原動力と思われる。

4）3R運動とリ・スタイル（Re-Style）

日本では，2000（平成12）年に循環型社会形成推進法（循環型社会基本法）が制定され，廃棄物・リサイクル対策の優先順位が明確にされた。

その優先順位は，下記のとおりである。

- 第1：廃棄物の発生を抑制（Reduce）し，ごみを出さない。
- 第2：廃棄物を再使用（Reuse）する。
- 第3：廃棄物を再生利用（Recycle）する。

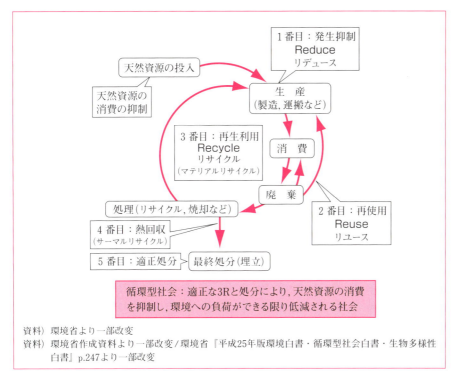

資料）環境省より一部改変
資料）環境省作成資料より一部改変／環境省『平成25年版環境白書・循環型社会白書・生物多様性白書』p.247より一部改変

図11-11　3R運動（循環型社会に向けた処理の優先順位）

●第4：熱回収を行い，最後にどうしても循環できない廃棄物を適正処分する。

この運動は，最初の3つの対策のアルファベットの頭文字を使って，3Rと呼ばれている（図11-11）。

また，よく使われる「リ・スタイル（Re-Style）」という言葉は，環境省が「平成14年版循環型社会白書」において提唱した言葉である。これは，循環型社会をRe-Styleとして捉え，廃棄物・リサイクル対策として3つのR（Reduce, Reuse, Recycle）を推進し，地域環境にやさしいライフスタイル，ビジネススタイルの構築を図ろうとするものである。

1人ひとりがごみの排出者であり，自分の問題であるという認識をもって，自分なりの3Rを実践することが，最も大切な対策なのである。

5）エコロジカル・フットプリント

エコロジカル・フットプリントは，人間生活がいかに自然環境に依存しているかをわかりやすく示すために，ブリティッシュ・コロンビア大学で開発された指標である。これは，人類の地球に対する需要を，資源の供給と廃棄物の吸収に必要な生物学的生産性のある陸地・海洋の面積で表し，人間活動により消費される資源量を，土地面積として分析・評価するものである。

エコロジカル・フットプリントの計算には，農産物の生産に必要な耕作地，畜産物などの生産に必要な牧草地，水産物を生み出す水域，木材の生産に必要な森

林，二酸化炭素を吸収するのに必要な森林や緑地などが含まれる。World Wide Fund for Nature（WWF世界自然保護基金[*12]）によると，地域の2003年の時点の世界のエコロジカル・フットプリントは，地球の生産力（供給）を25％超過しているとされている。特にアメリカやEU諸国，日本をはじめとする先進各国のエコロジカル・フットプリントは，その生物生産力を著しく超過している。需要が供給を超える状態が続けば，地球の生物学的資源はいずれ欠乏してしまう。

2003年の1人当たりのエコロジカル・フットプリントは，日本が世界平均の生物生産力の2.5倍，EU加盟国は2.7倍，アメリカは5.4倍に達している。要するにエコロジカル・フットプリントとは，食料や地球資源を浪費する生活を続けた場合の，地球船地球号の限界を示したものなのである（図11-12）。

[*12] WWF
World Wide Fund for Nature（世界自然保護基金）の略。100を超える国が加盟する世界最大の自然保護NGO（非政府組織）。1961年にスイスで設立され，地球の自然環境の保全や，野生生物や森林保護，地球温暖化対策などに取り組んでいる。

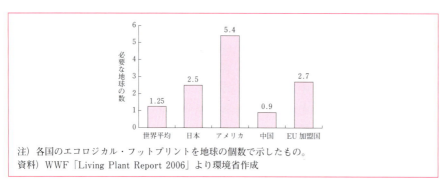

図11-12　各国のエコロジカル・フットプリント

7．世界の人口増加と栄養不足

1）世界の人口増加と食料需要

世界人口は，開発途上国を中心として大幅な増加が見込まれている。2050（平成62）年には96億人となり，2000（平成12）年からの50年間に1.6倍になると推計されている。2050年の推計人口を国別にみると，インドが16億人，中国が14億人と多く，2つの国で世界人口の3割を占めると予測されている（図11-13）。

このような世界の人口増加によって，世界の食料需要が著しく増加することが予想される。加えて，開発途上国の経済発展に伴う食生活の変化で肉類需要の増加や，畜産物生産に必要な飼料穀物の増加などから，世界全体の食料需要はより厳しさを増すことが懸念される。限りある地球環境における食料生産の可能性など，厳しい検討が必要である。

2）世界の栄養不足人口は8億500万人

国連食糧農業機関（FAO），国際農業開発基金（IFAD），国連世界食糧計画（WFP）が共同発表した「世界の食料不安の現状2014」によると，2012／14年

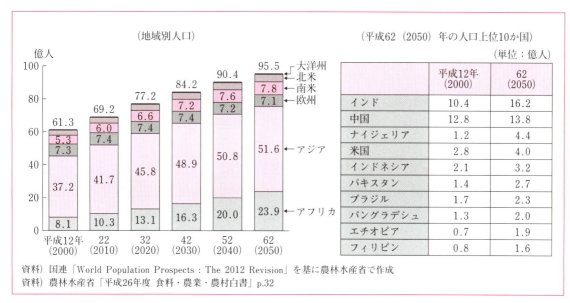

図11-13　世界人口の推移と見通し

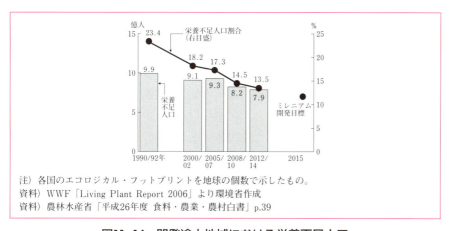

図11-14　開発途上地域における栄養不足人口

において，世界人口の11％（8億500万人），開発途上地域人口の13.5％（7億9千万人）が，慢性的な栄養不足に苦しんでいると報告されている（図11-14）。

また同報告書では，飢餓状況の改善について，2000（平成12）年の国連ミレニアム・サミットで合意された「2015年度までに飢餓に苦しむ人口割合を1990年比で半減させる」という開発目標に近づいているものの，サブサワラアフリカ地域や西・南アジアでは達成が難しいと述べられている。

3）1日1.25ドル未満で暮らす「極度の貧困」は，世界で12億人

1日1.25ドル未満で暮らす人々を，国際的に「極度の貧困」と定義している。世界銀行は，2013年にリポートを発表し，世界人口の5分の1弱の12億人が

最貧困状態にあり，この極貧の3人に1人が，13歳以下の子どもであることを報告した。また，サワラ砂漠以南のアフリカには，世界の最貧困層の3分の1以上が集中しており，次いで人口の多いインド，中国などとなっていることが明らかにされた。

この現状を踏まえ，世界銀行は，2030年までに極度の貧困をなくすという目標を掲げた。

4）「2014年世界栄養報告」からみる世界状況

国際食料政策研究所から「2014年世界栄養報告（Global Nutrition Report）」が発表された。この報告書は，2013年9月に英国ロンドンで開催された「成長のための栄養サミット：ビジネスと科学を通じた飢餓との闘い」でのコミットメントに基づいて作成されたものである。

そこでは，栄養を持続可能な開発における中心課題として位置づけ，「良好な栄養状態は人間の幸福の基盤になる」という一貫した理念に基づいている。たとえば，出生前から乳幼児期にかけて，良好な栄養状態を保てば，脳の機能障害を防ぎ，免疫システムを強化し，死亡率を減少させることができる。そしてその後も，学習能力を高め，栄養状態のよい子どもを出産でき，大人になれば生産性を向上させ，高額な賃金が得られる可能性も上がり，中高年期では慢性疾患や介護の予防にもなる。逆に，良好な栄養状態が保たれなければ，人間の命や生活は崩れやすく，すべては砂上の楼閣となる。報告書では，世界にはそのような状態が多く存在することが述べられている。

かつてわが国は，低栄養に悩まされ，体格は小さく，短命であった。しかし，明治維新による近代化，栄養改善活動により，豊かな長寿社会を作り上げた。同報告書ではこのことにも触れ，栄養政策にもっとも成功した世界のモデルともいうべき事例とされている。今後のさらなる対応が求められる。

8．子どもの貧困率

1）子どもの貧困率の現状

子どもの貧困率とは，平均的な生活ができない所得水準の家庭で育つ子どもの割合のことである。この基準は，OECD（経済協力開発機構）によって定められており，貧困かどうかの指標となる「貧困線」[*13]に満たない所得世帯で暮らす18歳未満の子どもの割合を示す。

「平成24年国民生活基礎調査」によると，2012（平成24）年の貧困線は122万円（名目値）であった（表11-7）。子どもの貧困率は，2012年に16.3％と過去最悪を記録し，2003（平成15）年以降，悪化し続けている。その要因には，離婚率が増加し，1人親家庭が増えたことなどがあげられている。母子家庭は，約

[*13] 等価可処分所得の中央値の半分をさし，国民全体を年間の所得額に応じて並べたとき，ちょうど真ん中に位置する人の所得を基準に，その半分の額と定められている。

124万世帯に上り，母子家庭のうち生活保護を受給しているのは，約1割といわれる。

表11-7 貧困率の年次推移（%）

	昭和60年	63	平成3年	6	9	12	15	18	21	24
相対的貧困率	12.0	13.2	13.5	13.7	14.6	15.3	14.9	15.7	16.0	16.1
子どもの貧困率	10.9	12.9	12.8	12.1	13.4	14.5	13.7	14.2	15.7	16.3
子どもがいる現役世帯	10.3	11.9	11.7	11.2	12.2	13.1	12.5	12.2	14.6	15.1
大人が一人	54.5	51.4	50.1	53.2	63.1	58.2	58.7	54.3	50.8	54.6
大人が二人以上	9.6	11.1	10.8	10.2	10.8	11.5	10.5	10.2	12.7	12.4

注：1) 平成6年の数値は，兵庫県を除いたものである。
　　2) 貧困率は，OECDの作成基準に基づいて算出している。
　　3) 大人とは18歳以上の者，子どもとは17歳以下の者をいい，現役世帯とは世帯主が18歳以上65歳未満の世帯をいう。
　　4) 等価可処分所得金額不詳の世帯員は除く。
　　5) 名目値とはその年の等価可処分所得をいい，実質値とはそれを昭和60年（1985年）を基準とした消費者物価指数（持家の帰属家賃を除く総合指数（平成22年基準）で調整したものである。
資料）厚生労働省「平成25年国民生活基礎調査」

2）相対的貧困率の国際比較

　OECD（経済協力開発機構）の2010年調査によると，わが国の17歳以下の子どもの相対的貧困率[*14]は，OECD加盟国34ヵ国中で10番目に高く，OECD平均を上回っている。また，子どもがいる現役世帯の大人が1人の世帯の相対的貧困率は，54.6％とOECD加盟国中最も高い。

[*14] 貧困線に満たない世帯の割合を示す。

3）国の子どもの貧困対策に関する大綱

　貧困家庭の子どもは，成長した後，自らも経済的に困窮しやすいといわれている。しかし，この状況を打破し，すべての子どもが親の経済状態にかかわりなく，将来を切り開いていく社会の実現が求められる。

　国では，子どもの貧困対策の具体的内容を定めた大綱を閣議決定している。また，2013（平成25）年1月に施行された「子ども貧困対策法」に基づき，貧困の世代間連鎖を断ち切ることを目標に掲げ，「教育の支援」「生活の支援」「保護者の就労支援」「経済的支援」「その他の支援」の5分野の支援策を打ち出している。子どもの貧困には，「進学の断念」「修学旅行や部活動に参加できない」「3食満足に食べられない」「学校給食費の滞納」「必要な医療が受けられない」など深刻なものがある。

参考文献・資料

第11章

1）消費者庁「平成26年版消費者白書」2015
2）農林水産省「平成27年版食料・農業・農村白書」2015
3）内閣府「平成26年版子ども・若者白書」2014
4）厚生労働省「平成24年国民生活基礎調査」2012
5）環境省ホームページ：「学校給食から発生する食品ロス等の状況に関する調査結果について（お知らせ）」
（http://www.env.go.jp/press/100941.html）

第12章

日本の食文化と栄養教諭

　和食は，ユネスコの無形文化遺産に登録されるなど，食文化を含めた和食が，世界的にも注目されている。長寿を誇る日本の「食」は，健康食として好まれるだけでなく，見た目の美しさ，だしを用いた味つけ，さまざまな食材を活用した多彩な調理法など，多方面から高い評価を受けている。しかし，昨今の日本では，世界の動きとは逆に食の洋食化が進み，和食離れや食文化の衰退が懸念される。

　日本の「食」を児童・生徒に伝えていくことは，将来の健康的な食習慣の形成に役立つだけでなく，食文化の継承という面でも重要である。和食の特色，良さ，欠点，活用の意義，また，食文化などを栄養教諭自身がよく理解した上で，どのように指導や学校給食へ生かしていくかの創意工夫が必要である。

　本章では，和食についてさまざまな観点から学ぶとともに，指導を考える際に参考になる指導実践例や授業計画案例などを収載している。また，創意工夫の一環として，体験学習を通して食を学ぶ実践例も示した。

　栄養教諭の視点で本章を学び，自身の指導にどう活用していくかを考えてみよう。

1．世界に誇る日本の食文化

1）食育基本法と食文化

　食育基本法[*1]が，2005（平成17）年6月に制定され，食育は，生きる上で基本となる知育・徳育・体育の基礎を育成するものとして位置づけられている。また，食育の役割として，食育基本法第7条には，伝統的な食文化，環境と調和した生産などへの配慮および農山漁村の活性化と食料自給率の向上への貢献が示されている。

[*1] 「食育基本法」については，4章（p.93～）を参照。

> **●食育基本法**
> （伝統的な食文化，環境と調和した生産等への配意及び農山漁村の活性化と食料自給率の向上への貢献）
> **第七条**　食育は，我が国の伝統のある優れた食文化，地域の特性を生かした食生活，環境と調和のとれた食料の生産とその消費等に配意し，我が国の食料の需要及び供給の状況についての国民の理解を深めるとともに，食料の生産者と消費者との交流等を図ることにより，農山漁村の活性化と我が国の食料自給率の向上に資するよう，推進されなければならない。

　このように，食は心身の健康の増進に欠かせないものである。またその一方で，地域における伝統や気候風土と結びつくことによって，地域の個性ともいうべき多彩な食文化や食生活を生み出す源泉でもあり，日本の文化の発展にも寄与している。

　食育の推進，食生活の改善・栄養改善にあたっては，伝統ある優れた食文化や地域の特性を生かした食文化の継承・発展とともに，環境との調和がとれた食料の生産および消費などが図られるよう，十分に配慮し，活動の輪を広げたい。特に社会の希望であり，未来の力である子どもたちの笑顔あふれる社会の実現は，現代における課題のひとつである。食は，まさにその源泉であり，食育時代の構築こそ，その基本となるだろう。

2）食育推進計画における食文化とその継承

　2016（平成28）年3月末，内閣府により第3次食育推進基本計画が策定された。その中で，食文化の継承や食品ロスの軽減による持続可能な社会の実現に向ける食育の推進が謳われている。また，わが国の特徴として，南北に長く，豊かな自然と四季の食材に恵まれていることがあげられ，長い年月を通じて地域の伝統的な行事や作法と結びついた食文化が，形成されてきたことが述べられている。このようなわが国の豊かで多様な食文化は，世界に誇ることのできる食文化である。

　わが国では，栄養バランスに優れた「日本型食生活」が形成され，国民の平均寿命，健康寿命の延伸に大きく貢献している。しかしながら，近年では年々の変化が著しい。食料需給表で1人当たりの食品の品目別消費量をみると，1965（昭和40）年度を100とした場合，米は2013（平成25）年度には50.4%と半減している。一方で，肉類，鶏卵，牛乳・乳製品，油脂類は，それぞれ2倍以上に増加している。

　確かに，国民のライフスタイル，価値観，ニーズの多様化に伴い，米を中心として，水産物，畜産物，野菜など多様な副食によって構成されて来た日本型食生活や，食文化が漸次衰退する傾向にある。単なる杞憂であるかもしれないが，急激な変化をみせる食生活について，もっと真剣にそのあり方を検討することが必要であろう。

3）郷土料理，行事食を学校給食にいかに生かすか

　郷土料理，行事食や伝統料理などは，その土地の産物を使った独自の料理法でつくられ，食べ継がれてきたものである。これらは，子どもたちに地域の産業や文化に関心をもたせる上でよい教材となるものである。また，正月，桃の節句，端午の節句などの行事食は，各地方で風習を異にするが，子どもの最大の楽しみであり，良い風習として子どもたちに伝えていきたいものである。

　栄養教諭は，献立作成にあたって，郷土料理や行事食を積極的に取り入れ，学習教材として活用しつつ，伝統的な食文化の継承に努めたい。

4）米を中心とした和食文化の勧め

　日本は，平均寿命・健康寿命ともに世界のトップレベルであり，その背後に和食の素晴らしさが大きく影響しているといってよいであろう。和食は，米を主食として，魚介類，畜産物，野菜類・果物などの多様な食品を，主食，主菜，副菜として組み合わせて摂ることができる。そのため，和食はバランスの取れた健康食として，世界的にも注目されている。

　学校給食献立をもとにして，米を中心とした和食の大切さを学齢児期から習慣化していくことは，生活習慣病の予防効果も期待できる。

　学齢児期から和食の素晴らしさが身につくよう，日頃から家庭や学校給食で米を中心とした和食を取り入れた献立への配慮が必要であろう。

　また米飯は，伝統的な日本食の原点であり，食料自給率の高い米を学校給食にしっかり位置づけることは，将来に向けたわが国の食料自給率の改善にも役立つだろう。

5）食の日本ブランド戦略

　食育推進基本計画の中に，「知的財産立国への取り組みとの連携」という項目がある。

　日本は，新鮮で豊富な農林水産物を背景に伝統的な和食を基礎として，日本の生活文化と諸外国の調理法や味つけなどを上手に組み合わせ，伝統と創造を融合させながら築き上げてきた。この食文化は，まさに日本固有の知的・文化的な財産といえる。日本の食は，「安全・安心」「ヘルシー」「高級・高品質」「スタイリッシュ（美的）」ということで，近年，世界的にも注目されてきている。

　2005（平成17）年に知的財産戦略本部コンテンツ専門調査会日本ブランドワーキンググループは，図12-1のような「知的財産推進計画2006」を策定した。これは，ライフスタイルを活かした日本食のブランド化，地域の食ブランドの確立，さらには日本の食を世界ブランドとして確立する方策の構築を通して，日本食の素晴らしさを海外に向けて発信することを目的としたものであった。

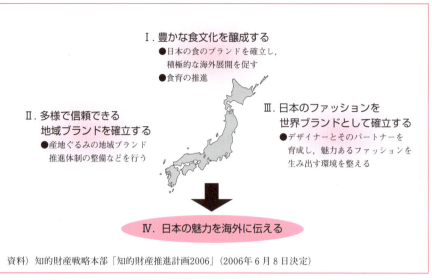

図12-1　ライフスタイルを活かした日本ブランド戦略

2．和食がユネスコの無形文化遺産に（和食の保護・継承と学校給食）

1）注目される和食

2013（平成25）年12月に「和食：日本人の伝統的な食文化」が，ユネスコ（国連教育文化機関）に登録された。これを機に私たちは，和食がもつ日本の食文化をしっかりみつめ直し，学校給食などを通じて，次世代に向けて保護，伝承していきたい。

2014（平成26）年8月に横浜で開催された，第61回日本栄養改善学会のシンポジウムのひとつである「和食を科学する」では，和食のエッセンス「だし・うま味」の減塩効果，健康価値が取り上げられていた。このうま味は，和食を特色づける重要なものであり，うま味の追及は極めて大切である。

2）和食のもつ4つの特徴

「食料・農業・農村白書（平成26年版）」にも謳われているように，日本人は，四季の変化や地理的な多様性を背景として，豊かな食材をもたらす自然を敬い，ともに生きていく中で独自の食文化としての「和食」を育んできた。

和食には，以下のような特色がある。

①**多種多様な食材の活用と調理技術**

和食は，新鮮で多様な食材と素材を用い，また，そのもち味を尊重する工夫がなされている。特に，四季折々の新鮮で多様な海の幸・山の幸を生かすため，だしを使用した調理技術が発達している。

②**健康的な栄養バランスとうま味の活用**

米，魚，野菜や山菜といった地域でとれる自然食材を使った，栄養バランスに

優れた健康的な食事、だしのうまみの活用、動物性油脂の少ない健康的な食生活を実現した。

③繊細な美意識を生かした食の演出

自然の美しさや季節変化に応じた盛りつけ、季節にあった調度品や器の使用など、随所に美意識が生かされている。

④節目儀礼・年中行事との密な関係

正月のおせち料理やお雑煮から始まり、大晦日の年越しそばまで、日本の年中行事に、食は欠かせないものである。また、お食い初め、七五三など人生の節目儀礼と食は、密接な関係をもっている。

3) 和食に対する消費者の意識―和食の魅力は何か―

日本政策金融公庫が行った2014（平成26）年1月調査をみてみよう。

この調査において、和食の魅力となる特徴をみると、「一汁三菜を基本としたバランスの良い食事スタイル」が26.3％、「多様で新鮮な山海の幸を使用」が24.2％と高い。次いで、「素材の持ち味を引き出し、引き立てる調整技術」が18.0％、「うま味を上手に使うことで動物性油脂を多用しない健康的な食事」が12.9％となっている。まさに、和食の魅力である（図12-2）。

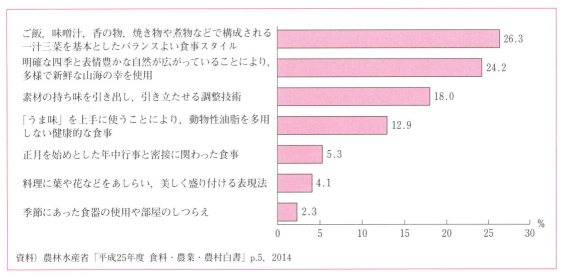

図12-2 「和食」の魅力を感じる特徴

4) 和食で保護し、大切にしたい点は何か（複数回答）

和食における「保護し、大切にしたいこと」の調査結果をみると、「『いただきます』や箸の使い方などの食事のマナー」が39.3％、「地域に根差した食材を用いた郷土料理」が30.7％、次いで、「一汁三菜を基本とする食事スタイル」が26.2％など、和食のもつ食事マナーや地域に根差した食材という側面が重視されていることがわかる（図12-3）。

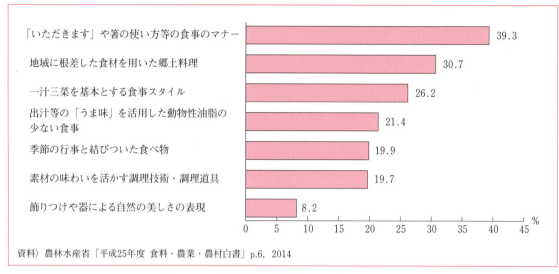

図12-3 「和食」の保護したい点（複数回答）

5）海外の日本食レストラン

　農林水産省の2015（平成27）年7月調査によると，海外の日本食レストランは，約89,000店舗あり，2013年の調査結果と比べると2年半で約1.6倍に増加している。この増加率をみても，日本食への関心の高さがわかる。

　そして現在でも日本食レストランは，アジア，北米，欧州，中南米，オセアニアなど，世界各地にさらなる広がりをみせている。

6）訪日外国人の期待の第1位は「日本食を食べること」

　観光庁の2014（平成26）年の「訪日外国人の消費動向調査」によると，訪日外国人観光客が期待していることは，「日本食を食べること」がトップであり，次いで「ショッピング」，「自然・景勝地観光」であった（図12-4）。

7）日本の食文化の維持・継承と学校給食

　博報堂生活総合研究所の「生活定点1992〜2012年調査」によると，20歳から69歳の男女で，正月におせち料理を食べた人の割合は，1992（平成4）年の86.6%から2012（平成24）年には74.8%まで低下している[*2]。おせち料理は，日本の食文化の中で培われてきた代表的な行事食である。しかし近年，この慣習が薄れつつある。このような現状を受け，NPO法人日本料理アカデミーでは，日本食の素晴らしさを料理店の店主達や調理学校関係者などに直接伝え，体感してもらう食育事業や講演等を行い，各地域の特徴的な食文化を保護・継承するために取り組んでいる。

　そして国でも，食文化を生かした地域活性化を支援する「日本食ナビ」を作成

*2　代表的な食文化であるおせち料理を正月に食する慣習が，近年，薄れつつあることをどう考えますか。自分の考えをまとめ，他の人と意見を交換し，話し合ってみましょう。

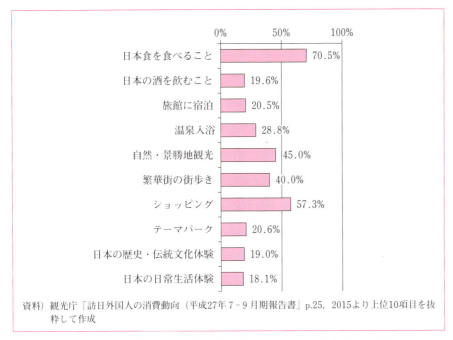

資料）観光庁「訪日外国人の消費動向（平成27年7-9月期報告書）」p.25，2015より上位10項目を抜粋して作成

図12-4　訪日前に期待していたこと（全国籍・地域，複数回答）

するなど，日本の食文化に対する国民の関心を高める取り組みを行っている。また，継続的な活動を通じた次世代への取り組みを重要視し，食習慣形成期の児童・生徒に対する学校給食を活用した和食や食文化の保護・伝承を極めて重要な課題としている。

3．学校給食で伝えたい食文化

　学校給食では，準備から後片づけを通した毎日の実践活動の中で，食生活が自然の恩恵の上に成り立つものであり，食物の生命をいただいていることや，食に関わる人々のさまざまな活動に支えられていることなどを繰り返し指導している。このことは，児童・生徒に勤労を重んずる態度や感謝の心，わが国の伝統的な優れた食文化を尊重する心を育む上で，極めて有効な教育である。
　特に，学校給食の時間に，次の事項を毎日実践することは，わが国の優れた，美しい食文化を後世に繋いでいくことに貢献しているといえるだろう。

1）「いただきます」「ごちそうさま」のあいさつ

　「いただきます」の「いただく」は，「食べる」の謙譲語で，一番高いところ（頂）に掲げるとの意味がある。「いただきます」とのあいさつは，神仏に供えたものや上位の人からいただいたものを飲食する際に，頭上に掲げるようにしたことに

由来しているといわれている。

また，「ごちそうさま」の「馳走」とは，走り回るという意味がある。昔は客をもてなすために，馬を走らせて食材を集めたことから，そのもてなしに感謝をする意味で「御」と「様」をつけて「御馳走様」と言うようになったといわれる。

さらに，食生活は，他者（動植物）の命をいただいて成り立っていることから，われわれの命をつなぐために犠牲となった命への感謝の意味も込められている。

2）食器の置き方

日本の宮廷には，左大臣は右大臣よりも位が上であるなど，「左上位」という考え方があり，貴重な作物であった米を左に置くという文化が生まれた。また，お

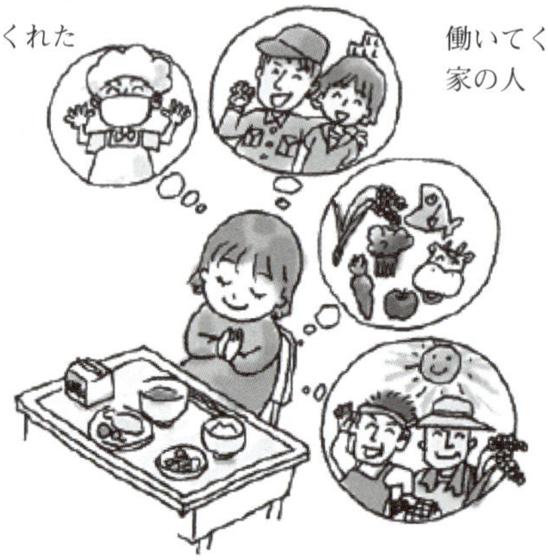

感謝を込めて「いただきます」「ごちそうさま」のあいさつをする。

給食を作ってくれた調理員さん

働いてくれる家の人

米も野菜，肉，魚も，みんな生きていたものです。

食べ物を育ててくれた農家の人

食べ物が無くてたくさんの人が飢えている国もあります。食べ物を大切にする心と感謝する気持ちを育てましょう。

資料）文部科学省「食に関する指導の手引―第1次改訂版―（平成22年3月）」p.212

図12-5　食事のあいさつ

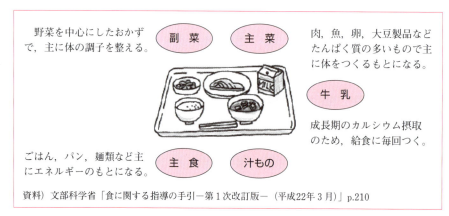

野菜を中心にしたおかずで，主に体の調子を整える。　**副菜**　**主菜**　肉，魚，卵，大豆製品などたんぱく質の多いもので主に体をつくるもとになる。

牛乳　成長期のカルシウム摂取のため，給食に毎回つく。

ごはん，パン，麺類など主にエネルギーのもとになる。　**主食**　**汁もの**

資料）文部科学省「食に関する指導の手引―第1次改訂版―（平成22年3月）」p.210

図12-6　配膳の位置

かずを食べる際に、上位のご飯茶碗の上をまたぐことは無作法とされた。そのため、配膳の際の食器の置き方は、左利きであっても右利きと同じなのである。

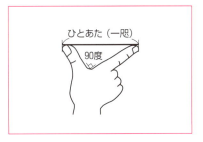

図12-7 あたの長さ

3）箸の持ち方

箸は，8世紀頃（平安時代）から使われるようになった。「正しい箸の持ち方ができること」と「姿勢を正しくすること」は，美しく品格のある食事作法の基本であるとされている。

箸は持ちやすいように，太いほうを右にして置き，①右手で箸を取り，②左手で箸を受け，③右手で正しい持ち方に替えると，きれいに持つことができる。また，下の箸は動かさず，上の箸だけを動かすのが，正しいお箸の使い方とされて

正しいはしの持ち方

指導方法（例）

①正しいえんぴつの持ち方ではしを1本持つ。	②上のはしを「1の字」を書くようにたてに動かす。
③もう1本のはしを親指のつけ根と薬指の先ではさむ。	④上のはしだけを動かすように練習する。 下のはしは動かさない

☆やめたいはしの使い方

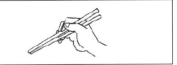

まよいばし	なみだばし	さしばし	もちばし	よせばし
どれを食べようか，迷ってはしを動かすこと。	遠くからはさんで汁を垂らしながら，はしを動かすこと。	はしで食べ物をさして，食べること。	はしを持ったまま，食器を同じ手で持つこと。	はしで食器をよせること。

資料）文部科学省「食に関する指導の手引―第1次改訂版―（平成22年3月）」p.215

図12-8　食に関する指導の手引―第1次改訂版―（文部科学省）

いる。

また、自分の手にあった箸の長さは、「ひとあた（一咫）半」といわれている。

ひとあたは、親指と人差し指を直角に広げ、その両指の先を直線で結んだ長さのことである。つまり、ひとあたの1.5倍の長さが使いやすい箸の長さのめやすとされている。

4．健康な食事とは（和食の高塩分摂取の問題点）

1）日本人の健康を支える健康な食事

厚生労働省は、2014（平成26）年10月に「日本人の健康を支える『健康な食事』のあり方に関する検討会」の報告を公表した[*3]。また、2015（平成27）年9月には、厚生労働省健康局長通知として、「生活習慣病予防その他の健康増進を目的として提供する食事の目安の普及について（健発0909第6号通知）」を発出し、実施に移されている。

健康な食事は、健康づくりの基本であり、健康寿命の延伸のキーポイントでもある。特に、子どもの頃に身についた食習慣を大人になって改めることは、なかなか難しい。そのため、子どものうちに健康的な食習慣を確立することは、成長段階にある子どもたちの生涯にわたる健康づくりの基礎となり、また豊かな人間性を培うためにも極めて大切である。学校給食に「健康な食事」を反映させることにより、世界に誇れる学校給食制度として、ますますの発展が期待される。

*3 「日本人の健康を支える『健康な食事』のあり方に関する検討会」の詳細については、8章4節（p.197）を参照。

2）学齢児期のナトリウムの食事摂取基準（食塩相当量）

ナトリウムは、細胞外液の主要な陽イオンであり、細胞外液量を維持している。そのため、浸透圧、酸・塩基平衡の調節にも重要な役割を果たしている。ナトリウムの摂取源は、食塩、食塩を含有する調味料、料理に含まれる食塩である。

「日本人の食事摂取基準（2015年版）」によると、食塩の摂取目標量は、高血圧予防の観点から、18歳以上の成人男性で8.0g未満、成人女性で7.0g未満とされている。また、学齢児期の食塩相当量として設定されている食塩の目標量は、表12-1の通りである。

健康的な食生活のためには、小児期から薄味の食習慣を形成することが重要である。

表12-1　学齢児期のナトリウムの食事摂取基準、食塩相当量（g／日）

性別	男性	女性
年齢：歳	目標量	目標量
6〜7	5.0未満	5.5未満
8〜9	5.5未満	6.0未満
10〜11	6.5未満	7.0未満
12〜14	8.0未満	7.0未満
15〜17	8.0未満	7.0未満

資料）厚生労働省「日本人の食事摂取基準（2015年版）」より筆者作成

3）加工食品の食塩相当量表示

　加工食品の栄養表示が重要視される時代となり，2013（平成25）年6月28日に法律第70号をもって，食品表示法が成立，公布され，2015（平成27）年度から施行された。

　食品の表示は，消費者にわかりやすいことが，まず大切である。加工食品の栄養表示は，今まで任意表示であったが，平成27年度の食品表示法の施行により義務化された。

　ナトリウムの表示は，原則として「食塩相当量」に統一された。もとより，ナトリウムについては，科学的にはナトリウム表示が適正である。しかし，消費者にとっては，ナトリウムとしての表示量を食塩相当量に換算することは，なかなか難しい。また，栄養指導の際にも「食塩相当量」が使われていることも，ナトリウムの表示が食塩相当量に統一された一因といえる。

4）生活習慣病の予防は小児期から

　最近は，「生活習慣病の時代」といわれ，食生活，栄養改善など疾病の一次予防が重視されている。生活習慣病は，食生活とのかかわりが深く，予防のためには，小児期からの健康的な食習慣の育成が大切である。子どもたちにとって，生活習慣病はずっと先の話ではない。生活習慣の基礎が小児期に創られることを考えると，小児期の食事は，極めて大切である。また，積極的に「食習慣や食嗜好がどのようにして形成されるか」や，食塩と生活習慣病との関連等を文献や新しい情報などから調べ，食育に役立てるようにしたい。

5）塩分を抑えてカルシウムも補える「乳和食」

　2014（平成26）年頃に「牛乳は和食に合わない」として，学校給食に牛乳を使わないとの動きがあり，話題を呼んだ。しかし，最近では，「乳和食」という言葉もあるように，健康志向の高まりを受けて，牛乳を和食に用いた減塩メニューが推進されている。「乳和食」は，味噌やしょうゆなどの伝統的調味料に，「コク味」や「うま味」を有する牛乳（成分無調整牛乳）を組み合わせることで，食塩の摂りすぎを防ぎ，カルシウムやたんぱく質の不足を補う食事の摂り方として注目されている。

6）食品や食文化の大切さを考える記念日（11月24日）

　「和食」文化の保護・継承国民会議[*4]は，和食のユネスコ無形文化遺産登録を機に，和食を次世代に向けて保護・継承するため，11月24日（いいにほんしょく）を，「和食」の日として一般社団法人日本記念日協会に申請し，承認された。

　6月19日の「食育の日」はもとより，食品・食文化に関する記念日には，この他にも「焼き肉の日」（8月29日），「野菜の日」（8月31日）というように，語呂合わせをもとに認定されたものや，FAOの設立を記念して設定された「世

*4　企業や団体等によって構成される民間団体

界食料デー」(10月16日)，FAOの「世界牛乳の日（World Milk Day）」にちなんだ「牛乳の日」（6月1日）などがある。

5．子どもの体験学習の重要性

　学校教育の中で効果的に食育を推進するためには，児童・生徒が机上で基礎的・基本的な食に関する知識の理解を深める学習だけでなく，家庭生活の中での実践や体験活動を取り入れることで，より具体的，自主的に学ぶことができる。

　食育基本法の第六条では，「食育は，広く国民が家庭，学校，保育所，地域その他のあらゆる機会とあらゆる場所を利用して，食料の生産から消費等に至るまでの食に関する様々な体験活動を行うとともに，自ら食育の推進のための活動を実践することにより，食に関する理解を深めることを旨として，行われなければならない」と示され，体験活動や実践の重要性を示唆している。また，食育推進基本計画の中でも，学校や保育所などで食育を推進するために，「地域の生産者団体等と連携し，農林漁業体験や食品の調理に関する体験等，子どもの様々な体験活動を推進するとともに，体験活動の円滑な実施を促進するため，指導者に対する研修を実施する。学校教育以外でも，食料の生産・流通・消費に対する子どもの関心と理解を深めるため，行政関係者，関係団体等と連携し，子どもへの体験学習を推進する」とされている。

　学習指導要領の総則には，学習指導方法のポイントとして「各教科等の指導に当たっては，体験的な学習や基礎的・基本的な知識及び技能を活用した問題解決的な学習を重視するとともに，児童の興味・関心を生かし，自主的，自発的な学習が促されるよう工夫すること」と記されている。子どもたちは，見る，食べる，育てる，作るなどの五感を使った体験学習をすることで，いきいきと活動しながら，確実に机上で学んだ知識を実践に裏づけされた知恵や技能へと変えていくことができるのである。

1）自然体験活動の実践事例

実践事例1：「たのしさいっぱい，秋みつけ」（小学1年生／生活科）
　1年生と生活科の学習で「たのしさいっぱい，秋みつけ」に取り組んだ。
　1年生は，生活科の学習で身近な自然を観察し，四季の変化や季節によって生活のようすが変わることに気づき，自分たちの生活を工夫したり，楽しんだりできるようになることを学ぶ。そこで，秋の校庭や郊外の公園で，秋の草花や樹木などの自然を観察し，自然の不思議さに気づくことを目的として，校外学習に出かけた。
　公園には，いちょうやドングリのほかに，柿や栗の木があり，実りの秋が体感できた。「栗の実は，いがの中に入っていて，ズックで踏むと出てきたよ。

おもしろかったよ。」「家で食べる柿は甘いのに，公園の柿はしぶい柿があって，びっくりした。」など，子どもたちはそれぞれに秋を感じたようすだった。

1年生の公園での自然体験活動を食に関する指導につなげ，指導を深めていくために，子どもたちが拾ってきた栗や柿の実を使った給食を実施し，給食時間に秋が旬の食べ物についての指導をした。

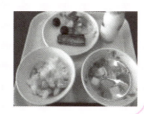

給食では，子どもたちが拾ってきた栗の実を使って栗ごはんに，柿はサラダにして全校みんなで味わった。「これ，ぼくたちが持ってきた栗だね。」「柿のサラダおいしいね。」秋の味覚いっぱいの給食に，うれしそうな1年生の姿が見られた。

2）農業体験活動の実践事例

実践事例2：「農業体験活動を取り入れた食育」
（小学3年生／理科，社会科，総合的な学習）

3年生と理科，社会科，総合的な学習の時間で，「農業体験活動を取り入れた食育」に取り組んだ。

3年生は，理科で「植物のつくりと育ち方」で植物のつくりや生長のようすを学ぶ。社会科では「わたしの町みんなの町」で学校の周りや市内のことを学び，「人々の仕事とわたしたちのくらし」で農家の仕事やスーパーマーケットの仕事を学ぶ。これらの教科単元の学習内容と関連づけて，総合的な学習の時間の学習も加えた実践に取り組んだ。

2年生の時に生活科でトマトやきゅうりなどの夏野菜を育てた。その経験をいかし，3年生では，学校菜園でじゃがいもと大根やかぶなどの野菜を育てることにした。植物の生長が目で見える果菜類と違い，じゃがいもや大根は葉や茎の生長は見えても，土の中で育っている根菜の部分を見ることができない。

そこで，学校の近隣で朝市（直売所）を開いているSさんの畑を見に行ったり，Sさんに"畑の先生"として学校へ来ていただいて話を伺ったり，近所のスーパーマーケットで野菜の勉強をしたりした。

子どもたちは，食材を生産してくださる方々の苦労や工夫を見たり，聞いたりして，食べ物を大切にしようとする態度と感謝する心を養うことができた。また，育てる体験や自分たちで育てた食材を調理して食べることで，「食」への興味や関心を高めることができた。

(1) 指導計画

前述の実践事例2の指導計画は，以下の通りである。

4月下旬	じゃがいもの栽培
6月	社会見学（朝市，畑）
7月	じゃがいもの収穫，調理
9月	冬野菜の栽培
11月	社会見学（かぶやねぎの産地圃場，スーパーマーケット）
12月	冬野菜の収穫，調理，感謝集会

(2) 実践内容

指導計画を踏まえて，各実践内容をみてみよう。

①「じゃがいもを育てて食べよう」の実践から

4月，学校菜園で育てたい野菜を子どもたちと話し合い，じゃがいもを育てることにした。子どもたちは，種芋の植え方，水や肥料のやり方，芽かきの仕方などを各自で調べ，学校菜園を耕してうねを作ってもらい，育て始めた。

学校の近隣で野菜を生産し，畑の横で朝市を開いているSさんの畑へ社会見学に出かけた。子どもたちは，大きく育っている野菜を見て，「何が違うのか」「どうしたら学校菜園の野菜も大きくなるのか」などをSさんに質問し，学校の菜園で工夫していた。

7月に子どもたちは，じゃがいもを収穫した。畑では，茎も葉も大きく育っていたので，期待して掘り起こした。しかし，大きな芋も育っていたが，小さな芋も多く，子どもたちは，見えない野菜の作り方の難しさを感じていた。子どもたちは，小さなじゃがいもも1つひとつ大切に泥を洗い落とし，家庭科室で蒸して食べた。自分たちの手で育て，蒸したじゃがいもは，とてもおいしく，みんなでSさんのアドバイスを思い出しながら，感謝して食べていた。

②「冬野菜を育てよう」の実践から

「もう一度，育ててみたい」という子どもたちの思いを踏まえ，大根，かぶ，にんじん，ブロッコリーなどの冬野菜を栽培することにした。

子どもたちは，植える前から育て方を調べたり，Sさんを訪ねて話を伺ったりして，期待をふくらませた。栽培を始めてからも，Sさんと畑に質問に来る子どもたちとの交流は続き，アドバイスを受けながら育てることができた。

収穫し，とれた冬野菜でポトフを作ることになり，子どもたちは「Sさんを招いて『ありがとう』を言いたい」と願いでて，『ありがとう集会』を開いた。

また，子どもたちと一緒にSさんの朝市を訪れ，地域で作られている新鮮な野菜を購入する保護者が増えた。

(3) 成果

この実践を行った後，以下のような変化や成果がみえてきた。

○朝食の欠食率の低下

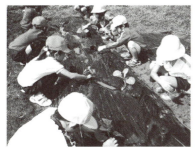
▲野菜の栽培

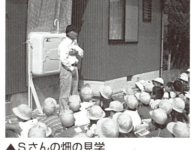
▲Sさんの畑の見学

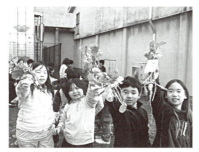
▲野菜の収穫

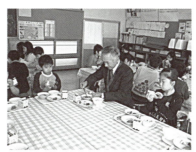
▲ありがとう集会

　　　前年度0.4％　→　当年度初め0.4％　→　当年度末0％
○給食の残食率の低下
　　　前年度3月平均5.5％　→　当年度5月平均6.0％　→　当年度2月平均3.1％
○3年生が野菜を育て，収穫の喜びを味わったり，調理したりしたことは，食べ物への感謝の心を育む貴重な体験となった。また，自らの生活を振り返っての食に関する授業により，児童1人ひとりが「食」への関心や意識を高め，よりよい生活習慣の実践へとつなげる機会となった。

3）食事づくり体験活動の実践事例

実践事例3：「ゆで野菜のサラダをつくろう」（小学5年生／家庭科）

　5年生とは，家庭科の「(2) はじめてみよう　クッキング」と「(8) じょうずに使おう物やお金」の単元を関連づけながら学習を進めた。
　この実践では，「はじめてみよう　クッキング」の「3　ゆで野菜のサラダをつくろう」の学習を中心に進めた。まず，サラダづくりの計画を立て，必要な材料を揃える買い物の計画を考え，実際にスーパーに買い物に行った。そして，サラダを調理して試食する中で，買い物の仕方を考えたり，振り返ったりした。
　さらに，学校で学んだサラダづくりや買い物の仕方を家庭で実践し，家族に喜んでもらえたことで自己有用感を育むこともできた。

（1）食事づくりの指導計画

前述の実践事例3の指導計画は，表12-2の通りである。

表12-2　食事づくりの実践事例3の指導計画

次	（2）「はじめてみようクッキング」の主な学習活動（時間）	次	（8）「じょうずに使おう物やお金」の主な学習活動	指導上の留意点等　※学習活動における評価方法
		一次（2時間）	物やお金の使い方を見直そう ・生活とお金について，収入と消費の両面から考える。 ・物を買うときに，購入の目的や選ぶ理由があることに気付く。 買い物で困った経験を話し合う。 ・今まで買い物で困ったこと，失敗したことについて発表する。 ・家の人が，買う時に気を付けているポイントを話し合う。	・小づかいやお年玉など身近な例を挙げながら，これまでの買い物の仕方を振り返ることができるようにする。 　※観察，発表，ワークシート ・「必要がないのに買った。」など，多様な意見が出るように話合いを進めていく。 ・買い物体験を通して，上手な買い方に気付かせるために，買うときのポイント指導は，簡単な内容にとどめておく。 　※ワークシート
一次（2時間）	★どのような野菜サラダを食べているか紹介しよう。 ・日頃，給食や家庭で食べている野菜サラダの材料や味付けについて話し合う。 ゆで野菜サラダの計画を立てよう ・野菜サラダの材料を決める。 ・1人分の分量を調べる。 ・グループでの金額を決める。 ・野菜の洗い方，切り方，ゆで方など基本的な調理の流れを決める。 ・味付けを決める。			・生で食べている野菜とゆでて食べている野菜があること，いろいろな種類の野菜があることに気付くことができるようにする。 　※観察，発表 ・材料の組み合わせや味付けを工夫することで，いろいろな野菜サラダが作られることに気付き，調理に意欲をもつようにする。 ・材料の選択肢を広くし，より自由な発想で学習に参加できるようにする。 ・適切な分量・バランスで，調理や試食が行えるように助言する。 ・野菜によっていろいろな洗い方，切り方，ゆで方があることに気付くようにする。 ・おおよその価格が分かるように，チラシ等を準備しておく。 　※ワークシート
課外	調理実習の材料を買いに行こう ・近隣のスーパーに行き，4～5人のグループで品物を購入する。 ・野菜は4種類程度，予算は500円以内にする。 ・家庭科で作った財布を使って支払い，釣銭とレシートをもらう。 ・買い物の振り返りを書く。			・事前に，スーパーに学習の目的や時間帯等を連絡しておく。 ・売り場の様子や主な野菜の値段などを確認しておく。 ・交通安全，公共の場でのマナーについて，事前に指導しておく。

二次（2時間）	★計画表を確認して，調理の準備をしよう。 ・調理実習の計画表を確認する。 ★計画にしたがってゆで野菜のサラダを作ろう。 ・計画表にしたがって，調理実習を進める。 ・食卓を整え，試食し，後片付けをする。 実習の振り返りをしよう ・振り返りをする。			・身支度，材料・用具等の確認をする。 ・本時のめあてと衛生，安全面で気を付けることを確認する。 ・児童が実習計画に従って，手順よく調理を進めることができるように助言する。 ・野菜をきちんと洗っているか確認する。 ・ガスコンロの使い方に気をつけているか確認する。 ・野菜に応じた切り方，ゆで方ができるように助言する。 　※観察 ・友達同士でお互いのサラダを見せ合い，他のグループのサラダのよさにも気付くように助言する。
		二次（2時間）	★自分たちの買い物の仕方を振り返ろう。 ・買い物体験をもとに，上手な買い物のポイントについてクラス全体で話し合う。 ・買い物名人（栄養教諭）の話を聞く。 買い物の仕方を考えよう ・上手な買い物の計画の仕方について話し合う。 ・品物の選び方を考える。 ・支払いの方法を知る。	・事前に，各グループの買い物の内容や感想を把握しておく。 ・作ったサラダの写真，購入した材料とその金額・数量が分かるようにしておく。 ・栄養教諭の講話によって，「上手な買い物のポイントは，価格や目的，品質などを考えることだ。」と気付かせるようにする。 ・チラシやインターネット等，買い物に必要な情報源を知らせる。 ・品質や安全性を示すマークがあること，消費期限と賞味期限の違いなどを意識させる。 ・紙幣や貨幣のほか，金券やカードでの支払いにも目を向けさせるようにする。 　※観察，発表，ワークシート

（2）食事づくりの実践の内容

指導計画を踏まえて，各実践内容をみてみよう。

①「ゆで野菜のサラダをつくろう」の実践から

●サラダの献立を考える

4～5人のグループで，学校給食で食べたサラダを参考にしたり，家庭で食べたサラダを思い出したりしながら，「ゆで野菜のサラダ」の献立を作成した。この献立作成では，以下のような条件を示した。

・材料の野菜は，4種類程度で1人当たりの分量を100～120gにする
・野菜はゆでる
・予算は500円以内
・色どりや味つけを考えること　など

しかし，それ以外は，子どもたちがより自由な発想で相談できるように，献立や材料の選択肢を広くするなどのサポートを行い，計画を進めた。また，その際，適切な分量や味付けの工夫，材料ごとに適した調理方法などについても助言を行った。

　子どもたちは，「みんなが好きなコーンがいっぱい入ったポテトサラダを作りたい」「今が旬のかぼちゃを使ったサラダを作りたい」と，それぞれのグループで楽しく計画を立てていた。

　授業後には，材料などの買い物や調理実習がスムーズにできるように，子どもたちのワークシートを確認し，調理の手順の見直しを行った。

●ゆで野菜のサラダを作る

　調理実習では，グループで協力しながら，準備から調理，後片づけまでの見通しをもって，衛生や安全に気をつけながら調理できるように支援にあたった。

　実習中には，「固いかぼちゃは，平らな面をまな板に乗せて切ると切りやすいよ」「もやしは，水からゆでた方がしゃきしゃきしておいしいよ」「とうもろこしは，ゆでてからの方がきれいに実が取れるよ」など，それぞれのグループのサラダ作りに応じた声かけに努めた。グループで，出来上がったサラダをおいしそうに食べながら，「にんじんが固いのはどうしてだろう。もっとゆでたらよかったのかな？」「小さく切った方がよかったな」「ポテトサラダなのに，じゃがいもよりとうもろこしの方が多かったな」など，実習を通して次の課題も見つけたようだった。

②「自分たちの買い物の仕方を振り返ろう～上手な買い物って？～」の実践から

●材料の購入計画と買い物実践

　「ゆで野菜のサラダ」作りの計画段階で，予算を示し，実際に買いに行くスーパーマーケットの広告を手がかりに，使用する材料や分量を考えた。

　調理の前日，グループごとに近隣のスーパーで買い物を行った。そして，学校に戻ってから，ワークシートにそれぞれの品物と選んだ理由を記入した。そして，買い物全体を通して，「うまくいったこと・うまくいかなかったこと」について振り返った。「ぜんまいは，3種類もあったから迷ったけど，量は少なくても国産のものを選んだ」「じゃがいもは，1個だと30円だったけど，1袋だと5個入りで128円だったから1袋買った」「1本138円のとうもろこしを買うか，見切り品のかごに入った3本100円のものを買うかですごく迷った。結局多数決で3本のを買った」などの発言があり，それぞれ工夫したり，悩んだりしながら買い物をしたことが窺えた。

●調理実習で学ぶ材料選びの結果

　調理実習では，自ら買った材料だからか，より一層意欲的に，協力して取り組んでいた。パッケージを開封して初めて，見切り品の質があまりよくないことに気づいたり，調理してから買ってきた分量が多かったと気づいたりした子どもたちもいた。

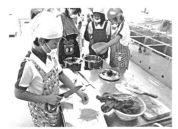
▲分担してテキパキ

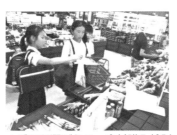
▲どれを選ぼう？〜食材購入検討

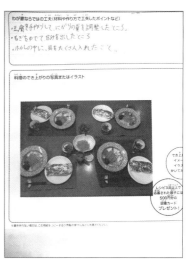

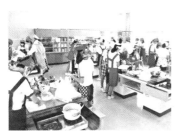
▲楽しく，真剣に調理中

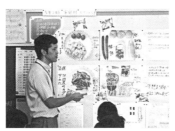
▲ゆで野菜サラダの計画を立てよう　▲実践のまとめ

　実習後，自分たちの買い物の仕方を振り返りながら，目的や品質，安全性，新鮮さを考えた品物の選び方や，消費期限や産地名などを見ることなど，適切な購入方法について助言を行った。

③家庭での実践

　今回，自分たちで計画し，買い物をし，調理し，おいしく試食した体験を踏まえ，さらに工夫した「ゆで野菜のサラダを家庭で作る」ことを夏休みの宿題とした。その際，子どもたちが夏休みに作った「ゆで野菜のサラダ」を「全国親子クッキングコンテスト」に応募する提案も，子どもの意欲を高めることにつながったようだった。

　夏休み後，子どもたちは，「サラダ以外に，ごはんとスープも作ったよ」「サラダをごはんにのせて丼にしたよ」「家の人がおいしいと言って，喜んで食べてくれたよ」と実践のようすを報告してくれた。その話を通し，それぞれの家庭での取り組みや工夫，家族とのかかわりのようすを窺うことができた。

　また，この実践の後，家庭での買い物や調理などを，積極的に手伝うようになった子どももいた。

（3）成果

　この実践を行った後，以下のような変化や効果がみえてきた。

①「ゆで野菜のサラダをつくろう」は，自分たちで作りたいサラダを計画し，材料を買いに行き，その材料で調理するという一連の体験型学習だった。そのため，グループでの結束が強くなり，子どもたちは意欲的に，みんなで協力して，楽しく取り組むことができた。

②4〜5人の少ないグループにしたため，どの場面でも役割のない子どもがおらず，それぞれが自分の役割を自覚したり，担ったりすることができ，家庭での

積極的な実践につながっていったと思われる。
③夏休みにそれぞれの家庭で，家族のためにサラダを作り，家族から温かい言葉を受けたことで，自己有用感を育むことができた。
④家庭科の学習の一環として金銭教育に取り組んだことで，買い物の難しさやお金の価値，日々買い物をしている家族の苦労などを実感することができ，物やお金の使い方についての理解が深まった。

6．栄養教諭の展望

　わが国では少子高齢化が進み，超高齢社会を迎えたにもかわらず，健康寿命と平均寿命の差が大きいことや，2,500グラム未満で出生する低出生体重児の増加傾向，特にこれらの子どもたちが将来，生活習慣病を発症するリスクが高いことなど，社会経済的な健康課題が増加している。

　これらの課題を改善するためには，成長期における栄養管理と食に関する指導を充実し，健康の保持増進と児童・生徒の健康に関する自己管理能力を養うことが，極めて重要である。本来，食に関しては，家庭が担う役割であった。しかし，家庭の教育力の低下に伴い，学校においてもこの役割を担わざるを得ない状況になっている。なかでも，栄養バランスのとれた学校給食の提供と，それを教材として活用した食に関する指導を行う栄養教諭への期待は，学校内外において極めて大きい。

　食と健康は，幸せに生きるための重要な要素である。栄養教諭は，食の力で児童・生徒の未来を明るく，幸福なものにできる教員といえるのである。

1）栄養教諭に期待される具体的な指導

　栄養教諭は，学校の教育活動全体を通して，児童・生徒に「食に関する指導の目標」（表1-1／p.2）を身につけさせるよう指導している。しかしながら，昨今の社会状況や児童・生徒の食に関する実態を踏まえると，指導内容を精選し，実践につがる効果的な指導を行う必要がある。

（1）調理する力を身につけるよう指導する。

　児童・生徒が自分自身の体を自身の力で養う能力を身につけることは，極めて重要であり，学習指導要領が目指す「生きる力」そのものにつながる。栄養教諭は，毎日の学校給食を栄養バランスのとれた料理のモデルとして示すとともに，教育活動全体の中で意図的に調理の体験活動を取り入れ，児童・生徒の調理技術や実践力の向上を図りたい。

（2）生活リズムの改善につながる朝食指導を行う。

　食育推進基本計画においては，朝食の欠食ゼロを目指している。しかし，その目標達成のためには，保護者はもとより，児童・生徒自身が栄養バランスのとれ

た朝食を整えられる能力を身につける必要がある。このため，児童・生徒の発達段階に応じ，朝食を整えるための指導の充実が求められる。

さらに朝食を食べるだけに止まらず，生活リズムの改善につなげる指導が大切である。朝食を食べるためには，早く寝て，早く起きるなど生活習慣を改善し，生活リズムが整えられるよう指導する必要がある。

近年では，朝食欠食率の減少とともに，早寝・早起きの傾向がみられている。

（3）食事の適量について指導する。

調査によると，児童・生徒の摂取エネルギー量は，推定エネルギー必要量を大きく下回っており，必要な量の食事を摂取していないことが心配されている。このことが，児童・生徒の活動量や基礎代謝量の低下につながっていると指摘されている。学校給食を通じて，個人の体格や活動量に応じた食事の適切な量を学ぶことで，しっかりとした身体づくりにつなげたい。

（4）痩身，肥満など将来の生活習慣病のリスクをもった児童・生徒に対する改善指導を行う。

児童・生徒の将来の健康を考えると，成長期において，できるだけ早期に生活習慣病のリスクを軽減させることが大切である。

このため，栄養教諭は他の教職員（担任教諭，体育教諭，養護教諭等）や医師，保護者などと連携し，個別的な相談指導に積極的に取り組む必要がある。

2）栄養教諭の職務の魅力について

栄養教諭制度が創設されて10年が経過した。栄養教諭の職務の魅力として多くの栄養教諭があげているのは，次の事項である。

（1）教員と同じ目線で児童・生徒の教育にたずさわることができる。

栄養教諭は，児童・生徒の教育支援に止まらず，学級担任や養護教諭とともに児童・生徒の個々の情報を共有し，協力して児童・生徒の教育にたずさわることができる。

（2）食の専門家として学校全体を動かすことができる。

栄養教諭の食に関する提案が，専門家の発言として，教職員に受けとめられ，学校の教育課程に位置づけられるなど，全教職員が共通理解に立って食に関する指導に取り組むことができる。

（3）教育者としてスキルアップを図ることができる。

他の教員とともに授業研究などに参加することで，栄養教諭自身の教育に関するスキルを向上させることができ，切磋琢磨して教育にたずさわることができる。

（4）児童・生徒の変容を目の当たりにして，やり甲斐を感じることができる。

食に関する指導を通して児童・生徒の変容していく姿を確認することができ，栄養教諭という仕事にやり甲斐や生き甲斐を感じることができる。

このように栄養教諭は，児童・生徒の食に関する実態を把握の上で，教職員と連携しながら，食に関する指導をコーディネートする。また，栄養バランスのとれた学校給食を提供し，児童・生徒の栄養管理を行うとともに，児童・生徒が喜んで食する姿を確認できる。さらに，学校給食を教材として活用して食に関する指導を行うことで，児童・生徒の変容や自身の指導力の向上などの成果を実感できる。

思春期の栄養摂取および食に関する知識は，その人の一生を決定づけるといっても過言ではなく，ひいては日本の将来を左右する。このように栄養教諭は，管理栄養士・栄養士の中でも極めてやり甲斐が実感できる，幸せな職である。

3）今後の栄養教諭制度

制度上，栄養教諭は，義務的配置ではなく，学校給食実施校の約1/6の配置に止まっている。しかしながら，これまで述べてきたように，食に関する指導の充実のために栄養教諭は，欠くことができない存在であり，健康な児童・生徒を育てるために必須な存在といえる。すべての義務教育諸学校が学校給食を実施し，すべての児童・生徒が栄養教諭の指導が受けられるよう，学校給食および栄養教諭制度の充実が望まれる。

参考文献・資料

第12章

1）内閣府「食育白書　平成27年版」2015
2）農林水産省「食料・農業・農村白書　平成27年版」2015
3）環境省「環境白書　平成27年版」2015
4）文部科学省「食に関する指導の手引―第1次改訂版―」2010
5）藤原勝子『食育早わかり図鑑―給食時間の5分間指導』群羊社，2015

補遺：指導案例

「2章 食に関する指導の実際」と連動し，各教科等における指導案例を掲載しているので，作成時に参考にしていただきたい。
なお，ここに掲載されている指導案例は，デジタル資料「子どもたちがイキイキとかがやく楽しい食に関する指導」（田中延子監修・ジャパンライム発行）より引用・抜粋したものである。

- 家庭科における指導案例「作っておいしく食べよう」
- 体育科（保健領域）における指導案例「病気の予防―生活のしかたと病気―」
- 学級活動における指導案例「おはし名人になろう」
- 給食の時間における指導案例「行事食について知ろう」
- ワークシート例

家庭科における指導案例

小学校第5学年「家庭科」，「作っておいしく食べよう」の単元における授業の実践事例を示す。

授業の流れは，味噌汁の「だし」について学習した後，味噌汁の具に目を向けさせ，給食に出る味噌汁の工夫について栄養教諭が説明し，おいしい味噌汁の作り方を学ぶ，というものである。

小学校第5学年家庭科学習指導案

1　題材名　作っておいしく食べよう

2　題材の目標

【家庭生活への関心・意欲・態度】
・毎日の食事や食事に使われている食品に関心をもつ。

【生活を創意工夫する能力】
・手順を考えてご飯とみそ汁の調理計画を，自分なりに考えたり工夫したりしている。

【生活の技能】
・ご飯とみそ汁を作ることができる。

【家庭生活についての知識・理解】
・食品の栄養的な特徴や体内での主な働きが分かる。
・毎日の食事を振り返り，食事に関心をもち，その役割を考えて大切にしようとしている。

3　食育の視点

○日常の食事は，地域の伝統や気候風土と深く結び付き，先人によって培われてきた多様な食文化があることに気付く。（食文化）

○様々な食品には，それぞれ栄養的な特徴があり，組み合わせて食べることでバランスの良い食事をとることができることを理解する。（心身の健康）

4 題材の評価規準

家庭生活への関心・意欲・態度	生活の創意工夫する能力	生活の技能	家庭生活についての知識・理解
・毎日の食事を振り返り，食品の栄養的な特徴や食品の組み合わせに関心をもち，食事の役割を考えて大切にしようとしている。	・おいしい米飯及びみそ汁の調理の仕方について考えたり，自分なりに工夫したりしている。	・調理に必要な用具等を安全に衛生的に取扱うことができる。 ・米飯及びみそ汁の調理ができる。	・おいしいご飯の炊き方とみそ汁の作り方が分かり，食品に含まれる栄養素の体内での働きや調理の意味を理解している。

5 題材について

〈児童の実態〉

本学級は男子17人，女子14人の計31人である。

1学期の「かんたんな調理をしてみよう」のサラダ作りでは，グループごとに材料やドレッシングを工夫して意欲的に楽しく調理することができた。また宿泊研修では野外炊飯の体験もしている。

食に関する学習や体験を通して食への関心が高まり，徐々に自分の食事について，栄養などを考えて食べようとすることができるようになってきているようである。

一方，朝食については，学級活動や給食時間における指導を通して，栄養教諭から朝食の役割やバランスの良い朝食の大切さについて学習し，家庭へ学習内容を知らせたことで家族ともに意識が高まったが，その後行ったアンケートの調査結果からは，朝食を毎日食べると答えたのは23人で，朝食を食べる習慣が改善できていない児童が8人いた。また，食べていてもその内容については，主食・主菜・副菜がそろったバランスの良い朝食を食べている児童はクラスの1/4程度であった。食生活についての学習は，知識として身に付いても実践として改善にまでに達することは難しいようである。

そこでこの学習を通して調理とバランスの良い食事を共に学ぶことによって，自らの食生活を振り返り，よりよい食生活をしようとする意欲をもたせたい。

〈題材観〉

本題材は，「ごはんとみそ汁の調理」，「栄養バランスを考えた食事」の2つから構成されている。

米を主食とする日本人にとって，みそ汁はご飯と相性がよいので，昔から組み合わせて食べられていた。みそ汁の具の取り合わせを工夫することで四季を通して様々な味が楽しめるばかりでなく，ご飯とみそ汁だけでも具の取り合わせを考えれば，バランスの良い食事を整えることができる，すぐれた食事の組み合わせである。

この学習を通して，伝統的な日本食であるご飯とみそ汁の調理についての知識や技能を身に付けることは，日常の家庭生活での実践に生かすことができると考える。また，食事の役割や，食品を組み合わせてバランスの良い食事をすることの大切さに気付くことで，日頃の食事の仕方を見直して，偏食・少食などの改善につなげたい。

さらに，ご飯とみそ汁におかずを組み合わせることで栄養バランスの良い食事の組み合わせが

できることを理解し，日常の実践，特に朝食の改善につながるようにしたい。

〈指導観〉

指導にあたっては，ご飯とみそ汁の調理について，ポイントを説明しながら実際に手順を追って作ってみせることで，調理の仕方を理解しやすいようにしたり，効率のよい実習の計画が立てたりできるようにしたい。

特にみそ汁の指導においては，だしが入っていないみそ汁とだしが入っているみそ汁を飲み比べる体験活動を通してだしの重要性に気付くことができるようにしたい。さらに，だしだけでなく，みそとだしが合わさることによっておいしいみそ汁になることも実感させたい。

また，入れる具については，給食を教材化することにより，季節や栄養のバランスなどを考えて食品を組み合わせることがおいしいみそ汁作りのポイントであることを理解させたい。

バランスの良い食事については，給食の内容と比較することで，自分の食事の問題点に気付くようにし，本学習を通して食事の役割や大切さを理解するとともに，実生活の中でも食事をバランス良く食べようとする意欲をもたせたいと考える。

6　指導計画（全10時間）

時	主な学習活動	評価の観点
1～2	どんなものを食べているだろう ○日常，どのような食品を食べているのかを調べる。 ・どのような食事をしているか話し合う。 ・食事調べをする。	【家庭生活への関心・意欲・態度】 ★日常の食事に関心をもち，調和のとれた食事をとろうとする。（発言） 【食文化】 ☆日常の食事は，地域の伝統や気候風土と深く結び付き，先人によって培われてきた多様な食文化があることに気付く。（ワークシート）
3	ごはんとみそ汁を作ってみよう ○おいしいご飯の作り方を知る。 ・おいしいご飯を作るための方法を調べ，ご飯作りの実習の計画を立てる。 ・ご飯のおいしさを感じ，米をとぐ時やご飯を炊く時に大切な視点があることを知る。	【家庭生活への関心・意欲・態度】 ★米やご飯について興味をもつ。（発言） 【家庭生活についての知識・理解】 ★米の洗い方，ご飯の炊き方を理解する。（ワークシート）
4	○おいしく飯を炊く。 ・ご飯を炊く方法を確かめる。 ・ご飯を炊く。 ・クラスの人たちと会食しながら実習を振り返る。	【生活を創意工夫する能力】 ★米の洗い方・水加減・浸水時間・加熱の仕方に注意して炊飯できる。（行動） 【生活の技能】 ★用具や食器及びコンロの安全で衛生的な取り扱いができる。
5（本時）	○おいしいみそ汁を作るための方法を知る。 ・だしの種類，だしのとり方を知る。 ・みそ汁の具の取り合わせを考える。	【家庭生活についての知識・理解】 ★だしの種類，だしのとり方を理解する。具の選び方が分かる。（ワークシート） 【心身の健康】 ☆様々な食品には，それぞれ栄養的な特徴があり，組み合わせて食べることでバランスの良い食事をとることができることを理解する。（発表）

6	○調理の計画を立てる。 ・実習の計画を立てる。 ・役割分担を決める。	【生活の創意工夫する能力】 ★調理に必要な材料と分量が分かり，手順よく作れるように自分なりに工夫したりしている。（ワークシート）	
7〜8	○おいしいみそ汁を作る。 ・みそ汁の作り方を確かめる。 ・クラスの人たちと会食しながら実習を振り返る。	【生活の創意工夫する能力】 ★食品に合った洗い方，調理に合った切り方を工夫している。（行動） 【生活の技能】 ★用具や食器及びコンロの安全で衛生的な取り扱いができる。（行動）	
9	バランスのよい食事をしよう ○食事に含まれる栄養素が体の中でどのような働きをするか考える。 ・栄養素の働きを知る。 ・バランスのとれた食事を考えて食品の組み合わせを考える。 ・食品を黄・赤・緑のグループ分けしてみる。	【家庭生活についての知識・理解】 ★食品の栄養的な特徴を知り，食品をバランス良く組み合わせることが分かる。（ワークシート）	
10	○調理の意味を知る。 ・どのような調理法があるか考える。 ・調理することのよさを話し合う。 ○振り返る。 ・これからの自分の食生活について気を付けていくことをまとめる。	【家庭生活についての知識・理解】 ★調理の意味や日常の食事の大切さについて理解している。（観察・ワークシート）	

7　本時の学習

(1)本時のねらい　おいしいみそ汁を作るための方法を知る。

(2)食育の視点

　様々な食品には，それぞれ栄養的な特徴があり，組み合わせて食べることでバランスの良い食事をとることができることを理解する。（心身の健康）

(3)展開

過程	学習活動	形態	教師の支援及び指導上の留意点		評　価 (評価方法)
			学級担任（T1）	栄養教諭（T2）	
導入（3分）	1．本時の課題を確認する。 2．みそ汁の材料を思い出す。 ・みそ・だし ・具	全体	○本時の学習内容について説明し，次時の調理計画につながるように学習の見通しをもたせる。		
			おいしいみそ汁づくりのポイントは何だろう？		

展開 (35分)	3．だしとみその大切さを知る。 A：水とみそ B：煮干しだしとみそ C：煮干しだし ①AとBを飲み比べ，味やにおいを比べて感じたことを記入する。 〈発表〉 ・Aはみその味 ・Bの方がおいしい ・Bはいいにおい ・Bはいつもの家の味 ・Bはだしが入っている ②BとCを飲み比べ，味やにおいを比べて感じたことを記入する。 〈発表〉 ・Bがおいしい ・Cはくさい ・Cは魚のにおい	グループ 全体	○A，B，Cの3種類を用意し，グループごとに配る。 ○ワークシートに感じたことをまとめるように促す。 ○悩んでいる児童には，「味」「におい」について観点をしぼって考えるように助言する。 ○だしの大切さに気付くように促す。 ○比べる観点を「味」「におい」と伝え，観点がはっきりするようにする。	○Bにはだしが入っていることを知らせる。 ○みそとだしが一緒になることでおいしくなることに気付くようにする。 ○だしの成分が「旨味」であることを伝える。 ○だしの種類について知らせる。(煮干し・昆布・かつおぶし)	
	5．給食のみそ汁の具を決める時に，気を付けていることについて献立表を見ながら考える。 〈発表〉 ・いろいろな具が入っている。 ・栄養のバランスを考えている。 ・地元の食材が入っている。 ・季節のものを使っている。 6．栄養教諭の話を聞き，具の選び方，切り方，入れる順序を知る。	全体	○献立表を配布し，給食のみそ汁の具の工夫について考えるようにする。	○答えが出づらい時は，使用している食品に着目するようにする。 ○給食のみそ汁の工夫について話す。 ①季節の食材 ②地元の食材 ③栄養のバランス ※色どり・切り方・入れる順序についても知らせる。	【心身の健康】 ☆様々な食品には，それぞれ栄養的な特徴があり，組み合わせて食べることでバランスの良い食事をとることができることを理解する。(発表)
終末 (7分)	7．本時を振り返り，次時の見通しをもつ。	全体	○おいしいみそ汁作りのポイントがみそ・だし・具の取り合わせということをまとめ，学習したことを生かして計画を立てることを伝える。		【家庭生活についての知識・理解】 ★おいしいみそ汁作りのポイントについて理解している。(ワークシート)

8 実際の活動の様子
○みそ汁作りや日本の料理に欠くことのできない「だし」について飲み比べをすることを通して，児童はだしの大切さを実感できたようである。
○みそ汁に入れる具材によって栄養もとれることや，地元産の食材も味わうことができることに気付いたようである。

9 事後の活動や今後の課題
○栄養指導や味覚を育てる学習は，家庭科の調理実習では大変重要な位置をしめる。また，日本の料理について具体的に学習し体感できる場でもあるので，栄養教諭の専門性を活用していくことが大切である。

10 準備・資料
・A：水とみそ　・B：煮干しだしとみそ　・C：煮干しだし
・紙コップ　・煮干し　・昆布　・かつおぶし　・ワークシート*
・給食の写真
・献立表　・3つの働きのタペストリー

*ワークシート「おいしいみそ汁のポイントは何だろう?」はp.302に掲載

資料）デジタル資料集「子どもたちがイキイキとかがやく楽しい食に関する指導（ジャパンライム株式会社発行）」より抜粋・引用

体育科（保健領域）における指導案例

小学校体育科（保健領域）の「病気の予防―生活のしかたと病気―」の単元における授業の実践事例を示す。

授業の流れは，生活習慣病の起こりについて学習した後，栄養教諭が動脈硬化になっている血管のようすを示した効果的な教材を用いながら話をした後，児童が「自分の食事の仕方や間食の取り方について振り返る」というものである。

学級担任と栄養教諭とのTTによる授業実践例である。

小学校　第6学年　体育科（保健領域）　学習指導案

1 単元名　病気の予防　―生活のしかたと病気―

2 単元の目標
○病気の予防について関心をもち，健康で安全な生活を送ることができるようにする。
○病気は，病原体，体の抵抗力，生活行動，環境にかかわり合って起こることを理解できるようにする。
○病原体が主な要因となって起こる病気の予防には，病原体が体に入ることを防ぐことや病原体に対する体の抵抗力を高めることが必要であることを理解できるようにする。

○生活習慣病など生活行動が主な要因となって起こる病気の予防には，栄養の偏りのない食事をとることや口腔の衛生を保つことなど，望ましい生活習慣を身に付けることが必要であることを理解できるようにする。
○喫煙，飲酒，薬物乱用などの行為は，健康を損なう原因となることを理解できるようにする。
○地域では，保健にかかわる様々な活動が行われていることを理解できるようにする。

3 食育の視点
○食品の安全性について考えることができる。　　　　　　　　　　（食品を選択する能力）
○食事が体に及ぼす影響や食品をバランスよく組み合わせて食べることの大切さを理解する。
　　　　　　　　　　　　　　　　　　　　　　　　　　　　　　　　　　　（心身の健康）
○規則正しい食生活を送ることの大切さが分かる。　　　　　　　　　　　（食事の重要性）

4 単元の評価規準

健康・安全への関心・意欲・態度	健康・安全についての思考・判断	健康・安全についての知識・理解
・病気の予防について関心をもち，学習活動に意欲的に取り組もうとしている。	・病気の予防について，課題の解決を目指して知識を活用した学習活動などにより，実践的に考え，判断し，それらを表している。	・病気の起こり方とその予防の方法，地域の保健活動について，課題の解決に役立つ基礎的な事項を理解している。

5 単元について
　病気の発生には病原体・環境の変化・体の抵抗力の低下や生活の仕方など，様々な要因が関係している。そのうち，食生活や運動などの生活習慣は，ガン・脳卒中・心臓病・糖尿病などの発症に深くかかわっていることが明らかになっている。これらの病気は以前は「成人病」といわれ，主に40歳以上の中高年に発症するケースが多かった。しかし，その発症が年々，低年齢化したことや生活習慣と大きなかかわりがあることから生活習慣病と呼ばれるようになった。小学生の肥満・高コレステロール症が増え，生活習慣病で死亡する中・高校生も出てきているのが現状である。生活習慣病の予防には食事・運動・休養及び睡眠の調和のとれた生活が不可欠で，小学生の時期から予防対策をとることが必要である。
　そこで，本時の学習では，生活習慣病の種類や病気が起こる原因について考えることで，生活習慣病が毎日の生活の仕方と深くかかわっていることに気付かせたい。また，血管の様子を表した動画を見せて，血管に脂肪がたまる様子が具体的に分かりやすいようにしたいと考えている。さらに児童が自分自身の生活を振り返り生活習慣病を予防するためにどのような生活を送ったらよいのかを考え，よりよい生活行動を実践しようとする意欲を高めたい。

6 指導計画（全7時間）

次	時	学習活動	留意点	評価の観点 （評価方法）
一次	1	病気の起こり方 ○知っている病気の名前を出し合い，学習の見通しをもつ。	○病気の体験などを振り返ることにより，具体的な病名を出しやすくする。 ○教科書の図を参考にするなどして，病名を出しやすくする。 ○発表した病名を原因別に分けることにより，病気の起こり方の違いについて気付けるようにする。	
		○病気の原因について考える。 ・病原体 ・環境 ・生活のしかた ・体の抵抗力 ○病気から体を守るしくみについて知る。 ・体の抵抗力	○子どもたちがよく知っている風邪を例にすることにより，病気の原因を考えやすくする。 ○病原体の絵を参考にすることにより，病気の原因となるウィルスや細菌があることに気付けるようにする。 ○抵抗力の図を参考にすることにより，理解できるようにする。	【健康・安全への関心・意欲・態度】 ★病気の起こり方について，自分や身近な人が経験した病気の例などをもとにして原因を見つけようとしている。（観察）
		発）いろいろな病気についても触れるようにする。	○化学物質や環境と体質が関係するなどの原因がもとで病気になることに気付かせる。	【食品を選択する能力】 ☆食品の安全性について考えることができる。（発表）
		○今日の学習を通して分かったことを話し合う。	○病気について分かったことをもとに，生活を振り返って自分の思いが表現できるようにする。	
二次	2	病原体と病気 ○病原体がもとになって起こる病気を知り，病原体はどのようにして体の中に入っていくかを考える。 ・インフルエンザ ・食中毒	○前時の学習を振り返ることにより，病原体がもとになって起こる病気は，たくさんあることに気付くようにする。 ○インフルエンザや風邪，食中毒を例にとって考えるようにする。 ○病原体の感染には，主に空気感染と経口感染があることを理解できるようにする。	【健康・安全についての知識・理解】 ★病原体がもとになって起こる病気の予防方法について知っている。（発表・ワークシート） 【心身の健康】 ☆食事が体に及ぼす影響や食品をバランスよく組み合わせて食べることの大切さを理解する。（発表・ワークシート）

		○病原体を体の中に入れないようにするためには，どうすればよいか話し合う。 ○自分にできそうな予防方法を考える。	○風邪の予防の仕方や給食の時の行動のとり方を振り返ることにより，病原体をなくしたり感染経路を断ち切ったりすればよいことに気付くようにする。 ○体の抵抗力を高めることにより病気にかかりにくくなることを理解できるようにする。 ○自分が病気にかかってしまったら，どうすればよいのかも考えるようにする。	
三次	3 (本時)	生活のしかたと病気(1) ○生活習慣病について分かることや考えられることを発表して，学習の見通しをもつ。 ○生活習慣が関係して起こる病気について考える。 ・糖分・塩分・脂肪分のとりすぎ，運動不足，ストレス，たばこ，口の中を清潔にしない ○生活習慣病はどのようにして起こるのかを考える。 ○生活習慣を振り返り，自分の生活について何ができるか考える。	○「運動」「食事」「休養」などが関係していることが分かるように板書することにより，学習の見通しをもつようにする。 ○生活習慣病の具体的病名をもとに考えられるようにする。 ○心臓病や脳卒中を例にすることにより，具体的に考えるようにする。 ○自分の生活を振り返ることにより，実行していきたいことを考えるようにする。 ○望ましい生活習慣を身に付けるための自分の課題を考え，具体的に実行できるようにする。 ○生活習慣の大切さを家の人にもアドバイスするという視点でも学習をまとめられるようにする。	【食事の重要性】 ☆規則正しい食生活を送ることの大切さが分かる。（ワークシート） 【健康・安全についての思考・判断】 ★自分の生活の仕方を振り返り，生活習慣病を予防するために自分ができそうなめあてを考えることができる。（ワークシート）
四次	4	生活のしかたと病気(2) ○むし歯や歯ぐきの病気はどのようにして起こるのか考える。	○むし歯や歯周病ということを提示することにより，歯だけでなく歯ぐきの病気についても考えられるようにする。 ○歯垢はむし歯や歯ぐきの病気の原因にもなることを理解できるようにする。	

				○むし歯にならないためにどんなことに気を付けているのかを出し合うことにより，普段の食生活や生活習慣などが深くかかわっていることに気付くようにする。 ○生活の仕方と口の中の状態比べで，考えるようにする。	
			○他にも自分の生活の仕方が原因で起こる病気について知る。 ○自分の生活を振り返り，今後気を付けようと思うことを考える。	○視力低下も生活の仕方が原因の一つであることを知らせる。 ○具体的な行動や自分たちができそうな行動を発表し合うことにより，実行していこうとする意欲を高められるようにする。	【健康・安全についての思考・判断】 ★歯や歯ぐきを病気から守るという視点から自分の生活を振り返り，より良い生活の仕方を考えることができる。（ワークシート）
五次	5	飲酒の害 ○未成年者の飲酒が法律で禁止されているのはなぜか考える。		○自分の知っている知識やイメージで考えるようにする。	
		○お酒が体に与える影響について考える。 ・脳の働きが低下 ・注意力や判断力がにぶる ・思うように体が動かない		○飲酒が原因で起こる事故や事件を提示することにより，体に与える影響について理解できるようにする。 ○長期にわたる飲酒は，肝臓や脳，他の臓器に障害を及ぼすものであることを理解できるようにする。	
		○未成年者が飲酒すると，体にどんな害を与えるか話し合う。		○未成年者の飲酒が法律で禁止されている理由を再度考えることにより，発育期から飲酒を続けていると，肝臓や脳への障害が速く進むことを理解できるようにする。	【健康・安全についての知識・理解】 ★飲酒の健康への影響について知っている。（発表・ワークシート）
		○未成年者の飲酒を防止する対策について考える。		○ポスターなどの資料を参考にすることにより，社会での対策を想起しやすくする。 ○ほかにどんな対策があればいか，考えるようにする。	
六次	6	たばこの害 ○未成年者の喫煙が禁止されているのはなぜか考える。		○自分の知っている知識をイメージで考えるようにする。	
		○たばこの害について考える。 ・有害な物質 ・脳や心臓・肺・胃などの働き ・なかなかやめられない		○肺の写真など参考にすることにより，内臓への影響について理解できるようにする。 ○たばこの害を印象づけるためであっても，授業の中で実際のたばこの活用は避けるようにする。	

		発）たばこの煙の中の有害物質の例を参考にすることにより、たばこの害について理解できるようにする。	○たばこの害を主流煙と副流煙に分け、体内への害を理解できるようにする。 ○たばこは発がん性物質が多く含まれているだけでなく、強い習慣性があるのでやめにくくなることにもふれるようにする。	
		○周りの人への害について考える。	○教科書の禁煙場所や喫煙場所の制限を参考にし、周りの人への害について考えるようにする。 ○ポスターや禁煙マークなどを提示することにより、喫煙を制限していることに気付けるようにし、その理由について考えるようにする。	【健康・安全についての知識・理解】 ★喫煙の健康への影響について知っている。（発表・ワークシート）
		○未成年者のたばこが法律で禁止されている理由について考える。		
		○すすめられたときの断り方について考える。	○状況に応じた断り方を考えられるようにする。	
七次	7	薬物乱用の害 ○シンナーや麻薬、覚醒剤について知っていることを発表する。 ○薬物が体や心に及ぼす影響について知る。	○自分の知っている知識やイメージで考えるようにする。 ○教科書を活用したり、インターネットを活用したりしてシンナーや麻薬、覚醒剤などの害について考えられるようにする。 ○シンナーや麻薬、覚醒剤などは1回の使用でも死ぬことがあることを知らせる。 ○養護教員などの助言により、課題を解決できるようにする。	
		○薬物乱用が問題になっている理由について考え、話し合う。	○依存症について理解できるようにする。 ○法律で厳しく禁止されていることを知ることにより、強い意志をもって誘いを断ることの大切さを認識できるようにする。	

		○薬物をすすめられたらどのように断るかを考える。	○前時までの復習や子どもの実態を考えて，お酒やたばこをすすめられた時の断り方から考えられるようにする。 ○出し合った意見を参考にすることにより，自分なりの断り方が考えられるようにする。 ○ロールプレイングを使って確かめるようにする。	【健康・安全についての思考・判断】 ★自分にできそうな断り方を考えることができる。（発表・ワークシート）

7 本時の学習

(1) 本時のねらい

　自分の生活の仕方を振り返り，生活習慣病を予防するために自分ができそうなめあてを考えられる。

(2) 食育の視点

　食事が体に及ぼす影響や食品をバランスよく組み合わせて食べることの大切さを理解する。（心身の健康）

(3) 展開

過程	学習活動	形態	教師の支援及び指導上の留意点		評　価 （評価方法）
			学級担任（T1）	栄養教諭（T2）	
導入（7分）	1．体に良くない生活習慣とはどのようなことがあるか考え，発表する。 ・夜ふかしをする ・好き嫌いが多い ・朝ごはんを食べない ・あまり体を動かさない ・ジュースをよく飲む ・毎日，お酒をたくさん飲む ・スナック菓子をよく食べる	全体	○睡眠・食事・運動・歯磨きなどは生活習慣であることが分かるようにする。 ○体に良くない生活習慣の積み重ねによって起こる病気を生活習慣病ということが分かるようにする。 ○生活習慣病の主な原因のひとつに食習慣の乱れがあることに気付くようにする。 ○生活習慣病は子どもの頃からの生活の仕方が大きくかかわっていることに気付くようにする。		

展開 (33分)	2．脂肪のついた血管の様子を見て考える。 ・塩分や脂肪のとりすぎ・運動不足・ストレスが血管を固くして詰まらせているなぁ。 ・血管に脂がついて流れにくくなっているなぁ。	全体	○子どもたちが具体的に自分の生活を振り返りやすいようにワークシートに食事・運動・休養及び睡眠についていくつかの項目をあげておく。 ○自分の生活習慣の課題がつかめるようにする。	○動脈硬化になっている血管の様子を示した資料を見たり，教科書の写真を見たりすることで，血管に脂肪がたまって血管の流れを悪くして病気になりやすいことが具体的に分かりやすいようにする。	【心身の健康】 ☆食事が体に及ぼす影響や食品をバランスよく組み合わせて食べることの大切さを理解する。 （発言）
	3．どのような食習慣が生活習慣病につながるのかを考え発表する。 ・脂っこいものを食べすぎている。 ・野菜を食べない。 ・おやつをいっぱい食べる。 ・朝ごはんを食べない日がある。 ・肉類は好んで食べるが魚は食べない。 ・塩分をとり過ぎている。			○生活習慣病の原因となる食習慣を考えることでその関連性が非常に強いことに気付くようにする。	
	4．自分の生活の様子を生活習慣病危険度チェックで振り返る。 ・おやつによくポテトチップスを食べるなぁ。 ・学校では外でよく遊ぶが，家ではゲームをしていることが多い。 ・果物は好きだけど野菜は嫌いだ。 ・起きるのは早いが寝るのは遅い。				
終末 (5分)	5．生活習慣病を防ぐために気を付けていきたいことは何かを考え，ワークシートに記入する。 ・おやつは器に入れてたくさん食べすぎないようにする。	全体	○自分の生活を振り返ってこれから気を付けていこうと思うことが書けるようにする。		【健康・安全についての思考・判断】 ★自分の生活の仕方を振り返り，生活習慣病を予防するために自分ができそうなめあてを考えることができる。 （ワークシート）

	・好きなおかずを食べすぎない。 ・よく運動する。 ・野菜をたくさん食べる。 ・ジュースを飲み過ぎない。 ・バランスよく食べる。 ・夜早く寝る。 ・外で元気に遊ぶ。	○わかりにくい児童には教科書の健康度のチェック表を参考にするようにアドバイスする。 ○自分の家族の生活にも目を向けて生活習慣改善の方法が考えられるようにする。	【食事の重要性】 ☆規則正しい食生活を送ることの大切さが分かる。

8 実際の活動の様子

○生活習慣病の問題から，自分の生活を振り返りながら食事の仕方や間食の取り方について課題を見出し，どのように改善していけばよいのか具体的に考えていた。

9 事後の活動や今後の課題

○血管の動画を見せることで血管の中が狭くなる様子が，子どもたちにもとても分かりやすかった。

○健康な血管と動脈硬化の血管のフラッシュカードを，まず黒板に貼ってから動画を見せた方が血管が狭くなっていく様子がより具体的にとらえやすかったのではないか。

○生活習慣のチェック項目が非常に分かりやすい表現で記述されていたので，そのあと自らの生活の改善点を考えるときにもヒントになり良かった。

○ワークシート2の血管のイメージ図にチェックした数だけ色を塗っていくことは自分の将来の血管をイメージしやすく，また，生活を振り返るきっかけにもなった。

○ワークシート2の血管のイメージ図は内壁を塗りつぶしていくのではなく，動画のようにプラークが大きくなっていくような形にした方が動画との互換性があってよい。

○黒板にワークシート2の血管のイメージ図を拡大した物を提示し，子どもたちに生活チェックの結果を聞きながら内部に数字カードをはめ込むようにするとよりわかりやすくなってよいと思われる。

○ワークシート2の「生活習慣病を防ぐために気をつけること」では，子どもたちが食事・運動・休養について，それぞれ自分の生活をしっかり振り返り，自分にできる改善点を一人ひとりが見つけられていたことは今後の生活に生かせるであろうと思われる。

10 準備・資料

○ワークシート＊

＊ワークシート「病気の予防 ―生活のしかたと病気―」はp.303に掲載

資料）デジタル資料集「子どもたちがイキイキとかがやく楽しい食に関する指導（ジャパンライム株式会社発行）」より抜粋・引用

学級活動における指導案例

小学校第1学年「おはし名人になろう」の題材における授業の実践事例を示す。

授業は,「豆つかみ大会」の活動を通して,少しでも「正しいはしの持ち方をしよう」という意欲を育てるとともに,手の模型を活用して自分の「はしのもちかた」を振り返り,「正しい『はし』の持ち方を習得する」というものである。

学級担任と栄養教諭とのTTによる授業実践例である。

小学校　第1学年　特別活動（学級活動）学習指導案

1　題材名　おはし名人になろう

2　題材の目標
○おはしを正しく持って楽しく食事をしようとする態度を養う。

3　食育の視点
○正しいおはしの持ち方ができ,楽しく食事ができる。（社会性）

4　題材の評価規準
(1)学級活動2における評価規準

集団活動や生活への関心・意欲・態度	集団の一員としての思考・判断・実践	集団活動や生活についての知識・理解
・自己の身の回りの問題に関心をもち,進んで日常の生活や学習に取り組もうとしている。	・学習課題について話し合い,自分にあったよりよい解決方法などについて考え,判断し,実践している。	・基本的な生活や学習の仕方などについて理解している。

(2)本題材における評価規準
【集団活動や生活への関心・意欲・態度】
・おはしの正しい持ち方を知り,正しく使って食事をしようとしている。

5　題材について
　本学級では,1年生の時からの給食指導や学級活動での食に関する指導によって,給食は残さずしっかり食べようという意欲をもっており,苦手な食べ物がある児童も頑張って食べている。食べる時間も個人差はあるものの,給食時間内にほとんどが食べ終わることができている。給食時間には学級担任からいろいろな食に関する話を聞いたり,ランチルームでの指導の時も積極的に楽しんで学習に参加したりするなど,食に関して大変興味をもっている。
　ただ,食事のマナーについては,立ち歩かず楽しく食べられてはいるものの,おはしの持ち方まで気にしている児童は少ない。中にはうまくつかめずにこぼしてしまう児童や,食器に付いたご飯粒をうまくつまめない児童もいる。最近は,核家族化や孤食の増加で,おはしの持ち方について家

庭で教える時間が少なくなってきている。また，給食指導でも時間が限られており，なかなかおはしの持ち方まで個別に十分指導することは難しい。

　そこで，この機会におはしの正しい持ち方を学び，正しく持って食事をすることで，みんなが楽しく食べられることにつながることを知らせ，少しでも正しい持ち方をしようという意欲をもたせたい。そして，今回の学習を家庭に知らせることで，家庭でもおはしの持ち方について関心を高めてもらえるように働きかけたい。

6　展開

過程	学習活動	形態	教師の支援及び指導上の留意点		評　価 (評価方法)
			学級担任（T1）	栄養教諭（T2）	
導入 (5分)	1．「豆つかみ大会」を行い，どうして正しいおはしの持ち方をするほうがよいのか考える。 ・こぼさないで食べられる。 ・早く食べられる。 ・きれいに食べられる。	一斉	○どうして「豆つかみ大会」を行うのかを考えることから，正しいおはしの持ち方をすることの必要性に気付くようにする。 ○1人分ずつ豆をふた付きのケースに入れておき，その中で豆をつかめるようにしておく。		
	おはし名人になろう！				
展開 (30分)	2．正しいおはしの持ち方を知る。 ・間違った持ち方をしているとつかみにくそう。 ・正しいおはしの持ち方があるんだね。 ・鉛筆の持ち方と似ているんだね。 ・下のおはしは動かさないんだね。 ・ちょうどよいおはしの長さがあるんだね。 3．実際に自分でやってみることで，ふだんの自分の持ち方がどうだったか考える。 ・いつもの持ち方と似ているな。 ・ちょっと違うよ。 ・上手にできたよ。	一斉 (個別)	○間違ったおはしの持ち方を実演し，正しいおはしの持ち方への興味・関心がもてるようにする。	○おはしの持ち方の図を掲示して，正しいおはしの持ち方が分かるようにする。 ○自分自身に合ったおはしの長さを知らせる。 ○今日は自分たちが持っているおはしで練習することを知らせる。 ○早くできた児童は音楽に合わせておはしの先を合わせ，音を確認できるようにする。	

	4．正しい持ち方に気を付けながら豆をつかむ。 ・上手にできるようになったよ。 ・○○さんは上手にできているね。 ・前よりうまくつかめるようになったよ。 ・違う持ち方だと難しいな。		○3種類の豆を用意し，2人一組で相手の言った色の豆をつかめるようにする。 ○正しい持ち方ができているかお互い確認できるようにし，ワークシートに評価できるようにしておく。（他己評価）	○手の模型を使用して，正しい持ち方を示すようにする。 ○児童自身がおはしの触れる位置にシールを貼るなどして，正しい持ち方が実際に確認できるようにする。	
終末（10分）	5．今日の学習を振り返り，分かったことや思ったことを書く。 ・上手に持てたよ。 ・正しく持てるように練習したいな。 ・難しかったな。 ・家でも練習してみよう。	一斉（個別）	○自分でも正しい持ち方ができていたかどうかワークシートに自己評価ができるようにする。 ○今後も正しい持ち方をしていけるように声かけをする。 ○家でも練習できるように持ち方の絵をワークシートに載せ，家庭でも評価してもらえるようにする。 ○授業後，給食時間に自己評価ができるようにする。		【関心・意欲・態度】 ★おはしを正しく持って食事をしようとしている。（ワークシート） 【社会性】 ☆正しいおはしの持ち方ができ，楽しく食事ができる。（ワークシート）

7　実際の活動の様子

○今までおはしを正しく持っていなかった児童は苦労していたが，個別指導や何度も練習するうちに次第に持てるようになり，楽しく豆つかみにチャレンジしていた。

8　事後の活動や今後の課題

○正しく持てなかった児童は，この時間だけでも大方正しくおはしを持ちながら豆をつかむことができるようになったが，1，2名の児童は正しく持っても豆をつかむことができにくかったので，粘り強く指導を続けたい。

○本学習の成果を生かしていけるように，給食の時間でどの児童も正しいおはしの持ち方で食しているか注視していきたい。元に戻っている児童には，個別に指導していきたい。

9　準備・資料

　　○3種類の豆　　○手の模型　　○ワークシート＊

＊ワークシート「おはし名人になろう」はp.302に掲載

資料）デジタル資料集「子どもたちがイキイキとかがやく楽しい食に関する指導（ジャパンライム株式会社発行）」より抜粋・引用

給食の時間における指導案例

給食の時間の食に関する指導の年間指導計画（前述）に基づき，5月の月目標「行事食について知ろう」における授業の実践事例を示す。

指導内容は，給食の時間に栄養教諭が行った「節句料理とその由来について学ぶ」というものである。

小学校　高学年　給食の時間　学習指導案

1 題材名　子どもの日と食べ物について知ろう

2 題材設定の理由

　近年，日常の食生活の中で昔から食べ継がれてきた「行事食」などが家庭の食卓に上ることが少なくなっている。そこで児童には，一年には様々な行事があり，季節やその地域にふさわしい「行事食」があることや，その食事は行事とともに私たちの生活を豊かにしてきたことを伝えたい。

　5月5日の「こどもの日」の食事には子どもの幸福や健康を願う意味のあることを知らせ，その食べものを大切にしていこうとする心を育てたい。

3 食育の視点

○端午の節句の意義が分かり，子どもの日の食事と関連付けて考えることができる。（食文化）

4 題材の評価規準

○「端午の節句」にまつわる食材に関心をもち，昔の人の知恵や工夫を知る。（知識・理解）

5 本時の学習

(1) 本時のねらい

・「端午の節句」の行事食や慣わしについて知り，行事食への関心を高める。

(2) 展開

学習活動	教師の支援及び 指導上の留意点	評　価 （評価方法）
1．給食の行事献立の種類を発表する。 ・子どもの日 ・七夕 ・月見	○行事献立の時の給食カレンダーを用意し，イメージしやすいようにする。 　　子どもの日と食べ物について知ろう	

2.「端午の節句」にちなんだ食材を考え，発表する。 ・ちまき ・柏餅	○「端午の節句」を「子どもの日」と呼んでいることに気付かせる。 ○柏餅は神が宿るとされる柏の木が，新芽が出ないと古い葉が落ちないことから「家系が途絶えない」という子孫繁栄の意味が込められていることが分かるようにする。ちまきは「病気や災厄を避ける」という意味があることが分かるようにする。 ○関東は柏餅を，関西はちまきを端午の節句に食べる習慣があることを知らせる。	
3．給食の「子どもの日」の行事献立の内容とその意味を知り，残さずに食べようとする意欲をもつ。	○給食は「子どもの日」に行事食を出して子どもたちの健康と幸せを祈願していることに気付かせる。	【知識・理解】 ★「端午の節句」にまつわる食材に関心をもち，昔の人の知恵や工夫を知る。

資料）デジタル資料集「子どもたちがイキイキとかがやく楽しい食に関する指導（ジャパンライム株式会社発行）」より抜粋・引用

おいしいみそ汁のポイントは何だろう？

年　　組　　名前

1. AとBを飲み比べてみよう！飲んでみて、感じたことを書きましょう。

   A （中身は　　　）　B （中身は　　　）

2. BとCを飲み比べてみよう！飲んでみて、感じたことを書きましょう。

   B （中身は　　　）　C （中身は　　　）

3. みそ汁づくりのおいしさのポイントは…

4. みそ汁の具の工夫のしかたは…

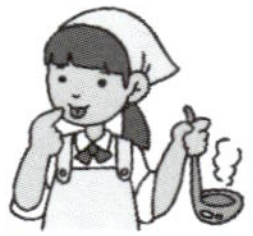

5. 今日の授業でわかったことを書きましょう。

資料）デジタル資料集「子どもたちがイキイキとかがやく楽しい食に関する指導」
（ジャパンライム株式会社発行）より抜粋・引用

図 2-4　ワークシート「おいしいみそ汁のポイントは何だろう？」

おはし名人になろう

ねん　　くみ　　なまえ

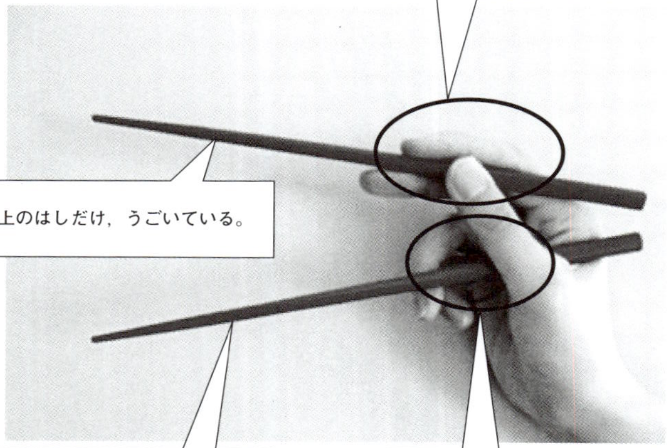

上のはしは、
3本のゆび でもっている。
（正しい えんぴつ のもちかた）

下のはしは、
くすりゆび と おやゆび の
つけねにある。

上のはしだけ、うごいている。

下のはしは、うごかない。

できたところに○をつけましょう。

資料）デジタル資料集「子どもたちがイキイキとかがやく楽しい食に関する指導」
（ジャパンライム株式会社発行）より抜粋・引用

図 2-5　ワークシート「おはし名人」

病気の予防　―生活のしかたと病気―

年　　組　　名前＿＿＿＿＿＿＿＿

1　体によくない生活習慣とはどんなことか考えてみましょう！

（　　　　）（　　　　）（　　　　）などの生活習慣が

深くかかわって起こる病気を（　　　　　　　）という。

2　生活習慣病にはどんなものがあるでしょう？

3　心臓病と脳卒中について調べてみましょう！

（Ａ）は健康な血管です。（Ｂ）は血管に何かがたまって、せまくなっています。

①（Ｂ）の血管にたまっているものは何でしょう？

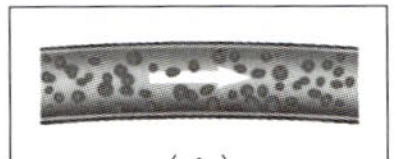

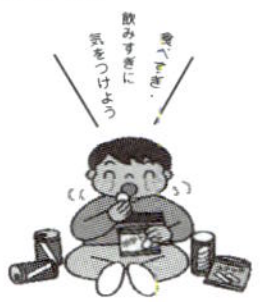

（Ａ）

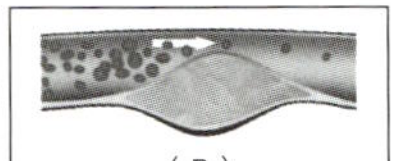

（Ｂ）

②（Ｂ）のように血管がせまくなるとどのようなことが起こるでしょう？

（Ｂ）のような血管の状態が続くと、心臓病や脳卒中が起こりやすくなります。

4　食事・運動・休養について自分の生活をチェックしてみましょう！

Ａ～Ｒまでの項目であてはまるものに○をつけ，○の数だけ色をぬりましょう。

Ａ　すききらいが多い。

Ｂ　おやつにジュースやスポーツ飲料，スナック菓子を食べることがよくある。

Ｃ　野菜を使ったおかずは減らしたり，残したりすることがある。

Ｄ　あげ物や油っこい料理が好きである。

Ｅ　カップめんが好きでよく食べる。

Ｆ　ラーメンやめん類のしるは残さない

Ｇ　人より食べるのが早い。

Ｈ　朝ごはんを食べない日がある。

Ｉ　ねる前２時間以内におやつなどを食べることがよくある。

Ｊ　魚料理より肉料理の方がすきである。

Ｋ　毎朝，排便していない。

Ｌ　休み時間は外で遊ぶより教室でじっとしていることが多い。

Ｍ　家では体を動かさず，ゴロゴロしていることが多い。

Ｎ　テレビゲームは１日に１時間以上することがある。

Ｏ　ねる時間はだいたい11時をすぎている。

Ｐ　イライラしやすく，ストレスを感じている。

Ｑ　起きるのが遅くて集団登校に間に合わないことが多い。

Ｒ　毎日，朝晩歯みがきをしていない。

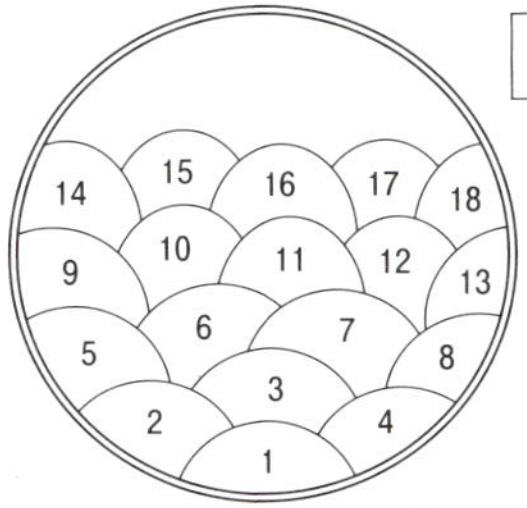

○の数は＿＿個　**ぬりつぶした円の形は将来のあなたの血管かも!?**

5　生活習慣病を防ぐために気をつけていきたいことや実行したいと思うことを書きましょう！

〈食に関する児童の実態〉

資料）デジタル資料集「子どもたちがイキイキとかがやく楽しい食に関する指導（ジャパンライム株式社発行）」より抜粋・引用

図２－６　ワークシート「病気の予防―生活のしかたと病気―」

付録：栄養教諭関係法令

1．栄養教諭制度について
2．日本国憲法（抄）
3．教育基本法（抄）
4．学校教育法（抄）
5．小学校学習指導要領（抄）
6．中学校学習指導要領（抄）
7．食育基本法
8．学校給食法
9．学校保健法等の一部を改正する法律（抄）
10．日本人の食事摂取基準（2015年版）（概要）（抄）
11．学校給食における食事内容について（抄）
12．学校給食衛生管理基準
13．大量調理施設衛生管理マニュアル（抄）

1．栄養教諭制度について

　学校において食育を推進するためには，指導体制の整備が不可欠である。平成17年4月に制度が開始された栄養教諭は，各学校における指導体制の要として食育の推進において重要な役割を担っている。
　平成18年3月31日に政府の食育推進会議において決定された食育推進基本計画では，全都道府県における栄養教諭の早期の配置を求めている。
　栄養教諭の配置が進むことにより，各学校において，栄養教諭を中心として食に関する指導に係る全体計画が作成されることや教諭等により，体系的・継続的な学校全体の取組となることが期待される。

栄養教諭制度の概要
○趣旨
　食生活を取り巻く社会環境が大きく変化し，食生活の多様化が進む中で，朝食をとらないなど子どもの食生活の乱れが指摘されており，子どもが将来にわたって健康に生活していけるよう，栄養や食事のとり方などについて正しい知識に基づいて自ら判断し，食をコントロールしていく「食の自己管理能力」や「望ましい食習慣」を子どもたちに身につけさせることが必要となっている。
　このため，食に関する指導（学校における食育）の推進に中核的な役割を担う「栄養教諭」制度が創設され，平成17年度から施行された。
○職務
　食に関する指導と給食管理を一体のものとして行うことにより，地場産物を活用して給食と食に関する指導を実施するなど，教育上の高い相乗効果がもたらされる。
(1)　食に関する指導
　①肥満，偏食，食物アレルギーなどの児童生徒に対する個別指導を行う。
　②学級活動，教科，学校行事等の時間に，学級担任等と連携して，集団的な食に関する指導を行う。
　③他の教職員や家庭・地域と連携した食に関する指導を推進するための連絡・調整を行う。
(2)　学校給食の管理
　栄養管理，衛生管理，検食，物資管理等
○資格
　栄養教諭普通免許状（専修，一種，二種）を新設。
　大学における所要単位の修得により免許状を取得することが基本。
　他方，現職の学校栄養職員は，一定の在職経験と都道府県教育委員会が実施する講習等において所定の単位を修得することにより，栄養教諭免許状を取得できるよう法律上特別の措置が講じられている。
○配置
　すべての義務教育諸学校において給食を実施しているわけではないことや，地方分権の趣旨等から，栄養教諭の配置は地方公共団体や設置者の判断によることとされている。
　公立小中学校の栄養教諭は県費負担教職員であることから，都道府県教育委員会の判断によって配置される。
○身分
　公立学校の栄養教諭については，採用や研修等について養護教諭と同様の措置が講じられる。

栄養教諭免許制度の概要
１．免許状の種類
　普通免許状として｛専修免許状（大学院修士課程修了程度）
　　　　　　　　　一種免許状（大学卒業程度）
　　　　　　　　　二種免許状（短期大学卒業程度）

２．免許状取得要件

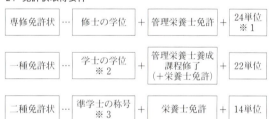

※1は一種免許状授与の所要資格に加えて必要な単位数。
※2は管理栄養士養成施設（4年制の専門学校）卒業も含む。
※3は栄養士養成施設（2年制以上の専門学校等）卒業も含む。

３．学校栄養職員から栄養教諭への移行措置
管理栄養士免許保有者

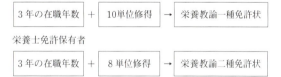

栄養士免許保有者

3年の在職年数　＋　8単位修得　→　栄養教諭二種免許状

※他の教諭の免許状を有する者は上記の在職年数及び単位数をさらに軽減

学校栄養職員が栄養教諭免許状を取得する場合のイメージ
○管理栄養士免許を有する者，又は管理栄養士養成課程を修了し栄養士免許を有している者（一種免許状取得）
①他の教諭又は養護教諭の免許状を既に所持＋「栄養に係る教育に関する科目」2単位
②学校栄養職員としての在職年数3年＋10単位
　　○「栄養に係る教育に関する科目」（2単位）
　　○「教職に関する科目」（8単位）
　　　　教職の意義等，教育の基礎理論，教育課程，

生徒指導及び教育相談に関する科目，
　　　栄養教育実習（各1単位以上）
○栄養士免許を有する者（二種免許状取得）
①他の教諭又は養護教諭の免許状を既に所持＋「栄養に係る教育に関する科目」2単位

②学校栄養職員としての在職年数3年＋8単位
　○「栄養に係る教育に関する科目」（2単位）
　○「教職に関する科目」（6単位）
　　教職の意義等，教育の基礎理論，教育課程，
　　生徒指導及び教育相談に関する科目，
　　栄養教育実習（各1単位以上）

学校教育法等の一部を改正する法律の概要

昭和22年3月31日法律第26号

改正の趣旨
　子どもたちの望ましい食習慣の形成のため，新たに栄養教諭制度を創設し，栄養に関する専門性と教育に関する資質を併せ有する栄養教諭が，食に関する指導に当たることができるようにした。また，医療技術の高度化や医薬分業の進展を背景に，薬剤師養成を目的とする大学学部段階の修業年限を4年から6年に延長した。

改正の概要
1：栄養教諭関係
○学校教育法の一部改正
・学校教育法上に新たに栄養教諭を位置づけ，その職務を規定。
○教育職員免許法の一部改正
・栄養教諭の資質を担保するため，栄養教諭の免許状を創設し，基礎資格及び必要単位数等の取得要件について規定。
・現職の学校栄養職員の栄養教諭への移行措置について規定。
○身分等関係規定の整備
・新たな職の創設に伴い，身分，定数，給与，給与負担等について関係法律の規定を整備。
○その他所要の法律の規定を整備。
2：薬学教育関係（略）

【施行期日等】
①本法律は第159回国会において審議され，平成16年5月14日に全会一致で可決・成立のうえ，平成16年5月21日に法律第49号として公布された。
②栄養教諭制度の創設については，一部を除き，平成17年4月1日から施行。

食に関する指導体制の整備について（答申）

中央教育審議会答申
平成16年1月20日

はじめに
　社会の活力の源泉は，言うまでもなく社会を構成する人々の活力である。そして，人々の活力を支えるものは心身の健康である。
　人々が生涯にわたってその心身の健康を保持増進していくためには，食事や運動，睡眠などにおける望ましい生活習慣の確立が不可欠であるが，中でも食習慣は，子どものころの習慣が成長してからの習慣に与える影響が殊更大きいものである。また，成長期である子どものころの望ましい食習慣は，心身の健全な成長に不可欠な要素でもある。子どものころから望ましい食習慣を身に付けることは，人々の心身の健康につながり，ひいては社会全体の活力を増進するための礎となる。
　このように，子どものころからの望ましい食習慣の確立は極めて重要な社会的課題であり，平成13年4月11日の文部科学大臣からの「子どもの体力向上のための総合的な方策について」の諮問においても，食習慣を含む望ましい生活習慣の確立について，学校・家庭・地域社会の連携方策も視野に入れて検討することが求められている。
　同諮問に対しては，平成14年9月30日に「子どもの体力向上のための総合的な方策について」として答申を行ったところであり，その中では，近年の社会環境の変化などに伴う食に関する健康問題に対応するため，望ましい食習慣や栄養バランスのとれた食生活を形成する観点から，学校における食に関する指導の重要性を指摘し，いわゆる「栄養教諭（仮称）」制度など学校栄養職員に係る新たな制度の創設を検討すべきことを提言した。
　この提言に基づき，本審議会は，平成15年6月にスポーツ・青少年分科会の下に食に関する指導体制部会を設置して，食に関する指導の充実の具体的な方策について集中的に調査審議を重ねてきた。
　本審議会は，このたび，栄養教諭制度の創設を柱とする食に関する指導体制の整備方策について結論を得たので，ここに答申を行うものである。本審議会としては，今後，本答申の趣旨を踏まえ，子どもが望ましい食習慣を身に付けられるよう，学校・家庭・地域社会の密接な連携の下で食に関する指導が進められることを強く期待している。なお，栄養教諭制度は義務教育段階を対象とするものであるが，幼児期や高等学校段階においても食に関する指導の重要性は変わるところはなく，各発達段階に応じた適切な指導がなされることを望むものである。

第1章　基本的な考え方
1．食に関する指導の充実の必要性
　食は人間が生きていく上での基本的な営みのひとつであり，健康な生活を送るためには健全な食生活は欠かせないものである。しかしながら，近年，食生活を取り巻く社会環境の変化などに伴い，偏った栄養摂取などの食生活の乱れや，肥満傾向の増大，過度の痩（そう）身などが見られるところであり，また，増大しつつある生活習慣病と食生活の関係も指摘されている。このように，望ましい食習慣の形成は，今や国民的課題となっているともいえる。
　特に，成長期にある児童生徒にとって，健全な食生活は健康な心身を育（はぐく）むために欠かせないものであると同時に，将来の食習慣の形成に大きな影響を及ぼすものであり，極めて重要である。しかし近年，子どもの食生活の乱れも顕著になってきており，例えば，平成9年の国民栄養調査によれば，20歳代の朝食欠食者のうち66.6％が高校卒業のころまでに朝食欠食が習慣化していることが明らかになっている。なお，平成13年の同調査では，20歳代男子の朝食欠食の割合は20.4％となっている。また，子どもだけで食事をとる孤食については，昭和57年には22.7％であったものが平成5年には31.4％に増加している。肥満傾向児（性別・年齢別に身長別平均体重を求め，その平均体重の120％以上の体重の者）も増加しており，学校保健統計調査によれば，小学6年生男子では，昭和52年に6.7％が肥満傾向であったものが，平成14年には11.7％とほぼ倍増している。栄養と脳の発達や心の健康との関係も指摘されている。
　また，中央教育審議会答申「子どもの体力向上のための総合的な方策について」（平成14年9月30日。以下「平成14年答申」という。）において指摘したように，子どもの体力は低下傾向が続いており，体力の向上のためには，適切な運動と十分な休養・睡眠に，調和のとれた食事という，健康3原則の徹底による生活習慣

の改善が不可欠である。
　加えて，外食や調理済み食品の利用の増大により，栄養や食事のとり方などについて，正しい基礎知識に基づいて自ら判断し，食をコントロールしていく，言わば食の自己管理能力が必要となっている。特に，食品の安全性に対する信頼が揺らいでいる中，食品の品質や安全性についても，正しい知識・情報に基づいて自ら判断できる能力が必要となってきている。
　このように，子どもの体力の向上を図るとともに，食に関する自己管理能力の育成を通じて将来の生活習慣病の危険性を低下させるなど，子どもが将来にわたって健康に生活していけるようにするためには，子どもに対する食に関する指導を充実し，望ましい食習慣の形成を促すことが極めて重要である。
　また，健康と体力は今後の教育が目指すべき「生きる力」の基礎となるものであり，食に関する指導の充実は，子どもの「生きる力」を育（はぐく）んでいく上でも非常に重要な課題であるといえる。
　さらに，食はそれぞれの国や地域の風土や伝統に根ざした，優れて文化的な営みであり，また，団欒（らん）などを通じた社会との接点としての側面も有している点を忘れてはならない。食に関する指導においては，「食文化」の継承や多様性の尊重，社会性の涵（かん）養といった効果も期待できる。
　食に関する問題は，言うまでもなく家庭が中心となって担うものである。家族一緒の食事は，家庭教育の第一歩であるとともに，大切な家族のコミュニケーションの場でもある。当審議会としても『『新しい時代を拓（ひら）く心を育てるために』―次世代を育てる心を失う危機―」（平成10年6月30日答申）において，食生活は子どもの身体的発達のみならず精神や社会性の発達など，心の成長にも大きな影響を及ぼすものであり，家族が一緒に食事をとる機会を確保すべきことを提言した。他方，核家族化の進展，共働きの増加などの社会環境の変化や，外食や調理済み食品の利用の増加などの食品流通の変化等を背景として，食生活の在り様も大きく変化しつつあり，保護者が子どもの食生活を十分に把握し，管理していくことが困難になってきていることも現実である。このような状況を踏まえれば，子どもの食生活については，家庭を中心としつつ学校や地域社会が積極的に支援していくことが重要である。今後は学校が子どもの食について家庭に助言や働き掛けを行うことを含め，学校・家庭・地域社会が連携して，次代を担う子どもたちの食環境の改善に努めることが必要である。

2．学校における食に関する指導の現状
　現在，学校における食に関する指導は，学級担任を中心として，給食の時間において学校給食そのものを生きた教材として活用した指導が行われているほか，教科指導や学級活動，「総合的な学習の時間」など，学校教育活動全体の中で広く行われている。具体的には，例えば家庭科，技術・家庭科においてはバランスのとれた食事の重要性などを，体育科，保健体育科においては望ましい生活習慣を身に付ける必要性などを指導している。食に関する指導においては，学校給食を活用することによって，見る・食べるといった行為を通じて楽しみながら児童生徒の興味・関心を引き出すことができ，高い教育的効果を得られるため，学校給食を有効に活用した取組も見られるところである。また，学校給食に地域の産物を使用したり，地域の伝統的な料理を提供することを通じ，地域の文化や伝統に対する理解と関心を深めるなどの取組も行われている。
　さらに，保健体育審議会答申「生涯にわたる心身の健康の保持増進のための今後の健康に関する教育及びスポーツの振興の在り方について」（平成9年9月22日）において，学校栄養職員の新たな役割として食に関する指導の必要性が提言され，各学校において学校栄養職員を活用した取組も進められているところであり，ティーム・ティーチングや特別非常勤講師制度を活用した学校内での指導活動は年々増加している。また，親子料理教室や給食だよりなどを通じて，学校が家庭や地域社会に働き掛けを行うなど，家庭・地域社会との連携を推進する取組も進められている。
　しかしながら，食に関する指導については，これまで明確な体制整備がなされてこなかったため，地域や学校ごとに取組は区々であったというのが現状である。

3．食に関する指導体制整備の方向性
　以上のように，これまでも学校栄養職員の活用を含め，学校における食に関する指導を進めるための取組は様々な形でなされているが，近年の子どもを取り巻く環境の変化は，これまでにないほど急速かつ激しいものである。子どもが望ましい食習慣と自己管理能力を身に付け，この変化に十分に対応して自らの健康を保持増進していくことができる能力を培っていくためには，より効果的な食に関する指導体制の整備が急務である。そのためにも，学校における食に関する専門家である学校栄養職員の専門性を，確実に指導面でも活用していけるような制度的担保が必要である。
　食に関する指導体制の整備については，これまでも，平成9年9月22日の保健体育審議会答申「生涯にわたる心身の健康の保持増進のための今後の健康に関する教育及びスポーツの振興の在り方について」において，新たな免許制度の導入を含めた学校栄養職員の資質向上策の検討の必要性が指摘されているだけでなく，平成14年答申においては，「学校栄養職員については，食に関する専門家としての知識はもとより，児童生徒の成長発達やこの時期の心理の特性などについての正しい理解の上で，教育的配慮を持った食に関する指導を行うことが求められている」と指摘し，「いわゆる『栄養教諭（仮称）』制度など学校栄養職員に係る新たな制度の創設を検討し，学校栄養職員が栄養及び教育の専門家として児童生徒の食に関する教育指導を担うことができるよう食に関する指導体制の整備を行うことが必要である」とより具体的な提言を行っているところである。
　現在の学校栄養職員は，栄養士又は管理栄養士の資格を有して学校給食に係る栄養管理や衛生管理を行っており，食に関する専門家ではあるが，教育的資質が担保されているとはいえない。食に関する専門性を指導面で十分に生かし，自ら責任を持って指導に当たっていくことができるようにするためには，現在の学校栄養職員の資質に加え，教育に関して必要な資質を身に付けた者が食に関する指導を担うことができるよう，栄養教諭制度を創設し，効果的な食に関する指導体制の整備を図る必要がある。その際には，食に関する指導が学校教育活動の様々な領域にまたがるものであることを踏まえ，栄養教諭がその高い専門性を生かし，食に関する指導を学校教育活動全体の中で推進していくための連携・調整の役割を果たすことができるような制度とすることが重要である。

第2章　栄養教諭制度の創設
1．栄養教諭の職務
　栄養教諭は，教育に関する資質と栄養に関する専門性を併せ持つ職員として，学校給食を生きた教材として活用した効果的な指導を行うことが期待される。このため，(1)食に関する指導と，(2)学校給食の管理を一体のものとしてその職務とすることが適当である。

(1) 食に関する指導
　①児童生徒への個別的な相談指導
　　児童生徒の食生活の現状にかんがみ，生活習慣病の予防や食物アレルギーへの対応などの観点から，栄養教諭が児童生徒の個別の事情に応じた相談指導を行うことが，児童生徒の健康の保持増進のために有効であると考えられる。その際，食に関する問題への対応には，児童生徒の食の大部分を担う家庭での実践が不可欠であることに留意し，保護者に対する助言など，家庭への支援や働き掛けも併せて行うことが重要である。
　　児童生徒の食生活に係る問題の中で，個別的な相談指導が想定されるケースとしては，
　　(a) 偏食傾向のある児童生徒に対し，偏食が及ぼす健康への影響や，無理なく苦手なものが食べられるような調理方法の工夫等について指導・助言すること
　　(b) 痩（そう）身願望の強い児童生徒に対し，ダイエットの健康への影響を理解させ，無理なダイエットをしないよう指導を行うこと
　　(c) 肥満傾向のある児童生徒に対し，適度の運動とバランスのとれた栄養摂取の必要性について認識させ，肥満解消に向けた指導を行うこと

(d) 食物アレルギーのある児童生徒に対し、原因物質を除いた学校給食の提供や、献立作成についての助言を行うこと
(e) 運動部活動などでスポーツをする児童生徒に対し、必要なエネルギーや栄養素の摂取等について指導すること

などが考えられる。これらの相談指導には、栄養学等の専門知識に基づいた対応が不可欠であり、学級担任や家庭だけでは十分な対応が困難な場合も多いと考えられるため、栄養の専門家である栄養教諭が中心となって取り組んでいく必要がある。また、相談指導においては、食習慣以外の生活習慣や心の健康とも関係する問題を扱うことも考えられるので、必要に応じて、学級担任や養護教諭と連携して、あるいは学校医や学校歯科医、他の栄養の専門家などと適切に連携を図りながら対応していくことが重要である。特に食物アレルギーや摂食障害など医学的な対応を要するものについては、主治医や専門医とも密接に連携を取りながら適切に対応することが求められる。

このように、栄養教諭は、児童生徒の食生活に関し、その専門性を生かしたきめ細かな指導・助言を行う、言わば食に関するカウンセラーとしての役割が期待される。なお、食に関する相談指導に当たっては、教育相談室や余裕教室を利用するなど、個別相談にふさわしい環境で行われることが望ましい。

②児童生徒への教科・特別活動等における教育指導

食に関する指導は、個別指導以外にも給食の時間や学級活動、教科指導等、学校教育全体の中で広く行われるものであり、その中で栄養教諭は、その専門性を生かして積極的に指導に参画していくことが期待される。

各学級における給食の時間や学級活動における指導は、一般的には学級担任が年間指導計画を作成して行うものであるが、食に関する指導の充実のため、その指導計画に基づいて栄養教諭が指導の一部を単独で行うなど、積極的に指導を担っていくことが大切である。

特に給食の時間は、生きた教材である学校給食を最大限に活用した指導を行うことができるだけでなく、食事の準備から後片付けまでを通じて、食事のマナーなどを学ぶ場としても活用できるなど、食に関する指導を行う上での中核的な役割を果たすものである。栄養教諭は、学校給食の管理を担うことから、学校給食を最も有効に活用した指導ができる立場にあり、計画的に各学級に出向いて指導を行うことが期待される。他方、給食の時間は原則として全校一斉に取られるため、栄養教諭がすべての学級において十分な時間を取って指導を行うことは物理的に困難である。したがって、給食の時間や学級活動の時間における指導は、学級担任等と十分に連携することによって、継続性に配慮しつつ計画的に行うことが肝要である。特に、複数の学校を担当する栄養教諭については、この点がより重要となると考えられる。

また、家庭科、技術・家庭科や体育科、保健体育科をはじめとして、関連する教科における食に関する領域や内容について、学級担任や教科担任と連携しつつ、栄養教諭がその専門性を生かした指導を行うことも重要である。特に、食に関する問題は、児童生徒にとっても身近な問題であると同時に、他の様々な問題と関連する広がりを持ったものであり、各教科や特別活動、「総合的な学習の時間」などにおいて、例えば、食べ残しと環境負荷の問題や、食品流通と国際関係、食文化を含む地域文化など、食と関係した指導を行う場合には、栄養教諭を有効に活用していくことが期待される。さらに、各教科指導において取り上げられた食品を学校給食に使うなど、学校給食との連携を図ることにより、児童生徒の興味・関心を引き出し、より教育効果の高い指導を行うことが可能になるものと考えられる。

このように、食に関する指導は、学校教育活動全体の中で広く行われるものである。学校において食に関する指導に係る全体的な計画を策定するに当たっては、栄養教諭がその高い専門性を生かして積極的に参画し、貢献していくことが重要である。

③食に関する教育指導の連携・調整

学校における食に関する指導は、給食の時間をはじめとして、関連教科等に幅広く関わるものであり、効果的な指導を行っていくためには、校長のリーダーシップの下、関係する教職員が十分連携・協力して取り組むことが必要である。その中で、栄養教諭は、栄養に関する専門的な教員として、例えば、食に関する指導に係る全体的な計画の策定において中心的な役割を果たすなど、連携・調整の要としての役割を果たしていくことが期待される。特に、学校給食と連携した授業を実施する場合などは、学校給食の管理を担う栄養教諭が、学級担任や教科担任等と連携し、年間指導計画における食に関する指導の計画と給食管理との有機的連携を確保することによって、食に関する指導の効果は一層高まるものと考えられる。また、例えば校務分掌において給食主任を担うなど、その専門性を生かして積極的に学校運営に参画していくことも重要である。

同時に、児童生徒の食の大部分は家庭が担っているという実態を踏まえれば、食に関する指導は、学校内における児童生徒への直接的な指導のみにとどまらず、広く家庭や地域社会との連携を図りつつ指導を充実させていくことが重要である。具体的には、給食だより等を通じた啓発活動や、食物アレルギーに対応した献立作成などについての保護者に対する助言、親子料理教室等の開催、地域社会や関係機関が主催する食に関する行事への参画などにおいて、栄養教諭がその専門性を発揮し、積極的に取り組んでいくことが期待される。

このように、食に関する指導を効果的に進めていくためには、学校の内外を通じて、教職員や保護者、関係機関等の連携を密接に図ることが肝要であり、栄養教諭は、その専門性を生かして、食に関する教育のコーディネーターとしての役割を果たしていくことが期待される。

(2) 学校給食の管理

現在学校栄養職員が行っている栄養管理や衛生管理、検食、物資管理等の学校給食の管理は、専門性が必要とされる重要な職務であり、栄養教諭の主要な職務の柱の一つとして位置付けられるべきである。具体的な職務内容としては、
①学校給食に関する基本計画の策定への参画
②学校給食における栄養量及び食品構成に配慮した献立の作成
③学校給食の調理、配食及び施設設備の使用方法等に関する指導・助言
④調理従事員の衛生、施設設備の衛生及び食品衛生の適正を期すための日常の点検及び指導
⑤学校給食の安全と食事内容の向上を期すための検食の実施及び検査用保存食の管理
⑥学校給食用物資の選定、購入及び保管への参画

などが考えられる。学校給食は食に関する指導を効果的に進めるための重要な教材でもあり、その管理においてもより一層の積極的な取組が期待される。

同時に、献立のデータベース化やコンピュータによる物資管理などの情報化の推進や、調理員の衛生管理等の知識の向上を図ることなどにより、学校給食の管理業務の一層の効率化を図り、食に関する指導のために必要な時間を十分に確保できるよう工夫していくことが求められる。

なお、学校給食における衛生管理については、平成8年度の腸管出血性大腸菌O157による食中毒事件以降、その徹底が一層図られ、学校給食が原因と考えられる食中毒の発生件数は減少してきているところであるが、より安全で安心な学校給食の実施のためには、学校給食における衛生管理を今後更に充実強化していくことが大切である。

(3) 食に関する指導と学校給食の管理の一体的な展開

栄養教諭は、生きた教材である学校給食の管理と、それを活用した食に関する指導を同時にその主要な職務の柱として担うことにより、両者を一体のものとして展開することが可能であり、高い相乗効果が期待される。学校給食の教材としての機能を最大限に引き出すためには、その管理を同時に行うことが不可欠であり、また、食に関する指導によって得られた知見や情報を給食管理にフィードバックさせていくことも可能となると考えられる。具体的には、例えば、体験学習等で栽培した食材や地域の食材を学校給食に用いることで、生産活動と日々の食事のつながりを実感させたり、食に関する指導を通じて児童生徒の食の現状を把握し、不足しがちな栄養素を補うため、献立の工夫や保護者に対する啓発活動を行うことなどが考えられる。

２．栄養教諭の資質の確保
　栄養教諭に求められる資質能力を制度的に担保するため、栄養教諭制度の創設に当たっては、保健指導と保健管理をその職務とする養護教諭の例を参考としつつ、次に示す考え方に基づいて新たに栄養教諭の免許状を創設する必要がある。
(1) 栄養教諭の免許状の種類及び養成の在り方
　栄養教諭の養成段階においては、栄養教諭としての職務内容を適切に行うための資質能力の基礎として、栄養に関する専門性と教職に関する専門性を身に付ける必要がある。
　その際には、現在の教員養成・免許制度の基本理念を踏まえ、以下のような制度とすることが適当と考える。
①免許状の種類
　栄養教諭の免許状の種類は、大学院、大学、短期大学等の学校種別、修業年限や修得単位数に応じて多様な教員養成機関から栄養教諭になる途を開くことにより、教員組織全体の活性化を図るとともに、上位の免許状等の取得を目指すことによる現職教員の自発的な研修を促すため、複数の種類の免許状を設けることとし、普通免許状として専修免許状、一種免許状、二種免許状の３種類とする。
　このため、他の教諭等と同様に、一種免許状は普通免許状の中で標準的なものと考える。
　栄養教諭の配置についての考え方、栄養教諭の職務内容として給食の管理が含まれていることなどの栄養教諭制度の性格等にかんがみ、臨時免許状や特別免許状は設ける必要はないと考える。
②免許状取得のための基礎資格
　免許状取得のための基礎資格としては、大学における教員養成の基本原則を踏まえ、専修免許状については修士の学位（大学院修士課程修了程度）、一種免許状については学士の学位（大学卒業程度）、二種免許状については準学士の称号（短期大学卒業程度）を有することを原則とすることが必要と考える。
③栄養に関する専門性の養成
　栄養に関する専門性として、免許状の種類にかかわらず食に関する指導を行うための資質能力を身に付けるため、基礎資格として栄養士の免許を取得することが必要と考える。
　さらに、栄養に関する深い専門的知識・技術を養うために、標準的な免許状である一種免許状の取得のためには、管理栄養士養成のための教育課程と同程度の内容・単位数を修得することとすべきである。このため、一種免許状を取得するための基礎資格としては、栄養士の免許に加えて管理栄養士免許を取得するために必要な程度の専門性を有することとすることが適当と考える。また、専修免許状を取得するための基礎資格としては、管理栄養士の免許を有することとすることが適当と考える。
　二種免許状の取得のためには、上記のように基礎資格として栄養士の免許の取得を求めることにより、栄養士養成のための教育課程と同程度の内容・単位数を修得することとすべきである。
　また、いずれの免許状の取得においても、食文化を含む食に関する課題を踏まえ、栄養教諭としての使命の自覚や、職務内容について理解を深めることが必要と考える。
　なお、これらの管理栄養士養成のための教育課程、栄養士養成のための教育課程のうち、教職に関する科目との類似性があるものについては、重複して課すことのないよう配慮することが考えられる。
④「教職に関する科目」の内容と単位数
　教育の目的・原理、教育の内容・方法、児童生徒の心身の成長・発達等についての深い専門的知識・技術といった教職に関する専門性を修得するための「教職に関する科目」は、養護教諭の養成課程と同程度の内容・単位数を基本として、教職の意義等に関する科目、教育の基礎理論に関する科目、教育課程に関する科目、生徒指導及び教育相談に関する科目、総合演習、栄養教育実習について修得することが必要と考える。
⑤養成課程
　大学における開放制の教員養成の基本原則に照らし、栄養教諭の養成においても、文部科学大臣の課程認定を受けた大学の課程において、必要な科目・単位数を修得することを基本とすべきである。
　一方、現在の管理栄養士、栄養士の養成課程として、大学以外に専門学校等においても、学校栄養職員等として教育現場に優れた者を輩出していることにかんがみ、他の教諭等の養成において指定教員養成機関の制度を設けていることと同様に、専門学校等について文部科学大臣が指定を行い、栄養教諭の養成を行うことができるようにすべきである。
　また、専門学校において修得した栄養に関する科目について、栄養教諭の養成を行う大学等が単位認定を行うようなことも考えられる。
(2) 栄養教諭の上位の免許状等取得のための方策
　教員免許制度上、現職の教員が研修によって、自ら資質能力の向上を図ることが期待されており、これは栄養教諭についても同様である。このため、栄養教諭の二種免許状や一種免許状を有する者が、それぞれ一種免許状や専修免許状を取得しようとする場合に、栄養教諭としての一定の在職年数と、免許法認定講習等において一定の単位を修得することにより、都道府県教育委員会が行う教育職員検定を経て取得できる措置を講ずることが必要と考える。
　この場合、二種免許状を有する者には、養護教諭の場合と同様、標準である一種免許状取得の努力義務を課すとともに、栄養教諭としての在職年数等に応じて修得が必要な最低単位数を一定限度まで逓減する措置を講ずることが必要と考える。
　その際、栄養教諭は生活習慣病の予防や食物アレルギーへの対応等についての児童生徒に対する個別指導を担うことから、管理栄養士免許を取得することが望ましく、管理栄養士免許を取得した者には、栄養教諭としての在職年数や免許法認定講習等における単位修得について配慮することが必要である。
　なお、管理栄養士、専修免許状や一種免許状の取得が促されるような環境づくりにも留意が望まれる。
(3) 学校栄養職員に対する措置
①教員免許を有しない学校栄養職員に対する措置
　現在、学校栄養職員である者が栄養教諭の免許状を取得する場合には、職務を行いながら円滑に必要な資質を身に付けるため、特別非常勤講師としての活動実績も含め、学校栄養職員としての一定の在職年数と、長期休業期間中などに実施される免許法認定講習等において一定程度の単位修得により、教育職員検定を経て授与することが必要と考える。
②他の教員免許を有する学校栄養職員に対する措置
　他の教諭や養護教諭の免許状を有する学校栄養職員が、栄養教諭の免許状を取得する場合には、教職に関する科目は既に修得していることから、栄養教諭としての使命の自覚や、職務内容について理解を深めつつ、管理栄養士免許を有する程度の専門性を有する者については一種免許状を、栄養士免許を有する者については二種免許状を取得できるようにすることが必要と考える。
(4) その他
　栄養教諭としての資質能力は、その養成・採用・研修の各段階を通じて形成されていくべきものであり、大学における養成課程の整備とともに、都道府県教育委員会等における現職研修の促進を図ることが必要である。

３．栄養教諭の配置等
　栄養教諭の配置については、栄養教諭が教育に関する資質を有する教育職員として位置付けられるものであり、また、学校給食の管理と食に関する指導を一体のものとして展開するということを基本として考えるべきである。
　また、学校給食の管理と食に関する指導を一体的に展開するという栄養教諭の職務を踏まえれば、共同調理場方式を採用する学校の場合、栄養教諭の配置は、共同調理場における給食管理と受配校における食に関する指導を併せて行うことを前提として考慮すべきである。
　ただし、学校給食の実施そのものが義務的なものではないこと、現在の学校栄養職員も学校給食実施校すべてに配置されているわけではないこと及び、地方の自主性を尊重するという地方分権の趣旨にかんがみ、栄養教諭の配置は義務的なものとはせず、公立学校については地方公共団体の、国立及び私立学校については

その設置者の判断に委（ゆだ）ねられるべきである。

平成14年5月の学校給食実施状況調査によれば、公立小中学校のうち学校給食実施校は30,631校であるのに対し、学校栄養職員は10,370人となっている。学校栄養職員から栄養教諭への移行を考えた場合、学校給食実施校を含め、栄養教諭を配置することのできない学校も想定されるが、近隣の学校の栄養教諭が出向いて指導を行うなどの工夫を講ずることによって、直接栄養教諭が配置できなくとも食に関する指導の充実を図ることができるようにすることが大切である。

なお、栄養教諭制度の創設後も、すべての学校栄養職員が一律に栄養教諭に移行するわけではないため、栄養教諭と学校栄養職員が並存することとなることが予想されるが、栄養教諭制度創設の趣旨に照らせば、将来的には、学校栄養職員の資質を高め、栄養教諭への移行を促進することにより、食に関する指導の充実を図るべきである。

4．栄養教諭の身分等

栄養教諭の職務内容にかんがみ、公立学校の栄養教諭については、教育公務員特例法の適用を受け、自らの資質の向上に不断に努める必要がある。また、国公私を通じて、栄養教諭は学校教育活動全般への積極的な参画が求められる。

第3章　食に関する指導の充実のための総合的な方策

1．学校における一体的取組

食に関する指導は、給食の時間や学級活動の時間のほか、家庭科、技術・家庭科や体育科、保健体育科などの教科指導、「総合的な学習の時間」など、様々な機会を通じて行われるものである。したがって、食に関する指導を効果的に進めるためには、校長のリーダーシップの下、関係する教職員がそれぞれの専門性を十分に発揮しつつ、相互に連携・協力して取り組む必要がある。このため、栄養教諭だけではなく、他の教職員についても、研修等を通じて食に関する理解を深める必要がある。

当審議会としては、「今後の地方教育行政の在り方について」（平成10年9月21日答申）において、「地域や子どもの状況を踏まえた創意工夫を凝らした教育活動を展開していくには、校長、教頭のリーダーシップに加えて、教職員一人一人が、学校の教育方針やその目標を十分に理解して、それぞれの専門性を最大限に発揮するとともに一致協力して学校運営に積極的に参加していくことが求められている」と指摘したところ、食に関する指導は、まさに地域や子どもの状況を踏まえて行われるべきものであり、同答申における指摘が全面的に当てはまるものであるといえる。

2．栄養教諭の効果的な活用

先に指摘したように、食に関する指導の推進のためには、校長のリーダーシップと、関係教職員の有機的な連携・協力が不可欠であるが、その中で栄養教諭は、学校における食に関する専門家として、食に関する指導を進める上での連携・調整の要（かなめ）としての役割を果たしていくべきである。いうまでもなく、食に関する指導を担うのは栄養教諭に限られないが、栄養教諭を十分に活用することによって、学級担任や教科担任等による指導とあいまって、一層の指導効果の向上が期待される。特に、望ましい食習慣の形成のためには、単に食に関する知識の教授にとどまらず、習慣化を促すための継続的な指導が不可欠である。このため、栄養教諭が計画的に指導に参画していくことができるようにするとともに、学級担任や教科担任、養護教諭等と十分連携を取り、指導の継続性を確保できるよう、校長のリーダーシップの下、栄養教諭が加わって、食に関する指導に係る全体的な計画を作成することが肝要である。

さらに、家庭や地域社会との連携においても、栄養教諭は要（かなめ）としての役割を果たし得るものであり、積極的な取組が期待される。

このように栄養教諭は、学校の内外において、食に関する指導の充実の鍵（かぎ）を握る立場にあり、その職責は非常に重いものと考えられる。この職責を全うするためにも、栄養教諭には高い資質が要求されるものであり、また、その資質を向上させるための努力が不断になされることが求められる。同時に、栄養教諭がその資質を十分に発揮するためには、校長をはじめとする学校内での理解と協力はもとより、家庭や地域社会の理解と協力が不可欠であり、栄養教諭が他の教職員や家庭・地域社会との連携を確保できるようにするための環境整備が重要となる。

なお、栄養教諭が配置されない学校も想定されるが、そのような学校においても、養護教諭や家庭科教諭などによる指導や、近隣の学校の栄養教諭が定期的に出向いての指導、地域の人材の活用などの工夫により、食に関する指導を充実していくことが望まれる。

3．学校・家庭・地域社会の連携等による総合的取組

栄養教諭制度の創設によって、学校における食に関する指導がより一層充実することが期待されるが、食に関する指導の第一義的な責任は家庭にあることは変わるものではない。しかし、食生活の多様化が進む中で、家庭において十分な知識に基づく指導を行うことは困難となりつつあるばかりか、保護者自身が望ましい食生活を実践できていない場合もある。このような現状を踏まえると、子どもに望ましい食習慣を身に付けさせるには、家庭への働き掛けや啓発活動も非常に重要となってくる。また、子どもに望ましい食習慣を身に付けさせることは、次の世代の親への教育であるという視点も忘れてはならない。

このため、学校においても、給食だよりなどによる情報提供や啓発活動、親子料理教室の開催を通じ、子どもの食について保護者が考える機会を提供し、また、食に関する正しい知識を伝えていくことが必要である。その際には、食に関する知識や経験を有する地域の人材の活用や、食生活の改善のために活動しているNPO等の協力を得るなど、地域社会との連携・協力を進めていくことが望まれる。

もとより食に関する指導は、家庭だけ、あるいは学校だけで完結するものではなく、社会全体で取り組むべき課題である。このため、国においては、文部科学省はもちろんのこと、関係省庁が食生活の改善のための様々な施策を実施している。食に関する指導の実効性を高めるためには、これら関係省庁が緊密に連携・協力して、政府一丸となった取組がなされることが望まれる。

栄養教諭制度の創設に係る学校教育法等の一部を改正する法律等の施行について（通知）

16文科ス第142号
平成16年6月30日

各都道府県教育委員会
各都道府県知事
各指定都市教育委員会　殿
各指定都市市長
各国公私立大学長
放送大学長

文部科学省スポーツ・青少年局長
田中壮一郎
文部科学省初等中等教育局長
近藤信司

このたび、別添1のとおり、「学校教育法等の一部を改正する法律」（以下「改正法」という。）が、平成16年5月21日に法律第49号として公布され、平成17年4月1日（教育職員免許法の改正に係る部分については平成16年7月1日）から施行されることとなりました。また、これに伴い、別添2のとおり、「教育職員免許法施行規則の一部を改正する省令」（以下「改正規則」という。）が、平成16年6月30日に文部科学省令第36号として公布され、平成16年7月1日から施行されることとなりました。

今回の改正は、児童生徒の食生活の乱れが深刻化する中で、学校における食に関する指導を充実し、児童生徒が望ましい食習慣を身に付けることができるよう、新たに栄養教諭制度を設けるも

のです。この栄養教諭は，栄養に関する専門性と教育に関する資質を併せ有する教育職員として，その専門性を十分に発揮し，特に学校給食を生きた教材として有効に活用することなどによって，食に関する指導を充実していくことが期待されています。

改正の概要については下記のとおりですので，関係各位におかれましては，その趣旨を十分ご理解の上，学校栄養職員の栄養教諭への円滑な移行を含め，適切な対応をお願いするとともに，各都道府県教育委員会及び各都道府県知事におかれては，併せて域内の各市町村及び所管又は所轄の学校及び学校法人に対する周知を図るようお願いします。

なお，教育職員免許法施行規則を除く関係政省令の改正については，追ってこれを行い，その内容については別途通知する予定ですのでご承知おき下さい。また，今回の改正においては，大学における薬学教育の修業年限の延長も併せて措置していますが，これについても別途通知する予定としています。

記

第1　学校教育法の一部改正関係（改正法第1条関係）

(1) 栄養教諭の設置に関する事項

義務教育諸学校に栄養教諭を置くことができることを明示したこと（第28条第2項及び第51条の8第2項関係）。なお，中学校については第40条において第28条の規定が準用され，盲学校，聾学校及び養護学校の小学部及び中学部については第76条において第28条（第40条において準用する場合を含む。）の規定が準用されること。

また，幼稚園及び高等学校並びに盲学校，聾学校及び養護学校の幼稚部及び高等部については，栄養教諭を置くことができる旨は明示されていないが，第50条第2項及び第81条第2項（第76条において準用する場合を含む。）に規定するその他必要な職員として栄養教諭の設置は可能であること。

(2) 栄養教諭の職務に関する事項

栄養教諭の職務として，「児童の栄養に関する指導及び管理をつかさどる」（小学校以外の学校については準用規定）と規定したこと（第28条第8項，第51条，第51条の9及び第82条関係）。なお，中学校については，第40条において第28条の規定が，盲学校，聾学校及び養護学校については，第76条において第28条（第40条，第51条及び第82条において準用する場合を含む。）の規定が準用されること。

栄養に関する指導及び管理のうち，指導には，①児童生徒に対する栄養に関する個別的な相談指導や，②学級担任，教科担任等と連携して関連教科や特別活動等において食に関する指導を行うこと，③食に関する指導に係る全体的な計画の策定等への参画などが含まれること。また，管理については，①学校給食を教材として活用することを前提とした給食管理，②児童生徒の栄養状態等の把握，③食に関する社会的問題等に関する情報の把握などが含まれること。

第2　市町村立学校職員給与負担法の一部改正関係（改正法第2条関係）

都道府県が給与費を負担する市町村立学校職員（以下「県費負担教職員」という。）に栄養教諭を追加したこと。これに伴い，同法における学校栄養職員の定義を「学校給食法第5条の3に規定する職員」から「学校給食法第5条の3に規定する職員のうち栄養教諭以外の者」に変更したこと。

第3　教育公務員特例法の一部改正関係（改正法第3条関係）

第2条の「教員」の定義に栄養教諭を加えたこと。これにより，第11条（採用及び昇任の方法），第13条（校長及び教員の給与），第14条（休職の期間及び効果），第17条（兼職及び他の事業等の従事），第18条（公立学校の教育公務員の政治的行為の制限），第21条（研修）及び第22条（研修の機会）の規定が栄養教諭にも適用されることとなること。大学院修学休業に係る規定（第26条から第28条まで）の適用対象に栄養教諭を加えたこと。なお，初任者研修（第23条）及びそれに伴う条件附任用期間の特例（第12条）並びに十年経験者研修（第24条）の規定については，養護教諭と同様に栄養教諭には適用されないこと。

第4　教育職員免許法の一部改正関係（改正法第4条関係）及び教育職員免許法施行規則の一部改正関係

(1) 新たに栄養教諭の免許状として普通免許状を設けたこと。（改正法による改正後の教育職員免許法（以下「新免許法」という。）第2条，第3条及び第4条関係）

(2) 栄養教諭の普通免許状の授与を受ける場合の基礎資格，修得が必要な科目及び単位数，それらの単位の修得方法について定めたこと。

①栄養教諭の普通免許状の授与を受けるための基礎資格，大学において修得することを要する科目及び単位数を定めたこと。（新免許法第5条，別表第1及び別表第2の2関係）

②栄養教諭の普通免許状の授与を受ける場合の栄養に係る教育に関する科目の単位の修得方法を定めたこと。（改正規則による改正後の教育職員免許法施行規則（以下「新規則」という。）第10条の3関係）

③新免許法別表第2の2に規定する栄養教諭の普通免許状の授与を受ける場合の教職に関する科目の単位の修得方法を定めたこと。（新規則第10条の4関係）

④新免許法別表第2の2に規定する栄養教諭の普通免許状の授与を受ける場合の栄養に係る教育又は教職に関する科目の単位の修得方法を定めたこと。（新規則第10条の5関係）

(3) 教育職員検定により栄養教諭の普通免許状の授与を受ける場合の学力及び実務の検定の方法について定めたこと。（新免許法第6条，別表第3及び別表第6の2並びに新規則第17条の2及び第70条関係）

(4) 教育職員免許法別表第1備考第5号イの規定に基づき文部科学大臣が栄養教諭の免許状授与の所要資格を得させるために適当と認める大学の課程に関する所要の規定の整備を行ったこと。（新規則第20条及び第22条関係）

(5) 新法別表第2の2備考第2号に規定する栄養教諭の教員養成機関に関する所要の規定の整備を行ったこと。（新規則第27条，第28条及び第32条関係）

(6) 免許法認定講習に関する所要の規定の整備を行ったこと。（新規則第36条及び第37条関係）

(7) 栄養教諭の一種免許状の授与の基礎資格について，学士の学位を有することには文部科学大臣がこれと同等以上を有すると認めた場合を含むものとし，学校教育法第67条第2項の規定により大学院への入学を認められる場合又は栄養教諭の指定教員養成機関に4年以上在学し，124単位以上を修得し卒業した場合が該当することとしたこと。（新免許法別表第2の2備考第1号及び新規則第66条の9関係）

(8) 養護教諭及び栄養教諭の専修免許状に記入することができる分野に関する所要の規定の整備を行ったこと。（新規則第72条関係）

(9) 改正法による改正後の学校給食法（以下「新給食法」という。）第5条の3に規定する職員のうち栄養教諭以外の者に対して教育職員検定により栄養教諭の普通免許状を授与する場合における学力及び実務の検定の方法について定めたこと。（新免許法附則第18項並びに新規則附則第6項，第22項及び第26項関係）

(10) その他所要の規定の整備を行ったこと。（新規則第6条，第10条，第10条の6，第10条の7，第21条，第48条，第64条及び第66条関係）

(11) 改正法のうち教育職員免許法の改正に係る部分及び改正規則については，平成16年7月1日から施行すること。なお，この施行に伴い留意すべき事項については以下のとおりであること。

［留意事項］

(イ) 新免許法附則第18項の表及び別表第2の2に規定する栄養教諭の一種免許状の授与の基礎資格の「栄養士法（昭和22年法律第245号）第5条の3第4号の規定により指定された管理栄養士養成施設の課程を修了し」ていることの確認には，管理栄養士学校指定規則別表第1に掲げる教育内容に該当する関係科目の単位修得証明をもって行うことが想定されること。

このため，各大学等においては，当該証明書類についてあらかじめ書類様式を整え，当該大学等における授業科目と管

理栄養士学校指定規則別表第1に掲げる教育内容との対応について，免許状の授与の申請がなされる際に授与権者に対して文書で示すなど，授与権者が円滑に確認できるように協力されたいこと。
(ロ) 新免許法別表第2の2に規定する「栄養に係る教育に関する科目」及び「教職に関する科目」の単位の修得方法について
① 各大学等では，栄養に係る教育に関する科目について，新規則第10条の3に定める各事項を含んだ授業科目を開設すること。なお，各事項の具体的な内容としては別紙1のものが想定されること。
② 栄養に係る教育に関する科目に係る授業科目の名称については，その内容が明らかになるように配慮しつつ，各大学等において適切に定めるとともに，各大学等は，当該大学等における授業科目と新規則第10条の3に定める栄養に係る教育に関する科目に含めることが必要な事項との対応について，免許状の授与の申請がなされる際に授与権者に対して文書で示すこと。
③ 新規則第10条の4の表に掲げる教職に関する科目に係る授業科目の名称については，その内容が明らかになるように配慮しつつ，各大学等において適切に定めるとともに，各大学等は，当該大学等における授業科目と同表に掲げる教職に関する科目及び各科目に含めることが必要な事項との対応について，免許状の授与の申請がなされる際に授与権者に対して文書で示すこと。
④ 栄養教育実習の具体的な内容としては別紙2のものが想定されること。
⑤ 栄養教育実習を行う学生の円滑な受入れの確保については，各都道府県・市町村教育委員会及び各学校の関係者に協力を願いたいこと。
(ハ) 新規則第10条の5に定める「大学が加えるこれに準ずる科目」は，大学院において開設されるもので，管理栄養士学校指定規則別表第1に掲げる教育内容に係るものであるとともに，栄養に係る教育に関する科目と相当の関係にあるものとすること。
(二) 各都道府県・市町村教育委員会等におかれては，新給食法第5条の3に規定する職員のうち栄養教諭以外の者が新免許法附則第18項の第4欄の単位を修得する場合の環境の確保に配慮されたいこと。
　また，新規則附則第6項備考第3号に基づいて栄養教育実習を行う者の円滑な実習実施のため，指導体制，実施時期，実施方法などについての必要な配慮，弾力的な実施等に努められたいこと。

第5　学校給食法の一部改正関係（改正法第5条関係）
　第5条の3に規定する学校給食の栄養に関する専門的事項をつかさどる職員になることができる者として，栄養教諭の免許状を有する者を追加したこと。これに伴い，同条の見出しを「学校栄養職員」から「学校給食栄養管理者」に変更したこと。

第6　女子教職員の出産に際しての補助教職員の確保に関する法律の一部改正関係（改正法第6条関係）
　第2条の「教職員」の定義に栄養教諭を追加したこと。これにより，女子である栄養教諭が出産することとなる場合，補助教職員の臨時的任用等の規定が適用されることとなること。また，同法の適用対象に栄養教諭を加えることに伴い，学校栄養職員の定義を「栄養士法第2条第1項の規定による栄養士の免許を有する者で学校給食の実施に必要な知識又は経験を有し，かつ，学校給食の栄養に関する専門的事項をつかさどるもの」から「学校給食法第5条の3に規定する職員のうち栄養教諭以外の者」に変更したこと。

第7　地方教育行政の組織及び運営に関する法律の一部改正関係（改正法第7条関係）
　県費負担教職員である栄養教諭について，第47条の2の県費負担教職員の免職及び都道府県の職への採用の規定の適用対象に追加したこと。

第8　公立の義務教育諸学校等の教育職員の給与等に関する特別措置法（改正法第7条関係）
　第2条第2項の「教育職員」の定義に栄養教諭を追加したこと。これにより，教職調整額の支給等の規定（第3条から第6条まで）が栄養教諭に適用されることとなること。

第9　公立義務教育諸学校の学級編制及び教職員定数の標準に関する法律の一部改正関係（改正法第8条関係）
(1) 定義規定に関する事項
　第2条第3項の「教職員」の定義に栄養教諭を追加し，学校栄養職員の定義を「学校給食法第5条の3に規定する職員」から「学校給食法第5条の3に規定する職員のうち栄養教諭以外の者」に変更したこと。
(2) 栄養教諭及び学校栄養職員の標準定数の算定方法に関する事項
　栄養教諭と学校栄養職員の標準定数を合わせて算定することとしたこと。これに伴い，学校栄養職員の標準定数を栄養教諭及び学校栄養職員の標準定数に変更したこと。
(3) 教職員定数の短時間勤務の職を占める者等の数への換算に関する事項
　教職員定数の短時間勤務の職を占める者等の数への換算の規定の適用対象に栄養教諭を追加したこと。

栄養教諭の配置促進について（依頼）

19文科ス第157号
平成19年7月11日

各都道府県知事　殿

文部科学事務次官
銭谷　眞美

　近年，国民の食生活をめぐる環境が大きく変化し，栄養の偏り，不規則な食事，肥満や生活習慣病の増加，食の海外への依存，食の安全等，様々な問題が生じています。このため，食に関する知識と食を選択する力を習得し，健全な食生活を実践することができる人間を育てる食育を推進することが喫緊の課題となっていることから，平成17年6月に食育基本法が成立するとともに，平成18年3月には政府の食育推進基本計画が策定されました。
　食育基本法第10条では，地方公共団体は，基本理念にのっとり，食育の推進に関し，国との連携を図りつつ，その地方公共団体の区域の特性を生かした自主的な施策を策定し，及び実施する責務を有すると規定されるとともに，同法17条では，都道府県は，食育推進基本計画を基本として，当該都道府県の区域内における食育の推進に関する施策についての計画を作成するよう努めなければならないとされているところです。
　各都道府県における食育の推進を図る上で，特に，子どもたちが健全な食生活を実践することは，健康で豊かな人間性を育んでいく基礎となることはもちろんのこと，今後とも，我が国が活力と魅力にあふれた国として発展し続けていく上でも重要です。
　学校における食育を一層推進していくためには，食に関する指導の全体計画の策定，教職員間や家庭，地域との連携・調整等において中核的な役割を担う教育職員として平成17年度から制度化された栄養教諭の配置促進が極めて重要であり，食育推進基本計画においても，その重要性について示されています。
　このため，別添のとおり，各都道府県教育委員会教育長に対し，

栄養教諭の全国的な配置状況を示すとともに，学校栄養職員の栄養教諭への円滑な移行に向けた取組など，栄養教諭の一層の配置促進について依頼したところです。

ついては，食育基本法及び食育推進基本計画の趣旨等を踏まえ，学校における食育推進の中核的な役割を担う栄養教諭の配置及び配置拡大について，特段の御配慮をいただくようお願いします。

（スポーツ・青少年局学校健康教育課健康教育企画室）

2．日本国憲法（抄）

昭和21年11月3日公布
昭和22年5月3日施行

前　文

日本国民は，正当に選挙された国会における代表者を通じて行動し，われらとわれらの子孫のために，諸国民との協和による成果と，わが国全土にわたって自由のもたらす恵沢を確保し，政府の行為によって再び戦争の惨禍が起ることのないようにすることを決意し，ここに主権が国民に存することを宣言し，この憲法を確定する。そもそも国政は，国民の厳粛な信託によるものであって，その権威は国民に由来し，その権力は国民の代表者がこれを行使し，その福利は国民がこれを享受する。これは人類普遍の原理であり，この憲法は，かかる原理に基くものである。われらは，これに反する一切の憲法，法令及び詔勅を排除する。

日本国民は，恒久の平和を念願し，人間相互の関係を支配する崇高な理想を深く自覚するのであって，平和を愛する諸国民の公正と信義に信頼して，われらの安全と生存を保持しようと決意した。われらは，平和を維持し，専制と隷従，圧迫と偏狭を地上から永遠に除去しようと努めている国際社会において，名誉ある地位を占めたいと思う。われらは，全世界の国民が，ひとしく恐怖と欠乏から免かれ，平和のうちに生存する権利を有することを確認する。

われらは，いずれの国家も，自国のことのみに専念して他国を無視してはならないのであって，政治道徳の法則は，普遍的なものであり，この法則に従うことは，自国の主権を維持し，他国と対等関係に立とうとする各国の責務であると信ずる。

日本国民は，国家の名誉にかけ，全力をあげてこの崇高な理想と目的を達成することを誓う。

第3章　国民の権利及び義務

第10条　日本国民たる要件は，法律でこれを定める。

第11条　国民は，すべての基本的人権の享有を妨げられない。この憲法が国民に保障する基本的人権は，侵すことのできない永久の権利として，現在及び将来の国民に与えられる。

第12条　この憲法が国民に保障する自由及び権利は，国民の不断の努力によって，これを保持しなければならない。又，国民は，これを濫用してはならないのであって，常に公共の福祉のためにこれを利用する責任を負う。

第13条　すべて国民は，個人として尊重される。生命，自由及び幸福追求に対する国民の権利については，公共の福祉に反しない限り，立法その他の国政の上で，最大の尊重を必要とする。

第14条　すべて国民は，法の下に平等であって，人種，信条，性別，社会的身分又は門地により，政治的，経済的又は社会的関係において，差別されない。

2　華族その他の貴族の制度は，これを認めない。

3　栄誉，勲章その他の栄典の授与は，いかなる特権も伴わない。栄典の授与は，現にこれを有し，又は将来これを受ける者の一代に限り，その効力を有する。

第15条　公務員を選定し，及びこれを罷免することは，国民固有の権利である。

2　すべて公務員は，全体の奉仕者であって，一部の奉仕者ではない。

3　公務員の選挙については，成年者による普通選挙を保障する。

4　すべて選挙における投票の秘密は，これを侵してはならない。選挙人は，その選択に関し公的にも私的にも責任を問われない。

第16条　何人も，損害の救済，公務員の罷免，法律，命令又は規則の制定，廃止又は改正その他の事項に関し，平穏に請願する権利を有し，何人も，かかる請願をしたためにいかなる差別待遇も受けない。

第17条　何人も，公務員の不法行為により，損害を受けたときは，法律の定めるところにより，国又は公共団体に，その賠償を求めることができる。

第18条　何人も，いかなる奴隷的拘束も受けない。又，犯罪による処罰の場合を除いては，その意に反する苦役に服させられない。

第19条　思想及び良心の自由は，これを侵してはならない。

第20条　信教の自由は，何人に対してもこれを保障する。いかなる宗教団体も，国から特権を受け，又は政治上の権力を行使してはならない。

2　何人も，宗教上の行為，祝典，儀式又は行事に参加することを強制されない。

3　国及びその機関は，宗教教育その他いかなる宗教的活動もしてはならない。

第21条　集会，結社及び言論，出版その他一切の表現の自由は，これを保障する。

2　検閲は，これをしてはならない。通信の秘密は，これを侵してはならない。

第22条　何人も，公共の福祉に反しない限り，居住，移転及び職業選択の自由を有する。

2　何人も，外国に移住し，又は国籍を離脱する自由を侵されない。

第23条　学問の自由は，これを保障する。

第24条　婚姻は，両性の合意のみに基いて成立し，夫婦が同等の権利を有することを基本として，相互の協力により，維持されなければならない。

2　配偶者の選択，財産権，相続，住居の選定，離婚並びに婚姻及び家族に関するその他の事項に関しては，法律は，個人の尊厳と両性の本質的平等に立脚して，制定されなければならない。

第25条　すべて国民は，健康で文化的な最低限度の生活を営む権利を有する。

2　国は，すべての生活部面について，社会福祉，社会保障及び公衆衛生の向上及び増進に努めなければならない。

第26条　すべて国民は，法律の定めるところにより，その能力に応じて，ひとしく教育を受ける権利を有する。

2　すべて国民は，法律の定めるところにより，その保護する子女に普通教育を受けさせる義務を負う。義務教育は，これを無償とする。

第27条　すべて国民は，勤労の権利を有し，義務を負う。

2　賃金，就業時間，休息その他の勤労条件に関する基準は，法律でこれを定める。

3　児童は，これを酷使してはならない。

第28条　勤労者の団結する権利及び団体交渉その他の団体行動をする権利は，これを保障する。

第29条　財産権は，これを侵してはならない。

2　財産権の内容は，公共の福祉に適合するように，法律でこれを定める。

3　私有財産は，正当な補償の下に，これを公共のために用いることができる。

第30条　国民は，法律の定めるところにより，納税の義務を負う。

第31条　何人も，法律の定める手続によらなければ，その生命若しくは自由を奪われ，又はその他の刑罰を科せられない。

第32条　何人も，裁判所において裁判を受ける権利を奪われない。

第33条　何人も，現行犯として逮捕される場合を除いては，権限を有する司法官憲が発し，且つ理由となっている犯罪を明示する令状によらなければ，逮捕されない。

第34条 何人も、理由を直ちに告げられ、且つ、直ちに弁護人に依頼する権利を与えられなければ、抑留又は拘禁されない。又、何人も、正当な理由がなければ、拘禁されず、要求があれば、その理由は、直ちに本人及びその弁護人の出席する公開の法廷で示されなければならない。

第35条 何人も、その住居、書類及び所持品について、侵入、捜索及び押収を受けることのない権利は、第33条の場合を除いては、正当な理由に基いて発せられ、且つ捜索する場所及び押収する物を明示する令状がなければ、侵されない。
2 捜索又は押収は、権限を有する司法官憲が発する各別の令状により、これを行う。

第36条 公務員による拷問及び残虐な刑罰は、絶対にこれを禁ずる。

第37条 すべて刑事事件においては、被告人は、公平な裁判所の迅速な公開裁判を受ける権利を有する。
2 刑事被告人は、すべての証人に対して審問する機会を充分に与えられ、又、公費で自己のために強制的手続により証人を求める権利を有する。
3 刑事被告人は、いかなる場合にも、資格を有する弁護人を依頼することができる。被告人が自らこれを依頼することができないときは、国でこれを附する。

第38条 何人も、自己に不利益な供述を強要されない。
2 強制、拷問若しくは脅迫による自白又は不当に長く抑留若しくは拘禁された後の自白は、これを証拠とすることができない。
3 何人も、自己に不利益な唯一の証拠が本人の自白である場合には、有罪とされ、又は刑罰を科せられない。

第39条 何人も、実行の時に適法であった行為又は既に無罪とされた行為については、刑事上の責任を問われない。又、同一の犯罪について、重ねて刑事上の責任を問われない。

第40条 何人も、抑留又は拘禁された後、無罪の裁判を受けたときは、法律の定めるところにより、国にその補償を求めることができる。

3．教育基本法（抄）

平成18年12月22日法律第120号

第1章 教育の目的及び理念
（教育の目的）
第1条 教育は、人格の完成を目指し、平和で民主的な国家及び社会の形成者として必要な資質を備えた心身ともに健康な国民の育成を期して行われなければならない。

4．学校教育法（抄）

昭和22年3月31日法律第26号
一部改正：平成19年6月27日法律第96号

第2章 義務教育
第21条
4 家族と家庭の役割、生活の必要な衣、食、住、情報、産業その他の事項について基礎的な理解と技能を養うこと。

5．小学校学習指導要領（抄）

文部科学省告示第27号
平成20年3月28日

第2章 各教科　第8節　家庭
第2　各学年の目標及び内容
〔第5学年及び第6学年〕
2．内容
B　日常の食事と調理の基礎
(1) 食事の役割について、次の事項を指導する。
　ア　食事の役割を知り、日常の食事の大切さに気付くこと。
　イ　楽しく食事をするための工夫をすること。
(2) 栄養を考えた食事について、次の事項を指導する。
　ア　体に必要な栄養素の種類と働きについて知ること。
　イ　食品の栄養的な特徴を知り、食品を組み合わせてとる必要があることが分かること。
　ウ　1食分の献立を考えること。
(3) 調理の基礎について、次の事項を指導する。
　ア　調理に関心をもち、必要な材料の分量や手順を考えて、調理計画を立てること。
　イ　材料の洗い方、切り方、味の付け方、盛り付け、配膳（ぜん）及び後片付けが適切にできること。
　ウ　ゆでたり、いためたりして調理ができること。
　エ　米飯及びみそ汁の調理ができること。
　オ　調理に必要な用具や食器の安全で衛生的な取扱い及びこんろの安全な取扱いができること。

第6章　特別活動
第2　各活動・学校行事の目標及び内容
〔学級活動〕
2．内容
〔共通事項〕
(2) 日常の生活や学習への適応及び健康安全
　ア　希望や目標をもって生きる態度の形成
　イ　基本的な生活習慣の形成
　ウ　望ましい人間関係の形成
　エ　清掃などの当番活動等の役割と働くことの意義の理解
　オ　学校図書館の利用
　カ　心身ともに健康で安全な生活態度の形成
　キ　食育の観点を踏まえた学校給食と望ましい食習慣の形成

6．中学校学習指導要領（抄）

文部科学省告示第28号
平成20年3月28日

第2章　各教科　第8節　技術・家庭
第2　各分野の目標及び内容
〔家庭分野〕
2．内容
B　食生活と自立
(1) 中学生の食生活と栄養について，次の事項を指導する。
　ア　自分の食生活に関心をもち，生活の中で食事が果たす役割を理解し，健康によい食習慣について考えること。
　イ　栄養素の種類と働きを知り，中学生に必要な栄養の特徴について考えること。
(2) 日常食の献立と食品の選び方について，次の事項を指導する。
　ア　食品の栄養的特質や中学生の1日に必要な食品の種類と概量について知ること。
　イ　中学生の1日分の献立を考えること。
　ウ　食品の品質を見分け，用途に応じて選択できること。
(3) 日常食の調理と地域の食文化について，次の事項を指導する。
　ア　基礎的な日常食の調理ができること。また，安全と衛生に留意し，食品や調理用具等の適切な管理ができること。
　イ　地域の食材を生かすなどの調理を通して，地域の食文化について理解すること。
　ウ　食生活に関心をもち，課題をもって日常食又は地域の食材を生かした調理などの活動について工夫し，計画を立てて実践できること。
3．内容の取扱い
(2) 内容の「B　食生活と自立」については，次のとおり取り扱うものとする。
　ア　(1)のイについては，水の働きや食物繊維についても触れること。
　イ　(2)のウについては，主として調理実習で用いる生鮮食品と加工食品の良否や表示を扱うこと。
　ウ　(3)のアについては，魚，肉，野菜を中心として扱い，基礎的な題材を取り上げること。(3)のイについては，調理実習を中心とし，主として地域又は季節の食材を利用することの意義について扱うこと。また，地域の伝統的な行事食や郷土料理を扱うこともできること。
　エ　食に関する指導については，技術・家庭科の特質に応じて，食育の充実に資するよう配慮すること。

第5章　特別活動
第2　各活動・学校行事の目標及び内容
〔学級活動〕
2．内容
(2) 適応と成長及び健康安全
　ア　思春期の不安や悩みとその解決
　イ　自己及び他者の個性の理解と尊重
　ウ　社会の一員としての自覚と責任
　エ　男女相互の理解と協力
　オ　望ましい人間関係の確立
　カ　ボランティア活動の意義の理解と参加
　キ　心身ともに健康で安全な生活態度や習慣の形成
　ク　性的な発達への適応
　ケ　食育の観点を踏まえた学校給食と望ましい食習慣の形成

7．食育基本法

平成17年6月17日法律第63号

　21世紀における我が国の発展のためには，子どもたちが健全な心と身体を培い，未来や国際社会に向かって羽ばたくことができるようにするとともに，すべての国民が心身の健康を確保し，生涯にわたって生き生きと暮らすことができるようにすることが大切である。
　子どもたちが豊かな人間性をはぐくみ，生きる力を身に付けていくためには，何よりも「食」が重要である。
　今，改めて，食育を，生きる上での基本であって，知育，徳育及び体育の基礎となるべきものと位置付けるとともに，様々な経験を通じて「食」に関する知識と「食」を選択する力を習得し，健全な食生活を実践することができる人間を育てる食育を推進することが求められている。
　もとより，食育はあらゆる世代の国民に必要なものであるが，子どもたちに対する食育は，心身の成長及び人格の形成に大きな影響を及ぼし，生涯にわたって健全な心と身体を培い豊かな人間性をはぐくんでいく基礎となるものである。
　一方，社会経済情勢がめまぐるしく変化し，日々忙しい生活を送る中で，人々は，毎日の「食」の大切さを忘れがちである。国民の食生活においては，栄養の偏り，不規則な食事，肥満や生活習慣病の増加，過度の痩（そう）身志向などの問題に加え，新たな「食」の安全上の問題や，「食」の海外への依存の問題が生じており，「食」に関する情報が社会に氾（はん）濫する中で，人々は，食生活の改善の面からも，「食」の安全の確保の面からも，自ら「食」のあり方を学ぶことが求められている。
　また，豊かな緑と水に恵まれた自然の下で先人からはぐくまれてきた，地域の多様性と豊かな味覚や文化の香りあふれる日本の「食」が失われる危機にある。
　こうした「食」をめぐる環境の変化の中で，国民の「食」に関する考え方を育て，健全な食生活を実現することが求められるとともに，都市と農山漁村の共生・対流を進め，「食」に関する消費者と生産者との信頼関係を構築して，地域社会の活性化，豊かな食文化の継承及び発展，環境と調和のとれた食料の生産及び消費の推進並びに食料自給率の向上に寄与することが期待されている。
　国民一人一人が「食」について改めて意識を高め，自然の恩恵や「食」に関わる人々の様々な活動への感謝の念や理解を深めつつ，「食」に関して信頼できる情報に基づく適切な判断を行う能力を身に付けることによって，心身の健康を増進する健全な食生活を実践するために，今こそ，家庭，学校，保育所，地域等を中心に，国民運動として，食育の推進に取り組んでいくことが，我々に課せられている課題である。
　さらに，食育の推進に関する我が国の取組が，海外との交流等を通じて食育に関して国際的に貢献することにつながることも期待される。
　ここに，食育について，基本理念を明らかにしてその方向性を示し，国，地方公共団体及び国民の食育の推進に関する取組を総合的かつ計画的に推進するため，この法律を制定する。

第1章　総則
(目的)
第1条　この法律は，近年における国民の食生活をめぐる環境の変化に伴い，国民が生涯にわたって健全な心身を培い，豊かな人間性をはぐくむための食育を推進することが緊要な課題となっていることにかんがみ，食育に関し，基本理念を定め，及び国，地方公共団体等の責務を明らかにするとともに，食育に関する施策の基本となる事項を定めることにより，食育に関する施策を総合的かつ計画的に推進し，もって現在及び将来にわたる健康で文化的な国民の生活と豊かで活力ある社会の実現に寄

与することを目的とする。
(国民の心身の健康の増進と豊かな人間形成)
第2条　食育は、食に関する適切な判断力を養い、生涯にわたって健全な食生活を実現することにより、国民の心身の健康の増進と豊かな人間形成に資することを旨として、行われなければならない。
(食に関する感謝の念と理解)
第3条　食育の推進に当たっては、国民の食生活が、自然の恩恵の上に成り立っており、また、食に関わる人々の様々な活動に支えられていることについて、感謝の念や理解が深まるよう配慮されなければならない。
(食育推進運動の展開)
第4条　食育を推進するための活動は、国民、民間団体等の自発的意思を尊重し、地域の特性に配慮し、地域住民その他の社会を構成する多様な主体の参加と協力を得るものとするとともに、その連携を図りつつ、あまねく全国において展開されなければならない。
(子どもの食育における保護者、教育関係者等の役割)
第5条　食育は、父母その他の保護者にあっては、家庭が食育において重要な役割を有していることを認識するとともに、子どもの教育、保育等を行う者にあっては、教育、保育等における食育の重要性を十分自覚し、積極的に子どもの食育の推進に関する活動に取り組むこととなるよう、行われなければならない。
(食に関する体験活動と食育推進活動の実践)
第6条　食育は、広く国民が家庭、学校、保育所、地域その他のあらゆる機会とあらゆる場所を利用して、食料の生産から消費等に至るまでの食に関する様々な体験活動を行うとともに、自ら食育の推進のための活動を実践することにより、食に関する理解を深めることを旨として、行われなければならない。
(伝統的な食文化、環境と調和した生産等への配慮及び農山漁村の活性化と食料自給率の向上への貢献)
第7条　食育は、我が国の伝統のある優れた食文化、地域の特性を生かした食生活、環境と調和のとれた食料の生産とその消費等に配慮し、我が国の食料の需要及び供給の状況についての国民の理解を深めるとともに、食料の生産者と消費者との交流等を図ることにより、農山漁村の活性化と我が国の食料自給率の向上に資するよう、推進されなければならない。
(食品の安全性の確保等における食育の役割)
第8条　食育は、食品の安全性が確保され安心して消費できることが健全な食生活の基礎であることにかんがみ、食品の安全性をはじめとする食に関する幅広い情報の提供及びこれについての意見交換が、食に関する知識と理解を深め、国民の適切な食生活の実践に資することを旨として、国際的な連携を図りつつ積極的に行われなければならない。
(国の責務)
第9条　国は、第2条から前条までに定める食育に関する基本理念(以下「基本理念」という。)にのっとり、食育の推進に関する施策を総合的かつ計画的に策定し、及び実施する責務を有する。
(地方公共団体の責務)
第10条　地方公共団体は、基本理念にのっとり、食育の推進に関し、国との連携を図りつつ、その地方公共団体の区域の特性を生かした自主的な施策を策定し、及び実施する責務を有する。
(教育関係者等及び農林漁業者等の責務)
第11条　教育並びに保育、介護その他の社会福祉、医療及び保健(以下「教育等」という。)に関する職務に従事する者並びに教育等に関する関係機関及び関係団体(以下「教育関係者等」という。)は、食に関する関心及び理解の増進に果たすべき重要な役割にかんがみ、基本理念にのっとり、あらゆる機会とあらゆる場所を利用して、積極的に食育を推進するよう努めるとともに、他の者の行う食育の推進に関する活動に協力するよう努めるものとする。
2　農林漁業者及び農林漁業に関する団体(以下「農林漁業者等」という。)は、農林漁業に関する体験活動等が食に関する国民の関心及び理解を増進する上で重要な意義を有することにかんがみ、基本理念にのっとり、農林漁業に関する多様な体験の機会を積極的に提供し、自然の恩恵と食に関わる人々の活動の重要性について、国民の理解が深まるよう努めるとともに、教育関係者等と相互に連携して食育の推進に関する活動を行うよう努めるものとする。
(食品関連事業者等の責務)
第12条　食品の製造、加工、流通、販売又は食事の提供を行う事業者及びその組織する団体(以下「食品関連事業者等」という。)は、基本理念にのっとり、その事業活動に関し、自主的かつ積極的に食育の推進に自ら努めるとともに、国又は地方公共団体が実施する食育の推進に関する施策その他の食育の推進に関する活動に協力するよう努めるものとする。
(国民の責務)
第13条　国民は、家庭、学校、保育所、地域その他の社会のあらゆる分野において、基本理念にのっとり、生涯にわたり健全な食生活の実現に自ら努めるとともに、食育の推進に寄与するよう努めるものとする。
(法制上の措置等)
第14条　政府は、食育の推進に関する施策を実施するため必要な法制上又は財政上の措置その他の措置を講じなければならない。
(年次報告)
第15条　政府は、毎年、国会に、政府が食育の推進に関して講じた施策に関する報告書を提出しなければならない。

第2章　食育推進基本計画等

(食育推進基本計画)
第16条　食育推進会議は、食育の推進に関する施策の総合的かつ計画的な推進を図るため、食育推進基本計画を作成するものとする。
2　食育推進基本計画は、次に掲げる事項について定めるものとする。
　1　食育の推進に関する施策についての基本的な方針
　2　食育の推進の目標に関する事項
　3　国民等の行う自発的な食育推進活動等の総合的な促進に関する事項
　4　前3号に掲げるもののほか、食育の推進に関する施策を総合的かつ計画的に推進するために必要な事項
3　食育推進会議は、第1項の規定により食育推進基本計画を作成したときは、速やかにこれを内閣総理大臣に報告し、及び関係行政機関の長に通知するとともに、その要旨を公表しなければならない。
4　前項の規定は、食育推進基本計画の変更について準用する。
(都道府県食育推進計画)
第17条　都道府県は、食育推進基本計画を基本として、当該都道府県の区域内における食育の推進に関する施策についての計画(以下「都道府県食育推進計画」という。)を作成するよう努めなければならない。
2　都道府県(都道府県食育推進会議が置かれている都道府県にあっては、都道府県食育推進会議)は、都道府県食育推進計画を作成し、又は変更したときは、速やかに、その要旨を公表しなければならない。
(市町村食育推進計画)
第18条　市町村は、食育推進基本計画(都道府県食育推進計画が作成されているときは、食育推進基本計画及び都道府県食育推進計画)を基本として、当該市町村の区域内における食育の推進に関する施策についての計画(以下「市町村食育推進計画」という。)を作成するよう努めなければならない。
2　市町村(市町村食育推進会議が置かれている市町村にあっては、市町村食育推進会議)は、市町村食育推進計画を作成し、又は変更したときは、速やかに、その要旨を公表しなければならない。

第3章　基本的施策

(家庭における食育の推進)
第19条　国及び地方公共団体は、父母その他の保護者及び子どもの食に対する関心及び理解を深め、健全な食習慣の確立に資するよう、親子で参加する料理教室その他の食事についての望ま

しい習慣を学びながら食を楽しむ機会の提供，健康美に関する知識の啓発その他の適切な栄養管理に関する知識の普及及び情報の提供，妊産婦に対する栄養指導又は乳幼児をはじめとする子どもを対象とする発達段階に応じた栄養指導その他の家庭における食育の推進を支援するために必要な施策を講ずるものとする。

(学校，保育所等における食育の推進)
第20条　国及び地方公共団体は，学校，保育所等において魅力ある食育の推進に関する活動を効果的に促進することにより子どもの健全な食生活の実現及び健全な心身の成長が図られるよう，学校，保育所等における食育の推進のための指針の作成に関する支援，食育の指導にふさわしい教職員の設置及び指導的立場にある者の食育の推進において果たすべき役割についての意識の啓発その他の食育に関する指導体制の整備，学校，保育所等又は地域の特色を生かした学校給食等の実施，教育の一環として行われる農場等における実習，食品の調理，食品廃棄物の再生利用等様々な体験活動を通じた子どもの食に関する理解の促進，過度の痩(そう)身又は肥満の心身の健康に及ぼす影響等についての知識の啓発その他の必要な施策を講ずるものとする。

(地域における食生活の改善のための取組の推進)
第21条　国及び地方公共団体は，地域において，栄養，食習慣，食料の消費等に関する食生活の改善を推進し，生活習慣病を予防して健康を増進するため，健全な食生活に関する指針の策定及び普及啓発，地域における食育の推進に関する専門的知識を有する者の養成及び資質の向上並びにその活用，保健所，市町村保健センター，医療機関等における食育に関する普及及び啓発活動の推進，医学教育等における食育に関する指導の充実，食品関連事業者等が行う食育の推進のための活動への支援等必要な施策を講ずるものとする。

(食育推進運動の展開)
第22条　国及び地方公共団体は，国民，教育関係者等，農林漁業者等，食品関連事業者等その他の事業者若しくはその組織する団体又は消費生活の安定及び向上等のための活動を行う民間の団体が自発的に行う食育の推進に関する活動が，地域の特性を生かしつつ，相互に緊密な連携協力を図りながらあまねく全国において展開されるようにするとともに，関係者相互間の情報及び意見の交換が促進されるよう，食育の推進に関する普及啓発を図るための行事の実施，重点的かつ効果的に食育の推進に関する活動を推進するための期間の指定その他必要な施策を講ずるものとする。

2　国及び地方公共団体は，食育の推進に当たっては，食生活の改善のための活動その他の食育の推進に関する活動に携わるボランティアが果たしている役割の重要性にかんがみ，これらのボランティアとの連携協力を図りながら，その活動の充実が図られるよう必要な施策を講ずるものとする。

(生産者と消費者との交流の促進，環境と調和のとれた農林漁業の活性化等)
第23条　国及び地方公共団体は，生産者と消費者との間の交流の促進等により，生産者と消費者との信頼関係を構築し，食品の安全性の確保，食料資源の有効な利用の促進及び国民の食に対する理解と関心の増進を図るとともに，環境と調和のとれた農林漁業の活性化に資するため，農林水産物の生産，食品の製造，流通等における体験活動の促進，農林水産物の生産された地域内の学校給食等における利用その他のその地域内における消費の促進，創意工夫を生かした食品廃棄物の発生の抑制及び再生利用等必要な施策を講ずるものとする。

(食文化の継承のための活動への支援等)
第24条　国及び地方公共団体は，伝統的な行事や作法と結びついた食文化，地域の特色ある食文化等我が国の伝統のある優れた食文化の継承を推進するため，これらに関する啓発及び知識の普及その他の必要な施策を講ずるものとする。

(食品の安全性，栄養その他の食生活に関する調査，研究，情報の提供及び国際交流の推進)
第25条　国及び地方公共団体は，すべての世代の国民の適切な食生活の選択に資するよう，国民の食生活に関し，食品の安全性，栄養，食習慣，食料の生産，流通及び消費並びに食品廃棄物の発生及びその再生利用の状況等について調査及び研究を行うとともに，必要な各種の情報の収集，整理及び提供，データベースの整備に関する正確な情報を迅速に提供するために必要な施策を講ずるものとする。

2　国及び地方公共団体は，食育の推進に資するため，海外における食品の安全性，栄養，食習慣等の食生活に関する情報の収集，食育に関する研究者等の国際的交流，食育の推進に関する活動についての情報交換その他国際交流の推進のために必要な施策を講ずるものとする。

第4章　食育推進会議等
(食育推進会議の設置及び所掌事務)
第26条　内閣府に，食育推進会議を置く。
2　食育推進会議は，次に掲げる事務をつかさどる。
　1　食育推進基本計画を作成し，及びその実施を推進すること。
　2　前号に掲げるもののほか，食育の推進に関する重要事項について審議し，及び食育の推進に関する施策の実施を推進すること。

(組織)
第27条　食育推進会議は，会長及び委員25人以内をもって組織する。

(会長)
第28条　会長は，内閣総理大臣をもって充てる。
2　会長は，会務を総理する。
3　会長に事故があるときは，あらかじめその指名する委員がその職務を代理する。

(委員)
第29条　委員は，次に掲げる者をもって充てる。
　1　内閣府設置法(平成11年法律第89号)第9条第1項に規定する特命担当大臣であって，同項の規定により命を受けて同法第4条第1項第17号に掲げる事項に関する事務及び同条第3項第27号の3に掲げる事務を掌理するもの(次において「食育担当大臣」という。)
　2　食育担当大臣以外の国務大臣のうちから，内閣総理大臣が指定する者
　3　食育に関して十分な知識と経験を有する者のうちから，内閣総理大臣が任命する者
2　前項第3号の委員は，非常勤とする。

(委員の任期)
第30条　前条第1項第3号の委員の任期は，2年とする。ただし，補欠の委員の任期は，前任者の残任期間とする。
2　前条第1項第3号の委員は，再任されることができる。

(政令への委任)
第31条　この章に定めるもののほか，食育推進会議の組織及び運営に関し必要な事項は，政令で定める。

(都道府県食育推進会議)
第32条　都道府県は，その都道府県の区域における食育の推進に関して，都道府県食育推進計画の作成及びその実施の推進のため，条例で定めるところにより，都道府県食育推進会議を置くことができる。
2　都道府県食育推進会議の組織及び運営に関し必要な事項は，都道府県の条例で定める。

(市町村食育推進会議)
第33条　市町村は，その市町村の区域における食育の推進に関して，市町村食育推進計画の作成及びその実施の推進のため，条例で定めるところにより，市町村食育推進会議を置くことができる。
2　市町村食育推進会議の組織及び運営に関し必要な事項は，市町村の条例で定める。

附則
(施行期日)
第1条　この法律は，公布の日から起算して一月を超えない範囲内において政令で定める日から施行する。
(内閣府設置法の一部改正)

第2条　内閣府設置法の一部を次のように改正する。
　第4条第1項に次の1号を加える。
　17　食育の推進を図るための基本的な政策に関する事項
　第4条第3項第27号の2の次に次の1号を加える。
　27の3　食育推進基本計画（食育基本法（平成17年法律第63号）第16条第1項に規定するものをいう。）の作成及び推進に関すること。
　第40条第3項の表中「

| 少子化社会対策会議 | 少子化社会対策基本法 |

」を
「

| 食育推進会議 | 食育基本法 |
| 少子化社会対策会議 | 少子化社会対策基本法 |

」に改める。

理由
　近年における国民の食生活をめぐる環境の変化に伴い，国民が生涯にわたって健全な心身を培い，豊かな人間性をはぐくむための食育を推進することが緊要な課題となっていることにかんがみ，食育に関し，基本理念を定め，及び国，地方公共団体等の責務を明らかにするとともに，食育に関する施策の基本となる事項を定める必要がある。これが，この法律案を提出する理由である。

8．学校給食法

昭和29年6月3日法律第160号
最終改正：平成20年6月18日法律第73号

第1章　総則
（この法律の目的）
第1条　この法律は，学校給食が児童及び生徒の心身の健全な発達に資するものであり，かつ，児童及び生徒の食に関する正しい理解と適切な判断力を養う上で重要な役割を果たすものであることにかんがみ，学校給食及び学校給食を活用した食に関する指導の実施に関し必要な事項を定め，もって学校給食の普及充実及び学校における食育の推進を図ることを目的とする。
（学校給食の目標）
第2条　学校給食を実施するに当たっては，義務教育諸学校における教育の目的を実現するために，次に掲げる目標が達成されるよう努めなければならない。
1　適切な栄養の摂取による健康の保持増進を図ること。
2　日常生活における食事について正しい理解を深め，健全な食生活を営むことができる判断力を培い，及び望ましい食習慣を養うこと。
3　学校生活を豊かにし，明るい社交性及び協同の精神を養うこと。
4　食生活が自然の恩恵の上に成り立つものであることについての理解を深め，生命及び自然を尊重する精神並びに環境の保全に寄与する態度を養うこと。
5　食生活が食にかかわる人々の様々な活動に支えられていることについての理解を深め，勤労を重んずる態度を養うこと。
6　我が国や各地域の優れた伝統的な食文化についての理解を深めること。
7　食料の生産，流通及び消費について，正しい理解に導くこと。
（定義）
第3条　この法律で「学校給食」とは，前条各号に掲げる目標を達成するために，義務教育諸学校において，その児童又は生徒に対し実施される給食をいう。
2　この法律で「義務教育諸学校」とは，学校教育法（昭和22年法律第26号）に規定する小学校，中学校，中等教育学校の前期課程又は特別支援学校の小学部若しくは中学部をいう。
（義務教育諸学校の設置者の任務）
第4条　義務教育諸学校の設置者は，当該義務教育諸学校において学校給食が実施されるように努めなければならない。
（国及び地方公共団体の任務）
第5条　国及び地方公共団体は，学校給食の普及と健全な発達を図るように努めなければならない。

第2章　学校給食の実施に関する基本的な事項
（2以上の義務教育諸学校の学校給食の実施に必要な施設）
第6条　義務教育諸学校の設置者は，その設置する義務教育諸学校の学校給食を実施するための施設として，2以上の義務教育諸学校の学校給食の実施に必要な施設（以下「共同調理場」という。）を設けることができる。
（学校給食栄養管理者）
第7条　義務教育諸学校又は共同調理場において学校給食の栄養に関する専門的事項をつかさどる職員（第10条第3項において「学校給食栄養管理者」という。）は，教育職員免許法（昭和24年法律第147号）第4条第2項に規定する栄養教諭の免許状を有する者又は栄養士法（昭和22年法律第245号）第2条第1項の規定による栄養士の免許を有する者で学校給食の実施に必要な知識若しくは経験を有するものでなければならない。
（学校給食実施基準）
第8条　文部科学大臣は，児童又は生徒に必要な栄養量その他の学校給食の内容及び学校給食を適切に実施するために必要な事項（次条第1項に規定する事項を除く。）について維持されることが望ましい基準（次項において「学校給食実施基準」という。）を定めるものとする。
2　学校給食を実施する義務教育諸学校の設置者は，学校給食実施基準に照らして適切な学校給食の実施に努めるものとする。
（学校給食衛生管理基準）
第9条　文部科学大臣は，学校給食の実施に必要な施設及び設備の整備及び管理，調理の過程における衛生管理その他の学校給食の適切な衛生管理を図る上で必要な事項について維持されることが望ましい基準（以下この条において「学校給食衛生管理基準」という。）を定めるものとする。
2　学校給食を実施する義務教育諸学校の設置者は，学校給食衛生管理基準に照らして適切な衛生管理に努めるものとする。
3　義務教育諸学校の校長又は共同調理場の長は，学校給食衛生管理基準に照らし，衛生管理上適正を欠く事項があると認めた場合には，遅滞なく，その改善のために必要な措置を講じ，又は当該措置を講ずることができないときは，当該義務教育諸学校若しくは共同調理場の設置者に対し，その旨を申し出るものとする。

第3章　学校給食を活用した食に関する指導
第10条　栄養教諭は，児童又は生徒が健全な食生活を自ら営むことができる知識及び態度を養うため，学校給食において摂取する食品と健康の保持増進との関連性についての指導，食に関して特別の配慮を必要とする児童又は生徒に対する個別的な指導その他の学校給食を活用した食に関する実践的な指導を行うものとする。この場合において，校長は，当該指導が効果的に行われるよう，学校給食と関連付けつつ当該義務教育諸学校における食に関する指導の全体的な計画を作成することその他の必要な措置を講ずるものとする。
2　栄養教諭が前項前段の指導を行うに当たっては，当該義務教育諸学校が所在する地域の産物を学校給食に活用することその他の創意工夫を地域の実情に応じて行い，当該地域の食文化，

食に係る産業又は自然環境の恵沢に対する児童又は生徒の理解の増進を図るよう努めるものとする。
3 栄養教諭以外の学校給食栄養管理者は，栄養教諭に準じて，第1項前段の指導を行うよう努めるものとする。この場合においては，同項後段及び前項の規定を準用する。

第4章 雑則
(経費の負担)
第11条 学校給食の実施に必要な施設及び設備に要する経費並びに学校給食の運営に要する経費のうち政令で定めるものは，義務教育諸学校の設置者の負担とする。
2 前項に規定する経費以外の学校給食に要する経費（以下「学校給食費」という。）は，学校給食を受ける児童又は生徒の学校教育法第16条に規定する保護者の負担とする。
(国の補助)
第12条 国は，私立の義務教育諸学校の設置者に対し，政令で定めるところにより，予算の範囲内において，学校給食の開設に必要な施設又は設備に要する経費の一部を補助することができる。
2 国は，公立の小学校，中学校又は中等教育学校の設置者が，学校給食を受ける児童又は生徒の学校教育法第16条に規定する保護者（以下この項において「保護者」という。）で生活保護法（昭和25年法律第144号）第6条第2項に規定する要保護者（その児童又は生徒について，同法第13条の規定による教育扶助で学校給食費に関するものが行われている場合の保護者である者を除く。）であるものに対して，学校給食費の全部又は一部を補助する場合には，当該設置者に対し，当分の間，政令で定めるところにより，予算の範囲内において，これに要する経費の一部を補助することができる。
(補助金の返還等)

第13条 文部科学大臣は，前条の規定による補助金の交付の決定を受けた者が次の各号のいずれかに該当するときは，補助金の交付をやめ，又は既に交付した補助金を返還させるものとする。
1 補助金を補助の目的以外の目的に使用したとき。
2 正当な理由がなくて補助金の交付の決定を受けた年度内に補助に係る施設又は設備を設けないこととなったとき。
3 補助に係る施設又は設備を，正当な理由がなくて補助の目的以外の目的に使用し，又は文部科学大臣の許可を受けないで処分したとき。
4 補助金の交付の条件に違反したとき。
5 虚偽の方法によって補助金の交付を受け，又は受けようとしたとき。
(政令への委任)
第14条 この法律に規定するもののほか，この法律の実施のため必要な手続その他の事項は，政令で定める。
　　附則　（平成18年6月21日法律第80号）　抄
(施行期日)
第1条 この法律は，平成19年4月1日から施行する。
　　附則　（平成19年6月27日法律第96号）　抄
(施行期日)
第1条 この法律は，公布の日から起算して6月を超えない範囲内において政令で定める日から施行する
　　附則　（平成20年6月18日法律第73号）　抄
(施行期日)
第1条 この法律は，平成21年4月1日から施行する。
(検討)
第2条 政府は，この法律の施行後5年を経過した場合において，この法律による改正後の規定の施行の状況について検討を加え，必要があると認めるときは，その結果に基づいて所要の措置を講ずるものとする。

9．学校保健法等の一部を改正する法律（抄）

昭和29年法律第160号
一部改正：平成20年6月18日

第2条 学校給食法（昭和29年法律第160号）の一部を次のように改正する。

第2章 学校給食の実施に関する基本的な事項
第10条を第14条とする。
第9条第1項中「第7条」を「前条」に改める。
第9条を第13条とする。
第8条を削る。
第7条を第12条とする。
第6条を第11条とする。
第5条の3の次に次の3条を加える。
(学校給食実施基準)
第8条 文部科学大臣は，児童又は生徒に必要な栄養量その他の学校給食の内容及び学校給食を適切に実施するために必要な事項（次条第1項に規定する事項を除く。）について維持されることが望ましい基準（次項において「学校給食実施基準」という。）を定めるものとする。
2 学校給食を実施する義務教育諸学校の設置者は，学校給食実施基準に照らして適切な学校給食の実施に努めるものとする。
(学校給食衛生管理基準)
第9条 文部科学大臣は，学校給食の実施に必要な施設及び設備の整備及び管理，調理の過程における衛生管理その他の学校給食の適切な衛生管理を図る上で必要な事項について維持されることが望ましい基準（以下この条において「学校給食衛生管理基準」という。）を定めるものとする。
2 学校給食を実施する義務教育諸学校の設置者は，学校給食衛生管理基準に照らして適切な衛生管理に努めるものとする。
3 義務教育諸学校の校長又は共同調理場の長は，学校給食衛生管理基準に照らし，衛生管理上適正を欠く事項があると認めた場合には，遅滞なく，その改善のために必要な措置を講じ，又は当該措置を講ずることができないときは，当該義務教育諸学校若しくは共同調理場の設置者に対し，その旨を申し出るものとする。

第3章 学校給食を活用した食に関する指導
第10条 栄養教諭は，児童又は生徒が健全な食生活を自ら営むことができる知識及び態度を養うため，学校給食において摂取する食品と健康の保持増進との関連性についての指導，食に関して特別の配慮を必要とする児童又は生徒に対する個別的な指導その他の学校給食を活用した食に関する実践的な指導を行うものとする。この場合において，校長は，当該指導が効果的に行われるよう，学校給食と関連付けつつ当該義務教育諸学校における食に関する指導の全体的な計画を作成することその他の必要な措置を講ずるものとする。
2 栄養教諭が前項前段の指導を行うに当たっては，当該義務教育諸学校が所在する地域の産物を学校給食に活用することその他の創意工夫を地域の実情に応じて行い，当該地域の食文化，食に係る産業又は自然環境の恵沢に対する児童又は生徒の理解の増進を図るよう努めるものとする。
3 栄養教諭以外の学校給食栄養管理者は，栄養教諭に準じて，第1項前段の指導を行うよう努めるものとする。この場合においては，同項後段及び前項の規定を準用する。

第4章 雑則
第5条の3第1項中「つかさどる職員」の下に「（第10条第3項において「学校給食栄養管理者」という。）」を加える。
第5条の3を第7条とする。
第5条の2第1項中「次条において」を「以下」に改める。
第5条の2を第6条とする。

附則　（平成20年6月18日法律第73号）抄
（施行期日）
第1条　この法律は，平成21年4月1日から施行する。
（検討）
第2条　政府は，この法律の施行後5年を経過した場合において，この法律による改正後の規定の施行の状況について検討を加え，必要があると認めるときは，その結果に基づいて所要の措置を講ずるものとする。

10. 日本人の食事摂取基準（2015年版）（概要）（抄）

1．策定方針

日本人の食事摂取基準は，健康な個人並びに集団を対象として，国民の健康の保持・増進，生活習慣病の予防のために参照するエネルギー及び栄養素の摂取量の基準を示すものである。

日本人の食事摂取基準（2015年版）策定の方向性を図1に示した。今回の策定に当たっては，高齢化の進展や糖尿病等有病者数の増加を踏まえ，平成25年度に開始した健康日本21（第二次）において主要な生活習慣病の発症予防と重症化予防の徹底を図ることが基本的方向として掲げられていることから，健康の保持・増進と共に，生活習慣病の予防については，発症予防と共に，重症化予防も視野に入れ，策定を行うこととした。このため，関連する各種疾患ガイドラインとも調和を図っていくこととした。

また，科学的根拠に基づく策定を行うことを基本とし，現時点で根拠は十分ではないが重要な課題については，今後，実践や研究を推進していくことで，根拠の集積を図る必要があることから，研究課題の整理も行うこととした。

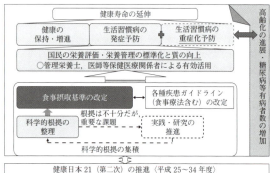

図1　日本人の食事摂取基準（2015年版）策定の方向性

1-1．対象とする個人並びに集団の範囲

食事摂取基準の対象は，健康な個人並びに健康な人を中心として構成されている集団とし，高血圧，脂質異常，高血糖，腎機能低下に関するリスクを有していても自立した日常生活を営んでいる者を含む。具体的には，歩行や家事などの身体活動を行っている者であり，体格（body mass in-dex：BMI*）が標準より著しく外れていない者とする。なお，高血圧，脂質異常，高血糖，腎機能低下に関するリスクを有する者とは，保健指導レベルにある者までを含むものとする。

また，疾患を有していたり，疾患に関する高いリスクを有していたりする個人並びに集団に対して，治療を目的とする場合は，食事摂取基準におけるエネルギー及び栄養素の摂取に関する基本的な考え方を理解した上で，その疾患に関連する治療ガイドライン等の栄養管理指針を用いることになる。

* $BMI = 体重(kg) \div (身長(m))^2$

1-2．策定の対象とするエネルギー及び栄養素

健康増進法に基づき，厚生労働大臣が定めるものとされている図2に示した熱量及び栄養素について策定の対象とする。

併せて，健康の保持・増進に不可欠であり，そのための摂取量が定量的に見て，科学的に十分に信頼できるものと判断される栄養素があるかについて，検討する。

1	国民がその健康の保持増進を図る上で摂取することが望ましい<u>熱量</u>に関する事項
2	国民がその健康の保持増進を図る上で摂取することが望ましい次に掲げる<u>栄養素</u>の量に関する事項
	イ　国民の栄養摂取の状況からみてその欠乏が国民の健康の保持増進に影響を与えているものとして厚生労働省令で定める栄養素 ・たんぱく質 ・n-6系脂肪酸，n-3系脂肪酸 ・炭水化物，食物繊維 ・ビタミンA，ビタミンD，ビタミンE，ビタミンK，ビタミンB$_1$，ビタミンB$_2$，ナイアシン，ビタミンB$_6$，ビタミンB$_{12}$，葉酸，パントテン酸，ビオチン，ビタミンC ・カリウム，カルシウム，マグネシウム，リン，鉄，亜鉛，銅，マンガン，ヨウ素，セレン，クロム，モリブデン
	ロ　国民の栄養摂取の状況からみてその過剰な摂取が国民の健康の保持増進に影響を与えているものとして厚生労働省令で定める栄養素 ・脂質，飽和脂肪酸，コレステロール ・糖類（単糖類又は二糖類であって，糖アルコールでないものに限る。） ・ナトリウム

図2　健康増進法に基づき定める食事摂取基準

11. 学校給食における食事内容について（抄）

20文科ス第754号
平成20年10月23日

附属学校を置く各国立大学法人学長　殿
各都道府県知事　殿
各都道府県教育委員会教育長　殿
　　　　　　　　文部科学省スポーツ・青少年局長
　　　　　　　　　　　　　　　　　山中　伸一

このたび，平成20年10月23日付けをもって，別紙1及び別紙2のとおり「学校給食実施基準」（昭和29年文部省告示第90号）及び「夜間学校給食実施基準」（昭和32年文部省告示第28号）の一部をそれぞれ改正し，義務教育諸学校及び夜間課程を置く高等学校における学校給食の児童又は生徒1人1回当たりの学校給食摂取基準に改訂を行いました。併せて別表のとおり「特別支援学校の幼児1人1回当たりの学校給食摂取基準」も改訂しました。

ついては，別記のとおり，このたびの改訂の趣旨を御理解いただくとともに，改訂の趣旨を踏まえた学校給食の食事内容の充実等が図られるよう願います。

なお，この学校給食摂取基準は，全国的な平均値を示したものであり，適用に当たっては，学校や地域の実情等に十分配慮した弾力的な運用に努めていただきますようお願いします。

また，各都道府県教育委員会及び都道府県知事におかれては，域内の市町村教育委員会，所轄の学校及び学校法人に対してこの趣旨を周知されるとともに，適切に指導するよう願います。

なお，平成15年5月30日付け文科ス第121号「学校給食における食事内容について」は廃止します。

記

1．学校給食摂取基準について
⑴ 学校給食における摂取基準（以下「学校給食摂取基準」という。）については，義務教育諸学校の児童生徒においては，学校給食実施基準別表（別紙1）に，夜間課程を置く高等学校の生徒においては，夜間学校給食実施基準別表（別紙2）に，特別支援学校の幼稚部の幼児または，高等部の生徒においては，別表にそれぞれ掲げる基準によること。
⑵ これらの学校給食摂取基準については厚生労働省が定める「日本人の食事摂取基準（2005年版）」（以下「食事摂取基準」という。）を参考とし，その考え方を踏まえるとともに，文部科学省が平成19年度に行った「児童生徒の食生活等の実態調査」（以下「食生活等実態調査」という。）結果を勘案し，児童生徒等の健康の増進及び食育の推進を図るために望ましい栄養量を算出したものである。したがって，本基準は児童生徒等の1人1回当たりの全国的な平均値を示したものであるから，適用に当たっては，個々の児童生徒等の健康状態及び生活活動の実態並びに地域の実情等に十分配慮し，弾力的に適用すること。
⑶ 学校給食摂取基準についての基本的な考え方は次のとおりである。
①エネルギー
エネルギーについては，学校保健統計調査から児童生徒等の標準体重を求め，食生活等実態調査結果を参考として，身体活動レベル1.75を用いて算出した1日の必要量の33パーセントとした。
②たんぱく質
食事摂取基準においては，成長期のたんぱく質の算定方法が変更になったことから，たんぱく質の推奨量が「第6次改定日本人の栄養所要量」より低い値となっている。しかし，主菜の量，児童生徒等の嗜好及び学校給食においてカルシウムの供給源としての牛乳が通常毎日提供されていること及び食生活等実態調査結果などを勘案すると，基準値は現行程度が適切と考えられる。よって，食事摂取基準の推奨量（1日）の50パーセントを基準値とした。また，高たんぱく質・高脂質の食事嗜好を助長しないよう食事摂取基準の推奨量（1日）の33パーセントから食生活等実態調査結果の摂取量1日分の40パーセントを範囲とした。
③脂質
脂質の過剰摂取は，肥満並びに血中コレステロール値などの問題も指摘されることから，将来の生活習慣病予防の観点から，脂質の基準値は，現行同様に脂肪エネルギー比率で示し，総エネルギー摂取量の25〜30パーセントとした。
④ナトリウム（食塩相当量）
ナトリウムについては食事摂取基準において，生活習慣病予防の目的から過剰摂取対策として，成人女性1日あたり8グラム，男性は1日あたり10グラム未満を目標量としている。1〜11歳については，推定エネルギー必要量に応じて目標量を設定していることから，学校給食においては，その33パーセント未満を基準値とした。
⑤カルシウム
カルシウムについては，食生活等実態調査結果や平成14年に独立行政法人日本スポーツ振興センターが実施した「児童生徒の食事状況調査」の結果から，家庭において不足している実態を踏まえ，食事摂取基準の目標量（1日）の50パーセントを基準値とした。
また，食事摂取基準においてはさらに摂取することが望まれるカルシウム量として目安量を示していることから，学校給食においては摂取することが望まれるカルシウム量を目標値として示したので，可能な限り目標値の摂取に努めること。
⑥鉄
鉄については，食事摂取基準の推奨量（1日）の33パーセントとした。鉄の摂取は，家庭はもとより学校給食においても容易でないことから，学校給食においては献立の創意工夫を行い，摂取の確保に努めること。
⑦ビタミン類
ビタミンについては，基本的には食事摂取基準の推奨量（1日）の33パーセントとした。ただし，日本人が欠乏しやすいビタミンB_1は食事摂取基準（1日）の40パーセントとし，ビタミンB_2についても牛乳1本（200ミリリットル）をつけると1日の推奨量の40パーセント程度となることから，食事摂取基準（1日）の40パーセントとした。なお，ビタミンAについては食品の選択の幅を確保するという観点から，1日の推奨量の33パーセントを基準値とし，その3倍までを摂取範囲とした。
⑧食物繊維
食物繊維については，食事摂取基準において，成長期の必要量は示されていないが，成人の場合，1,000kcal当たり10グラムが望ましいと規定されており，食生活等実態調査における排便に関する調査結果を踏まえ，現行より若干減じて基準値とした。
⑨マグネシウム及び亜鉛
マグネシウムは食事摂取基準の推奨量（1日）の50パーセント，亜鉛については，33パーセントを望ましい数値とした。

2．学校給食における食品構成について
食品構成については，学校給食摂取基準を踏まえつつ，多様な食品を適切に組み合わせて，食に関する指導や食事内容の充実を図ること。また，各地域の実情や家庭における食生活の実態把握の上，日本型食生活の実践，我が国の伝統的な食文化の継承について十分配慮すること。
さらに，独立行政法人日本スポーツ振興センターが実施した「児童生徒の食事状況調査」によれば，学校給食のない日はカルシウム不足が顕著であり，カルシウム摂取に効果的である牛乳等についての使用に配慮すること。なお，家庭の食事においてカルシウムの摂取が不足している地域にあっては，積極的に牛乳，調理用牛乳，乳製品，小魚等についての使用に配慮すること。

3．学校給食の食事内容の充実等について
⑴ 学校給食の食事内容については，学校における食育の推進を図る観点から，学級担任，栄養教諭等が給食時間はもとより各教科等における食に関する指導に学校給食を活用した指導が行えるよう配慮すること。
①献立に使用する食品や献立のねらいを明確にした献立計画を示すこと。
②各教科等の食に関する指導と意図的に関連させた献立作成とすること。
③地場産物や郷土に伝わる料理を積極的に取り入れ，児童生徒等が郷土に関心を寄せる心を育むとともに，地域の食文化の継承につながるよう配慮すること。
④児童生徒等が学校給食を通して，日常または将来の食事作りにつなげることができるよう，献立名や食品名が明確な献立作成に努めること。
⑤食物アレルギー等のある児童生徒等に対しては，校内において校長，学級担任，養護教諭，栄養教諭，学校医による指導体制を整備し，保護者や主治医との連携を図りつつ，可能な限り，個々の児童生徒等の状況に応じた対応に努めること。なお，実施に当たっては財団法人日本学校保健会で取りまとめられた「アレルギー疾患対応の学校生活管理指導表」及び「学校のアレルギー疾患に対する取り組みガイドライン」を参考とすること。
⑵ 献立作成に当たっては，常に食品の組み合わせ，調理方法等の改善を図るとともに，児童生徒等の嗜好の偏りをなくすよう配慮すること。
①魅力あるおいしい給食となるよう，調理技術の向上に努めること。
②食事は調理後できるだけ短時間に適温で提供すること。調理に当たっては，衛生・安全に十分配慮すること。
③家庭における日常の食生活の指標になるように配慮すること。
⑶ 食器具については，安全性が確保されたものであること。また，児童生徒等の望ましい食習慣の形成に資するため，料理形態に即した食器具の使用に配慮するとともに，食文化の継承や地元で生産される食器具の使用に配慮すること。

(4) 喫食の場所については、食事にふさわしいものとなるよう改善工夫を行うこと。
(5) 望ましい生活習慣を形成するため、適度な運動、調和のとれた食事、十分な休養・睡眠という生活習慣全体を視野に入れた指導に配慮すること。

4．特別支援学校における食事内容の改善について

(1) 特別支援学校の幼児、児童及び生徒については、障害の種類と程度が多様であり、身体活動レベルも様々であることから、学校給食摂取基準の適用に当たっては、個々の児童生徒等の健康状態や生活活動の実態、地域の実情等に十分配慮し、弾力的に運用するとともに次の点に留意すること。
①障害のある児童生徒等が無理なく食べられるような献立及び調理について十分配慮すること。
②食に関する指導の教材として、障害に応じた効果的な教材となるよう創意工夫に努めること。

(2) 特別支援学校における児童生徒等に対する食事の管理については、家庭や寄宿舎における食生活や病院における食事と密接に関連していることから、学級担任、栄養教諭、学校栄養職員、養護教諭、学校医、主治医及び保護者等の関係者が連携し、共通理解を図りながら、児童生徒等の生活習慣全体を視野に入れた食事管理に努めること。

5．その他

学校給食摂取基準の改訂に際し、文部科学省に調査研究協力者会議を設置し、検討を行ったので、「学校給食における食事摂取基準等について（報告）」と改訂に際し基礎資料として実施した「児童生徒の食生活等実態調査結果」を参考とされたいこと。

別紙1　児童又は生徒1人1回当たりの学校給食摂取基準

区分	基準値			
	児童（6歳～7歳）の場合	児童（8歳～9歳）の場合	児童（10歳～11歳）の場合	生徒（12歳～14歳）の場合
エネルギー	560kcal	660kcal	770kcal	850kcal
たんぱく質	16グラム	20グラム	25グラム	28グラム
範囲（注3）	10グラム～25グラム	13グラム～28グラム	17グラム～30グラム	19グラム～35グラム
脂質	学校給食による摂取エネルギー全体の25%～30%			
ナトリウム（食塩相当量）	2グラム未満	2.5グラム未満	3グラム未満	3グラム未満
カルシウム	300ミリグラム	350ミリグラム	400ミリグラム	420ミリグラム
目標値（注4）	320ミリグラム	380ミリグラム	480ミリグラム	470ミリグラム
鉄	3ミリグラム	3ミリグラム	4ミリグラム	4ミリグラム
ビタミンA	130μg（マイクログラム）RE	140μg（マイクログラム）RE	170μg（マイクログラム）RE	210μg（マイクログラム）RE
範囲（注3）	130μg（マイクログラム）RE～390μg（マイクログラム）RE	140μg（マイクログラム）RE～420μg（マイクログラム）RE	170μg（マイクログラム）RE～510μg（マイクログラム）RE	210μg（マイクログラム）RE～630μg（マイクログラム）RE
ビタミンB1	0.4ミリグラム	0.4ミリグラム	0.5ミリグラム	0.6ミリグラム
ビタミンB2	0.4ミリグラム	0.5ミリグラム	0.5ミリグラム	0.6ミリグラム
ビタミンC	20ミリグラム	23ミリグラム	26ミリグラム	33ミリグラム
食物繊維	5.5グラム	6.0グラム	6.5グラム	7.5グラム

注1）表に掲げるもののほか、次に掲げるものについてもそれぞれ示した摂取について配慮すること。
　マグネシウム…児童（6歳～7歳）70ミリグラム、児童（8歳～9歳）80ミリグラム、児童（10歳～11歳）110ミリグラム、生徒（12歳～14歳）140ミリグラム
　亜鉛…児童（6歳～7歳）2ミリグラム、児童（8歳～9歳）2ミリグラム、児童（10歳～11歳）3ミリグラム、生徒（12歳～14歳）3ミリグラム
2）この摂取基準は、全国的な平均値を示したものであるから、適用に当たっては、個々の健康及び生活活動等の実態並びに地域の実情等に十分配慮し、弾力的に運用すること。
3）範囲…示した値の内に納めることが望ましい範囲。
4）目標値…摂取することがより望ましい値。

12．学校給食衛生管理基準（抄）

平成21年4月1日制定

第1 総則

1　学校給食を実施する都道府県教育委員会及び市区町村教育委員会（以下「教育委員会」という。）、附属学校を設置する国立大学法人及び私立学校の設置者（以下「教育委員会等」という。）は、自らの責任において、必要に応じて、保健所の協力、助言及び援助（食品衛生法（昭和二十二年法律第二百三十三号）に定める食品衛生監視員による監視指導を含む。）を受けつつ、HACCP（コーデックス委員会（国連食糧農業機関／世界保健機関合同食品規格委員会）総会において採択された「危害分析・重要管理点方式とその適用に関するガイドライン」に規定されたHACCP（Hazard Analysis and Critical Control Point：危害分析・重要管理点）をいう。）の考え方に基づき単独調理場、共同調理場（調理等の委託を行う場合を含む。以下「学校給食調理場」という。）並びに共同調理場の受配校の施設及び設備、食品の取扱い、調理作業、衛生管理体制等について実態把握に努め、衛生管理上の問題がある場合には、学校医又は学校薬剤師の協力を得て速やかに改善措置を図ること。

第2 学校給食施設及び設備の整備及び管理に係る衛生管理基準

1　学校給食施設及び設備の整備及び管理に係る衛生管理基準は、次の各号に掲げる項目ごとに、次のとおりとする。
(1) 学校給食施設
　①共通事項

一　学校給食施設は、衛生的な場所に設置し、食数に適した広さとすること。また、随時施設の点検を行い、その実態の把握に努めるとともに、施設の新増築、改築、修理その他の必要な措置を講じること。
二　学校給食施設は、別添の「学校給食施設の区分」に従い区分することとし、調理場（学校給食調理員が調理又は休憩等を行う場所であって、別添中区分の欄に示す「調理場」をいう。以下同じ。）は、二次汚染防止の観点から、汚染作業区域、非汚染作業区域及びその他の区域（それぞれ別添中区分の欄に示す「汚染作業区域」、「非汚染作業区域」及び「その他の区域（事務室等を除く。）」をいう。以下同じ。）に部屋単位で区分すること。ただし、洗浄室は、使用状況に応じて汚染作業区域又は非汚染作業区域に区分することが適当であることから、別途区分すること。また、検収、保管、下処理、調理及び配膳の各作業区域並びに更衣休憩にあてる区域及び前室に区分するよう努めること。
三　ドライシステムを導入するよう努めること。また、ドライシステムを導入していない調理場においてもドライ運用を図ること。
四　作業区域（別添中区分の欄に示す「作業区域」をいう。以下同じ。）の外部に開放される箇所にはエアカーテンを備えるよう努めること。

五 学校給食施設は，設計段階において保健所及び学校薬剤師等の助言を受けるとともに，栄養教諭又は学校栄養職員（以下「栄養教諭等」という。）その他の関係者の意見を取り入れ整備すること。
② 作業区域内の施設
一 食品を取り扱う場所（作業区域のうち洗浄室を除く部分をいう。以下同じ。）は，内部の温度及び湿度管理が適切に行える空調等を備えた構造とするよう努めること。
二 食品の保管室は，専用であること。また，衛生面に配慮した構造とし，食品の搬入及び搬出に当たって，調理室を経由しない構造及び配置とすること。
三 外部からの汚染を受けないような構造の検収室を設けること。
四 排水溝は，詰まり又は逆流がおきにくく，かつ排水が飛散しない構造及び配置とすること。
五 釜周りの排水が床面に流れない構造とすること。
六 配膳室は，外部からの異物の混入を防ぐため，廊下等と明確に区分すること。また，その出入口には，原則として施錠設備を設けること。
③ その他の区域の施設
一 廃棄物（調理場内で生じた廃棄物及び返却された残菜をいう。以下同じ。）の保管場所は，調理場外の適切な場所に設けること。
二 学校給食従事者専用の便所は，食品を取り扱う場所及び洗浄室から直接出入りできない構造とすること。また，食品を取り扱う場所及び洗浄室から3m以上離れた場所に設けるよう努めること。さらに，便所の個室の前に調理衣を着脱できる場所を設けるよう努めること。
(2) 学校給食設備
① 共通事項
一 機械及び機器については，可動式にするなど，調理過程に合った作業動線となるよう配慮した配置であること。
二 全ての移動性の器具及び容器は，衛生的に保管するため，外部から汚染されない構造の保管設備を設けること。
三 給水給湯設備は，必要な数を使用に便利な位置に設置し，給水栓は，直接手指を触れることのないよう，肘等で操作できるレバー式等であること。
四 共同調理場においては，調理した食品を調理後2時間以内に給食できるようにするための配送車を必要台数確保すること。
② 調理用の機械，機器，器具及び容器
一 食肉類，魚介類，卵，野菜類，果実類等食品の種類ごとに，それぞれ専用に調理用の器具及び容器を備えること。また，それぞれの調理用の器具及び容器は，下処理用，調理用，加熱調理済食品用等調理の過程ごとに区別すること。
二 調理用の機械，機器，器具及び容器は，洗浄及び消毒ができる材質，構造であり，衛生的に保管できるものであること。また，食数に適した大きさと数量を備えること。
三 献立及び調理内容に応じて，調理作業の合理化により衛生管理を充実するため，焼き物機，揚げ物機，真空冷却機，中心温度管理機能付き調理機等の調理用の機械及び機器を備えるよう努めること。
③ シンク
一 シンクは，食数に応じてゆとりのある大きさ，深さであること。また，下処理室における加熱調理用食品，非加熱調理用食品及び器具の洗浄に用いるシンクは別々に設置するとともに，三槽式構造とすること。さらに，調理室においては，食品用及び器具等の洗浄用のシンクを共用しないこと。あわせて，その他の用途用のシンクについても相互汚染しないよう努めること。
④ 冷蔵及び冷凍設備
一 冷蔵及び冷凍設備は，食数に応じた広さがあるものを原材料用及び調理用等に整備し，共用を避けること。
⑤ 温度計及び湿度計
一 調理場内の適切な温度及び湿度の管理のために，適切な場所に正確な温度計及び湿度計を備えること。また，冷蔵庫・冷凍庫の内部及び食器消毒庫その他のために，適切な場所に正確な温度計を備えること。
⑥ 廃棄物容器等
一 ふた付きの廃棄物専用の容器を廃棄物の保管場所に備えること。
二 調理場には，ふた付きの残菜入れを備えること。
⑦ 学校給食従事者専用手洗い設備等
一 学校給食従事者の専用手洗い設備は，前室，便所の個室に設置するとともに，作業区分ごとに使用しやすい位置に設置すること。
二 肘まで洗える大きさの洗面台を設置するとともに，給水栓は，直接手指を触れることのないよう，肘等で操作できるレバー式，足踏み式又は自動式等の温水に対応した方式であること。
三 学校食堂等に，児童生徒等の手洗い設備を設けること。
(3) 学校給食施設及び設備の衛生管理
一 学校給食施設及び設備は，清潔で衛生的であること。
二 冷蔵庫，冷凍庫及び食品の保管室は，整理整頓すること。また，調理室には，調理作業に不必要な物品等を置かないこと。
三 調理場は，換気を行い，温度は25℃以下，湿度は80％以下に保つよう努めること。また，調理室及び食品の保管室の温度及び湿度並びに冷蔵庫及び冷凍庫内部の温度を適切に保ち，これらの温度及び湿度は毎日記録すること。
四 調理場内の温度計及び湿度計は，定期的に検査を行うこと。
五 調理場の給水，排水，採光，換気等の状態を適正に保つこと。
また，夏期の直射日光を避ける設備を整備すること。
六 学校給食施設及び設備は，ねずみ及びはえ，ごきぶり等衛生害虫の侵入及び発生を防止するため，侵入防止措置を講じること。また，ねずみ及び衛生害虫の発生状況を1ヶ月に1回以上点検し，発生を確認したときには，その都度駆除をすることとし，必要な場合には，補修，整理整頓，清掃，清拭，消毒等を行い，その結果を記録すること。なお，殺そ剤又は殺虫剤を使用する場合は，食品を汚染しないようその取扱いに十分注意すること。さらに，学校給食従事者専用の便所については，特に衛生害虫に注意すること。
七 学校給食従事者専用の便所には，専用の履物を備えること。また，定期的に清掃及び消毒を行うこと。
八 学校給食従事者専用の手洗い設備は，衛生的に管理するとともに，石けん液，消毒用アルコール及びペーパータオル等衛生器具を常備すること。また，布タオルの使用は避けること。さらに，前室の手洗い設備には個人用爪ブラシを常備すること。
九 食器具，容器及び調理用の器具は，使用後，でん粉及び脂肪等が残留しないよう，確実に洗浄するとともに，損傷がないように確認し，熱風保管庫等により適切に保管すること。また，フードカッター，野菜切り機等調理用の機械及び機器は，使用後に分解して洗浄及び消毒した後，乾燥させること。さらに，下処理室及び調理室内における機械，容器等の使用後の洗浄及び消毒は，全ての食品が下処理室及び調理室から搬出された後に行うよう努めること。
十 天井の水滴を防ぐとともに，かびの発生の防止に努めること。
十一 床は破損箇所がないよう管理すること。
十二 清掃用具は，整理整頓し，所定の場所に保管すること。また，汚染作業区域と非汚染作業区域の共用を避けること。
2 学校薬剤師等の協力を得て(1)の各号に掲げる事項について，毎学年1回定期に，(2)及び(3)の各号に掲げる事項については，毎学年3回定期に，検査を行い，その実施記録を保管すること。

第3 調理の過程等における衛生管理に係る衛生管理基準

1 調理の過程等における衛生管理に係る衛生管理基準は，次の各号に掲げる項目ごとに，次のとおりとする。
(1) 献立作成
一 献立作成は，学校給食施設及び設備並びに人員等の能力に応じたものとするとともに，衛生的な作業工程及び作業動線

となるよう配慮すること。
二　高温多湿の時期は，なまもの，和えもの等については，細菌の増殖等が起こらないように配慮すること。
三　保健所等から情報を収集し，地域における感染症，食中毒の発生状況に配慮すること。
四　献立作成委員会を設ける等により，栄養教諭等，保護者その他の関係者の意見を尊重すること。
五　統一献立（複数の学校で共通して使用する献立をいう。）を作成するに当たっては，食品の品質管理又は確実な検収を行う上で支障を来すことがないよう，一定の地域別又は学校種別等の単位に分けること等により適正な規模での作成に努めること。
(2) 学校給食用食品の購入
①共通事項
一　学校給食用食品（以下「食品」という。）の購入に当たっては，食品選定のための委員会等を設ける等により，栄養教諭等，保護者その他の関係者の意見を尊重すること。また，必要に応じて衛生管理に関する専門家の助言及び協力を受けられるような仕組みを整えること。
二　食品の製造を委託する場合には，衛生上信用のおける製造業者を選定すること。また，製造業者の有する設備，人員から見た能力に応じた委託とすることとし，委託者において，随時点検を行い，記録を残し，事故発生の防止に努めること。
②食品納入業者
一　保健所等の協力を得て，施設の衛生面及び食品の取扱いが良好で衛生上信用のおける食品納入業者を選定すること。
二　食品納入業者又は納入業者の団体等との間に連絡会を設け，学校給食の意義，役割及び衛生管理の在り方について定期的な意見交換を行う等により，食品納入業者の衛生管理の啓発に努めること。
三　売買契約に当たって，衛生管理に関する事項を取り決める等により，業者の検便，衛生環境の整備等について，食品納入業者に自主的な取組を促すこと。
四　必要に応じて，食品納入業者の衛生管理の状況を確認すること。
五　原材料及び加工食品について，製造業者若しくは食品納入業者等が定期的に実施する微生物及び理化学検査の結果，又は生産履歴等を提出させること。また，検査等の結果については，保健所等への相談等により，原材料として不適と判断した場合には，食品納入業者の変更等適切な措置を講じること。さらに，検査結果を保管すること。
③食品の選定
一　食品は，過度に加工したものは避け，鮮度の良い衛生的なものを選定するよう配慮すること。また，有害なもの又はその疑いのあるものは避けること。
二　有害若しくは不必要な着色料，保存料，漂白剤，発色剤その他の食品添加物が添加された食品，又は内容表示，消費期限及び賞味期限並びに製造業者，販売業者等の名称及び所在地，使用原材料及び保存方法が明らかでない食品については使用しないこと。また，可能な限り，使用原材料の原産国についての記述がある食品を選定すること。
三　保健所等から情報提供を受け，地域における感染症，食中毒の発生状況に応じて，食品の購入を考慮すること。
(3) 食品の検収・保管等
一　検収は，あらかじめ定めた検収責任者が，食品の納入に立会し，品名，数量，納品時間，納入業者名，製造業者名及び所在地，生産地，品質，鮮度，箱，袋の汚れ，破れその他の包装容器等の状況，異物混入及び異臭の有無，消費期限又は賞味期限，製造年月日，品温（納入業者が運搬の際，適切な温度管理を行っていたかどうかを含む。），年月日表示，ロット（一の製造期間内に一連の製造工程により均質性を有するように製造された製品の一群をいう。以下同じ。）番号その他のロットに関する情報について，毎日，点検を行い，記録すること。また，納入業者から直接納入する食品の検収は，共同調理場及び受配校において適切に分担実施するとともに，その結果を記録すること。

二　検収のために必要な場合には，検収責任者の勤務時間を納入時間に合わせて割り振ること。
三　食肉類，魚介類等生鮮食品は，原則として，当日搬入するとともに，一回で使い切る量を購入すること。また，当日搬入できない場合には，冷蔵庫等で適切に温度管理するなど衛生管理に留意すること。
四　納入業者から食品を納入させるに当たっては，検収室において食品の受け渡しを行い，下処理室及び調理室に立ち入らせないこと。
五　食品は，検収室において，専用の容器に移し替え，下処理室及び食品の保管室にダンボール等を持ち込まないこと。また，検収室内に食品が直接床面に接触しないよう床面から60cm以上の高さの置台を設けること。
六　食品を保管する必要がある場合には，食肉類，魚介類，野菜類等食品の分類ごとに区分して専用の容器で保管する等により，原材料の相互汚染を防ぎ，衛生的な管理を行うこと。また，別紙「学校給食用食品の原材料，製品等の保存基準」に従い，棚又は冷蔵冷凍設備に保管すること。
七　牛乳については，専用の保冷庫等により適切な温度管理を行い，新鮮かつ良好なものが飲用に供されるよう品質の保持に努めること。
八　泥つきの根菜類等の処理は，検収室で行い，下処理室を清潔に保つこと。
(4) 調理過程
①共通事項
一　給食の食品は，原則として，前日調理を行わず，全てその日に学校給食調理場で調理し，生で食用する野菜類，果実類等を除き，加熱処理したものを給食すること。また，加熱処理する食品については，中心部温度計を用いるなどにより，中心部が75℃で1分間以上（二枚貝等ノロウイルス汚染のおそれのある食品の場合は85℃で1分間以上）又はこれと同等以上の温度まで加熱されていることを確認し，その温度と時間を記録すること。さらに，中心温度計については，定期的に検査を行い，正確な機器を使用すること。
二　野菜類の使用については，二次汚染防止の観点から，原則として加熱調理すること。また，教育委員会等において，生野菜の使用に当たっては，食中毒の発生状況，施設及び設備の状況，調理過程における二次汚染防止のための措置，学校給食調理員の研修の実施，管理運営体制の整備等の衛生管理体制の実態，並びに生野菜の食生活に果たす役割等を踏まえ，安全性を確認しつつ，加熱調理の有無を判断すること。さらに，生野菜の使用に当たっては，流水で十分洗浄し，必要に応じて，消毒するとともに，消毒剤が完全に洗い落とされるまで流水で水洗いすること。
三　和えもの，サラダ等の料理の混ぜ合わせ，料理の配食及び盛りつけに際しては，清潔な場所で，清潔な器具を使用し，料理に直接手を触れないよう調理すること。
四　和えもの，サラダ等については，各食品を調理後速やかに冷却機等で冷却を行った上で，冷却後の二次汚染に注意し，冷蔵庫等で保管するなど適切な温度管理を行うこと。また，やむを得ず水で冷却する場合は，直前に使用水の遊離残留塩素が0.1mg/L以上であることを確認し，確認した数値及び時間を記録すること。さらに，和える時間を配食の直前にするなど給食までの時間の短縮を図り，調理終了時に温度及び時間を記録すること。
五　マヨネーズは，つくらないこと。
六　缶詰は，缶の状態，内壁塗装の状態等を注意すること。
②使用水の安全確保
一　使用水は，学校環境衛生基準（平成二十一年文部科学省告示第六十号）に定める基準を満たす飲料水を使用すること。また，毎日，調理開始前に十分流水した後及び調理終了後に遊離残留塩素が0.1mg/L以上であること並びに外観，臭気，味等について水質検査を実施し，その結果を記録すること。
二　使用水について使用に不適な場合は，給食を中止し速やかに改善措置を講じること。また，再検査の結果使用した場合は，使用した水1Lを保存食用の冷凍庫に－20℃以下で2

週間以上保存すること。
三　貯水槽を設けている場合は，専門の業者に委託する等により，年１回以上清掃すること。また，清掃した証明書等の記録は１年間保管すること。
③二次汚染の防止
一　献立ごとに調理作業の手順，時間及び担当者を示した調理作業工程表並びに食品の動線を示した作業動線図を作成すること。また，調理作業工程表及び作業動線図を作業前に確認し，作業に当たること。
二　調理場における食品及び調理用の器具及び容器は，床面から60cm以上の高さの置台の上に置くこと。
三　食肉，魚介類及び卵は，専用の容器，調理用の機器及び器具を使用し，他の食品への二次汚染を防止すること。
四　調理作業中の食品並びに調理用の機械，機器，器具及び容器の汚染の防止の徹底を図ること。また，包丁及びまな板類については食品別及び処理別の使い分けの徹底を図ること。
五　下処理後の加熱を行わない食品及び加熱調理後冷却する必要のある食品の保管には，原材料用冷蔵庫は使用しないこと。
六　加熱調理した食品を一時保存する場合又は調理終了後の食品については，衛生的な容器にふたをして保存するなど，衛生的な取扱いを行い，他からの二次汚染を防止すること。
七　調理終了後の食品は，素手でさわらないこと。
八　調理作業時には，ふきんは使用しないこと。
九　エプロン，履物等は，色分けする等により明確に作業区分ごとに使い分けること。また，保管の際は，作業区分ごとに洗浄及び消毒し，翌日までに乾燥させ，区分して保管するなど，衛生管理に配慮すること。
④食品の適切な温度管理等
一　調理作業時においては，調理室内の温度及び湿度を確認し，その記録を行うこと。また，換気を行うこと。
二　原材料の適切な温度管理を行い，鮮度を保つこと。また，冷蔵保管及び冷凍保管する必要のある食品は常温放置しないこと。
三　加熱調理後冷却する必要のある食品については，冷却機等を用いて温度を下げ，調理用冷蔵庫で保管し，食中毒菌等の発育至適温度帯の時間を可能な限り短くすること。また，加熱終了時，冷却開始時及び冷却終了時の温度及び時間を記録すること。
四　配送及び配食に当たっては，必要に応じて保温食缶及び保冷食缶若しくは蓄冷材等を使用し，温度管理を行うこと。
五　調理後の食品は，適切な温度管理を行い，調理後２時間以内に給食できるよう努めること。また，配食の時間を毎日記録すること。さらに，共同調理場においては，調理場搬出時及び受配校搬入時の時間を毎日記録するとともに，温度を定期的に記録すること。
六　加熱調理食品にトッピングする非加熱調理食品は，衛生的に保管し，トッピングする時期は給食までの時間が極力短くなるようにすること。
⑤廃棄物処理
一　廃棄物は，分別し，衛生的に処理すること。
二　廃棄物は，汚臭，汚液がもれないように管理すること。また，廃棄物のための容器は，作業終了後速やかに清掃し，衛生上支障がないように保持すること。
三　返却された残菜は，非汚染作業区域に持ち込まないこと。
四　廃棄物は，作業区域内に放置しないこと。
五　廃棄物の保管場所は，廃棄物の搬出後清掃するなど，環境に悪影響を及ぼさないよう管理すること。
(5)　配送及び配食
①配送
一　共同調理場においては，容器，運搬車の設備の整備に努め，運搬途中の塵埃等による調理済食品等の汚染を防止すること。また，調理済食品等が給食されるまでの温度の管理及び時間の短縮に努めること。
②配食等
一　配膳室の衛生管理に努めること。
二　食品を運搬する場合は，容器にふたをすること。
三　パンの容器，牛乳等の瓶その他の容器等の汚染に注意すること。
四　はし等を児童生徒の家庭から持参させる場合は，不衛生にならないよう指導すること。
五　給食当番等配食を行う児童生徒及び教職員については，毎日，下痢，発熱，腹痛等の有無その他の健康状態及び衛生的な服装であることを確認すること。また，配食前，用便後の手洗いを励行させ，清潔な手指で食器及び食品を扱うようにすること。
六　教職員は，児童生徒の嘔吐物のため汚れた食器具の消毒を行うなど衛生的に処理し，調理室に返却するに当たっては，その旨を明示し，その食器具を返却すること。また，嘔吐物は，調理室には返却しないこと。
(6)　検食及び保存食等
①検食
一　検食は，学校給食調理場及び共同調理場の受配校において，あらかじめ責任者を定めて児童生徒の摂食開始時間の30分前までに行うこと。また，異常があった場合には，給食を中止するとともに，共同調理場の受配校においては，速やかに共同調理場に連絡すること。
二　検食に当たっては，食品の中に人体に有害と思われる異物の混入がないか，調理過程において加熱及び冷却処理が適切に行われているか，食品の異味，異臭その他の異常がないか，一食分としてそれぞれの食品の量が適当か，味付け，香り，色彩並びに形態等が適切か，及び，児童生徒の嗜好との関連はどのように配慮されているか確認すること。
三　検食を行った時間，検食者の意見等検食の結果を記録すること。
②保存食
一　保存食は，毎日，原材料，加工食品及び調理済食品を食品ごとに50ｇ程度ずつビニール袋等清潔な容器に密封して入れ，専用冷凍庫に－20℃以下で２週間以上保存すること。また，納入された食品の製造年月日若しくはロットが違う場合又は複数の釜で調理した場合は，それぞれ保存すること。
二　原材料は，洗浄，消毒等を行わず，購入した状態で保存すること。ただし，卵については，全て割卵し，混合したものから50ｇ程度採取し保存すること。
三　保存食は，原材料，加工食品及び調理済食品が全て保管されているか並びに廃棄した日時を記録すること。
四　共同調理場の受配校に直接搬入される食品についても共同調理場で保存すること。また，複数の業者から搬入される食品については，各業者ごとに保存すること。
五　児童生徒の栄養指導及び盛りつけの目安とする展示食を保存食と兼用しないこと。
③残食及び残品
一　パン等残食の児童生徒の持ち帰りは，衛生上の見地から，禁止することが望ましい。
二　パン，牛乳，おかず等の残品は，全てその日のうちに処分し，翌日に繰り越して使用しないこと。
２　学校薬剤師等の協力を得て１の各号に掲げる事項について，毎学年１回（(3)，(4)②及び(6)①，②にあっては毎学年３回），定期に検査を行い，その実施記録を保管すること。

第４　衛生管理体制に係る衛生管理基準
１　衛生管理体制に係る衛生管理基準は，次の各号に掲げる項目ごとに，次のとおりとする。
(1)　衛生管理体制
一　学校給食調理場においては，栄養教諭等を衛生管理責任者として定めること。ただし，栄養教諭等が現にいない場合は，調理師資格を有する学校給食調理員等を衛生管理責任者として定めること。
二　衛生管理責任者は，施設及び設備の衛生，食品の衛生及び学校給食調理員の衛生の日常管理等に当たること。また，調理過程における下処理，調理，配送等の作業工程を分析し，各工程において清潔かつ迅速に加熱及び冷却調理が適切に行われているかを確認し，その結果を記録すること。
三　校長又は共同調理場の長（以下「校長等」という。）は，学

校給食の衛生管理について注意を払い，学校給食関係者に対し，衛生管理の徹底を図るよう注意を促し，学校給食の安全な実施に配慮すること。
四　校長等は，学校保健委員会等を活用するなどにより，栄養教諭等，保健主事，養護教諭等の教職員，学校医，学校歯科医，学校薬剤師，保健所長等の専門家及び保護者が連携した学校給食の衛生管理を徹底するための体制を整備し，その適切な運用を図ること。
五　校長等は，食品の検収等の日常点検の結果，異常の発生が認められる場合，食品の返品，献立の一部又は全部の削除，調理済食品の回収等必要な措置を講じること。
六　校長等は，施設及び設備等の日常点検の結果，改善が必要と認められる場合，必要な応急措置を講じること。また，改善に時間を要する場合，計画的な改善を行うこと。
七　校長等は，栄養教諭等の指導及び助言が円滑に実施されるよう，関係職員の意思疎通等に配慮すること。
八　教育委員会等は，栄養教諭等の衛生管理に関する専門性の向上を図るため，新規採用時及び経験年数に応じた研修その他の研修の機会が確保されるよう努めること。
九　教育委員会等は，学校給食調理員を対象とした研修の機会が確保されるよう努めること。また，非常勤職員等も含め可能な限り全員が等しく研修を受講できるよう努めること。
十　教育委員会等は，設置する学校について，計画を立て，登録検査機関（食品衛生法（昭和二十二年法律第二百三十三号）第四条第九項に規定する「登録検査機関」をいう。）等に委託するなどにより，定期的に原材料及び加工食品について，微生物検査，理化学検査を行うこと。
十一　調理に直接関係のない者を調理室に入れないこと。調理及び点検に従事しない者が，やむを得ず，調理室内に立ち入る場合には，食品及び器具等には触れらず，(2)三に規定する学校給食従事者の健康状態等を点検し，その状態を記録すること。また，専用の清潔な調理衣，マスク，帽子及び履物を着用させること。さらに，調理作業後の調理室等は施錠するなど適切な管理を行うこと。
(2)　学校給食従事者の衛生管理
一　学校給食従事者は，身体，衣服を清潔に保つこと。
二　調理及び配食に当たっては，せき，くしゃみ，髪の毛等が食器，食品等につかないよう専用で清潔な調理衣，エプロン，マスク，帽子，履物等を着用すること。
三　作業区域用の調理衣等及び履物を着用したまま便所に入らないこと。
四　作業開始前，用便後，汚染作業区域から非汚染作業区域に移動する前，食品に直接触れる作業の開始直前及び生の食肉類，魚介類，卵，調理前の野菜類等に触れ，他の食品及び器具に触れる前に，手指の洗浄及び消毒を行うこと。
(3)　学校給食従事者の健康管理
一　学校給食従事者については，日常的な健康状態の点検を行うとともに，年1回健康診断を行うこと。また，当該健康診断を含め年3回定期に健康状態を把握することが望ましい。
二　検便は，赤痢菌，サルモネラ属菌，腸管出血性大腸菌血清型O157その他必要な細菌等について，毎月2回以上実施すること。
三　学校給食従事者の下痢，発熱，腹痛，嘔吐，化膿性疾患及び手指等の外傷等健康状態を，毎日，個人ごとに把握するとともに，本人若しくは同居人に，感染症予防及び感染症の患者に対する医療に関する法律（平成十年法律百十四号。以下「感染症予防法」という。）に規定する感染症又はその疑いがあるかどうか毎日点検し，これらを記録すること。また，下痢，発熱，腹痛，嘔吐をしており，感染症予防法に規定する感染症又はその疑いがある場合には，医療機関に受診させ感染性疾患の有無を確認し，その指示を励行させること。さらに，化膿性疾患が手指にある場合には，調理作業への従事を禁止すること。
四　ノロウイルスを原因とする感染性疾患による症状と診断された学校給食従事者は，高感度の検便検査においてノロウイルスを保有していないことが確認されるまでの間，食品に直接触れる調理作業を控えさせるなど適切な処置をとること。また，ノロウイルスにより発症した学校給食従事者と一緒に食事を喫食する，又は，ノロウイルスによる発症者が家族にいるなど，同一の感染機会があった可能性がある調理従事者について速やかに高感度の検便検査を実施し，検査の結果ノロウイルスを保有していないことが確認されるまでの間，調理に直接従事することを控えさせる等の手段を講じるよう努めること。

(4)　食中毒の集団発生の際の措置
一　教育委員会等，学校医，保健所等に連絡するとともに，患者の措置に万全を期すこと。また，二次感染の防止に努めること。
二　学校医及び保健所等と相談の上，医療機関を受診させるとともに，給食の停止，当該児童生徒の出席停止及び必要に応じて臨時休業，消毒その他の事後措置の計画を立て，これに基づいて食中毒の拡大防止の措置を講じること。
三　校長の指導のもと養護教諭等が児童生徒の症状の把握に努める等関係職員の役割を明確にし，校内組織等に基づいて学校内外の取組体制を整備すること。
四　保護者に対しては，できるだけ速やかに患者の集団発生の状況を周知させ，協力を求めること。その際，プライバシー等人権の侵害がないよう配慮すること。
五　食中毒の発生原因については，保健所等に協力し，速やかに明らかとなるように努め，その原因の除去，予防に努めること。

2　1の(1)に掲げる事項については，毎学年1回，(2)及び(3)に掲げる事項については，毎学年3回定期に検査を行い，その実施記録を保管すること。

第5　日常及び臨時の衛生検査

1　学校給食衛生管理の維持改善を図るため，次に掲げる項目について，毎日点検を行うものとする。
(1)　学校給食の施設及び設備は，清潔で衛生的であること。また，調理室及び食品の保管室の温度及び湿度，冷蔵庫及び冷凍庫内部の温度を適切に保ち，これらの温度及び湿度が記録されていること。
(2)　食器具，容器及び調理用器具は，使用後，でん粉及び脂肪等が残留しないよう，確実に洗浄するとともに，損傷がないように確認し，熱風保管庫等により適切に保管されていること。また，フードカッター，ミキサー等調理用の機械及び機器は，使用後に分解して洗浄及び消毒した後，乾燥されていること。
(3)　使用水に関しては，調理開始前に十分流水した後及び調理終了後に遊離残留塩素が0.1mg／L以上であること並びに外観，臭気，味等について水質検査が実施され，記録されていること。
(4)　調理室には，調理作業に不必要な物品等を置いていないこと。
(5)　食品については，品質，鮮度，箱，袋の汚れ，破れその他の包装容器等の状況，異物混入及び異臭の有無，消費期限，賞味期限の異常の有無等を点検するための検収が適切に行われていること。また，それらが記録されていること。
(6)　食品等は，清潔な場所に食品の分類ごとに区分され衛生的な状態で保管されていること。
(7)　下処理，調理，配食は，作業区分ごとに衛生的に行われていること。
(8)　生食する野菜類及び果実類等は流水で十分洗浄されていること。また，必要に応じて消毒されていること。
(9)　加熱，冷却が適切に行われていること。また，加熱すべき食品は加熱されていること。さらに，その温度と時間が記録されていること。
(10)　調理に伴う廃棄物は，分別し，衛生的に処理されていること。
(11)　給食当番等配食を行う児童生徒及び教職員の健康状態は良好であり，服装は衛生的であること。
(12)　調理終了後速やかに給食されるよう配送及び配食され，その時刻が記録されていること。さらに，給食前に責任者を定めて検食が行われていること。
(13)　保存食は，適切な方法で，2週間以上保存され，かつ記録されていること。

⑭ 学校給食従事者の服装及び身体が清潔であること。また，作業開始前，用便後，汚染作業区域から非汚染作業区域に移動する前，食品に直接触れる作業の開始直前及び生の食肉類，魚介類，卵，調理前の野菜類等に触れ，他の食品及び器具等に触れる前に，手指の洗浄及び消毒が行われていること。
⑮ 学校給食従事者の下痢，発熱，腹痛，嘔吐，化膿性疾患及び手指等の外傷等の有無等健康状態を，毎日，個人ごとに把握するとともに，本人若しくは同居人に感染症予防法に規定する感染症又は，その疑いがあるかどうか毎日点検し，これらが記録されていること。
また，下痢，発熱，腹痛，嘔吐をしており，感染症予防法に規定する感染症又はその疑いがある場合には，医療機関に受診させ感染性疾患の有無を確認し，その指示が励行されていること。さらに，化膿性疾患が手指にある場合には，調理作業への従事が禁止されていること。
2 学校給食衛生管理の維持改善を図るため，次のような場合，必要があるときは臨時衛生検査を行うものとする。
① 感染症・食中毒の発生のおそれがあり，また，発生したとき。
② 風水害等により環境が不潔になり，又は汚染され，感染症の発生のおそれがあるとき。
③ その他必要なとき。
また，臨時衛生検査は，その目的に即して必要な検査項目を設定し，その検査項目の実施に当たっては，定期的に行う衛生検査に準じて行うこと。

第6 雑則
1 本基準に基づく記録は，1年間保存すること。
2 クックチル方式により学校給食を提供する場合には，教育委員会等の責任において，クックチル専用の施設設備の整備，二次汚染防止のための措置，学校給食従事者の研修の実施，衛生管理体制の整備等衛生管理のための必要な措置を講じたうえで実施すること。

13. 大量調理施設衛生管理マニュアル（抄） 平成9年3月24日衛食第85号別添
最終改正：平成20年6月18日食安発第0618005号

I 趣旨
本マニュアルは，集団給食施設等における食中毒を予防するために，HACCPの概念に基づき，調理過程における重要管理事項として，
① 原材料受入れ及び下処理段階における管理を徹底すること。
② 加熱調理食品については，中心部まで十分加熱し，食中毒菌等（ウイルスを含む。以下同じ。）を死滅させること。
③ 加熱調理後の食品及び非加熱調理食品の二次汚染防止を徹底すること。
④ 食中毒菌が付着した場合に菌の増殖を防ぐため，原材料及び調理後の食品の温度管理を徹底すること。
等を示したものである。
集団給食施設等においては，衛生管理体制を確立し，これらの重要管理事項について，点検・記録を行うとともに，必要な改善措置を講じる必要がある。また，これを遵守するため，更なる衛生知識の普及啓発に努める必要がある。
なお，本マニュアルは同一メニューを1回300食以上又は1日750食以上を提供する調理施設に適用する。

II 重要管理事項
1．原材料の受入れ・下処理段階における管理
(1) 原材料については，品名，仕入元の名称及び所在地，生産者（製造又は加工者を含む。）の名称及び所在地，ロットが確認可能な情報（年月日表示又はロット番号）並びに仕入れ年月日を記録し，1年間保管すること。
(2) 原材料について納入業者が定期的に実施する微生物及び理化学検査の結果を提出させること。その結果については，保健所に相談するなどして，原材料として不適と判断した場合には，納入業者の変更等適切な措置を講じること。検査結果については，1年間保管すること。
(3) 原材料の納入に際しては調理従事者等が必ず立合い，検収場で品質，鮮度，品温（納入業者が運搬の際，別添1に従い，適切な温度管理を行っていたかどうかを含む。），異物の混入等につき，点検を行い，その結果を記録すること。
(4) 原材料の納入に際しては，缶詰，乾物，調味料等常温保存可能なものを除き，食肉類，魚介類，野菜類等の生鮮食品については1回で使い切る量を調理当日に仕入れるようにすること。
(5) 野菜及び果物を加熱せずに供する場合には，別添2に従い，流水（飲用適のもの。以下同じ。）で十分洗浄し，必要に応じて次亜塩素酸ナトリウム（生食用野菜にあっては，亜塩素酸ナトリウムも使用可）の200mg/lの溶液に5分間（100mg/lの溶液の場合は10分間）又はこれと同等の効果を有するもの（食品添加物として使用できる有機酸等）で殺菌を行った後，十分な流水ですすぎ洗いを行うこと。

2．加熱調理食品の加熱温度管理
加熱調理食品は，別添2に従い，中心部温度計を用いるなどにより，中心部が75℃で1分間以上（二枚貝等ノロウイルス汚染のおそれのある食品の場合は85℃で1分間以上）又はこれと同等以上まで加熱されていることを確認するとともに，温度と時間の記録を行うこと。

3．二次汚染の防止
(1) 調理従事者等（食品の盛付け・配膳等，食品に接触する可能性のある者及び臨時職員を含む。以下同じ。）は，次に定める場合には，別添2に従い，必ず流水・石けんによる手洗いによりしっかりと2回（その他の時には丁寧に1回）手指の洗浄及び消毒を行うこと。なお，使い捨て手袋を使用する場合にも，原則として次に定める場合に交換を行うこと。
① 作業開始前及び用便後
② 汚染作業区域から非汚染作業区域に移動する場合
③ 食品に直接触れる作業にあたる直前
④ 生の食肉類，魚介類，卵殻等微生物の汚染源となるおそれのある食品等に触れた後，他の食品や器具等に触れる場合
⑤ 配膳の前
(2) 原材料は，隔壁等で他の場所から区分された専用の保管場に保管設備を設け，食肉類，魚介類，野菜類等，食材の分類ごとに区分して保管すること。
この場合，専用の衛生的なふた付き容器に入れ替えるなどにより，原材料の包装の汚染を保管設備に持ち込まないようにするとともに，原材料の相互汚染を防ぐこと。
(3) 下処理は汚染作業区域で確実に行い，非汚染作業区域を汚染しないようにすること。
(4) 包丁，まな板などの器具，容器等は用途別及び食品別（下処理用にあっては，魚介類用，食肉類用，野菜類用の別，調理用にあっては，加熱調理済み食品用，生食野菜用，生食魚介類用の別）にそれぞれ専用のものを用意し，混同しないようにして使用すること。
(5) 器具，容器等の使用後は，別添2に従い，全面を流水（飲用適のもの。以下同じ。）で洗浄し，さらに80℃，5分間以上又はこれと同等の効果を有する方法で十分殺菌した後，乾燥させ，清潔な保管庫を用いるなどして衛生的に保管すること。
なお，調理場内における器具，容器等の使用後の洗浄・殺菌は，原則として全ての食品が調理場から搬出された後に行うこと。
また，器具，容器等の使用中も必要に応じ，同様の方法で熱湯殺菌を行うなど，衛生的に使用すること。この場合，洗浄等が飛散しないように行うこと。なお，原材料用に使用した器具，容器等をそのまま調理後の食品用に使用するようなことは，けっして行わないこと。
(6) まな板，ざる，木製の器具は汚染が残存する可能性が高いの

で，特に十分な殺菌に留意すること。なお，木製の器具は極力使用を控えることが望ましい。
(7) フードカッター，野菜切り機等の調理機械は，最低1日1回以上，分解して洗浄・殺菌した後，乾燥させること。
(8) シンクは原則として用途別に相互汚染しないように設置すること。特に，加熱調理用食材，非加熱調理用食材，器具の洗浄等に用いるシンクを必ず別に設置すること。また，二次汚染を防止するため，洗浄・殺菌し，清潔に保つこと。
(9) 食品並びに移動性の器具及び容器の取り扱いは，床面からの跳ね水等による汚染を防止するため，床面から60cm以上の場所で行うこと。ただし，跳ね水等からの直接汚染が防止できる食缶等で食品を取り扱う場合には，30cm以上の台にのせて行うこと。
(10) 加熱調理後の食品の冷却，非加熱調理食品の下処理後における調理場等での一時保管等は，他からの二次汚染を防止するため，清潔な場所で行うこと。
(11) 調理終了後の食品は衛生的な容器にふたをして保存し，他からの二次汚染を防止すること。
(12) 使用水は飲用適の水を用いること。また，使用水は，色，濁り，におい，異物のほか，貯水槽を設置している場合や井戸水等を殺菌・ろ過して使用する場合には，遊離残留塩素が0.1mg/ℓ以上であることを始業前及び調理作業終了後に毎日検査し，記録すること。

4．原材料及び調理済み食品の温度管理

(1) 原材料は，別添1に従い，戸棚，冷蔵・冷凍設備に適切な温度で保存すること。また，原材料搬入時の時刻，室温及び冷凍又は冷蔵設備内温度を記録すること。
(2) 冷凍庫又は冷蔵庫から出した原材料は，速やかに下処理，調理を行うこと。非加熱で供される食品については，下処理後速やかに調理に移行すること。
(3) 調理後直ちに提供される食品以外の食品は病原菌の増殖を抑制するために，10℃以下又は65℃以上で管理することが必要である。（別添3参照）
① 加熱調理後，食品を冷却する場合には，病原菌の発育至適温度帯（約20℃～50℃）の時間を可能な限り短くするため，冷却機を用いたり，清潔な場所で衛生的な容器に小分けするなどして，30分以内に中心温度を20℃付近（又は60分以内に中心温度を10℃付近）まで下げるよう工夫すること。
この場合，冷却開始時刻，冷却終了時刻を記録すること。
② 調理が終了した食品は速やかに提供できるよう工夫すること。調理終了後30分以内に提供できるものについては，調理終了時刻を記録すること。また，調理終了後提供まで30分以上を要する場合は次のア及びイによること。
ア 温かい状態で提供される食品については，調理終了後速やかに保温食缶等に移し保存すること。この場合，食缶等へ移し替えた時刻を記録すること。
イ その他の食品については，調理終了後提供まで10℃以下で保存すること。
この場合，保冷設備への搬入時刻，保冷設備内温度及び保冷設備からの搬出時刻を記録すること。
③ 配送過程においては保冷又は保温設備のある運搬車を用いるなど，10℃以下又は65℃以上の適切な温度管理を行い配送し，配送時刻の記録を行うこと。
また，65℃以上で提供される食品以外の食品については，保冷設備への搬入時刻及び保冷設備内温度の記録を行うこと。
④ 共同調理施設等で調理された食品を受け入れ，提供する施設においても，温かい状態で提供される食品以外の食品であって，提供まで30分以上を要する場合は提供まで10℃以下で保存すること。
この場合，保冷設備への搬入時刻，保冷設備内温度及び保冷設備からの搬出時刻を記録すること。
(4) 調理後の食品は，調理終了から2時間以内に喫食することが望ましい。

索　引

英数字

1食あたり食事パターンの基準　199
1つ（SV）　186
1つ（SV：サービング）　186
1日に必要なエネルギーと摂取の目安　188
3R運動　254, 255
3つの料理区分　199
10項目の指針　180
21世紀の国民健康づくり運動　119
31項目の実践目標　180
BMI　182
BSE　94, 218, 228
COP21　231
HACCP　76
IPCC　231
JAS法　219
NCD（非感染疾患）　179
NCD（非感染性疾患）　121
O157　48, 94
PDCAサイクル　15, 54, 194
PTA活動　157
QOLの向上　180
WHO憲章　109
WHO健康のための身体活動に関する国際勧告　214
WWF　256

ア

あいさつ　267
アセスメント　56
遊び環境　163
あた　269
アナフィラキシーの症状　40
アレルギー表示　220
アレルギー表示の対象品目　221
生きた教材　37, 51, 68
生きる力　161
生きる力の理念の共有化　161
いじめの要因　169
いただきます　267
一次予防　206
位置づけ　46
一種免許状　7, 9, 10
遺伝子組換え食品　215, 229
異年齢交流　160
医療　134
医療システム　135
医療制度改革における生活習慣病対策　139
医療費と死因別死亡割合　137
飲酒の害　292
インスリンの分泌　175
牛海綿状脳症　218, 228
運動と健康　114
運動の種類　115
衛生管理　45, 46
衛生管理責任者　89
衛生習慣　168
栄養管理　45
栄養機能食品　221, 222
栄養教諭　176, 180
栄養教諭が行う食に関する指導　13
栄養教諭関係法令　305
栄養教諭制度　305, 310
栄養教諭制度創設までの経緯　5
栄養教諭制度の概要　305
栄養教諭とは　1
栄養教諭に期待される具体的な指導　280
栄養教諭の資質の確保　309
栄養教諭の職務　307
栄養教諭の職務の魅力　281
栄養教諭の展望　280
栄養教諭の配置　10
栄養教諭の配置促進　312
栄養教諭の配置等　309
栄養教諭の身分等　310
栄養教諭の免許状　6
栄養教諭免許状の種類　7
栄養教諭免許制度の概要　305
栄養成分表示　221
栄養素の指標　191
栄養と健康　114
エコ・クッキング　253
エコロジカル・フットプリント　255, 256
エネルギー生産栄養素　62
エネルギーの指標　191
エネルギーを補給　175
エビデンス　148
おいしく飯を炊く　285
おいしいみそ汁　285, 286, 302
汚染作業区域　78
汚染物質　227
オタワ憲章（1986年）　133
おはしの正しい持ち方　298
おはし名人　297, 302
思いやりの気持ちを育てる　167
思いやりの心　169
親子料理教室　156

カ

海外の日本食レストラン　266
介護システム　134
開発途上地域における栄養不足人口　257
買い物の仕方を振り返ろう　278
カウンセラー　3
かかりつけ医　212
核家族化　163
学習指導要領　14, 34
学童期の食事摂取基準　196
学童などに対する取り扱い　187
学齢児期のナトリウムの食事摂取基準　270
加工食品　166, 171
加工食品の食塩相当量表示　271
家事手伝い　165, 170, 171
数え方の基本ルール　187
家族のかかわり　172
家族の絆　167, 173
学級活動　32
学級活動における指導案例　297
学級活動における「食に関する指導」　32
学級活動の目標　32
学校栄養職員　7, 9, 180, 309
学校・家庭・地域社会の連携等　310
学校給食　37, 45, 48, 166, 176, 266
学校給食衛生管理基準　14, 50, 76, 322
学校給食栄養管理　190, 195
学校給食栄養管理者　179
学校給食管理　179
学校給食献立内容例　47
学校給食実施基準　13
学校給食実施状況　49
学校給食摂取基準　54, 321

学校給食で伝えたい食文化 267	基本的な生活習慣 167	健康づくりの身体活動指針 162
学校給食における地場産物の活用 17	義務教育諸学校 46	健康づくりのための休養指針 118
学校給食における食事内容 320	給食管理 2	健康づくりのための食生活指針 172
学校給食における食品構成 321	給食の残食率 242	健康づくりのための身体活動基準2013 124, 127, 130
学校給食の概要 246	給食の時間における指導案例 300	健康づくりのための身体活動指針（アクティブガイド） 125
学校給食の管理 4, 308	給食を完食しようとする意識の向上 250	健康とは 109
学校給食の充実 103	牛乳 46	健康な食事 197, 202, 270
学校給食の食事内容の充実 321	牛乳・乳製品 185, 186	「健康な食事」食事パターン 198
学校給食の変遷 48	牛乳・乳製品の量的な基準 186	「健康な食事」の食事パターン 201
学校給食法 12, 13, 46, 48, 76, 161, 176, 318	休養と健康 117	「健康な食事」を普及するためのマーク 201
学校給食法の大幅な改正 46	休養とは 117	健康に対する考え方 110
学校給食法の改正 11	休養の効果 117	健康日本21 119
学校給食法の目的 12	給与栄養目標量 60	健康日本21（第二次） 123, 134, 190, 197
学校給食法の目標 12	教育基本法（抄） 314	健康日本21（第二次）の概念図 122
学校教育 182	教育職員免許法 311	「健康日本21（第二次）」の考え方 121
学校教育法（抄） 314	教育ファーム 153, 154	「健康日本21（第二次）」の基本的な方向 123
学校教育法等の一部を改正する法律の概要 306	教育ファーム等農業体験の実践に関するQ&A 154	「健康日本21（第二次）」の推進と身体活動 116
学校教育法の一部改正関係 311	教科・特別活動等における教育指導 4	「健康日本21（第二次）」の目標項目 123
学校における食育の推進 103	教科における食に関する指導 25	「健康日本21」の基本方針 120
学校，保育所等における食育の推進 317	共感する優しさ 169	健康の定義 109
学校保健法等の一部を改正する法律 319	供給熱量と消費熱量のギャップ 245	健康フロンティア戦略 120
家庭科 26	行事食 149, 263	原材料及び調理済み食品の温度管理 328
家庭科における指導案例 283	共食 170	検食 325
家庭科における「食に関する指導」 26	共同調理場 24	健全育成 165, 171, 174
家庭での実践 279	共同調理方式 50	後期高齢者医療制度 142
家庭における食事と食育推進運動の展開 156	郷土への愛着心 51	高血圧症 206
家庭の味 171, 173	郷土料理 46, 149, 263	公衆衛生 111
家庭のしつけ 166, 167	郷土料理や行事食 150	公衆衛生とは 110
加熱調理食品の加熱温度管理 327	果物 185	公衆衛生の目標 111
ガリオア資金 45	果物の量的な基準 186	行動規範 172
環境づくり 159	グリーンコンシューマー10原則 254	江東区おいしいメニュー 151, 152, 153
環境の変化 163	計画的なカリキュラム編成 251	江東区おいしいメニューコンクール 153
完全給食 48, 49	ゲストティーチャー 51	合同研修 160
カンピロバクター 75	結核 205	交流会 148
危害要因（ハザード） 217	健康・栄養教育活動 146	高齢化の現状 131, 139
期限表示 220	健康運動が健康に及ぼす影響 116	高齢者医療制度の創設 138
基準を策定した栄養素と設定した指標（1歳以上） 192	健康格差の縮小 121	高齢者の医療の確保に関する法律
絆を強化する機能 165	健康教育 182	
規則正しい生活のリズム 53	健康寿命 130	
機能性表示食品 221, 223	健康寿命の延伸 121, 197	
機能性表示食品の制度 220	健康増進とは 112	
規範意識の低さ 163	健康増進の重要性 112	
基本形 186	健康増進法 219	
基本的生活習慣 167, 168, 174	健康増進法等 208	
	健康づくりの3要素 114	

138
国際勧告　214
国内学会のガイドラインにおける運動に関する指針の設定状況　212
国民医療費　135
国民健康づくり運動　109
国民健康づくり運動の変遷　112
国民の食育に関する意識　105
国民の食生活の改善　46
国民の「食」をめぐる現状と課題　95
国連機構変動パリ会議　231
心を育てるための食育　167
弧食　169
個人の食事改善を目的とした活用　193
個人の食事改善を目的として食事摂取基準を活用する場合の基本的事項　194
ごちそうさま　267
子どもたちがイキイキとかがやく楽しい食に関する指導　283
子どもの健全育成　159, 168, 172
子どもの頃の食事づくり　107
子どもの食事　165
子どもの食生活の乱れ　46
子どもの生活リズム向上プロジェクト　176
子どもの体験学習の重要性　272
子どもの貧困対策　259
子どもの貧困率　258
ごはんとみそ汁　285
個別的な相談指導　3, 37
"コマ"に回転を加えるための"ヒモ"　185
コマの"軸"　185
"コマ"の特性　185
コミュニケーション　169, 172, 176
米を中心とした和食文化の勧め　263
今後の栄養教諭制度　282
献立作成基準　66

サ

材料選び　278
作業工程表　86
作業中の手洗い　83
作業動線図　86
殺菌　88
サルモネラ属菌　75

残食率の減少　17
三次予防　206
三大死因　205
残留農薬　227
自己調整　168
脂質異常症（高脂血症）　206
思春期の食事摂取基準　196
自然体験　160
自然体験活動の実践事例　272
市町村食育推進会議　317
実践教育ナビ　187
実践目標　181
疾病の進行段階と予防　111
指導案例　283
指導計画　285
児童・生徒の学校給食に関する実態　51
児童の心身の健全な発達　46
指導のための目標設定　247
地場産農作物の利用　51
地場の産物　150
自分の存在　172
社会体験　160, 162
社会の規則や規律　168
社会変化　166
若齢期　174
習慣化　176
集団の食事改善を目的とした活用　194
集団の食事改善を目的として食事摂取基準を活用する場合の基本的事項　195
住民主体の活動　147
住民の主体的活動　148
住民のニーズ　146
主菜　185, 186
主菜の量的な基準　186
主食　185, 186
主食，主菜，副菜の料理の枠組み　200
主食・主菜・副菜をそろえて食べる頻度　106
主食の量的な基準　186
授乳期　182
障害者自立支援法　140
障害者総合支援法　141
生涯をとおした健康づくり　161
小学校学習指導要領解説　33
小学校学習指導要領（抄）　314
小学校学習指導要領「体育」の目標　29
小学校高学年給食の時間学習指導案　300

小学校第1学年特別活動（学級活動）学習指導案　297
小学校第5学年家庭科学習指導案　283
小学校第6学年体育科（保健領域）学習指導案　288
小学校特別活動の目標　31
小学校の体育科（保健領域）における「食に関する指導」　29
使用上の留意事項　187
上手な買い物って？　278
消毒　88
少年非行の原因　166
消費期限　220
消費者の役割　216
賞味期限　220
将来推計人口　234
食育活動　169
食育基本法　93, 261, 262, 315
食育基本法と栄養教諭　93
食育基本法の概要　99
食育推進運動　177
食育推進会議等　317
食育推進基本計画　100, 157, 177, 262, 316
食育推進基本計画等　99
食育推進国民運動　155
食育推進体制　25
食育推進の現状と課題　105
食育推進の指導体制　24
食育とは　95
食育に関する意識調査　149
食育の日　177
食育白書　93
食育を通じた健康づくり　104
食塩相当量　270
食環境　162
食環境の変化　162, 231
食環境の変化と食育　235
食経験と安全性　219
食事　172
「食事改善計画」立案　193
食事摂取基準　189
食事摂取状況　58
食事づくり　173
食事づくり体験活動　275
食事づくりの実践事例　276
食事づくりの実践の内容　277
食事づくりの指導計画　276
食事内容　161
食事のあいさつ　268
食事の構成からみた料理を基本とする食事パターン　199

| 食事の適量　281
食事パターン　198
食事バランスガイド　151, 179, 184, 185, 187
食事マナー　168, 170, 172
食事や惣菜の宅配　171
食習慣　170
食習慣形成　168
食習慣と寿命　238
食習慣の乱れ　179
食生活改善　180
食生活環境変化　236
食生活指針　151, 173, 179, 180, 181, 184
食生活指針の内容　180
食生活指針を普及・定着するための4分野の取り組み　180
食生活と自立　28
食生活のガイドライン　179
食生活の変化　46
食卓　171, 172, 176
食中毒予防　226
食中毒予防の三原則　227
食に関する課題　211
食に関する感謝　46
食に関する指導　2, 3, 25, 179
食に関する指導（食育を含む）　190, 195
食に関する指導全体計画（小学校）　224
食に関する指導全体計画（中学校）　225
食に関する指導体制整備の方向性　307
食に関する指導体制の整備について（答申）　306
食に関する指導と学校給食の管理　308
食に関する指導の実際　19
食に関する指導の充実の必要性　306
食に関する指導の進め方　19
食に関する指導の手引―第1次改訂版―　149, 224, 269
食に関する指導のねらい　249
食に関する指導の目標　2, 224
食に関する正しい理解　46
食に関する適切な判断力　176
食の安全教育　224
食の海外依存の問題　98
食の外部化　171, 236
食の簡便化　236
食の自己管理能力　46

食の日本ブランド戦略　263
食の乱れ　166
食の洋風化　237
職場内の協力体制づくり　147
食品安全委員会　216
食品安全基本法　94, 216
食品衛生法　219
食品産業　180
食品産業関係者　180
食品添加物　227
食品につけられている期限表示　220
食品の安全性　217
食品の安全性と二次機能　223
食品の選択や調理についての知識度　150
食品のリスク分析　217
食品廃棄物　241, 242
食品廃棄物発生量　243
食品廃棄量　179
食品表示基準　219
食品表示法　219, 271
食品リサイクル法　254
食品ロス削減国民運動　245
食品ロスの発生要因　244
食文化　261
食文化の維持・継承　266
食文化への理解　51
職務内容　109
食物アレルギー　38, 73
食物アレルギーの児童・生徒　38
食料・栄養問題　231, 234
食料・農業・農村基本法　179
食料供給　180
食料自給率　238, 241
食料自給率の低下　46, 179
食料自給力　238, 240
食料資源の浪費　179
食料の安全保障　234
食料の海外依存　179
食料の品目別自給率　240
食料ロス　241
食を営む力　159
食を通じた子どもの健全育成　159
食器の置き方　268
食器の材質　50
心因性食欲不振　166
人格形成　163, 168
新健康フロンティア戦略　121
人口寄与危険割合　214
人口減少型社会　234

身体活動（physical activity）　125
身体活動・運動に関する国際的な動向　213
身体活動・運動の意義　125
身体活動・運動の有益性　211
身体活動基準　129
身体活動不足　214
身体活動モード　175
身体活動量　162
身体活動量の低下　174
身体活動レベル　57
身体症状　163
身体発育　167
身長別標準体重　60
推奨体重増加量　182, 183
推奨量　63, 191
推奨量（RDA）　193
推定エネルギー必要量　61, 191
推定平均必要量　62, 191
推定平均必要量（EAR）　191
スキャモンの発育型　167
健やか親子21　180
スチューデント・アパシー　172
スポーツを行う児童・生徒　43
性格形成　172
生活習慣　53, 161, 172, 174
生活習慣病　161, 179, 180, 205, 206, 211, 288
生活習慣病患者等に推奨される運動量　212
生活習慣病患者の身体活動・運動にともなう危険性　211
生活習慣病の増加　96
生活習慣病の早期発見対策　207
生活習慣病の発症と重症化予防　197
生活習慣病の発症予防と重症化予防　190
生活習慣病の予防　102
生活習慣病の予防は小児期から　271
生活習慣病有病者　206
生活習慣病予防　135, 168, 205, 208
生活のしかたと病気　291
生活リズム　167, 168, 175, 176
生産者　51
生産者への感謝　51
成長曲線　56
生命・自然を尊重する態度　176
生理的習慣　168
世界栄養報告　258

世界の栄養不足　256
世界の人口増加と栄養不足　256
世界の人口増加と食料需要　256
世界の平均地上気温　232
世界保健機構（WHO）　130
全国基準の法制化　46
専修免許状　7
全身持久力　213
総合食料自給率の計算方法　239
総合的な学習　248
ソーシャルキャピタル　135
痩身傾向　16
相対的貧困率　259
相談指導事例　38, 41, 43
想定エネルギー量　186
即時型食物アレルギー　104

タ

第１次食育推進基本計画　100
第２期特定健診　123
第２次食育推進基本計画　101, 154
第３次食育推進基本計画　49, 51
体育科（保健領域）における指導案例　288
ダイエット　175
体験学習　177
体験ツアー　162
体験入学機会の設置　160
題材　284
耐容上限量　63, 191
耐容上限量（UL）　193
大量調理施設衛生管理マニュアル　327
体力　213
正しいおはしの持ち方　297
脱脂粉乳　46
楽しくておいしい食事　165
たばこの害　292
食べるだけの食事　171
単元　289
男女別平均寿命　132
単独調理場方式　50
担任の児童の食に関する願い　252
地域における行政栄養士による健康づくり及び栄養・食生活の改善の基本指針について　143
地域における公衆栄養活動　133, 141
地域の産物　149
地域保健対策の推進に関する基本的な指針　136

地球温暖化による影響　231
地球温暖化による生態系・人類への影響　233
地球温暖化の原因　232
地球環境　231, 253
中学校学習指導要領　28
中学校学習指導要領解説　33
中学校学習指導要領（抄）　315
中学校学習指導要領「体育」の目標　30
中学校技術・家庭科における「食に関する指導」　27
中学校の保健体育科　30
腸管出血性大腸菌　75
朝食欠食　46, 175
朝食の欠食　173
朝食の欠食率（１歳以上）　97
調理実習　278
調理済食品　171
調理の過程等における衛生管理に係る衛生管理基準　323
調理の体験活動　248
つくらない食事　171
手洗い　226
適切な判断力　46
手づくりの味　171
伝統的な食文化　176
伝統料理　263
糖尿病　206
糖尿病が強く疑われる者　98
糖尿病が強く疑われる者（20歳以上）　102
糖尿病の可能性を否定できない者　98
動脈硬化　288
特定健康診査　142
特定健診・特定保健指導　208, 209
特定保健指導　123, 142
特定保健指導対象者の選定と階層化　209
特定保健用食品　221, 222
特別活動　32
特別活動における「食に関する指導」　31
特別支援学校における食事内容の改善　322
特別用途食品　221, 222
都道府県食育推進会議　317
ドライ運用　79
ドライシステム　79
トロント憲章2010　214

ナ

内臓脂肪症候群　143
長野県のACE（Action・Check・Eat）　238
二次汚染　81
二種免許状　7, 9, 10
二次予防　206
日本人の健康を支える健康な食事　270
日本人の食事摂取基準　54, 179
日本人の食事摂取基準（2015年版）　189, 191, 195, 320
「日本人の食事摂取基準（2015年版）」の活用　193
日本人の長寿を支える『健康な食事』　179, 197
日本人の長寿を支える『健康な食事』のあり方に関する検討会　報告書　201
日本型食生活　151
日本国憲法（抄）　313
日本国憲法第25条　110
日本再興戦略　197
日本の主な農産物の輸入状況　235
日本の食文化　261
日本の食料自給率　215
日本の人口　234
日本の伝統的な食事　161
乳和食　271
人間関係の希薄化　166
妊産婦のための食事バランスガイド　183, 188
妊産婦のための食生活指針　180, 183
妊産婦のための食生活指針の項目　183
妊産婦のための食生活指針の内容　183
妊娠期　182
妊娠期・授乳期の付加量　189
農業体験活動の実践事例　273
農林漁業　180
農林漁業関係者　180
望ましい食習慣　46
望ましい食べ方　167
望ましい料理の組み合わせ　186
ノロウイルス　75

ハ

廃棄された手つかず食品　244
バイキング給食　46
配膳の位置　268

箸　50, 269
箸の持ち方　269
早寝，早起き　168, 175
早寝，早起き，朝ごはん　169, 176
バランスの取れた食事　176
バランスのよい食事　286
非汚染作業区域　78
非行　169
人と関わらない食事　171
人の運動（身体活動）　185
ひとりで食べる頻度　108
肥満　46
肥満傾向の児童・生徒　41, 42
肥満傾向の児童・生徒の年次推移　16
肥満者（BMI≧25）の割合の年次変化　97
肥満度　56
肥満と過度の痩身　96
肥満を予防するための食べ方　210
評価規準　297
病気の起こり方　290
病気の予防　288, 303
病原体と病気　290
標準食品構成表　67
標準的な健診・保健指導プログラム　124
標準的な手洗い　83
貧困線　258
品目別自給率の推移　239
フードガイド　185
フードバンク　245
フードマイレージ　235
フード・マイレージ　236
フードリサイクル　246
複合的な料理の取り扱い　187
副菜　185, 186
副菜の量的な基準　186
福祉　134
福祉・介護システム　137
不当景品類および不当表示防止法（景品表示法）　220

「冬野菜を育てよう」の実践から　274
プレシード—プロシードモデル　112
平均寿命から健康寿命へ　130
平均寿命の地域差　237
ヘルスプロモーション　133
放課後児童　162
放射線照射　228
放射線物質　228
保健　134
保健機能食品　221
保健指導　212
保健分野　30
保護者アンケート　251
補食給食　49
母性の課題　182
保存食　81, 325
ボランティア　160

マ

マーク　202
マジごはん計画　177
ミルク給食　49
メタボリックシンドローム　143, 208
メタボリックシンドロームの概念と改善　207
メチル水銀　228
滅菌　88
メッツ　128, 213
目安量　191
目安量（AI）　193
目標量　63, 191
目標量（DG）　193
模倣する場　172

ヤ

薬物乱用の害　293
野菜摂取量　96
野菜を食べる必要性を理解する実践　247
やせの者（BMI＜18.5）の割合の年次変化　98

有害物質　227
油脂および調味料　185
ゆで野菜のサラダを作る　278
ユネスコの無形文化遺産　261, 264
幼児期運動指針　129, 162
幼児教育　166
幼稚園教育要領　15
欲求不満　163
予防医学　111
予防重視型システム　140

ラ

ライフステージと運動　115
ライフステージ別「日本人の食事摂取基準（2015年版）」　195
ライフステージ別の食事摂取基準　196
ララ物資　45
リスクアナリシス　217
リスク管理　217
リスクコミュニケーション　217, 218
リスク評価　217
リスク分析　217
リスク分析を構成する3つの要素　217
リ・スタイル（Re-Style）　254
リデュース　243
［料理Ⅰ］の基準値　199
［料理Ⅱ］の基準値　199
［料理Ⅲ］の基準値　200
料理区分　186
料理数の目安量　186
ロコモティブシンドローム　117, 127

ワ

若い世代の食育の実態　107
和食で保護し，大切にしたい点　265
和食の魅力　265
和食のもつ4つの特徴　264

よくわかる栄養教諭
――食育の基礎知識――

2009年4月30日　第一版第1刷発行
2012年4月15日　第一版第2刷発行
2016年4月15日　第二版第1刷発行

編著者　藤澤良知・芦川修貳
　　　　古畑　公・田中弘之
　　　　田中延子
著　者　土谷政代・太田裕美子
　　　　白尾美佳・亀田明美
　　　　守田真里子・登坂三紀夫
　　　　山口蒼生子・梅垣敬三
　　　　小河原佳子・堤ちはる
　　　　原　ゆみ・安倍ちか
装　画　紙野夏紀
装　丁　熊谷昭典
発行者　宇野文博
発行所　株式会社　同文書院
　　　　〒112-0002
　　　　東京都文京区小石川5-24-3
　　　　TEL (03) 3812-7777
　　　　FAX (03) 3812-7792
　　　　振替　00100-4-1316
DTP　　株式会社新後閑
印刷・製本　真生印刷株式会社

ⓒYoshitomo Fujisawa et al, 2009
Printed in Japan ISBN978-4-8103-1451-9
●乱丁・落丁本はお取り替えいたします